Mor Ndao

L'ALIMENTATION ET LA SANTÉ DES ENFANTS DANS LE SÉNÉGAL COLONIAL, 1905 – c.a. 1960

L'Harmattan
Sénégal

« Ce livre a été édité grâce au Fonds d'aide à l'édition du ministère de la Culture et de la Communication du Sénégal / Direction du Livre et de la Lecture »

5-7, rue de l'École-Polytechnique ; 75005 Paris

http://www.librairieharmattan.com
diffusion.harmattan@wanadoo.fr
harmattan1@wanadoo.fr

ISBN : 978-2-343- 05428-5
ISBN : 978-2343 054285

REMERCIEMENTS

Mes remerciements vont à l'endroit de toute ma famille pour son soutien constant. Je rends hommage à mon père et à ma mère qui nous ont éduqués dans la droiture, l'humilité et la dignité.

Je tiens à remercier le Pr Ibrahima Thioub à qui, d' ailleurs, je dois le choix de l'idée initiale de cette recherche et qui, bien plus, a bien voulu diriger ce travail depuis ses balbutiements. Ma pensée reconnaissante se reporte aux Prs Iba Der Thiam, Babacar Fall pour leur disponibilité, leurs conseils et orientations pertinents.

Ce travail a bénéficié de plusieurs soutiens : le CODESRIA, la Communauté Urbaine de Nantes, l'Institut des Etudes Avancées Nord /Sud (IEA) de Nantes, la Maison des Sciences de l'Homme Ange Guépin de Nantes où j'ai pu bénéficier de conditions idéales et d'un environnement propice à la recherche et à la rédaction de cette thèse. A toutes ces institutions, j'exprime toute ma reconnaissance.

Je remercie le Pr Stéphane Tirard, directeur du Centre François Viète (Histoire des Sciences et Techniques) de l'Université de Nantes. Pendant mon séjour à Nantes en 2007, il a bien voulu m'intégrer au sein d'une équipe stimulante : le Groupe d'Etudes d'Histoire et d'Epistémologie des Sciences de la Vie.

Je ne peux citer toutes les bonnes volontés qui, souvent, ont accepté de répondre, avec enthousiasme, à mes questions. Je les remercie pour leur disponibilité, les informations transmises et leurs témoignages inestimables. Il me revient d'adresser ici mes vifs remerciements au Professeur Marc Sankalé qui, à Marseille, a bien voulu me recevoir chez lui, répondre à mes questions, me faire des orientations et observations pertinentes. A ces remerciements, j'associe le Professeur Pierre Pène, maire de Carry-Le Rouet pour ses témoi-gnages et suggestions précieux.

Je remercie particulièrement les personnes qui nous ont aidés et guidés dans les archives : aux Archives Nationales du Sénégal, à la Bibliothèque Universitaire de l'UCAD, à l'IFAN, au CRDS de Saint-Louis, à l'ORANA, à l'Institut de Pédiatrie Sociale de l'UCAD, au CAOM d'Aix-en-Provence, à l'Institut de Médecine Tropicale du Service de Santé des Armées (IMTSSA) de Marseille.

Je rends hommage aux enseignants qui ont participé à ma formation, du cycle primaire au supérieur. Mes remerciements vont à l'endroit de mes camarades de l'Ecole Normale Régionale de Mbour et de l'Ecole Normale Supérieure (FASTEF) de Dakar, sans oublier mes amis de toujours.

Toute ma pensée pieuse à mes proches et chers amis aujourd'hui disparus : le Pr Mbaye Guèye, Brahim Diop, Salif Dione, mon ancien inspecteur départemental alors que j'étais instituteur à Diagane Barka (département de Foundiougne), Alpha Mbodj, Mamadou Ndao de Diagane Barka, Amath Sall de Bandandaar, Alioune Thiaw.

DÉDICACES

Aux enfants africains,
particulièrement ceux, hélas, exposés aux privations diverses,
je dédie ce travail.

IN MEMORIAM

À notre défunt frère Serigne Tacko Ndao qui a bien voulu relire et corriger ce travail avant de nous quitter. Que la terre de Darou Salm lui soit légère.

« Il ne suffit cependant pas de poser les problèmes pour que ceux–ci se résolvent d'eux-mêmes. Souvent d'ailleurs, spécialement en matière sanitaire, les mesures à prendre débordent le cadre de la technique pure et le succès ne peut être obtenu que par la mise en œuvre d'un faisceau convergent de moyens empruntés aux services et aux disciplines les plus divers ».

Sanner L (Directeur du Service d'Hygiène Mobile et de Prophylaxie), *Bulletin Médical de l'AOF*, Numéro spécial, novembre 1954, DGSP, Dakar.

PRÉFACE

Les questions de santé et d'alimentation, en général, dans leur interrelation avec la démographie, l'économie et le développement, occupent une place d'autant plus importante dans notre pays, qu'elles sont la conséquence des mutations que la géopolitique continentale a connues avec la traite négrière et des orientations que la colonisation leur a imprimées.

Les travaux de Mme Louise Marie MAES DIOP affirment que, **« de 1860 à 1930, l'Afrique Noire a perdu 1/3 de sa population à cause, notamment de la conquête et des résistances marquées par un décalage technologique énorme »**.

La conquête terminée, la situation démographique du continent, loin de s'améliorer avait même empiré **« dans maintes régions vers 1930, en raison, par exemple, des perpétuels portages et pagayages exigés par les colons, des corvées et du travail forcé, soit pour la construction des chemins de fer, soit dans les chantiers forestiers (plantation, récoltes obligatoires pour l'exportation), soit des réquisitions de toute nature, soit à cause du paiement d'impôts abusifs, ou d'amendes de guerre »**, ajoute Mme MAES /DIOP. Si bien que la mortalité aurait atteint 17 % des effectifs en un mois, selon MM. Reinhard et Armengaud.

Tout cela provoqua, tout naturellement, beaucoup de révoltes souvent réprimées dans le sang et l'incendie de villages entiers. Le départ massif de population masculine active touchant jusqu'à 60 % des hommes valides, dont l'âge variait de 15 à 45 ans vers les mines, les chantiers, les villes, avait, évidemment, entrainé la dislocation des familles villageoises.

À cette ponction démographique considérable, il faut ajouter que l'Afrique Noire avait fourni des centaines de milliers de soldats à la France et à l'Angleterre en 1914-1918 et en 1939-1945, soldats dont 12 à 20 % ne revinrent jamais. À ce tableau, il faut ajouter les conséquences des disettes et des famines, qui sévirent presque partout, fréquemment, aux XVIIe, XVIIIe et XIXe siècles, puis, entre 1919 et 1923, 1924 et 1927 et pendant la crise économique mondiale de 1929.

L'infrastructure sanitaire du colonisateur, longtemps des plus sommaires, ne devient efficace que vers 1930, alors que le continent était plongé dans la crise mondiale, à cause de la baisse des cours mondiaux de ses principales productions.

Les enfants qui comptent parmi les catégories sociales les plus vulnérables furent, naturellement, au nombre des victimes les plus nombreuses de

ces évènements tragiques*. Si le travail de Mor Ndao est du grand intérêt, c'est qu'il nous rappelle qu'une politique de santé publique est toujours un test pertinent et un indicateur fiable de la confiance que la société accorde à l'État.*

Par exemple, ***pendant l'épidémie de choléra de 1832****, la rumeur s'était répandue à Paris, qu'il ne s'agissait pas d'une épidémie, mais d'une tentative délibérée des Notables d'emprisonner le peuple. Cet état d'esprit a eu des conséquences désastreuses.*

Or, la politique sanitaire du colonisateur a opéré comme si l'Afrique était une table rase et un désert scientifique. Si bien que sa démarche provoqua un choc culturel dans un continent, où l'hygiène était connue, pratiquée et considérée dans les communautés musulmanes, par exemple, comme un article de foi. Or, même en France, l'Histoire montre les tâtonnements auxquels, il a fallu procéder pour se doter de la politique adéquate.

Ici, un bref rappel historique s'impose. ***Les colonisateurs français prétendent avoir inventé l'hygiène publique. Leur pays aurait inspiré*** *par ses initiatives, ses voisins proches comme* ***l'Allemagne, l'Italie ou l'Angleterre*** *et des pays lointains comme* ***l'Amérique du Nord et l'Amérique Latine.***

Sous la Révolution, ***le chimiste Fourcroy,*** *l'un des collaborateurs de* ***Lavoisier,*** *réorganise la médecine. Les hôpitaux cessaient d'être des auspices. Les vagabonds qui peuplaient les salles en avaient été chassés. On mit à la place, des malades. Ils devenaient, en même temps, des lieux d'enseignement et de recherche, où étaient formés les futurs praticiens.*

Mais, faute de connaître les maladies, les médecins continuaient de dispenser des soins palliatifs, plutôt que curatifs. C'est alors que l'Hygiène est devenue une discipline d'enseignement à part entière. Une des six chaires de la Faculté de Médecine lui fut consacrée. Jean Noël Halé en a été premier titulaire en 1803.

Les guerres napoléoniennes ont, elles aussi, joué un rôle capital dans l'Histoire de la Santé publique. Mais, ce fut, surtout, avec ***Villermé,*** *auteur d'une thèse publiée en 1839 sur les conditions de travail des ouvriers dans l'Est de la France, sous l'égide de l'Académie des Sciences Morales et Politiques, qu'un saut qualificatif fut opéré.* ***Son nom est attaché à la première loi sur le travail des enfants*** *(interdit avant 8 ans, limité à 8 heures, jusqu'à 12 ans et à 12 heures jusqu'à 16 ans). Son œuvre scientifique présente un tableau saisissant de la misère ouvrière.* ***Votée en 1841, cette première loi fut suivie d'une deuxième loi sur le même sujet,*** *qui sera votée en* ***1874.*** *Mais, elle ne sera applicable qu'en* ***1882,*** *après que l'instruction obligatoire a été prescrite.*

Villermé avait, en plus, préconisé ***l'établissement de caisse de secours mutuel, de caisse de retraite, l'érection de cité ouvrière,*** *toutes idées qui seront prises en compte après la 2e guerre mondiale et qui fondent le système social français actuel.*

À la suite de ***Lavoisier*** *et de* ***Villermé,*** *d'autres médecins hygiénistes se lancèrent dans l'observation statistique des problèmes de santé publique.*

Paul Brouardel *révélant* ***le processus de transmission de la fièvre typhoïde,*** *démontra, ainsi, la seconde loi d'hygiènes publique, à savoir :* ***éviter que la population ne boive ses excréments.***

Théophile Roussel *fut le premier médecin législateur qui fit* ***voter deux lois très importantes sur la petite enfance.*** *La loi de 1874 destinée à surveiller ce qu'on appelait* ***« l'industrie des nourrices »*** *(À Paris, 1 enfant sur 5 était illégitime et envoyé en nourrisse en campagne ; 80 % d'entre eux mourraient).* ***En 1889, sa deuxième loi se préoccupait des enfants maltraités*** *L'État pouvait les retirer à la famille et les confier à l'assistance publique : c'était, là, une révolution, car le Gouvernement s'insérait dans le secret des familles, ce qui était nouveau.*

Ainsi, des hygiénistes ont, tout au long de XIXe siècle, déployé beaucoup d'inventivité médicale, mais aussi, démographique et anthropologique, pour faire adopter une politique de santé publique bénéficiant aux enfants. Mais, la volonté politique faisant défaut, les choses n'évoluèrent que par à-coups. Il fallut attendre un siècle depuis la création du 1er conseil de salubrité à Paris, en 1802, pour faire voter la loi de 1902.

Celle-ci fut, à son tour, peu ou mal appliquée dans ses dispositions contraignantes. À la vérité, l'état sanitaire de la France laissa longtemps à désirer, au moins, jusqu'à la Seconde Guerre mondiale, malgré la création d'un ministère ***« ad hoc »*** *après la Grande Guerre.*

Dans un travail tout récent réalisé par M. ***Gérard Jorland, Lauréat du Prix d'Histoire de Blois en 2010 qui a signé un livre passionnant sur l'hygiène et la salubrité publique au XIXe siècle,*** *cet expert qui est Directeur d'Études à l'EHESS et Directeur de Recherches au CNRS démontre, lui aussi, que les premières tentatives en matière de législations sanitaires remontent en France au XIXe siècle.*

Au Sénégal, elles sont, pourtant, attestées, dès la Révolution*, sous la forme, il est vrai, de simples instructions administratives. En effet, dans le livre que Prosper Alquier, Archiviste du Gouvernement Général, consacre à* ***« Saint-Louis pendant la Révolution et l'Empire »*** *et qui concerne le mandat des Gouverneurs Blanchot et Lasserre (1789-1809), on découvre qu'au XVIIIe siècle, le Sénégal était considéré comme une colonie de peuplement susceptible d'accueillir des Européens, car les colons s'étaient parfaitement adaptés au climat du pays et au mode de vie des populations. Dans le premier recensement de la population qui eut lieu à cette époque, on avait dénombré à Saint-Louis, 20 000 habitants parmi lesquels, 8000 étaient du sexe masculin.*

Alquier note qu'une disette éclata en 1798, qui n'épargna, évidemment, pas les enfants. Blanchot distribua même du riz gratuitement aux populations à cette occasion, preuve de l'ancienneté de cette denrée dans la consommation alimentaire sénégalaise. Il signale, cependant, que le mil était la première denrée de nécessité en 1803.

Quand commence, en 1905, la recherche dont ce travail traite, l'occupation et l'expansion sont terminées, mais la résistance continue aussi bien dans les communes, que dans les territoires d'administration directe, de protectorat, de protection immédiate et ceux de protection purement politique. Ces deux entités, qui composent le Sénégal colonial, ne sont, ni régies ni administrées de la même manière. Tout ceci eut des conséquences sur la relation à l'Administration et sur la gestion des populations.

En ce qui concerne l'hygiène publique et la santé dans la colonie, les premières mesures datent de juillet 1795. D'autres mesures interviennent en novembre 1807. Elles concernaient le déblaiement des tas d'ordures, les mesures visant à combler tous les trous, le problème de l'évacuation des eaux usées (on disait, à l'époque, les eaux corrompues) et des amas infects.

Quatre laptots furent chargés de ce travail. Lasserre note au sujet des ordonnances de Police qu'il prend, ***« qu'elles ne sont dictées et commandées que par l'intérêt que je prends à la conservation de la santé des habitants du Sénégal ».*** *Il promulgua même* **le 10 novembre 1807, le règlement pour la propreté dans les rues et l'île de Saint-Louis.**

Dès cette époque, **le vaccin contre la petite vérole fait son entrée au Sénégal,** *alors qu'elle sévissait en* **Amérique** *et dans l'***Inde** *et enregistrait des succès en* **Europe** *jusqu'en* **Turquie.** *Le ministre de la Marine et des Colonies tenait beaucoup à cette instruction contre* **la petite vérole.** *Il demandait sa diffusion par crieurs publics, dans la presse, ainsi que celle de la brochure intitulée* ***: « Recherche historique et médicale sur la vaccine, son achat, sa distribution, dans le but de bannir de nos colonies, un fléau destructeur ».***

Alquier évoque parmi les causes facilitant les maladies, la facilité notée dans l'ouverture des cabarets, qui provoque l'alcoolisme, alcoolisme qui fait des ravages dès cette époque. En France, il a fallu l'épidémie de fièvre jaune qui éclata à Barcelone en 1821, pour que la Restauration confie au Roi, par une loi, la Direction de la lutte contre les épidémies.

En 1837, une loi confirmait les Maires dans leurs responsabilités en matière de salubrité publique. En 1848, ***les Conseils d'Hygiène furent généralisés à l'échelle du Département et de l'Arrondissement****, pour assister les Préfets, les Sous-préfets dans l'administration des établissements industriels incommodes, ou dangereux. Plus tard, en 1892, une loi sur l'exercice de la médecine fit obligation aux médecins de déclarer les maladies contagieuses.*

La première loi que l'on peu appeler de ***« santé publique »*** *a été promulguée le 15 février 1902, après 10 ans de débats parlementaires et de navettes entre la Chambre des Députés et le Sénat, car l'obligation de la vaccination constituait pour beaucoup de Parlementaires, une atteinte aux libertés individuelles. Ce fut l'œuvre de* **Paul Brouardel, Léon Bourgeois** *et* **Henri Charles Monod***, ce dernier étant un médecin et le principal instigateur de loi de 1902.*

La loi de 1902, en ses articles 1, 6, 7 et 8, conférait au pouvoir central, les moyens d'imposer des mesures de salubrité aux Communes qui gardaient l'initiative en la matière, conformément aux lois de 1837 et de 1884 sur les Municipalités.

Mais, si pendant trois années consécutives, le taux de mortalité d'une Commune dépassait la moyenne nationale, le Préfet pouvait engager une procédure administrative de contrainte contre elle. Sous ce rapport, la loi de 1902 marque, en même temps, le début de l'État-providence.

Sur ce plan, la France était nettement en retard en Europe, car des lois comme celle de 1902 existaient, déjà, dans des pays comme les Pays-Bas en 1872, la Suède en 1874, la Grande-Bretagne en 1875, l'Autriche-Hongrie en 1876, la Serbie en 1881 et l'Italie en 1888.

Il fallut, pour que les esprits bougent en France, l'épidémie de variole qui a décimé l'Armée française, lors de la guerre de 1870 contre la Prusse. Elle avait fait autant de morts dans ses rangs, que les combats dans les rangs prussiens (23 470 et près de 200 000 malades), soit le 1/3 de toute l'Armée. De proche en proche, elle s'est transformée en pandémie mondiale, atteignant un pays aussi lointain que la Chine en 1874.

Des médecins français considéraient qu'ils portaient une part responsabilité dans la défaite, en ne réussissant pas à convaincre les autorités de la nécessite d'une vaccination antivariolique. ***Ce fut une des raisons qui avaient poussé les Médecins à faire de la politique, au point de représenter le deuxième groupe professionnel à l'Assemblée après les Avocats entre 1870 et 1914.***

L'autre maladie contagieuse qui a marqué les esprits en Europe a été ***la cinquième pandémie de choléra entre 1884 et 1892,*** *qui a fait près de 15 000 morts, rien qu'en France.*

Si la France a connu ce retard, c'est parce que pendant tout le XIXe siècle, ***l'idéologie libérale*** *a nourri une très forte méfiance vis-à-vis de l'État, en lui refusant toute intervention dans la sphère privée.*

Pour que les choses changent, il a fallu atteindre la constitution d'une idéologie rivale, ***le solidarisme sous la IIIe République,*** *qui disait que, si en matière économique, le chacun pour soi pouvait être la règle, il ne peut en aller de même, en matière de salubrité publique. Si quelqu'un pollue l'espace public par sa fosse d'aisance, par exemple, tous ses voisins en pâtiront.* ***C'est la même idéologie qui préside, de nos jours, aux mesures contre le réchauffement climatique.***

En 1880, quelques administrateurs républicains, inspirés par ***le solidarisme,*** *étaient parvenus à changer la donne. Ce furent* ***Henri Charles Monod. Préfet à Caen, Jules Siegfried, Député-maire du Havre. Ils font transférer au Ministère de l'Intérieur, en les jumelant à l'Assistance publique, l'Hygiène et la Salubrité publique.***

Avec cette Direction nouvelle de l'Assistance et de l'Hygiène publiques, ***les hygiénistes disposent, à partir de 1889, d'un levier institutionnel,*** *dont ils* *se servent pour faire passer, dans la décennie suivante, une législation sanitaire sur les conditions de travail, les logements ouvriers, la protection de l'enfance, l'assistance médicale dans les villes et les campagnes. Les questions d'alimentation ne sont pas encore suffisamment prises en compte, surtout chez les enfants.*

***En Afrique Occidentale Française, dans l'organigramme du Gouvernement Général** créé en **1895,** on note, certes, une Inspection des Services Sanitaires et Civils, chargée de l'assistance médicale indigène, des épidémies et de la vaccine. En **1909**, elle s'occupe, en plus, de l'hygiène et de la salubrité. En **1913,** elle prend le titre d'Inspection Générale des Services Sanitaires et Médicaux, dénomination qu'elle conservera pendant 30 ans, jusqu'en 1943, en pleine 2e guerre mondiale.*

*Entretemps, en **1918,** avait été créée l'École de Médecine. Elle sera, en **1927** et **1935,** réorganisée, avant de devenir l'École Africaine de Médecine et de Pharmacie en **1944.** En **1938, en plein Front Populaire,** avait été créé un Service d'Assistance Psychiatrique, précédé en **1931**, par la création d'un Service de Prophylaxie, de la trypanosomiase et de la maladie du sommeil et de Centres de Protection Maternelle et Infantile (CPMI). Et, en 1942, un Service Général d'Inspection Médicale des Écoles en AOF et au Togo vit le jour. **Le 21 juin 1943,** un Arrêté Général en avait fait la Direction Générale de la Santé Publique.*

***Le 27 juillet 1949,** un Arrêté organisa et structura, en même temps, les Services de Santé dans tous les territoires du Groupe. À la suite de quoi, la Direction Générale de la Santé fut chargée de la Police maritime, de la lutte contre les épidémies et les endémies, de l'assistance médicale indigène, de l'hygiène et de la santé publique en AOF. Son Directeur Général était, en même temps, Conseiller Technique du Gouverneur Général pour les questions relevant de sa compétence.*

***Après la Deuxième Guerre mondiale,** la participation de l'Afrique au conflit imposa une dette de reconnaissance à la France. On mit en place le **FIDES** et le **FERDES**. De grands aménagements concernent l'agriculture et **l'alimentation** (irrigation, Office du Niger-Sénégal, Richard-Toll, Dagana, l'aménagement de 150 kilomètres de voies navigables avec production électrique bon marché, **la culture du riz**, du coton, **de l'arachide). Un programme de développement sanitaire fut mis en place, ainsi que la promotion d'une législation sociale avancée,** le développement de l'industrie, la vivification de la vie intellectuelle et une politique migratoire comme facteur d'intégration. **Après 1960, l'éducation sanitaire est lancée avec Paul NDIAYE,** notamment et l'**ORANA** à pignon sur rue.*

Combien de Sénégalais savent, par exemple, que dans le rapport sur la situation politique de 1924, le Lieutenant-Gouverneur du Sénégal révélait ?

*1) Que **la peste humaine** avait réapparu dans le Cayor en mars 1924, **faisant** 1 053 décès, plus 325 nouvelles victimes dans le reste du pays.*

2) Qu'en 1925, 229 décès supplémentaires étaient enregistrés dans les Cercles de Tivaouane, Thiès, Diourbel, Louga, dans la ville et Banlieue de Rufisque.

3) Qu'en janvier 1926, elle s'était manifestée dans le cercle de Tivaouane, Rufisque, Diourbel, Kaolack, où 862 cas furent signalés, dont 484 décès.

4) Simultanément, la ***fièvre jaune*** *avait éclaté, de mars à octobre, dans la région de Kaolack, Guinguinéo, Diourbel, Tambacounda, le long de la voie ferrée, sans compter Foundiougne, en Casamance, Kolda, Sédhiou furent touchés.*

L'assistance médicale indigène manquait tragiquement de moyens*.*

Pour l'année 1924, on ne lui avait affecté qu'un seul médecin et une seule sage-femme, à quoi s'ajoutaient deux voitures, attribuées, l'une à Koalack, l'autre à Matam. Ce qui portait son parc à 5 véhicules pour tout le pays.

*5) Le plan d'équipement de l'****AMI*** *prévoyait, pourtant, la construction de dispensaire avec chambres d'hospitalisation à Kaolack, Fatick, Diourbel et l'aménagement d'un bureau d'hygiène à Rufisque.*

Pour l'année 1925, on avait prévu la construction d'annexes au Groupe médical de chacune de ces trois localités et celles de postes secondaires à Bambey et Mbour.

Mais, tout cela fut une goutte d'eau dans la mer.

Dans le ***domaine vétérinaire, le Sénégal ne comptait que 4 docteurs vétérinaires,*** *dont le Chef du Service Zootechnique et le Directeur du Laboratoire de Saint-Louis étaient des administratifs. Les deux autres étaient affectés à Matam et Dakar et quinze vaccinateurs, alors que* ***la peste bovine*** *y sévissait constamment.*

Une détérioration de la situation sanitaire était, à nouveau, signalée en 1927. Une nouvelle ***épidémie de fièvre jaune*** *très meurtrière se manifesta chez les Européens, les Libano- Syriens, les Marocains, les Portugais, avec un taux de mortalité supérieur à 73 %.*

Les indigènes, parmi lesquels, des enfants, étaient, eux-aussi, touchés *à Dakar, Thiès, Tivaouane, Mbour, Ouakam, Sébikhotane, Gorée, Mékhé, Louga, Pout, Khombole, Kelle, Ndande, Kébémer, Keur Samba Kane, Bambey.* ***Les vaccinations*** *n'avaient touché que 128 528 personnes en 1922, 111 557 en 1925, 208 380 en 1927 sur une population de 1 million 500 000 habitants. L'épidémie de* ***fièvre jaune*** *de 1927 s'était accompagnée d'une* ***maladie de peste*** *de mai 1926 à octobre 1927, dans le cercle de Thiès, Diourbel, Tivaouane, Louga, Rufisque et Dakar.*

La ***tuberculose,*** *aussi, s'était manifestée, sans compter la recrudescence des maladies pestilentielles occasionnant 1 179 décès dans les cercles de Cayor, Thiès, Baol, Rufisque, dans la subdivision de Fatick et dans le cercle de Louga.*

Si le travail de Mor Ndao est utile et passionnant, c'est qu'il ouvre des dossiers jusque-là mal étudiés de notre histoire et nous permet, ainsi, de mieux connaître notre passé, pour mieux maitriser notre avenir.

En analysant les conditions de l'alimentation dans le milieu social sénégalais, passant, ainsi, en revue ***la nourriture des populations, celle des villes et des campagnes, les habitudes alimentaires, les schémas nutri-tionnels*** *en vigueur, pour mettre en lumière* ***les carences existantes et les conséquences de la malnutrition,*** *Mor NDAO se donne les moyens de dresser* ***un tableau de la santé infantile de 1905 aux environs des années 70.***

Il met, ainsi, à la disposition des chercheurs, des connaissances importantes sur des maladies, telles que ***les avitaminoses, le kwashiorkor, le béribéri, la variole, la rougeole, la poliomyélite,*** *beaucoup moins connue que* ***le paludisme*** *et* ***la bilharziose.*** *Il nous révèle, même, des manifestations de* ***tuberculose chez les enfants,*** *ainsi que* ***le tétanos ombilical,*** *les maladies* ***diarrhéiques*** *et celles imputables aux* ***insuffisances respiratoires*** *auxquelles nous sommes moins familiers.*

Avec la rigueur qui le caractérise, il attache une grande importance à ***la mortalité infantile*** *sur laquelle, il focalise son attention* ***pendant plus de 150 ans,*** *ouvrant, ainsi, pour la recherche des perspectives jusque-là ignorées.*

L'identification de ces pathologies lui donne ***l'occasion de passer au crible, la politique coloniale, au triple plan politique, social et sanitaire et d'établir des comparaisons*** *passionnantes, lorsqu'il se penche sur* ***l'enfance dans les sociétés traditionnelles et l'enfance dans le monde colonial,*** *grâce à quoi, il s'intéresse aux politiques publiques mises en place, en termes de* ***formation*** *et d'****éducation,*** *au plan, aussi bien* ***public,*** *que* ***privé,*** *le tout agrémenté par* ***des graphiques, des cartes, de croquis, des schémas, des photos et des tableaux captivants.***

Au vu de tout ce qui précède, son travail présente un intérêt de tout premier plan pour la connaissance du passé de notre pays.

Professeur Iba Der THIAM

ACRONYMES ET ABRÉVIATIONS

AEF	:	Afrique Equatoriale Française
AHMC	:	Annales d'Hygiène et de Médecine Coloniales
AMA	:	Assistance Médicale Africaine
AMI	:	Assistance Médicale Indigène
AMPC	:	Annales de Médecine et de Pharmacie Coloniales
ANS	:	Archives Nationales du Sénégal
AOF	:	Afrique Occidentale Française
BAS	:	Bulletin Administratif du Sénégal
BMAOF	:	Bulletin Médical de l'AOF
CAOM	:	Centre des Archives d'Outre-mer
CIAN	:	Conférence inter-africaine sur l'alimentation et la nutrition
CIE	:	Centre International de l'Enfance
CINAM	:	Compagnie Industrielle et d'Aménagement du Territoire
DGSP	:	Direction Générale de la Santé Publique
EMD	:	Ecole de Médecine de Dakar
FAO	:	Food Agriculture Organisation
FIDES	:	Fonds International de Développement Economique et Social
FISE	:	Fonds International de Secours de l'Enfance (ex-UNICEF)
FLSH	:	Faculté des Lettres et Sciences Humaines
IGSSC	:	Inspection Générale des Services Sanitaires et Civils
IMTSSA	:	Institut de Médecine Tropicale du Service de Santé des Armées
IPS	:	Institut de Pédiatrie Sociale
JOAOF	:	Journal Officiel de l'Afrique Occidentale Française
JORS	:	Journal Officiel de la République du Sénégal
JOS	:	Journal Officiel du Sénégal
MISOES	:	Mission Socioéconomique de la Vallée du Fleuve Sénégal
MST	:	Maladies Sexuellement Transmissibles
OCCGE	:	Organisation de Coordination et de Coopération pour la Lutte contre les Grandes Endémies
OMS	:	Organisation Mondiale de la Santé
ONU	:	Organisation des Nations Unies

ORANA	:	Organisation de Recherche sur l'Alimentation et la Nutrition Africaines
ORSC	:	Office de Recherche Scientifique Coloniale
ORSTOM	:	Office de la Recherche Scientifique et Technique d'Outre-Mer
PMI	:	Protection Maternelle et Infantile
RFHOM	:	Revue Française d'Histoire d'Outre-Mer
SDN	:	Société Des Nations
SGAMS	:	Service Général Autonome de Prophylaxie et de Traitement de la Maladie du Sommeil
SGHMP	:	Service Général d'Hygiène Mobile et de Prophylaxie
SGIME	:	Service Général de l'Inspection Médicale des Ecoles
SLAP	:	Service de Lutte Anti-Paludique
UCAD	:	Université Cheikh Anta Diop de Dakar
UIT	:	Union Internationale contre la Tuberculose

INTRODUCTION GÉNÉRALE

I. PROBLÉMATIQUE

Ancien médecin des Troupes de Marine Tropiques, Jean Dutertre dresse, dans son site web, le bilan de l'œuvre sanitaire de la France dans ses anciennes possessions coloniales : « Comptez quarante hôpitaux généraux, six cents hôpitaux secondaires, deux mille dispensaires, six mille maternités, deux écoles de médecins auxiliaires, vingt écoles d'infirmiers diplômés, quatorze Instituts Pasteur, deux grands "Services mobiles des grandes endémies", l'un en Afrique Occidentale, l'autre en Afrique Equatoriale. Des médecins militaires français ont consacré à cette aventure médicale du service de santé outre-mer plus de soixante mille années-homme de travail. Comme le demande le professeur Payet, premier doyen de la Faculté de médecine de Dakar, en citant ces chiffres : qui a fait mieux, et où ? »[1].

Sont convoqués, à travers ce tableau triomphaliste, les « effets positifs » et la contribution modernisatrice de la médecine dans les colonies africaines[2].

Dans le domaine de la protection de la mère et de l'enfance, on pourrait brandir le même bilan. En effet, durant la période du « colonialisme tardif », le directeur général de la Santé Publique évalue la politique de protection maternelle et infantile en AOF. De 1945 à 1955, le nombre de consultations prénatales (mères) passe de 195 928 à 335 325 et pour les accouchements de 91 152 à 143 703[3]. Durant la même période marquée par les vastes programmes de réforme coloniale de l'après-guerre, les consultations d'enfants de 0 à 5 ans prennent une courbe ascendante (1 132 114 à 1 464 319) alors que le nombre de services prenant en charge la PMI a presque doublé (132 à 246) ; quant au nombre de lits avec berceau, il a plus que triplé en une décennie (1233 à 4511)[4].

Il est hors de doute que l'intensification de la protection maternelle et infantile, les campagnes massives de vaccination à partir de 1953, la mise en œuvre d'un programme d'alimentation supplémentaire des groupes vulnérables (enfants, femmes enceintes ou allaitantes) ont permis la maîtrise progressive des épidémies et des maladies endémiques et contribué, à l'évidence, à diminuer la morbidité et la mortalité materno - infantiles en AOF.

---

[1] Http : //perso.orange.fr/jdtr/ consulté le 4 août 2010.
La même citation se trouve à la quatrième de couverture de l'ouvrage de Lapeyssonnie, *La médecine coloniale. Mythes et réalités,* Paris,. Seghers 1988.

[2]. Voir à ce propos l'ouvrage de Lapeyssonnie 1988, *op cit.*

[3] ANS 1H103 (163). Rapport sur l'organisation de la Protection Maternelle et Infantile en AOF. Direction Générale de la Santé Publique.

[4] *Ibid.*

Toutefois, de tels tableaux élogieux, peints par un regard triomphaliste, appellent une analyse et une évaluation plus serrées. Dans les faits, il faudrait souligner d'abord que l'implantation de la médecine coloniale s'est accompagnée d'une « technologie de la santé » et d'une machinerie administrative (passeports sanitaires, carnets de vaccination, lois, décrets, arrêtés, tournées et expéditions de la santé, etc.), qui ont durement soumis les Africains aux examens de dépistage, recensements épidémiologiques et à l'administration de traitements souvent imposés. Outre la « racialisation » des Africains (pré) disposés à l'infection et à la dissémination, il est évident que la mise en place des structures et politiques sanitaires participa grandement à la gestion administrative des colonies grâce à une « ingénierie sociale » révélatrice d'une connexion de l'œuvre sanitaire au projet colonial[5]. On est ainsi conduit à ne jamais isoler l'œuvre sanitaire des ambitions de mise en valeur coloniale. On peut comprendre, dans un tel contexte, que les recensements épidémiologiques, les vaccinations, la « technologie de la santé » aient contribué au fichage, à la localisation des colonisés dans l'espace ainsi qu'au recensement et au recouvrement des impôts. D'autant plus qu'il s'agit de services sanitaires certes civils, mais organisés, dirigés, administrés et mis en pratique par des médecins militaires.

Dans le domaine même de la PMI, on pourrait tout de même s'interroger sur les ambiguïtés, ambitions, projets et contradictions qui se nichent dans l'invocation de l'œuvre sanitaire pour protéger les mères et les enfants, améliorer leur sort et leur bien- être. Partant de ce constat, la présente thèse tente de décrire et de comprendre les relations entre l'alimentation, la santé des enfants et la politique coloniale.

Si, dans le domaine de l'histoire des pathologies en contexte colonial, la réflexion semble poussée, la place des enfants dans l'histoire de la santé, les modalités de prise en charge de leurs maladies sont peu étudiées. En vérité, la santé des enfants constitue un domaine d'étude modestement abordé par l'historiographie. En effet, la production historique relative à la médecine aux colonies s'est plutôt focalisée sur le bilan de l'œuvre sanitaire en insistant sur les succès et les échecs des médecins coloniaux déployés dans les périphéries africaines dévastées par les redoutables pathologies tropicales.

L'ossature problématique de cette thèse est bâtie autour de trois axes : l'interaction entre l'alimentation, la santé des enfants et la politique coloniale.

L'objectif est d'analyser les dynamiques alimentaires, les principales pathologies affectant les enfants, de même que les modalités de leur prise en charge aussi bien par le pouvoir colonial que par les sociétés africaines.

Les questions suivantes seront examinées : les mécanismes de prise en charge de l'enfance dans les sociétés africaines depuis la conception (grossesse), la naissance, la petite enfance et l'enfance, en passant par le sevrage, les

---

[5] Voir à ce propos Lyons M., *The Colonial Disease : a Social History of Sleeping Sickness in Northern Zaire, 1900-1940*, New York, Cambridge University Press, 1992.

pathologies affectant les enfants et les modalités de leur prise en charge aussi bien dans les sociétés africaines que par la médecine moderne, les incidences de l'état nutritionnel sur la santé infantile, les indices révélateurs du péril sanitaire infantile.

Il s'agira aussi d'analyser les ambiguïtés de l'œuvre sanitaire convoquée et justifiée dans la protection des populations colonisées. Dès lors, on pourrait bien se poser la question de savoir si l'action sanitaire et l'œuvre médicale en faveur de l'enfant et de la mère obéissent à une notion humanitaire ou, au contraire, répondent aux impératifs de mise en valeur et d'exploitation de la colonie. Quels sont les moyens et stratégies mis en œuvre, autrement dit, quelle politique les autorités coloniales puis post coloniales ont-elles menés pour lutter contre la malnutrition et la sous-nutrition au sein des groupes vulnérables, notamment les enfants, les femmes gestantes et allaitantes ?

La spécificité de ce travail, en termes d'éléments nouveaux du savoir sur la colonie, est surtout d'élargir le champ des connaissances, notamment dans le domaine de l'historiographie. En effet, en tant qu'étude historique sur l'enfance, il représente, pour l'historiographie, une contribution majeure dans un débat largement dominé, jusqu'ici, par les ethnologues.

Dans ce cadre, le présent travail se propose d'apporter des éléments nouveaux sur la connaissance de l'histoire médicale du Sénégal, le processus de médicalisation des sociétés africaines consécutif à l'implantation de la médecine coloniale, l'alimentation et la santé du jeune enfant en contexte colonial, leurs interrelations, les politiques sanitaires mises en œuvre et leur logique dans des sociétés autres, largement travaillées par leurs spécificités socioculturelles, etc.

II. PLAN DE L'ÉTUDE

Le présent travail, qui se donne comme objectif de contribuer à la connaissance de l'histoire sanitaire du Sénégal, propose une approche historique des questions de santé et les modalités de prise en charge des enfants. Aussi jugeons-nous nécessaire d'étudier l'état nutritionnel des enfants pour mieux mettre en exergue ses relations avec la santé avant d'analyser les pathologies prioritaires, la politique sanitaire et d'action sociale des pouvoirs coloniaux en faveur de l'enfance. Le présent travail est composé de trois parties subdivisées en une dizaine de chapitres.

La première partie examine d'abord le régime indigène consistant, pour l'essentiel, en nourritures céréalières végétales. En vérité, les populations vivent au régime des céréales et de leurs sous-produits. Avoir de quoi vivre pour les populations, c'est disposer de son mil ou de son riz.

Toutefois, le régime alimentaire traditionnel, à base de mil, a subi des mutations liées à la combinaison et à l'influence de plusieurs facteurs : urbanisation, rareté du mil dans les grandes villes occasionnée par l'absence de surplus dans les campagnes à cause du développement de la culture arachidière, introduction du salariat, etc. L'ensemble de ces facteurs se conjugue pour occasionner des transformations dans les habitudes alimentaires de la population africaine.

Les dynamiques alimentaires se trouvent aggravées par les fluctuations saisonnières induites par la soudure qui soumet à rude épreuve les populations vulnérables (femmes gestantes ou allaitantes, enfants). En effet, à la période des récoltes et d'aisance relative, succède d'abord un moment de carence en apports qualitatifs puis une étape de soudure qui se manifeste par un déséquilibre « entre la ration alimentaire et les activités du moteur humain »[6]. Période de « disette saisonnière », la soudure a des répercussions sur la santé des mères, la croissance des nourrissons et l'état nutritionnel des jeunes enfants.

Pourtant, jusqu'à l'âge de 6 mois, l'état nutritionnel du nourrisson, d'une manière générale, est souvent normal du fait des apports du lait maternel. En vérité, l'universalité de l'allaitement maternel dans les sociétés africaines, les soins particuliers accordés au nouveau-né considéré comme une richesse de la communauté confèrent au petit enfant, dans le premier semestre de sa vie, un état sanitaire et nutritionnel souvent normal. Toutefois, des études ont montré qu'à partir de cet âge, en l'absence d'aliment de complément, sa courbe de croissance s'infléchit pour tendre, le plus souvent, vers des troubles nutritionnels (malnutrition fruste ou franche, dénutrition).

Une telle situation se trouve, dans la plupart du temps, aggravée par le sevrage qui constitue une étape décisive et délicate dans la survie de l'enfant. Période critique, le sevrage se conjugue avec l'apparition de troubles nutritionnels aigus et de handicaps difficiles à résorber au cours de la croissance.

Au Sénégal, outre l'inégale distribution des pathologies nutritionnelles à l'échelle du territoire, l'analyse des carences nutritionnelles les plus fréquentes signale la malnutrition protéino-énergétique dont les formes les plus répandues restent le kwashiorkor, les anémies nutritionnelles et les avitaminoses A.

À la convergence du discours autour du péril alimentaire susceptible de compromettre le projet colonial, répond, dès la fin du second conflit mondial, la mise en place d'un ensemble d'initiatives aux fins de résoudre l'épineux problème de l'insécurité alimentaire. Cependant, la politique alimentaire des autorités coloniales se trouve compromise par des carences qui entravèrent, dans bien des cas, la réalisation des objectifs fixés par les différents programmes. En vérité, la lutte contre la malnutrition, dans bien des cas, obéissait à la rentabilisation des colonies et à la reproduction de la force de travail.

La deuxième partie structurée en cinq chapitres explore l'évolution de la morbidité et de la mortalité des enfants dans la colonie de 1905 jusqu'à l'orée des années 1960. Elle examine les maladies virales dont certaines, spécifiques à l'enfance, à l'image de la rougeole et de la poliomyélite, constituent de véritables moissonneuses de vies infantiles. L'analyse des sources d'archives indique que c'est sur le tard, au décours des années 1920,

[6] PALÈS L., *L'alimentation en AOF*, Dakar, ORANA, 1954, p. 50.

que les autorités sanitaires intègrent les maladies de l'enfance dans les priorités. Le contexte des années 1920 est marqué par l'émergence d'un discours autour de la dégénérescence de la race noire qui postule, a priori, la protection des femmes et des enfants afin de préserver l'avenir démographique des périphéries coloniales.

Sont aussi abordées les pathologies parasitaires comme le paludisme, les parasitoses intestinales et la bilharziose qui, bien que n'étant pas spécifiques à l'enfance, soumettent à rude épreuve la population infantile ; de même, les maladies bactériennes, comme le tétanos ombilical et la tuberculose, deux redoutables infections, alimentent la morbidité et la mortalité infantiles.

D'autres pathologies (diarrhées, infections respiratoires, affections oculaires, syphilis) affectent sensiblement la population infantile. Dès le début du XXe siècle, les diarrhées, les infections respiratoires et les pathologies vénériennes figuraient parmi les principales maladies affectant les enfants de la colonie[7]. Si les diarrhées, les infections respiratoires et oculaires peuvent être corrélées à l'environnement, l'hygiène et les milieux de vie, la syphilis, pour sa part, fut largement accusée par les premières enquêtes démographiques comme le facteur essentiel à l'origine de tares congénitales, de stérilité, de mortinatalité et de mortalité élevées dans les colonies de la fédération.

Au « péril vénérien » accusé de compromettre l'avenir démographique de la colonie, répond une batterie de mesures allant de la lutte contre la prostitution aux campagnes de masses des équipes sanitaires mobiles de la section tréponématoses en passant par l'érection d'un dispositif sanitaire fixe (dispensaires, postes de santé, hôpitaux, maternités, laboratoires) en charge d'assurer la « défense sociale ».

L'ensemble de ces pathologies détermine l'évolution et les grandes tendances de la mortalité des jeunes enfants, même si d'autres facteurs peuvent intervenir au niveau de ses variations, niveaux et structures.

En vérité, la période de l'ordre colonial (1900-1960) consécutive à la conquête représente une séquence historique particulière marquée par l'apparition, la diffusion, voire l'aggravation de crises pathologiques spectaculaires[8]. En effet, le travail forcé, l'introduction des cultures de rente, le développement des échanges et des communications de même que les migrations forcées ou volontaires ont occasionné une fragilité biologique et l'explosion et la diffusion au galop de pathologies jusqu'ici circonscrites dans des espaces restreints, voire clos. On peut comprendre, dans ces conditions, que

---

[7] *Cf.* Dr.MERVEILLEUX, « Notes démographiques et protection de l'enfance à Saint-Louis », *Annales d'Hygiène et de Médecine Coloniales*, 1906, Tome 9, p. 132-139.
LEFROU G., ALLARD M., « Une décade démographique (1921-1930) à Saint-Louis du Sénégal. Natalité, mortalité générale, mortinatalité, mortalité infantile », *Annales de Médecine et de Pharmacie Coloniales*, 1932, Tome XXX, p. 406-427.

[8] MBOKOLO E., « Histoire des maladies, histoire et maladies : l'Afrique », in : Augé M., Herzlich C., *Le sens du mal. Anthropologie, histoire, sociologie de la maladie ;* Edition des Archives Contemporaines, p. 155-186.

dans la colonie du Sénégal, la première moitié du XXe siècle fut rythmée par de nombreuses crises sanitaires qui alimentèrent la létalité générale, plus particulièrement la mortalité infantile.

La troisième partie, structurée en deux chapitres, examine la problématique de l'enfance ainsi que les modalités de sa prise en charge aussi bien dans les sociétés traditionnelles que sous la colonisation. Est exploré, dans cette perspective, le statut de l'enfant dans les sociétés traditionnelles africaines où il est considéré comme une richesse, voire un patrimoine dont la protection incombe à toute la communauté. L'enfant constitue la raison d'être de la femme : enfanter ; la valorisation de la femme, sa considération dans la société sont liées à la fécondité. C'est d'ailleurs la raison pour laquelle une grande importance est accordée à la grossesse, à l'accouchement et à la naissance qui, dans plusieurs sociétés ouest-africaines, sont d'abord culturalisés (rites, gestes, chants, formules, prières) avant d'être médicalisés.

Toutefois, l'élargissement de l'espace thérapeutique occasionne une certaine dualité, voire une concurrence des modèles thérapeutiques traditionnel et occidental. Ainsi, l'accouchement, au fil du temps, se déroule dans un environnement et des conditions modernes de la maternité au lieu de la case du village. La médicalisation des naissances (la prise en charge de la maternité et des enfants par la médecine coloniale) se traduit par la mise en place d'infrastructures sanitaires, d'institutions, et d'une législation ainsi que par des mutations dans les professions de santé (infirmières visiteuses, assistantes sociales, médecine sociale).

L'ensemble de ces mesures se traduit, en dépit de ses limites, par une amélioration du sort des enfants et de leurs mères grâce à une réduction de la morbidité et de la mortalité materno-infantiles.

PREMIÈRE PARTIE

L'ALIMENTATION DE L'ENFANT : MUTATIONS ET PERMANENCES

INTRODUCTION

Dans les colonies, c'est sur le tard que les questions alimentaires et nutritionnelles figurent parmi les priorités des autorités coloniales. En vérité ce fut, d'abord timidement après la Première Guerre mondiale, puis vigoureusement à la fin du second conflit mondial que les problèmes alimentaires sévissant dans les colonies furent pris en charge de manière méthodique et systématique. En 1925, sous l'impulsion d'Alexandre Lasnet, inspecteur général des Services Sanitaires de l'AOF, le Ministre des Colonies adresse aux autorités coloniales des directives axées sur l'étude de l'alimentation des indigènes. Dès lors, pharmaciens, médecins, chimistes et ethno- anthropologues s'adonnent à l'inventaire des ressources alimentaires dans les colonies, à l'étude de la composition des aliments, aux carences et besoins alimentaires des autochtones.

L'analyse des conditions générales de l'alimentation indique la prédominance d'un régime alimentaire assez monotone dominé par les céréales et des fluctuations de rythmes saisonniers faisant alterner des périodes d'abondance auxquelles succèdent des moments de pénurie et de soudure marqués par des carences vitaminiques saisonnières fâcheuses sur l'état sanitaire maternel et infantile. La situation alimentaire et nutritionnelle est assujettie à un cycle annuel et à des variations saisonnières marquées par une grande faiblesse de la couverture énergétique durant la saison des pluies. D'ailleurs, les consommations alimentaires connaissent leur niveau d'étiage au milieu de l'hivernage (août et septembre). Ce phénomène, plus accentué en zone rurale qu'en milieu urbain, expose davantage les jeunes enfants, cibles privilégiées de la malnutrition.

Au Sénégal, l'analyse des sources disponibles signale, parmi les pathologies nutritionnelles dominantes, les avitaminoses, le kwashiorkor, le béribéri, les anémies nutritionnelles. Obsédées par le péril alimentaire et ses conséquences sur le devenir démographique de la colonie, les autorités initient une politique de lutte contre la malnutrition axée pour l'essentiel sur la protection des couches vulnérables (femmes enceintes ou allaitantes, enfants) et la recherche sur l'alimentation africaine.

CHAPITRE PREMIER

CONDITIONS GÉNÉRALES DE L'ALIMENTATION

> *« Les gens ne mangent pas ce qu'ils aiment, ils aiment ce qu'ils mangent, de père en fils.*
> *Dans chaque société humaine, on est obligé d'apprendre aux enfants, point par point, à aimer les aliments qui sont la substance de tous ».*
> *Kart Lewin*

Il est admis que les problèmes alimentaires et nutritionnels sont, dans les faits, la résultante d'une situation complexe sur laquelle interagissent plusieurs facteurs : aléas climatiques, habitudes alimentaires, considérations socioculturelles, problèmes sanitaires, niveaux de vie. J. P Aron en donne une parfaite illustration en écrivant : « Fait de culture, l'alimentation est solidairement une donnée biologique. Par suite l'analyse médico-physiologiste se dessine à ses débuts sur l'horizon complexe d'un fonds commun où les phénomènes chimiques de la digestion côtoient non seulement les recettes culinaires et les rêveries gastronomiques, mais aussi les observations morales ou moralisantes.»[9]

D'une manière générale, l'alimentation traditionnelle, fonction des ressources, met en évidence, même si elle ne réalise pas toujours la totalité des besoins, une adaptation au milieu.

1. Le régime alimentaire : les monotonies du quotidien

a) Présentation de la colonie du Sénégal

Ce travail ancré sur le Sénégal rend compte de l'interaction entre les conditions alimentaires et sanitaires des enfants et la politique coloniale.

A l'orée du XXe siècle, la colonie du Sénégal revêt une importance particulière pour les autorités métropolitaines. Siège du Gouvernement général de l'AOF institué par le décret du 16 juin 1895 avec Saint-Louis comme capitale, le Sénégal représente un exemple typique de mise en valeur coloniale. Avec le transfert de la capitale fédérale à partir de 1902 à Dakar,

---

[9] ARON J. P., « Biologie et alimentation au XVIIIe siècle et au début du XIXe siècle », *Annales* No 3, mai-juin1961. Enquêtes ouvertes, Bulletin N° 1, p. 971-976 ; p. 971.

le XXe siècle s'ouvre, pour le Sénégal, comme une période de croissance et de prospérité, avec une progression sensible du volume des transactions commerciales transitant dans les différents ports de la colonie.

Le trafic ferroviaire au début du XXe siècle, marqué par un développement continu, passe à 158 039 t en 1901, soit une augmentation de 43 819 t par rapport à 1900[10]. La même tendance est observée pour le mouvement commercial de la colonie marqué par l'ampleur du trafic, notamment au port de Dakar où s'effectuait l'essentiel des échanges. De 1902 à la veille de la guerre (1913), le mouvement commercial a plus que doublé ; il passe ainsi de 74 756 208 F à 161 008 620 F, soit une plus-value de 160 933 864 F[11].

La fréquentation favorisa du coup l'extension du rôle de Dakar comme port d'escale. Ainsi, le trafic, de 5 355 851 t en 1913, passe à 4 005 968 t l'année suivante ; en 1915, il est de 4 733 431 t avant de monter en flèche en 1916. Le trafic a doublé entre 1913 et 1916.

L'évolution du mouvement commercial du Sénégal dans les trois premières décennies indique une tendance ascendante. En effet, le volume de la valeur des transactions commerciales passe de 77 879 133 F en 1905 à 161 008 42 en 1913. Même en pleine guerre, hormis un léger fléchissement en 1915, l'évolution est positive. Une décennie plus tard, la tendance se renforce sensiblement. Ainsi, à la veille de la crise économique des années 1930, la santé de l'économie de la colonie est perceptible à travers le volume de la valeur des transactions commerciales. Ainsi en 1926, il est estimé à 1 795 944 653 F, chiffre jamais atteint jusqu'ici[12].

Le Sénégal représente une exploitation coloniale dont l'économie est bâtie autour d'un produit : l'arachide. Ainsi, spécialisé dans la production d'arachide, il commercialise des quantités de plus en plus importantes : 46792 tonnes en 1893, 140 922 en 1900, 227 299 en 1910, 303 067 en 1915, 246.000 tonnes en moyenne entre 1900 et 1929, 404.000 tonnes entre 1930-1934, 540.000 tonnes entre 1935-1939[13].

Pour l'AOF, l'impulsion devait venir de la culture arachidière au Sénégal et du développement de Dakar la capitale. Cela devait se concrétiser par l'équipement industriel de Dakar, troisième port français dans les années 1930.

A la fin du XIXe siècle, alors qu'en Europe la pasteurisation semble presque achevée, dans les colonies africaines réputées très mortifères, beaucoup reste à faire. Toutefois, dans le cadre administratif, s'opèrent des avancées notables avec la professionnalisation de la médecine coloniale, suite à la création en 1890 d'un corps de médecins au sein des troupes coloniales. Dès lors, les terres africaines, réputées naguère « tombeau de l'homme blanc »,

---

[10] ANS 2G 16/4 : Sénégal. Rapport d'ensemble 1916.
[11] *Ibid.*
[12] *Ibid.*
[13] *Ibid.*

deviennent un véritable enjeu pour les puissances coloniales[14] engagées dans la pacification et la domestication sanitaires des contrées tropicales africaines, condition préalable à la maîtrise de ces « étranges maladies » exotiques[15].

C'est dans ce cadre qu'il faudrait comprendre l'érection d'un laboratoire à Saint-Louis en 1896, son transfert à Dakar en 1913 et sa transformation à partir des années 1920 en une filiale de l'Institut Pasteur de Paris. Dès lors, les colonies offrent des opportunités et des perspectives de carrière pour les médecins du corps de santé des Troupes coloniales, surtout pour les pastoriens qui disposent d'un terrain précieux pour la recherche et la validation de théories.

Si, dès le XIXe siècle, furent créées les premières institutions sanitaires avec le conseil de santé en 1841 et les commissions sanitaires en 1859, il faut attendre le début du XXe siècle pour voir la mise en place d'une organisation sanitaire au niveau législatif, administratif et infrastructurel.

Le décret du 4 novembre 1903, portant organisation des services de Santé dans les colonies structure la santé dans les territoires constituant l'AOF. Au niveau institutionnel, est créée une inspection des services sanitaires et civils dont la mission s'articule autour de l'étude technique des domaines relatifs à la santé et à l'hygiène. Durant la même période est déclenché le processus de médicalisation des sociétés africaines qui se concrétise par la volonté de plus en plus affichée des autorités en charge de la colonie d'extension des soins aux indigènes.

La volonté affichée d'extension des soins à la population africaine trouve un puissant signal avec le décret du 14 avril 1904 relatif à la protection de la santé publique en AOF qui insiste sur la nécessité de « réglementer la protection de la santé publique et d'armer les autorités locales des pouvoirs indispensables en vue de sauvegarder la santé des colons et des indigènes »[16].

La mise en place d'une politique sanitaire et son glissement progressif d'une médecine individuelle et curative (axée sur les soins et la protection des expatriés) vers une médecine de masse (préventive et sociale) semble dictée par la nécessité de rentabiliser l'espace colonial. En effet, une fois assurée la survie de l'élément européen dans ces milieux hostiles, restait, pour la rentabilisation de colonies, la mobilisation d'une main-d'œuvre en quantité et en qualité, autrement dit, saine et abondante.

Or, l'enquête présentée par l'Inspection des Services Sanitaires et Civils, initiée par la circulaire du gouverneur général Roume[17], constate, amère, un taux de mortalité très élevé dans les colonies de la fédération. Celui-ci résulte, d'après l'enquête, de deux principaux facteurs[18]. D'une part, les

---

[14] DOZON J-P., « D'un tombeau l'autre », *Cahiers d'Etudes Africaines* XXXI (1-2), 121-122, 1991, p. 135-158, p. 136.

[15] LAPEYSSONNIE, *La médecine coloniale. Mythes et réalités*, Paris, Seghers, 1988, p. 38-67.

[16] *Bulletin Administratif du Sénégal*, 1904, p. 270.

[17] *JOS,* Arrêté créant un service d'Assistance médicale indigène en AOF, 1905, p. 84.

[18] Voir GALLAY H., *Trois années d'assistance médicale aux indigènes et la lutte contre la variole : 1905, 1906, 1907*, Paris Larose, 1909, ISSC, Gouvernement Général de l'AOF.

maladies banales induites par la pauvreté, le manque d'hygiène, l'insalubrité et, d'autre part, les pathologies parmi lesquelles émergent la tuberculose et les maladies vénériennes (syphilis). En outre, l'enquête incrimine, au second niveau, les maladies endémiques spécifiques au milieu : béribéri, lèpre, trypanosomiase, paludisme. Pour les autorités, il est certain que ces endémo- épidémies représentent une entrave majeure à l'exploitation des territoires coloniaux.

C'est sur la base des conclusions du rapport issu de l'enquête que Roume, gouverneur général de l'AOF, prend un arrêté en date du 8 février 1905 créant en AOF un service d'Assistance Médicale Indigène (AMI) chargé de prendre en charge les maladies courantes, de vulgariser la vaccine et de lutter contre la forte mortalité indigène, particulièrement infantile.

La création, la même année, du service d'hygiène par l'arrêté du 5 juin 1905 et, trois ans plus tard, de l'Inspection des Services Sanitaires et Civils transformée en Inspection des Services Sanitaires et Médicaux en 1913 jette les bases d'un « gouvernement sanitaire » colonial qui, au fil temps, devint le bras séculier du ministère des Colonies en matière de santé.

Toutefois, si, dans les deux premières décades du XIXe siècle, l'architecture sanitaire se dessine, sous-tendue par une politique sanitaire de plus en plus préoccupée par l'extension des soins aux populations africaines, il faut bien admettre que la prise en charge de la santé materno-infantile fut relativement récente. Dans les faits, l'analyse de la trajectoire des politiques sanitaires met en évidence la mise en place, timide à partir de 1905 puis systématisée dès les années 1930, d'une nouvelle politique sanitaire de prévention et d'intervention progressivement orientée vers la médecine de masse ainsi que la prise en compte des enfants et des mères par les pouvoirs publics dans les priorités médicales[19].

En effet, jusqu'aux années trente, l'œuvre sanitaire et l'action médicale se limitèrent, pour l'essentiel, à la recherche d'une prophylaxie scientifique centrée sur la nosologie et la nosographie des infections. Les progrès réalisés dans l'étiologie et l'épidémiologie, l'essor de la microbiologie et de l'entomologie déterminèrent, dans une certaine mesure, la politique coloniale de santé publique axée sur la gestion de l'espace, la lutte contre les agents vecteurs et les maladies relevant de l'arsenal de la pathologie exotique[20].

En dépit des initiatives prises à partir des années 1920, devant la gravité des problèmes alimentaires qui revêtent une importance capitale pour le développement et le devenir des colonies et face aux impératifs de mise en valeur coloniale, il importait d'inverser la tendance démographique en ciblant les facteurs du fléchissement avant de prendre des mesures appropriées pour

[19] NDAO M., « Enfance et ordre colonial : la politique sanitaire au Sénégal. Discours et réalités (1930-1960) », *Revue Sénégalaise d'Histoire,* No 6, FLSH, Dakar, 2005.

[20] J. P. BADO, « La Santé et la Politique en AOF et à l'heure des Indépendances (1939-1960) », in : *AOF : réalités et héritages. Sociétés ouest africaines et ordre colonial, 1895-1960.* s/d Becker (C), MBaye (S), Thioub (I), p. 1243-1259, p. 1247. Direction des Archives du Sénégal,Dakar, 1997.

redresser la situation. Dans ces conditions, il s'agissait, dès lors, pour l'administration coloniale, d'orienter l'action sanitaire et médicale ainsi que la recherche vers la résolution de l'épineux problème de la mortalité et de la morbidité des enfants et des mères par la mise en place de services de puériculture, de centres de protection maternelle et infantile.

Au Sénégal, le régime alimentaire se réduit, pour l'essentiel, en nourritures céréalières assez monotones ; une partie importante de la ration provient des céréales. En fait le riz et le mil surtout, mais aussi le maïs et le fonio tiennent une place de choix dans les consommations alimentaires. A la fin des années 1950, une équipe de chercheurs sénégalais et français (Boutillier J. L, Cantrelle P, Causse J, Laurent, Ndoye T) ont étudié la proportion des céréales dans la consommation des repas dans la Moyenne Vallée du Sénégal. L'étude a montré la part des céréales qui reste primordiale dans l'apport calorique et fournit l'essentiel du total ingéré.

Tableau 1 : Fréquence d'apparition des aliments dans la consommation des repas dans la Moyenne Vallée du Sénégal en 1957 (en nombre de jours par mois, en moyenne pour un Groupe Elémentaire de Consommation).

Aliment	Hivernage	Saison sèche
Sorgho	25	11
Mil	7	10
Maïs	1,5	3,5
Riz	3	3
Tubercules	_	2
Arachides	1	1
Béréf	7,5	3,5
Haricots	4	5
Viande	1,5	1,5
Lait	21,5	17,5
Poisson frais	9	9
Poisson sec	14	10,5
Feuilles, légumes	16	9,5
Sucre	14,5	13,5

Source : Boutillier J.L., Cantrelle P., Causse J., Laurent, Ndoye T., *La Moyenne Vallée du Sénégal (Etude socioéconomique),* PUF, 1962, p. 177.

Les céréales (sorgho, mil, maïs, riz) interviennent presque tous les jours dans l'alimentation des populations de la Vallée du Fleuve Sénégal en dépit de quelques variations saisonnières dans les rythmes de consommation. Alors que le sorgho, céréale de secours, est consommé pendant la soudure, notamment l'hivernage, presque quotidiennement (25 jours), en saison sèche, sa consommation baisse de plus de moitié (11 jours). La baisse est liée à la période d'abondance issue de la récolte qui offre des possibilités de diversification dans les consommations alimentaires (maïs, mil, tubercules, etc.). Ainsi, pour le mil, sa consommation durant l'hivernage équivaut à 7 jours alors que durant la saison sèche, elle connaît une hausse sensible (10).

b) L'alimentation à base de mil

Avant la fortune du riz, le mil constituait un des éléments essentiels à la base de l'alimentation du Sénégal, même si le riz prédominait en Casamance, alors que dans la région orientale, prévalait la consommation du fonio.

En Sénégambie septentrionale, le régime traditionnel se composait, pour l'essentiel, de deux plats d'après plusieurs sources européennes. Au XIXe siècle, Boilat notait que « les mets des Sénégalais sont le couscous et le sanglé »[21]. Selon l'abbé Boilat, « le sanglé est ordinairement le déjeuner du bon Sénégalais »[22]. Même si le regard de Boilat, assez réductionniste, occultait les modes de consommation de plusieurs régions (Casamance, l'Est), il est certain que le mil constituait l'une des bases de l'alimentation de plusieurs Sénégalais.

b.1 Le sanglé

Une épaisse bouillie de farine de mil communément appelée « *laax* » (sanglé) constituait le repas de midi. Toutefois, sous le terme de sanglé, se déclinent plusieurs plats. Aussi distingue-t-on d'abord le sanglé au lait caillé auquel on adjoint du pain de singe et du sucre ; le plat peut être consommé avec de l'huile de pulpe de palmiste, de l'huile de noix de palmiste ou du beurre de lait de vache.

Ensuite, s'agissant du sanglé au palmiste (*laaxu tiir*), les fruits et la pulpe de palmiste (*Elaeis guineensis*) sont mélangés au pain de singe avant d'être broyés au mortier avec de l'eau ; ensuite « le tout est mis dans de l'eau bouillante avec ou sans sucre et versé dans la bouillie »[23].

Quant au *laaxu nëtëri* (*njiné joop*), le pain de singe est mélangé avec des arachides grillées et de l'eau ; à l'aide d'un tamis, on extrait la sauce qui, sucrée, est versée sur le sanglé. Pour préparer le sanglé au *parkia biglobosa* (*laaxu wuul*), la farine extraite des gousses de néré (*parkia biglobosa*) et accompagnée ou non de sucre est consommée avec la bouillie.

S'agissant du sanglé au tamarin, il faut distinguer le sanglé aux gousses de tamarin macérées, consommées avec de l'eau et du sucre (*laaxu daxaar*), du sanglé aux feuilles de tamarinier vertes (*laaxu benxël*). Ces plats sont très

---

21 BOILAT A. D., *Esquisses sénégalaises*, Paris, Karthala, 1984, p. 297.
22 *Ibid.*
23 FAUCHER M., *L'alimentation chez les Lébous*, Mission Anthropologique, Rapport No 1, p. 51.

prisés pendant l'hivernage à cause de leur vertu thérapeutique ou supposée contre le paludisme[24].

On aura garde d'oublier le sanglé au *spondias monbin* (*laxu sopoo*) confectionné à partir d'un fruit jaune à peau fine et à la chair tendre et acide. Ce fruit (Anacardiacées, *Spondias Monbin*) fournit un jus délicieux ; le fruit écrasé est mélangé à de l'eau sucrée et consommé avec la bouillie, surtout pendant l'hivernage[25]. Enfin, le sanglé au pain de singe est préparé à partir du fruit du baobab malaxé avec de l'eau et le liquide obtenu, épais, blanchâtre, un peu acide est un peu sucré avant d'être ajouté à la bouillie. Moins épaisse, cette bouillie mélangée avec du lait (*foonde*) peut constituer le menu du matin ou du soir.

Toutefois, la bouillie peut se consommer sans sauce sucrée. Dans ce cas, elle est accompagnée de légumes et condiments africains comme les courges (*cucurbita pepo*), gombo frais (*hibiscus esculentus*), oseille, patate, manioc auxquels pouvait s'ajouter du poisson frais (*laaxu gar*).

Si la bouillie est accompagnée de poisson sec, salé ou fumé, on ajoute à la cuisson de la farine d'arachide (*laaxu caaxaan*). Aux dires de Bergouniou, ce plat est préparé à partir « de farine fine qu'on cuit dans un bouillon contenant des aubergines, de la courge, du gombo frais, des calices de bissap ou en poudre et le tout est brasé dans une bouillie appréciée »[26].

b.2 Le couscous

Le menu du soir est souvent constitué d'un couscous de mil consommé avec une sauce de poisson frais, séché ou fumé ou d'arachide avec des haricots locaux (niébés), patates, manioc ou avec de la viande, en fonction des revenus. La sauce accompagnant le couscous pouvait être à base de choux ou de *Moringa Pterygosperma* plus connu sous le terme de « *nébadaay* » (de l'anglais never die ?).

Cependant, durant l'hivernage, c'est « la foliole de *cassia tera* pour toute la population, celle de s*tylochiton* pour certains Sérères qui viennent rompre la monotonie du *neverdaye*[27]. Lorsque les haricots (niébés) se font rares, le fruit du *ficus gnaphalocarna* accompagne la sauce[28].

Dans les villes, l'influence du mode de vie occidental aboutit à la réduction de la consommation du couscous ainsi qu'à des transformations dans son mode de préparation. Ainsi, la sauce de feuille (*mbuum*) jadis préparée avec des feuilles de *Moringa Pterygosperma*, la foliole de *cassia tera*

---

[24] *Id.*, p. 50.
[25] *Ibid.*
[26] BERGOUNIOU J. L., *L'alimentation dans la presqu'île du Cap Vert*, ORANA, 1957, p. 32-33.
[27] FAUCHER M., *op. cit.*, p. 48.
[28] BERGOUNIOU J. L., *op. cit.*, p. 33.

ou de stylochiton, voire avec des feuilles de patate ou de manioc en période de soudure, a cédé la place aux feuilles de choux accompagnées de poireaux[29].

La valeur nutritive des plats traditionnels est attestée par plusieurs études[30]. Inscrivons, au crédit du régime traditionnel, l'importance des produits de cueillette entrant dans la confection des sauces à l'image des fruits de baobab. Pour faciliter la digestion, le couscous est assaisonné de feuilles de baobab séchées et pilées appelées « *laalo* »[31]. En effet, arbre mythique, mystique et religieux, plante nécropole, le baobab recèle des vertus alimentaires et thérapeutiques indéniables. Ses feuilles utilisées comme émollient dans le couscous ont une forte teneur en fer et concourent à la prévention des coliques et à la facilitation des selles ; appliquées sur les abcès, elles précipitent l'évolution ; elles servent aussi dans l'extraction des vers de Guinée.

S'agissant des médications locales, les docteurs Rançon et Garnier, dans des thèses publiées successivement à Lyon en 1886 et à Montpellier[32], donnent des éclairages sur l'utilisation du baobab dans le traitement des diarrhées et dysenteries au Sénégal et préconisent même leur médicalisation, voire leur utilisation par la médecine moderne. Aux dires du docteur Rançon, « On prend des feuilles de baobab ou gouye en wolof. On les broie légèrement dans l'eau et on fait chauffer. La liqueur est filtrée à travers un linge. Les feuilles séparées de l'eau et connues sous le nom de lalo sont placées en cataplasme sur le ventre du malade, l'eau lui sert de tisane pendant les premiers jours de la maladie. Cette boisson laxative facilite les selles. Le cataplasme du lalo, très émollient, prévient les coliques.

« Le fruit de baobab, nommé pain de singe, en wolof bouye, est également légèrement laxatif. On en fait une tisane d'un goût agréable qui est administrée pendant tout le cours de la maladie. Le pain de singe est considéré par tous les indigènes comme le médicament anti dysentérique par excellence. Il est mélangé aux aliments mêmes. Ainsi, l'indigène se nourrit surtout de bouillie de farine de mil avec du lait caillé. On désigne ce mélange de « sanglé ». Lorsqu'il est atteint par la dysenterie, il mélange le pain de singe à cette bouillie»[33].

Des études menées sur le baobab depuis le XIXe siècle (Vauquelin et Saint-Martin en 1823, Heckel et Schlagdenhaufen en 1888), approfondies et systématisées au XXe siècle surtout après les prospections de la mission

---

[29] *Ibid.*

[30] On pourrait citer parmi ces travaux ceux de TOURY J., *Le baobab, arbre providence de l'Africain*, ORANA, sd.
GARNIER, *Souvenirs médicaux du poste de Sédhiou*, Thèse 1888, Montpellier Rançon, *Dysenteries endémiques des pays chauds et notamment au Sénégal*, Lyon, 1886.

[31] TOURY J., *Le baobab, arbre providence de l'Africain*, ORANA, sd.

[32] GARNIER, *Souvenirs médicaux du poste de Sédhiou*, Thèse 1888, Montpellier Rançon, *Dysenteries endémiques des pays chauds et notamment au Sénégal*, Lyon, 1886.

[33] LANCO A., « Le Baobab », *Médecine Tropicale* N° 9, 1942, p. 726-731, p. 727.

d'étude de la Pharmacopée indigène en AOF (Drs. Lafitte et Ferré) en 1938 ont reconnu, outre la valeur alimentaire et énergétique du baobab, ses qualités thérapeutiques. Pour la mission d'étude, « Tel qu'il se présente, le produit [pulpe de baobab] a une certaine valeur alimentaire et énergétique qui peut se traduire par 2200 calories au kg. La présence de tanin, d'acide citrique, de mucilage, de cellulose explique le rôle bienfaisant que les indigènes lui attribuent dans le traitement des diarrhées et des dysenteries »[34].

S'inscrivant dans le même sillage, le docteur Lanco, pharmacien des Troupes Coloniales, préconise l'utilisation du baobab par la biomédecine coloniale lorsqu'il affirme : « en thérapeutique, aux colonies, les feuilles de baobab, fraîchement cueilles ou séchées et pulvérisées, selon les saisons, devraient très économiquement remplacer, dans la confection de cataplasmes, la farine de graine de lin que l'on fait venir de la métropole à grands frais et qui n'est pas toujours de conservation facile. La pulpe de fruit de Baobab, le boui, est facile à préparer et facile à faire accepter aux malades. Elle pourrait être employée avec fruit, en lieu et place de cachets de gélose – gélatine, des paquets d'agar-agar, des graines de lin aromatisées, des graines de psyllium, de toutes les spécialités à base de mucilage, soit pour lutter contre les diarrhées, soit pour rééduquer les intestins paresseux fréquents sous les tropiques »[35].

En définitive, la leçon que l'on pourrait tirer des vertus et bienfaits du baobab, nous l'empruntons de la plume du docteur Lanco : « Si, outre les usages thérapeutiques, nous notons que les indigènes cueillent les feuilles de Baobab qui, cuites, servent comme légumes verts pour agrémenter le couscous, qu'ils connaissent la valeur alimentaire de la pulpe de fruit, pulpe grignotée par les enfants en s'amusant, qu'ils utilisent l'écorce, riche en fibre, pour en faire des cordages, et qu'ils respectent ces arbres sous une influence religieuse ou fétichiste, nous sommes amenés à considérer comme une espèce très digne le baobab »[36].

Très riches en fer, les feuilles de baobab représentent un véritable rempart contre les anémies[37]. L'on estime que la recrudescence des anémies qui soumettent à rude épreuve les femmes enceintes pourrait trouver leur origine dans le changement de régime alimentaire, notamment le délaissement du couscous et des feuilles de baobab au profit du riz ou du *laalo mbep*.

c) La fortune du riz

Le régime alimentaire traditionnel à base de mil a subi d'importantes transformations du fait de la combinaison de plusieurs facteurs : urbanisation, rareté du mil dans les grandes villes occasionnées par l'absence de surplus

---

[34] LANCO A., *op. cit.*, p. 729.
[35] *Ibid.*
[36] *Ibid.*
[37] MB. A., entretien du 22 août 2006.

dans les campagnes à cause de l'ascension de la culture arachidière, essor du salariat, etc. Tous ces facteurs furent à l'origine de modifications sensibles dans les habitudes alimentaires.

A l'origine, le riz représentait, excepté la Casamance, une denrée rare qui n'était consommée qu'à l'occasion de quelques cérémonies et réjouissances. Au XIXe siècle, Boilat notait une certaine réticence des Wolofs à l'égard du riz que l'on faisait « bouillir avec du poisson ou de la viande »[38]. Cependant, aux dires de Boilat, « ce plat demande moins de préparation, mais les Wolofs ne le trouvent pas si fortifiant que le couscous »[39].

Au fil du temps, le riz va entrer dans l'alimentation urbaine et constituer la principale nourriture des masses. A partir des années 1930, le riz pénètre progressivement les mœurs alimentaires. Il devint, bon an mal an, une nourriture dominante et figure parmi les priorités des commerçants, de l'administration et des citadins africains pour qui, vivre c'est disposer de son plat de riz. Cette gloire, le riz la doit aux opportunités indéniables qu'il offre : prix relativement bas, grande valeur calorifique. Si l'on y ajoute les efforts occasionnés par la consommation de mil – il faut trois heures pour réduire 5 kg de mil – corvée qui répugne aux citadines, l'on comprend aisément les facteurs qui vont décider de sa fortune. Somme toute, il est admis que les populations adoptent une alimentation ou une plante favorite plus souvent par nécessité que par goût.

Au menu de midi, le riz au poisson, devenu repas de base, va supplanter le sanglé. Il existe nombre de plats à base de riz.

Le riz au poisson frais est préparé avec de l'huile d'arachide à laquelle s'ajoutent plusieurs condiments et légumes locaux ou européens : patate douce, manioc, choux, navets, carottes, purée de tomate, gombo, aubergine, feuilles *d'hibiscus sabdariffa* (*bisaap*), piment du pays, etc.

Lorsque le riz est accompagné de poisson fumé ou salé, il est consommé avec des haricots locaux (niébés). En effet, « quand il s'agit de poisson sec, la sauce comporte aussi des haricots niébés que les Lébous emploient en grande quantité ; on compte environ 1 kg de niébés pour 700 g de riz »[40]. Le riz peut aussi se consommer avec de la viande.

Au menu du soir, le couscous cède progressivement la place au riz. Souvent, il suffit d'une petite quantité de riz bouillie sans huile et accompagnée de légumes, de condiments et de beaucoup d'eau pour remplir la marmite. Pour rompre la monotonie, le riz pouvait être préparé avec de la farine ou pâte d'arachide, des niébés, du poisson fumé ou salé. Ce menu peut s'accompagner de tripes, d'os et de viscères proposés par les bouchers.

Pour que l'énumération soit complète, ajoutons à ce répertoire la bouillie de riz consommée avec du sucre, du lait frais ou caillé.

---

[38] Boilat A. D., *op. cit.*, p. 300.
[39] *Ibid.*
[40] Faucher M., *op. cit.*, p. 51.

Les céréales (riz, mil et maïs) sont complétées par quelques plantes nourricières traditionnelles qui peuvent jouer un rôle appréciable d'appoint et, en période de pénurie et de soudure, constituer un apport vital.

Le manioc, cultivé dans les lougans, vendu dans les marchés, souvent présent dans les menus, en est la parfaite illustration.

L'analyse des pratiques alimentaires dans la durée permet d'affirmer que le régime alimentaire traditionnel, à base de mil, a subi d'importants changements liés à la combinaison et à l'influence de plusieurs facteurs : urbanisation, rareté du mil occasionnée par l'absence de surplus dans les campagnes à cause du développement de la culture arachidière, introduction du salariat, etc. Tous ces facteurs ont engendré des transformations dans les habitudes alimentaires.

Le régime alimentaire traditionnel consistait, pour l'essentiel, en nourritures céréalières végétales. En vérité, toute la colonie, ou presque, vit au régime des céréales et de leurs sous-produits. Beaucoup de céréales (riz et mil en particulier), nourritures peu carnées, réduction, voire modicité des laitages, hormis certaines zones pastorales (Ferlo, Fouta), voilà ce à quoi se résumait le régime traditionnel. D'ailleurs, pourrait-il en être autrement pour ces nourritures dominantes, végétales et majoritaires ? Celles-ci, monotones et permanentes, rythment le quotidien et déterminent le destin alimentaire des populations. En définitive, avoir de quoi vivre pour la population, c'est disposer de son mil et, accessoirement, de son riz. Denrée rare à l'origine, le riz va progressivement entrer dans l'alimentation populaire et représenter la principale nourriture des masses. Dans ces conditions, l'insuffisance de la production céréalière locale accrut les importations vivrières, notamment le riz et la dépendance alimentaire du Sénégal.

Tableau 2 : Mouvement des importations de riz (en grains) de la colonie du Sénégal

Années	Quantités (tonnes)	Valeurs (Fr.)	Sources
1908	16 083,5	4 187 789	2G9 (6)
1909	17 138,3	3 869 767	2G9 (6)
1911	23 671,2	5 556 056	2G12 (8)
1912	17 142,4	4 951 476	2G12 (8)
1913	15 539,4		
1915	17 079,4		2G16 (4)
1916	7 503,6		2G16 (4)
1924	60 493	81 019 000	2G25 (11)
1925	37 262	49 931 000	11 D1 (1287)
1926	42 210		11 D1 (1287)
1927	85 519		11 D1 (1287)
1928	84 648		{Le Temps colonial du
1929	59 065		{mardi 3 février 1931
1931	22 786	12 997 291	
1932	20 576	11 736 110	
1934	48 163	27 475 607	11 D1 (1287)
1935	99 380,5	53 941 296	11 D1 (1287)
1936	90 623		
1937	117 658		2G35 (26)
1938	46 711		FDDD - Dossier 8
1939	62 103		FDDD - Dossier 8

Graphique 1 : Importations de riz (en grains) de la colonie du Sénégal

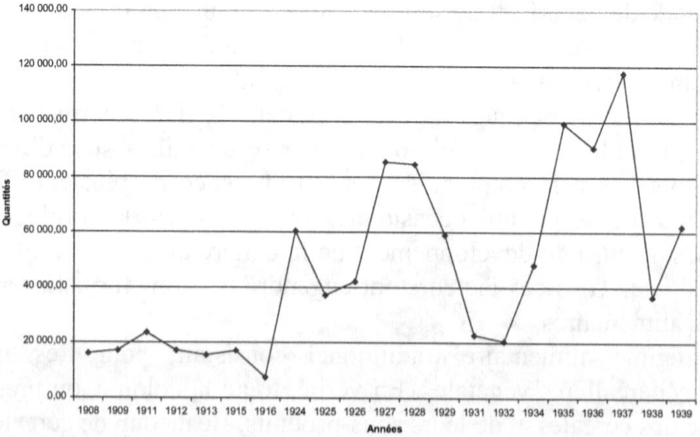

Les données indiquent un développement considérable des importations de riz qui ont plus que triplé entre 1908 et 1924. Après un fléchissement en 1925 et 1926, s'amorce une tendance haussière à partir de 1927 et 1928 avec, respectivement, 85 549 t et 84 648 t. Le niveau plancher est atteint en 1931 et 1932 avec moins de la moitié des importations de 1929. Somme toute, à partir des années trente, le riz conquiert progressivement la colonie, notamment en milieu urbain au détriment du mil. En effet, c'est dans les grands centres urbains que le riz bénéficia d'un accueil qui décida de sa gloire et de sa fortune.

La diminution de la consommation de mil s'accompagna d'une rupture dans l'alimentation ancienne. Le mil, en régression, connut une certaine désaffection au profit du riz qui, hormis la Casamance, cesse d'être une denrée de luxe pour devenir un produit de grande consommation. L'adoption d'une alimentation ou d'une plante favorite répond moins au goût qu'à la nécessité. En réalité, cette gloire, le riz la doit non seulement à son prix relativement bas, à sa haute valeur calorifique et à sa facilité de préparation mais aussi et surtout à la division impériale du travail.

Au décours des années 1930, l'approvisionnement en riz des populations, notamment urbaines, constitua une préoccupation des autorités.

En vérité, il faut attendre les années trente pour se rendre à l'évidence, notamment en milieu urbain, de la percée progressive du riz qui occupait, dans l'alimentation, une place de plus en plus importante du fait de l'accroissement des besoins de la colonie.

Pour les autorités coloniales, l'approvisionnement des villes en riz fut un souci majeur. Témoin, cette correspondance dans laquelle le président de la Chambre de Commerce de Dakar priait le directeur des Services Economiques, non sans insistance, de prendre toutes les dispositions utiles face à la pénurie de riz. Aussi soulignait-il : "la prudence exige une réserve de 100 000 T de riz dans la colonie. Ce sujet mérite une solution rapide. La constitution d'un approvisionnement suffisant de riz devant permettre d'assurer le ravitaillement de la population indigène dans de bonnes conditions est donc pour la colonie, poursuit-il, un gage de calme et de tranquillité"[41].

Les changements de goûts alimentaires, du fait de l'ascension et de la gloire du riz entraînèrent, de fait, une progression des avitaminoses et des cas de béribéri. En ville, les progrès du salariat et l'essor d'un prolétariat misérable depuis les années 1930 impliquèrent des changements alimentaires et une accentuation de la dureté des conditions de vie au sein des couches défavorisées.

Derrière l'éclairage global sur les régimes alimentaires qui ne saurait cependant suffire, se profile une structure sociale qui ne dit pas son nom. Une bonne approche des réalités suggère un raffinement méthodologique qui aboutit, en fait, à une conclusion intéressante. Dans les faits, cette distinction entre les régimes, aussi élémentaire soit-elle, revêt sa large signification sociale : « tout régime monotone caractérise les nourritures des couches sociales pauvres, tout régime varié signale aussi l'alimentation des classes dominantes, privilégiées auxquelles les prix réservent les nourritures rares, appétissantes»[42]. Rapportée dans le cadre de notre étude, cette classification traduit la large barrière qui sépare les riches des pauvres.

En ville, le décalage entre salaire et coût de la vie signale, chez les salariés, la fréquence d'un certain rythme « ripaille et pénurie » caractérisé par une surconsommation les premiers jours du mois qui, progressivement, fait place à un régime de carence au fur et à mesure que le mois se creuse. Dans ces conditions, le décrochement du coût de la vie sur les petits salaires urbains entretient une sous-alimentation et une malnutrition devenues, au sein des catégories défavorisées, une structure de la vie quotidienne.

Cependant, plusieurs facteurs peuvent compromettre le régime alimentaire, à l'image des carences d'origines diverses, des aléas cycliques de sécheresse et des déficits considérables, source de soudures saisonnières.,

2. La soudure et ses répercussions sur la situation alimentaire et nutritionnelle

La vie des sociétés considérées, en équilibre instable, est rythmée de périodes d'aisance relative et de moments difficiles, voire néfastes.

Qu'un accident survienne dans la vie du terroir (sécheresses, invasions acridiennes ou aviaires, troubles ou crises politiques) et l'équilibre alimentaire est rompu. Tout porte à croire que le rythme nutritionnel et alimentaire reste

---

[41] ANS Fonds Chambre de Commerce de Dakar. Dossier 555 : Ravitaillement. Lettre 1332. Dossier 45-4. Pièce N°693 du 31/10/1940.

[42] PHILIPPE R., « Commençons par l'histoire de l'alimentation », *Annales Economies, Sociétés, Civilisations* No 3, mai-juin 1961. Enquêtes ouvertes, Bulletin N° 1, p. 549-552, p. 550.

imposé par les activités sociales, notamment le cycle agricole. Un travail anonyme[43], s'appuyant sur les populations agricoles, offre une saisissante description de leurs activités sociales et économiques qui, en définitive, revêtent un caractère cyclique, saisonnier, rythmé par une période pluvieuse à laquelle se juxtapose une autre de sécheresse.

Schéma 1 : Activités sociales et économiques en Casamance

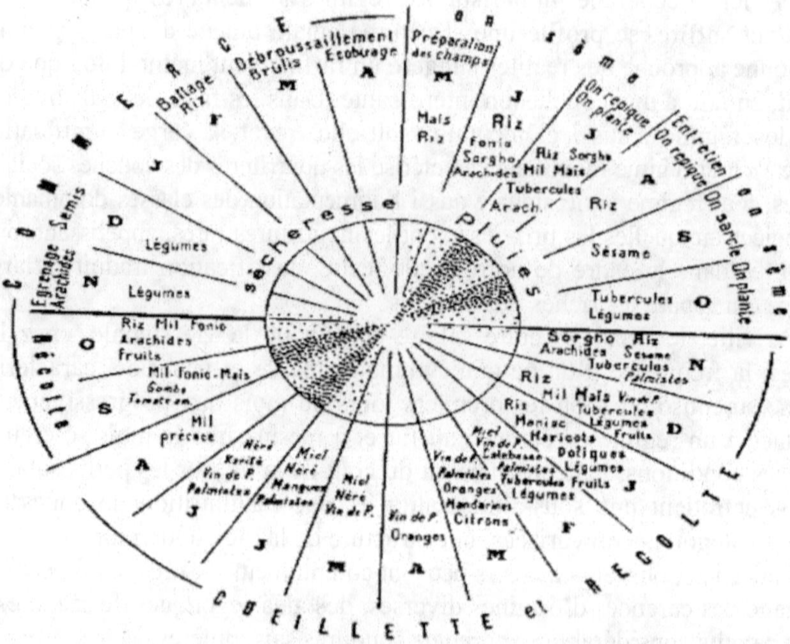

CASAMANCE

Dans les cercles scindés en deux grandes entités, elles-mêmes subdivisées en une douzaine de parties représentant les douze mois de l'année, la lecture se fait de gauche à droite pour le demi-cercle supérieur alors que dans l'autre, elle s'effectue en sens inverse. Dans le demi-cercle supérieur figurent les activités d'acquisition (commerce et troc) et les activités de production agricole alors que dans l'autre, sont indiqués les produits alimentaires de la récolte et de la cueillette. Un index climatique mentionne, au centre, dans un petit cercle, les grandes fluctuations saisonnières (pluies, sécheresses et leur densité)[44].

---

[43] Anonyme 1946, « Calendrier agricole pour le Sénégal », in *Bulletin de l'IFAN*, T8, p. 138-163.
[44] PALÈS L., *L'alimentation en AOF*, Orana. Dakar, 1954, p. 39.

L'analyse des tableaux laisse percevoir les relations étroites entre les situations alimentaires ainsi que les états nutritionnels et le milieu et les activités humaines du moment. A partir du mois de mai, les réserves dans les greniers sont sérieusement entamées. A la période des récoltes qui est celle d'une aisance relative et d'une satisfaction quantitative de plénitude, succède d'abord un moment de carence en apports qualitatifs puis une étape de soudure laissant apparaître un déséquilibre « entre la ration alimentaire et les activités du moteur humain»[45]. Dans ce contexte, le rythme saisonnier fait alterner, le plus souvent, des périodes d'abondance relative en denrées alimentaires auxquelles succèdent des moments de pénurie. Période de « disette saisonnière », la soudure a un retentissement sur la santé des mères, la croissance des nourrissons et l'état nutritionnel des jeunes enfants.

Le cœur de la colonie, à savoir la région arachidière (régions de Louga, Thiès, Diourbel, Kaolack, Fatick), plus exposée à la soudure (mai à octobre), se singularise pendant la saison sèche par une pénurie d'eau et une malnutrition importante. Cette conjoncture de carences vitaminiques et spécifiques est marquée par une recrudescence cyclique des cachexies-anémies et des kwashiorkors infantiles[46]. D'ailleurs, comment aurait-il pu en être autrement au regard de la baisse accusée des consommations et des apports énergétiques mise en évidence par plusieurs enquêtes alimentaires (Bergouniou 1952, Palès 1954, CINAM-ORANA 1959-60, MISOES 1957, etc.).

Tel fut le cas en 1966 dans la région de Thiès où l'apport énergétique, de 2044 calories/personne/jour en janvier-mars, connut un fléchissement sensible durant la soudure avec 1880 cal en mai-juin et 1528 calories en août-octobre, soit une diminution de 516. Deux années plus tard, la même tendance est observée avec 2193 calories en janvier-mars, 1942 en mai-juin et 1848 en août-octobre[47]. Igor de Garine donne une parfaite illustration du niveau de restriction alimentaire occasionné par la soudure dans la zone de Khombole en 1961[48].

---

[45] PALÈS L., *op. cit.*, p. 50.
[46] Cinam Orana, *Rapport Hygiène Santé,* Dakar, 1960, p. 59.
[47] NDIAYE A. M., *op. cit.*, p. 9.
[48] DE GARINE I., *op. cit.*, p. 8.

Tableau 3 : Fréquence de consommation des aliments rapportés à 100 repas (d'après le relevé de 4 000 menus) Région de Khombole

	Repas sautés	Repas spéciaux	Mil	Riz	Farine semoule de maïs	Lait	Poisson frais	Viande	Poisson séché	Repas sans protéines	Arachide	Haricots
Sérèr ruraux												
Saison sèche	37	-	89	2	14	10	-	1	57	25	45	-
Saison pluies	1	-	98	1	4	25	-	-	18	60	20	16
Période de traite	24	-	89	10	-	23	-	2	33	17	37	1
Moyenne	21	-	92	4	6	20	-	1	46	34	34	5
Wolofs ruraux												
Saison sèche	7	21	85	30	30	32	1	10	54	20	51	2
Saison pluies	2	1	91	3		11			11	78	24	40
Période de traite	1	28	69	250	-	34	1	1	41	20	21	7
Moyenne	3	16	82	19	10	36	2	4	35	19	35	16
Wolofs urbains												
Saison sèche	16	-	60	40	-	32	32	7	28	5	13	4
Saison pluies	-	6	66	35	1	30	12	7	16	16	39	17
Période de traite	6	19	60	41	-	39	23	14	4	4	17	10
Moyenne	7	8	62	38	-	37	22	9	8	8	23	10

Source : De Garine I., *Budgets familiaux et alimentation dans la région de Khombole* 1961

Les Sérères ne consommaient que 79 repas sur 100 repas théoriques. La saison sèche est rythmée par la fréquence des repas manqués : 37 chez les Sérères ruraux contre 7 chez les Wolofs ruraux et 16 chez les Wolofs urbanisés. Pourtant, la raison qui a présidé à cette situation était liée au souci de ménager les stocks afin d'assurer la dépense énergétique générée par les travaux champêtres de l'hivernage.

Dans ce cadre, les repas manqués pendant la saison sèche étaient surtout « provoqués » dans le but de ménager les greniers des pluies. Il s'agissait, dans certains cas, de restrictions volontaires guidées par une résorption du déficit vivrier de façon anticipée à un moment où les dépenses exigées sont les moins fortes. Toutefois, une enquête alimentaire menée dans la même zone vingt-cinq ans tard plus par Diaham B. indiquait la disparition des greniers d'hivernage[49].

En définitive, la situation alimentaire et nutritionnelle est assujettie à un cycle annuel et des variations saisonnières marquées par une grande faiblesse de la couverture énergétique durant la saison des pluies. D'ailleurs, les consommations alimentaires connaissent leur niveau d'étiage en août et septembre. Ce phénomène, plus accentué en zone rurale qu'en milieu urbain, expose davantage les jeunes enfants, cibles privilégiées de la malnutrition.

Pour le pouvoir colonial, la soudure figurait parmi les problèmes majeurs de l'alimentation dans les colonies. Aussi institua-t-il, dès les années 1910, les Sociétés Indigènes de Prévoyance (S.I.P) afin de suppléer aux

[49] DIAHAM B., *et al.* 1991, « Etudes des différentes préparations culinaires chez les Wolofs et Sérères du Sénégal », in Lemonier *et al.*, *op. cit.*, p. 123-131. p. 129.

carences du système d'approvisionnement occasionnées en partie par la soudure[50]. La conférence interafricaine pour l'alimentation et la nutrition de Dschang au Cameroun du 3 au 9 octobre 1949, après avoir déploré l'imprévoyance et l'insouciance des paysans noirs, préconisa leur éducation et la création de greniers de réserve pour faire face à la sévérité de la pénurie saisonnière[51]. En centrant son discours, s'agissant des obstacles à la sécurité alimentaire, sur l'insouciance, l'indolence native et l'imprévoyance des paysans noirs, les autorités coloniales occultaient un aspect structurel essentiel à l'origine de la détérioration de la situation alimentaire : l'essor et la tyrannie de la culture arachidière.

3. Culture arachidière et dynamiques alimentaires au Sénégal

Au Sénégal, dès la période coloniale, la production agricole ne couvre plus les besoins alimentaires du pays. Une telle situation, résultante d'un long processus, mérite un éclairage historique.

L'extension et le déplacement du bassin arachidier à partir de la deuxième moitié du XIXe siècle, la monétarisation de l'économie, les nouvelles charges fiscales de plus en plus écrasantes poussèrent les paysans à s'intéresser davantage à la culture arachidière[52]. Dans les faits, l'expansion de l'arachide exposa, au fil du temps, les paysans sénégalais à un endettement de plus en plus insoutenable. L'arachide, production de masse, modifia les pratiques culturales traditionnelles et une réduction sensible des surfaces consacrées aux cultures de subsistance (mil, riz, etc.).

Au XIXe siècle, les pratiques culturales se singularisaient par la coïncidence et le recoupement des calendriers agricoles (arachide et cultures vivrières). En fait, l'arachide et le mil étaient souvent cultivés en alternance sur les mêmes surfaces, avec un assolement biennal qui, au fil du temps, devint de moins en moins triennal. Progressivement, les surfaces arachidières réduisirent sensiblement les cultures de subsistance. Déjà, le Conseil d'administration du Sénégal, dans sa délibération en date du 6 octobre 1849, s'insurgeait contre cette situation paradoxale dans laquelle se trouvaient les paysans obligés de venir à Saint-Louis s'approvisionner en mil alors que quelques années plus tôt, ils étaient les plus gros pourvoyeurs de la colonie en mil[53].

---

[50] Voir SOW A., *Les sociétés indigènes de prévoyance au Sénégal*, Thèse de Doctorat de troisième cycle, FLSH, département d'Histoire, UCAD.

[51] ANS 1H56(163).

[52] VANHAEVERBEKE A., *Rémunération du travail et commerce extérieur. Essor d'une économie paysanne exportatrice et terme de l'échange des producteurs d'arachide du Sénégal*. Louvain, 1970.

[53] *Cf.* NDAO M., *Le ravitaillement de la ville de Dakar de 1924 à1945*. Thèse de doctorat, FLSH, UCAD, 1998.

A l'orée du XXe, en 1909, avec le triomphe de la culture arachidière dans le Saloum, « les indigènes ont dû consacrer une partie des bénéfices fournis par la première de ses cultures à l'achat de mil nécessaire à leur alimentation »[54]. Trois années plus tard, le riz fut délaissé en Basse Casamance au profit de l'arachide. Aussi la culture du riz fut-elle déficitaire en Casamance alors que quelques années auparavant, elle était si excédentaire que les maisons de commerce émettaient le vœu d'exporter le riz local[55]. Aussi en 1914, la famine visite-t-elle la région du Fleuve Sénégal, grenier à mil de la colonie. Cette tendance persista, voire se renforça du fait du déficit céréalier qui se généralisa à partir des années 1920. Du reste, le déficit céréalier fut couplé à une ascension fulgurante de la culture arachidière comme l'illustre le tableau suivant.

[54] ANS 2G9(8).
[55] ANS 2G12(1).

Tableau 4 : Production arachide du Sénégal :
Exportation d'arachides du Sénégal de 1840 à 1936

Années	Quantités (t)	Valeurs (F)	Années	Quantités (t)	Valeurs (F)
1840	1		1900	140 922	24 240 000
1841	266		1901	123 483	22 117 000
1843	2 600	268 000	1902	110 225	20 525 000
1853	3000		1903	148 840	34 575 000
1855	4400		1904	137 784	21920000
1864	4489	1122 000	1905	96175	14 851 000
1865	5 811	1452 000	1906	100476	20 976 000
1870	8762		1907	154 496	30721000
1871	3997		1908	144139	32 889 000
1872	15159		1909	224 326	43 892 000
1873	16 408		1910	227 299	49 770000
1874	23 084		1911	164 907	40 943 000
1875	13 902		1912	184 761	42464 000
1876	11313		1913	242 084	59 892 000
1877	13 458		1914	280 526	68 089 000
1878	38 950		1915	303 067	56 229 000
1879	24 604		1916	124 142	28 023000
1880	34 270		1917	175476	52 643 000
1881	34 270		1918	128 976	41 851 000
1882	16 086		1919	264 233	124 546 000
1883	43 500		1920	300 339	292 735 000
1884	36 790		1921	267031	148 697 000
1885	45 061		1922	290 663	152 890 000
1886	21729		1923	282 083	232 820 000
1887	25100		1924	319 987	323 998 000
1888	40 342		1925	453733	505 857 000
1889	31907	7 559 000	1926	494 416	752 643 000
1890	27 221	5 426 000	1927	405 608	616623 000
1891	26391	5 479 000	1929	413 356	593 310 000
1892	46 790	11 636 000	1928	406 760	554 936 000
1893	59 302	11 688 000	1930	508195	501 844 000
1894	65 289	11 350 000	1931	453 841	306731000
1895	51600	7 675 000	1932	191460	162 340 000
1896	63 555	9 146 000	1933	388 010	188 276 000
1897	43128	8 147 000	1934	494 261	234 090 000
1898	95 955	13 615 000	1935	392 308	347334 000
1899	85 548	12 119 000	1936	487 340	351 675 000

Source : Guiraud X., *Arachide sénégalais, monographie d'économie coloniale, Paris, 1997.*

Graphique N°2

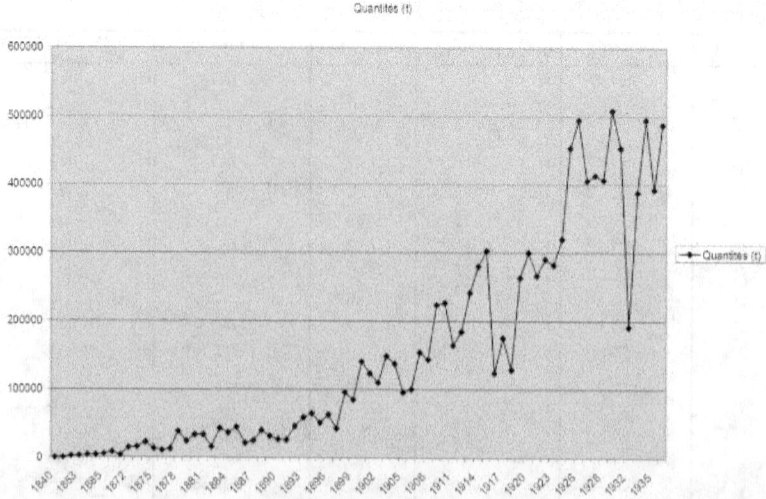

En vérité, le développement de la culture arachidière liée à la demande européenne en produits oléagineux se fit au détriment des céréales locales et, avec le déficit céréalier, les importations suivirent une tendance haussière. Dès le début de la deuxième moitié du XIXe siècle, le gouverneur du Sénégal, Faidherbe, essaya de substituer le riz d'importation au mil pour impulser un dynamisme à la navigation française. Selon le gouverneur Faidherbe, « c'est encourager la culture industrielle que d'importer des denrées alimentaires pour les indigènes et de donner l'habitude de s'en nourrir »[56].

Pourtant, jusqu'au début du XXe siècle, la situation vivrière de la colonie n'était guère alarmante. Ainsi, dans le sud, en Casamance, la production de riz était excédentaire. En 1909, « les provisions accumulées par les indigènes dépassent de beaucoup celles des autres années et certaines maisons de commerce sont très embarrassées de leurs réserves de riz dit de traite. Raison pour laquelle quelques commerçants manifestent l'intention de tenter l'exportation du riz indigène »[57]. Toutefois, à partir de 1910, une série de famines est observée dans la colonie : Saloum en 1910, Vallée du Fleuve Sénégal en 1913. A partir des années trente, du fait des besoins alimentaires accrus liés à l'urbanisation et au déficit du mil à cause de l'arachide, la colonie dut recourir aux importations de plus en plus importantes de riz.

---

[56] Pasquier R., 1987, « Un aspect de l'histoire des villes du Sénégal : les problèmes de ravitaillement au XIXe siècle », *Cahiers du C.R.A*, N° 6, p. 177-203, p. 199.

[57] ANS, 2G 9(6).

Du reste, à partir de 1920, « l'indigène mangea du riz d'importation qui, se raréfiant, renchérit»[58]. Dans ce contexte, les importations de riz passèrent de 56 500 t en 1928 à 38 000 t en 1929, « quantité insuffisante pour nourrir les treize cent mille Sénégalais»[59]. Au total, les importations céréalières sont corrélatives au développement de la culture arachidière : à davantage d'arachide, davantage de riz importé.

A partir des années 1920, une réelle dépendance alimentaire se fit jour. Il suffit, pour s'en rendre compte, de parcourir le tableau suivant :

Tableau 5 *:* Production et besoins en mil du Sénégal

Année	Besoins en mil (t)	Production (t)	Taux de couverture
1922	196 700	317 000	161 %
1939	340 000	280 000	82,3 %

Source : A Vahhaeverbeke, 1970, *op. cit.*

De 1922 à 1939, on passa de l'excédent au déficit de mil ; les besoins ont accru de 143 000 t en valeur absolue et 72,8 % en valeur relative, alors que la production diminuait de 317 000 t à 280 000 t, soit une chute de 37 000 t en valeur absolue et 11,6 % en valeur relative. On peut donc constater que les besoins en mil et la production suivirent des évolutions inverses. Le taux de couverture passa de 161 % à 82,3 %, soit une diminution de presque de moitié.

Production de masse, l'arachide engendra un recul des cultures vivrières. Tout compte fait, la gloire de l'arachide eut de lourdes responsabilités sur le déficit vivrier, d'autant plus que l'extension de la culture arachidière occasionna une dégradation des bases écologiques de la production (déforestation, lessivage des sols.).

Si, à partir des années 1920, les cultures vivrières devinrent déficitaires, si, à partir de ce moment, les importations céréalières, le riz surtout, connurent une tendance haussière, l'arachide en portait de lourdes responsabilités, même si des aléas naturels (sécheresses), politiques (les guerres), les invasions acridiennes ou aviaires pouvaient, à leur tour, compromettre la sécurité alimentaire de la colonie. Dans un tel contexte, les importations alimentaires, notamment le riz, connurent une progression sensible. Une telle tendance se renforça toute la période post coloniale durant.

---

[58] ANS 2G27(61).

[59] *Le Temps Colonial*, livraison du mardi 3 février 1931, IFAN.

Au Sénégal, le tableau alimentaire et nutritionnel est compromis par un ensemble de facteurs : carences spécifiques, déficits considérables de soudures saisonnières, importations considérables de produits alimentaires, aléas cycliques de sécheresse, tensions dans les prix. Cette constellation de facteurs conjugue leurs effets non sans compromettre, de façon sensible, la situation alimentaire et l'état nutritionnel des jeunes enfants.

CHAPITRE II

LES PRATIQUES, HABITUDES ET COMPORTEMENTS ALIMENTAIRES

L'habitude, liée au comportement, revêt une dimension plus pratique. La notion d'habitude alimentaire peut être conçue comme un comportement automatique sur lequel l'influence de la conscience semble minime, mais qui stabilise la consommation qualitative et quantitative. Elle est liée à un complexe allant de l'espèce à la culture et au genre de vie en passant par l'économie et le milieu géographique[60].

Le comportement réfère à un ensemble d'actes qui, bien qu'indépendants de l'organisme, sont générés par le besoin, la pulsion vers la nourriture et dont l'essence est physiologique, chimique, voire psychologique, sociale et économique. D'une manière générale, les pratiques, habitudes et comportements alimentaires restent intimement liés à un ensemble de facteurs parmi lesquels se dégagent le groupe ethnique ou social, la civilisation et les modes de vie, le milieu géographique et les activités économiques.

1. Acquisition des aliments

Reflet des variations saisonnières, la sauce d'accompagnement est confectionnée à partir de produits de cueillette, de ramassage, de produits d'achat ou de troc. La cueillette et le ramassage (activités de prélèvement) occupent une place centrale dans l'acquisition alimentaire, particulièrement en milieu rural. La cueillette ou prélèvement désigne le ramassage, la récolte des substances végétales et animales par les populations considérées comme *« primitives »*. En période d'insécurité alimentaire (pénurie, soudure, disette, famine), les produits alimentaires de la cueillette peuvent revêtir un aspect vital.

Parmi ces plantes, figurent le *nymphga lotus* appelé *jaaxar* en wolof et dont les graines séchées, grillées et bouillies peuvent suppléer à la pénurie de céréales. Il en est de même du *panicum lateum* (*baxat* en wolof), graminée sauvage appréciée en période de soudure. Le *boscia senegalensis* (*njandam* en wolof, *bañ* en sérère) constitue une sorte de petit pois sauvage. Les pois,

---

[60] NDOYE T., *Les caractères de l'alimentation africaine.* 4e cours de formation des nutritionnistes de langue française en Afrique, Université de Dakar, Faculté de Médecine, 10 novembre 1961-15 février 1962, p. 2.

extraits de leur coque, sont trempés pendant trois jours avant d'être soumis à une double cuisson (bouillis à deux eaux et salés à la seconde cuisson).

Quant aux légumes et condiments, leur dissociation semble difficile, les deux pouvant s'associer dans la sauce alors que plusieurs plantes peuvent fournir leurs feuilles comme légumes et leurs graines comme condiments.

Les feuilles, bouillies et assaisonnées en sauce ou apprêtées en sorte d'épinards, constituent le *mbuum* du Sénégal. Parmi elles, on peut citer les *amaranthus blitum* et spinosus, le *moringa pterigosperma* (nebedaay en wolof), le *cassia tora* (*nduur*) ; s'y ajoutent le *trianthema portulacastrum* (*woomu gileem* en wolof) prisé par nombre de Blancs en brousse qui l'appellent le pourpier du Sénégal[61], le *leptadenia lancifolia* (*caxa*t en wolof et sérère) et l'*hibiscus sabdarifa*.

Parmi les feuilles et fruits on peut citer, hormis le baobab, le *parkia biglobosa* (*wuul* en wolof, *néré* en bambara) dont les fruits peuvent constituer la sauce du sanglé, alors que les graines fermentées (*netetu*), source de protéines d'origine végétale, assaisonnent les sauces de la savane africaine. Pour que l'énumération soit complète, mentionnons le *ficus gnapholocarpa* (*gang* en wolof) dont les feuilles mais surtout les figues vertes, très prisées pendant la soudure, accompagnent le couscous sous forme de sauce ; à maturité, les fruits jaunes, sucrées représentent un appoint alimentaire pour les enfants.

Quant aux fruits, variés et divers, ils constituent une réponse aux carences vitaminiques. Parmi la gamme, citons le *zizuphus* dont la pulpe très sucrée est consommée telle ou transformée en farine sous forme de pain, le *parinari macrophylla* (*new* en wolof) ou pommier du Kajoor prisée pour sa pulpe et son amende huileuse riche en lipides, protides et vitamine B1[62]. Il s'y ajoute le *detarium senegalensis*, fruit de cueillette à haute teneur en acide ascorbique ainsi que le *balanites aegyptiaca* (*sump*) dont la pulpe sirupeuse est très convoitée pour son amande huileuse, son huile brute est riche en éléments soufrés protecteurs de la peau et des phanères[63].

Usitées en décoction ou en infusion, les plantes, aux vertus médicinales, interviennent dans la préparation des boissons ou décoctions. Il en est ainsi du kinkéliba, du moringa, du *psidium guayava,* sans oublier le *vitex cuneata* (*lëng*), le *cassia occidentalis* et le gingembre.

2. Les habitudes alimentaires

En Afrique rurale, l'alimentation est variable en fonction des régions et des saisons. Aussi distingue-t-on l'alimentation de la côte (pêcheurs) où prédomine le poisson ; l'alimentation de la forêt où le régime est à base de

---

[61] NDOYE T., 1962, *op. cit.*, p. 6.
[62] NDOYE T., 1962, *op. cit.*, p. 7.
[63] *Ibid.*

tubercules (manioc, igname). Il s'y ajoute, d'une part, l'alimentation de la savane qui prévaut en Afrique de l'Ouest à base de céréales (mil, riz[64], maïs, sorgho) et, d'autre part, l'alimentation urbaine qui a subi l'influence coloniale au régime constitué de céréales, mais aussi de sauces accompagnées de pain.

Les menus reposent sur une base constituée d'un aliment à base d'amidon : riz, mil, tubercule (aspect quantitatif) et un plat onctueux liquide sous forme de sauce. Celle-ci peut se constituer d'oignons, de tomates, de feuilles, de pâtes d'arachides, de légumes (manioc, gombo, oseille, choux) ; en fonction des activités et des revenus, elle peut s'accompagner de poisson ou de viande.

La fonction de la sauce, déterminante dans la constitution des menus, est bien mise en évidence par la sagesse populaire des proverbes : « sunuy fataliku laaxub daaw, cifaay laa tax » (la qualité de la sauce détermine la valeur du sanglé). Par la configuration des menus, la cuisine africaine décline la qualité acquise de pouvoir associer les aliments. La technique d'association qui convoque le phénomène de supplémentation est reflétée par un équilibre bouillie-véhicule, pâte – sauce qui guide l'alimentation africaine. La prédominance du cuit est incontestable dans l'alimentation africaine, même si les arbres fruitiers peuvent constituer un appoint de taille, notamment en période d'insécurité alimentaire.

En gros, les populations prennent trois repas journaliers : un repas important le soir et deux autres de moindre envergure dans la journée constitués par le petit déjeuner pris au début de la journée (souvent composé de reliefs prélevé sur le repas de la soirée précédente), et l'autre au début de l'après-midi. La répartition des repas obéit à des critères de sexe et d'âge. D'une manière générale, les repas, confectionnés par une ou plusieurs cuisines de la concession, sont pris en commun même si, d'une manière générale, les hommes mangent séparément des enfants et des femmes. En effet, les enfants peuvent prendre leur repas à part ; souvent, le service des femmes vient après celui des hommes. Le rythme de confection des repas est fonction du nombre de femmes dans le ménage ou dans la concession ; les repas peuvent être préparés en même temps ou à tour de rôle.

Souvent, on mange à la main avec les membres de la famille afin d'avoir un rapport non médiatisé avec les aliments ; l'aliment exprime un rapport au corps par le biais de la sensation et de l'odeur[65]. La calebasse disposée au centre, la main est plongée dans le même plat, geste qui symbolise la communauté de destin et la communion. Il est admis que dans les sociétés traditionnelles africaines, l'aliment gère la parenté. Aussi la nourriture est-elle vivement sollicitée dans la gestion des réseaux de solidarité, la consolidation de l'amitié, de la fraternité et de la parenté. Cette

---

[64] SEYE C, Leclercq V., *et al.*, « Riz contre mil », *L'Afrique côté cuisine : regards africains sur l'alimentation,* Syros, 1994.

[65] EZEMBÉ F., *L'enfant africain et ses univers*, Paris, Karthala, 2003.

dimension est mise en évidence par la circulation, l'échange à distance de repas, portion de repas, plus connu sous le nom de « plats volants » entre familles, entre membres d'une famille ou familles alliées.

L'ordre et la discipline sont au cœur de la prise des repas. Chacun mange devant soi et le patriarche est chargé de la répartition des morceaux de viande ou de poisson. Dans la civilisation alimentaire africaine, le rôt représente un signe de satiété et de satisfaction gastronomique.

Cependant, certaines contraintes, liées à l'évolution des pratiques alimentaires, ont des répercussions fâcheuses sur l'état nutritionnel des enfants. Il en est ainsi des repas et plats communs. Autrefois, le repas était réparti en fonction des classes d'âge et des sexes. Les enfants en cours de sevrage et les femmes enceintes ou allaitantes disposaient de plats individuels en plus des plats ordinaires.

Au fil du temps, particulièrement en ville, les contraintes économiques (faiblesse des capacités budgétaires des ménages, généralisation de la crise économique) ont entraîné la disparition des plats spéciaux, non sans conséquences fâcheuses sur les groupes vulnérables à l'image des enfants qui voient leurs consommations réduites en quantité et en qualité.

Sans qu'on puisse, le plus souvent, isoler et quantifier les parts consommées individuellement, on peut supposer que la population infantile se trouve lésée du fait de la disproportion entre les quantités consommées par les adultes et celles des enfants dont la cadence de consommation autour du plat est moins rapide. Une fois sevré, il appartient à l'enfant, le plus souvent, de défendre sa place autour du plat commun. Or, c'est à cette période critique d'après sevrage que le jeune enfant se trouve le moins apte à assurer la couverture de ses besoins alimentaires en nette croissance.

Au fil du temps, il est fréquent de voir, notamment en ville, des pères de famille manger à part des plats succulents (viandes,) au moment où les enfants défendent allègrement leur place autour d'un bol de maigre qualité.

La prise en commun des repas et la taille des familles souvent nombreuses ont des répercussions sur la distribution de la consommation dans le ménage.

3. Données alimentaires et nutritionnelles au Sénégal

Au Sénégal, des études menées à partir des années 1980 montrent que les céréales assurent 67 % de l'énergie, la viande 3 %, les sucres et le miel 5 %, l'arachide 4 %, les huiles 12 %[66]. On estime que 53 % des calories

[66] Primature 1999, *La stratégie nationale de sécurité alimentaire au Sénégal*. Document final, République du Sénégal, Dakar, p. 28.

proviennent des céréales pour Dakar, contre 55 % à Louga et 65 % à Linguère[67].

Dans les grandes villes comme Dakar où il domine et assure un apport de 72 % des calories, le riz est devenu, au fil des temps, une structure du paysage alimentaire.

En milieu rural, la tendance vers la consommation céréalière est plus accentuée. Dans la zone de Khombole, au début des années 1980, les plats à base de couscous de mil, les bouillies sucrées de céréales, de riz représentent (avril - septembre) 94 % des menus sereer, contre 90 % chez les Wolof[68]. Vingt cinq années plus tôt, une enquête réalisée dans la même zone confirmait cette tendance même si, s'agissant des Wolofs, le mode de consommation tendait vers le style dakarois[69].

A Kédougou et à Diourbel, cette proportion était respectivement de 65 à 70 % des calories provenant des céréales avec pour principale source le mil[70].

Dès lors, le régime, souvent déséquilibré du fait d'un état de carences spécifiques, vitaminiques et protidiques expose une importante partie de la population, notamment les groupes vulnérables à l'image des femmes gestantes ou allaitantes et des enfants. Une étude menée dans la Vallée du Fleuve Sénégal à la fin des années 1950 laisse apparaître de graves déficits vitaminiques[71].

Tableau 6 : Comparaison des besoins avec la ration dans la Vallée du Fleuve Sénégal

Eléments	Besoin	Consommation	Consomm. / Besoin x 100
Vitamine A (U.I)	4516	3600	79,7
Vitamine BI (mg)	1,2	2,2	183,3
Vitamine B2 (mg)	1,6	1,4	87,5
Vitamine PP (mg)	11,8	20	169
Vitamine C (mg)	72	42	58,3

Source : Boutillier J.L. Cantrelle P., Causse J., Ndoye T. *La Moyenne Vallée du Sénégal (Etude socioéconomique)* PUF, 1962, p. 185.

67 NDIAYE A. M., 1985, *Analyse de la situation nutritionnelle de la mère, de l'enfant et du nourrisson*, Orana, Dakar, p. 421.

68 DIAHAM B., *et al.*, « Disponibilité des denrées alimentaires et mode de consommation en milieu rural sénégalais : cas de Khombole », in *Les carences nutritionnelles dans les pays en voie de développement*, s/d Lemonier (D), Karthala ACCT 1989, p. 537-542, p. 539.

69 DE GARINE I., *Budgets familiaux et alimentation dans la région de Khombole (Sénégal)*, Orana, Dakar, 1961.

70 NDIAYE A. M., *op. cit.*, p. 45.

71 BOUTILLIER J. L. *et al., op. cit.*

La consommation, comme on le voit, ne couvre pas les besoins en vitamines A, B2, PP, C. D'ailleurs, les données nutritionnelles issues de plusieurs enquêtes de consommations alimentaires (Palès 1946 et 1954, Raoult 1954, MISOES 1957, CINAM 1959, ISEA 1965, de Garine 1961, FAO 1976, ORANA) mettent en évidence un grave déficit qualificatif, même si, au niveau quantitatif, les besoins théoriques sont souvent couverts. En atteste l'enquête alimentaire effectuée en 1961 dans la région de Khombole.

Tableau 7: Consommation alimentaire en saison des pluies (août – septembre 1961) Région de Khombole (moyenne individuelle)

	Calor totale	Protides		Lipid mg	Calcium mg	Fer mg	Vit A UIX	Vit BI mg	Vit B2 mg	Niacine mg	Acide Ascortique
		Ani gr	Végét gr								
Sereer ruraux (Mbourouaye)	3 123,06	4,20	162,45	45,15	738,38	39,11	277,38	3,51	0,80	6,34	65,2
Wolof ruraux (Niamar)	3 042,20	3,70	91,93	35,74	438,79	141,82	141,82	2,77	0,89	10,87	23,3
Séreres ruraux (Mt Rolland) Enquête Orana 10/07/195614/08/1956	3 004,59	2,58	65,82	32,82	853,86	2 157,07	2 157,07	1,81	0,63	4,28	124,3

Source : de Garine I., Budgets familiaux et alimentation dans la région de Khombole (Sénégal), 1961.

Le régime, en dépit d'un apport calorique suffisant, est marqué par des carences. Le calcium, la vitamine B2, la vitamine C sont inférieurs aux besoins alors que le taux de fer s'avère insuffisant chez les Wolofs de l'escale (centre de Khombole) et celui de la niacine chez les ruraux. En milieu rural sénégalais, les carences nutritives peuvent être accusées, comme l'illustre l'enquête alimentaire menée dans trois villages de la région de Thiès (Darou Khoudoss, Notto Gouye Diama, Keur Mory Fall) en 1962.

Tableau 8 : Ration effective (RE) et besoin théorique (BT) du rationnaire de chaque village

	Calories	Protides végét, anim dont total protides animaux	Lipide gr	Ca mg	Fer mg	BI mg	BII Mg	Vit pp mg	Vit c mg
Ration eff	2 877,24	57,55 ; 16,35	122,94	314,10	8,42	1,09	0,59	13,03	79,29
Village I									
Besoins théor	2 256,84	58,80		450,90	11,51	1,29	1,59	13,08	74,17
RE	2 145,14	55,22 ; 5,65	53,75	400,81	10,2	1,52	0,56	13,33	77,29
Village II									
BT	1 148,28	58,37		482,23	11,95	1,23	1,50	12,39	74,52
RE	2 024,70	61,25 ; 6,23	52,71	498,44	11,35	1,47	0,64	12,59	40,91
Village									
BT	2 041,46	[illegible],91		487,51	11,00	1,19	1,55	12,78	77,96

Source : ISEA, 1965.

Cette enquête, menée par l'ISEA, laisse apparaître d'importantes carences en micro-nutriments (protéines, calcium, fer, vitamines B1, B2) en dépit de la couverture des besoins théoriques et d'un apport calorique suffisant.

En 1966, une étude sur les enfants sénégalais donnait les taux de consommation suivants : calories totales 2 500 ; protides totaux 67g70 ; protides animaux 18g30 ; lipides 52g60 ; calcium 462 mg ; fer 15 mg ; vitamine A 6290 (UI) ; vitamine B1 1mg50 ; vitamine B2 0mg58 ; niacine 8 mg ; vitamine C 14 mg. Ces taux signalaient un faible déficit en calcium, 50 % de déficit en vitamine C et, surtout, un déficit accusé en protéines animales[72].

En définitive, le régime alimentaire, du fait de la division impériale du travail marquée par la tyrannie de l'arachide et le recul des cultures vivrières, se singularise, au fil du temps, par des carences spécifiques (vitaminiques, protéines) qui, le plus souvent, sévissent à l'état endémique.

Pourtant, s'il ressort des enquêtes de consommation menées pendant la période coloniale et même post coloniale des carences qualitatives, il n'en demeure pas moins vrai que, pour l'essentiel, l'apport calorique reste suffisant. Il est même parfois supérieur aux besoins théoriques.

Toutefois, une tendance globale se dégage vers une détérioration progressive de la situation alimentaire. L'analyse des enquêtes alimentaires depuis 1946 met en évidence quelques indices qui permettent de se faire une idée sur la diminution progressive de l'apport énergétique moyen. En réalité, les changements de goûts alimentaires, le cycle de sécheresses tendent vers une réduction des consommations alimentaires dans les grands centres urbains du Sénégal, à l'image de Dakar. A la carence qualitative alimentaire d'antan répond l'insuffisance énergétique qui, au cours du temps, tend à se généraliser.

Dans un tel contexte, le déficit en besoins énergétiques est devenue une donnée permanente. D'ailleurs, au Sénégal, « le déficit énergétique semble être le problème le plus important»[73].

Progressivement, le processus de paupérisation retentit sur les comportements et les consommations alimentaires, surtout en milieu urbain : réduction du nombre de repas avec la suppression du petit déjeuner, voire du dîner. Aussi les restes du dîner, jadis consommés au petit déjeuner, sont-ils de plus en plus sautés alors que pour les enfants, le goûter de l'après-midi ne semble plus être de saison dans certaines familles pauvres.

---

[72] NDOYE T., *Rapport sur la situation de la nutrition au Sénégal. Conférence ouest-africaine sur la nutrition et sur l'alimentation de l'enfance*, Dakar, Sénégal 25-29 mars 1968, p. 131-135, p. 132.

[73] Primature, 1999, *op. cit.*, p. 28.

4. L'allaitement et l'alimentation du nourrisson

Une étude de la FAO en 1952 soulignait l'universalité de l'allaitement en Afrique. En effet, « dans presque toute la région étudiée, les enfants sont généralement nourris au sein jusqu'à l'âge de deux ou trois ans, et même, dans quelques cas exceptionnels, jusqu'à l'âge de cinq ans »[74]. Le Sénégal ne déroge pas à la règle. L'allaitement, universel, est souvent prolongé.

Jusqu'à six mois, l'allaitement maternel représente un élément essentiel du nouveau-né. Toutefois, avant la première mise au sein, une nourriture spirituelle est administrée, composée d'eau bénite, de versets du Coran et de lait de chèvre[75]. Plus tard, le lait de vache ainsi que les bouillies enrichies vont constituer des compléments de l'allaitement maternel[76].

A partir de six mois, des aliments prélevés du plat familial, le plus souvent écrasés avant la consommation, sont donnés au bébé. En sus du lait maternel, l'enfant reçoit des bouillies de mil cuit à l'eau et fermenté, du couscous, du riz, des arachides pilées. En général, l'état nutritionnel est fonction de l'âge. A l'alimentation liquide succède un régime ordinaire d'abord progressif avant d'être intégral à la deuxième année, avec l'apparition de la dentition.

Cette étude réalisée dans la région de Dakar en 1952 par le médecin commandant Bergouniou est bien illustrative à ce niveau.

Tableau 9 : Pratiques alimentaires des jeunes enfants

Age (mois)	Wolofs	Sérères	Lébous	Peulhs
0-6 mois	Laitmaternel (LM)	LM	LM	LM
6-11 mois	LM+Bouillie de céréales (BC)	LM + BC + Poissons	LM+ BC + couscous	LM + BC + protéines animales
12-17	LM+ BC + Fruits disponibles + riz	LM + BC + Lait (vache, chèvre, mouton)	LM+ BC + Bouillies + riz + poisson	LM + BC + Protéines animales
18-24	Tous les aliments disponibles	Tous les aliments disponibles	Tous les aliments disponibles	Tous les aliments disponibles
25 et +	Alimentation de type adulte + bouillies	Alimentation adulte	Alimentation adulte	Alimentation adulte

Source : Bergouniou J. L., *op. cit.*, 1952.

Les enfants Lébous semblent privilégiés du fait de la nature de leur régime protidique où le poisson tient une part importante. Le régime des enfants wolofs et sereers, pour l'essentiel végétarien, peut être amélioré à

[74] FAO, *Le kwashiorkor en Afrique*. Rome 1952.
[75] M. F, entretien du 20/9/2005.
[76] A. A. D, entretien du 20/9/2005.

partir de 11, voire 12 mois, de poissons, de lait de vache en fonction de la période de l'année et du pouvoir d'achat des parents. Quant aux enfants peuhls, ils disposent, à cause de l'abondance du cheptel, d'un régime légèrement hyper protidique et présentent un état nutritionnel relativement meilleur par rapport à celui des autres ethnies.

En somme, l'état nutritionnel des enfants varie selon les groupes ethniques et les activités socioprofessionnelles. Si l'alimentation peut être hyper protidique au sein des pêcheurs lébou et équilibrée chez les pasteurs peuhls, elle est souvent végétarienne s'agissant des cultivateurs wolofs et sérères. Pourtant, les déficits quantitatifs et qualitatifs des régimes peuvent occasionner plusieurs carences : apport calorique insuffisant, apport qualitatif inadéquat, hypogalactie maternelle. Cette situation est souvent aggravée par certaines erreurs alimentaires comme l'absorption de sauces pimentées par des nourrissons pouvant provoquer l'irritation du tube digestif et des troubles dyspeptiques difficilement réversibles. Pendant les années 1940, il meurt chaque année à Dakar, d'après les services de santé, 45 à 50 enfants par fautes alimentaires[77].

L'imbrication de ces différents facteurs engendre des carences par non assimilation d'éléments indispensables à la nutrition qui se manifestent par la malnutrition protéino-énergétique, la xérophtalmie et l'anémie nutritionnelle, principale cause de mortalité infantile.

Pourtant, ce tableau sombre ne saurait noircir la situation de l'enfant relativement privilégié dans les sociétés africaines. D'ailleurs, dès la naissance, les massages et bains des nouveaux-nés (beurre de karité, huile, onctions) pour les protéger contre les maladies infantiles attestent des soins attentifs destinés à les maintenir en bonne santé. Le bébé était nourri au sein de la mère ou, celle-ci disparue, au sein d'une parente ou d'une voisine qui le faisait naturellement[78]. L'infanticide, l'abandon d'enfants étaient assez rares dans une société où l'enfant, considéré comme un trésor, était traité avec tendresse[79]. Cette mystique de l'enfant lui conférait une place importante dans la famille ou dans la société[80]. Don de Dieu, l'enfant est un nouveau membre de la famille et de la communauté dont il prolonge la lignée[81].

Au fil du temps, se dégage une tendance au recul de l'allaitement maternel, surtout en milieu urbain, qui s'explique par le passage des modes de vie traditionnels à un genre de vie urbain. En ville, le changement de la position sociale de la femme amenée de plus en plus à gagner sa vie à l'extérieur du foyer constitue un obstacle majeur à l'allaitement. De plus,

[77] ANS 1H25 (26).
[78] F. F, entretien du 17/10/2005.
[79] N. M, entretien du 17/10/2005.
[80] M F. B, entretien du 27/09/2005.
[81] M. M, entretien du 20/09/2005.

mentionnons l'influence et l'adoption des attitudes et genres de vie modernes : le sein a tendance à devenir symbole sexuel et non plus source de nourriture.

A ces problèmes, s'ajoutent d'autres liés aux pratiques de l'allaitement. C'est un fait, en tout cas, que la majorité des mères ne mettent pas l'enfant au sein dès le premier jour, du fait d'une nocivité supposée du colostrum La boisson de transition précédant l'allaitement maternel est composée de liquides et d'aliments rituels (eau bénite, onction, etc.) qui peut être source d'infection. Il s'y ajoute l'introduction du lait maternel à partir du 3e ou 4e jour qui retarde la lactogenèse.

La consommation modeste de fruits, l'introduction souvent tardive de la bouillie enrichie compromettent sensiblement le tableau alimentaire.

5. Le sevrage et son influence sur l'état nutritionnel des enfants

Les conditions alimentaires et les états nutritionnels sont également déterminés par l'âge. Au cours des deux premières années de sa vie, l'enfant observe un régime liquide jusqu'à six mois, moment à partir duquel s'opère l'introduction des premiers aliments autres que le lait, alors que l'alimentation de type adulte commence à partir du troisième semestre, voire plus. En Casamance, dans la société manjak, l'enfant peut être allaité jusqu'à deux, voire trois ans[82].

C'est également durant la première enfance que s'effectue le premier sevrage déterminant sur l'état nutritionnel des enfants. Moment de rupture, le sevrage marque la fin de l'allaitement maternel ainsi que la relation d'exclusivité que la mère entretenait avec l'enfant. La période, variable selon les cultures, peut être déterminée par plusieurs facteurs : évolution motrice de l'enfant (marche, apparition des dents), nouvelle grossesse, reprise des relations conjugales. Chez les Manjaks, l'enfant est sevré à l'âge de deux, voire trois ans à la période des récoltes. Le choix de la période, loin d'être fortuit, est dicté par la nécessité d'épargner, durant cette période d'abondance, de toute vicissitude alimentaire pouvant influer négativement sur le devenir de l'enfant[83].

Après le sevrage, l'enfant était le plus souvent confié à une autre femme de la famille ou placé dans un autre village où il était pris en charge par une autre personne (sœur aînée, grand-mère, parente). Les méthodes utilisées (cacher le sein, repas spéciaux donnés à l'enfant, boissons de transition sous forme d'eau bénite)[84] ne sauraient aucunement altérer le caractère progressif du sevrage, même s'il peut devenir dramatique lorsqu'il est brutalement mené avec un changement sans transition du mode d'alimentation et une modification brusque de l'attitude de la mère.

---

[82] M. M, entretien du 20/09/2005.
[83] M. M, entretien du 20/09/2005.
[84] M. A, entretien du 22 août 2006

Etape cruciale dans la vie de l'enfant, « problème alimentaire de base dans la colonie »[85], le sevrage constitue un moment durant lequel le lait maternel ne peut plus subvenir exclusivement aux besoins nutritifs. La période est d'autant plus délicate qu'elle constitue une phase de transition entre une alimentation de type liquide comme le lait et une nourriture solide, à l'image du régime de l'adulte. En réalité, « dans le cours de la vie, la période la plus critique, du point de vue de la nutrition est celle dite du sevrage », d'autant plus qu' « entre le moment où il entre dans la vie alimentaire de l'adolescent ou de l'adulte, il n'y a pas de plan alimentaire »[86]. De sorte qu' « il y a un fossé que tous ne franchissent pas »[87].

Lorsqu'il quitte le lait maternel, l'enfant peut s'exposer à une insuffisance de la ration normale en calories et à un déséquilibre alimentaire du fait d'un déficit en substances albuminuriques surtout d'origine animale. Une étude effectuée dans la banlieue dakaroise par le médecin commandant Bergouniou a ciblé le « gouffre nutritionnel » post sevrage comme le facteur essentiel des problèmes sanitaires rencontrés par l'enfant[88]. L'enquête menée du 21 décembre 1951 au 9 janvier 1952 concernait 665 enfants (275 Lébous, 266 Wolofs, 44 Peuhls, 35 Toucouleurs, 34 Sérères et 11 divers) répartis en 3 groupes.

Dans le groupe des enfants de 0 à 8 mois, 96,7 % des 218 sujets examinés ne décelaient aucun signe de malnutrition (seuls 3 enfants wolofs athrepsiques et un sujet lébou anémique présentaient des accès de fièvre répétés) et 3 enfants lébous hyperkératosiques (soit 1,3 %) avec un bon état général. En somme, très peu d'enfants dévoilaient des syndromes et signes carentiels (malnutrition ou sous-nutrition) dans la tranche d'âge de 0 à 8 mois, quel que soit le groupe ethnique.

S'agissant des enfants de 8 mois au sevrage, 115 (soit 61,1 %) des 188 examinés ne manifestaient aucun signe carentiel. Quant au groupe des 259 enfants sevrés examinés, 170 présentaient des signes carentiels de sous-nutrition et de malnutrition protéino-énergétique (soit 65,7 %). Ce qui est illustré par le tableau suivant :

[85] RAOULT A, *Plan de lutte contre la malnutrition en AOF*. ORANA. Dakar, 1956.

[86] *Ibid.*

[87] PALÈS L., *Rapport de la délégation de l'AOF à la Conférence Interafricaine sur l'Alimentation et la Nutrition,* Dschang, Cameroun, 1949.

[88] BERGOUNIOU J. L, *Malnutritions et sous-nutrition observées chez les jeunes enfants de la presqu'île du Cap vert*. Rapport de la Conférence Interafricaine sur l'Alimentation et la Nutrition de Fajara (Gambie) 1952.

Tableau 10 : Syndromes ou signes carentiels rencontrés chez les enfants après leur sevrage

Affection ou état nutritionnel	Lébous	Wolof	Peuhls	Toucouleurs	Sérères	Divers	Totaux
Kwashiorkor	6	5	0	1	0	0	12
Affections graves, signes de kwashiorkor sans œdèmes	9	14	0	3	0	0	26
Etats graves où le paludisme est nettement en cause	8	12	2	2	0	0	24
Affections légères avec un ou plusieurs signes	26	36	4	5	3	1	75
Cheveux – ou – rares, défrisés, rousses Malnutrition ?	4	16	3	1	2	0	33
Etat nutritionnel normal ne présentant aucun signe	19	37	10	6	11	0	89
Total	79	120	25	18	16	1	259

Source : Médecin Commandant J. L. Bergouniou 1952, *op. cit.*

A l'analyse, la rupture introduite par le sevrage se manifeste par des signes de malnutrition qui apparaissent en général après l'âge de 8 mois et passent par un maximum après le sevrage, mettant ainsi en évidence les relations entre l'alimentation, le sevrage, l'état nutritionnel et la santé infantile. Dans cette perspective, l'état nutritionnel reçoit une dimension épidémiologique. Aussi l'état nutritionnel d'un enfant devient-il une condition physique et un état sanitaire qui conditionnent la performance, la mortalité et la morbidité. Les pourcentages globaux indiquaient 4,6 de kwashiorkor, 10 % d'affections graves dans lesquelles le paludisme était nettement en cause ; 28,9 % de signes légers de carences diverses et 12,7 % de signes très légers ne touchant pas l'état général.

Somme toute, des signes de malnutrition apparaissaient dans tous les villages et groupes ethniques, même si les enfants peulh, consommateurs de lait, semblaient plus épargnés, comparés aux autres. Aucun enfant peulh sur les 44 examinés ne dévoilait un gros foie. Seuls ont été décelés 3 chéilites, 1 hyperkératose et 6 sujets à cheveux légèrement décolorés, avec un très bon état général. L'action préventive du lait sur le kwashiorkor et les syndromes voisins semblait déterminante.

La période de sevrage constitue le moment le plus critique pour l'enfant du point de vue de la morbidité et de la mortalité. Une autre étude menée dans un autre contexte, en particulier à Abidjan en 1966, conforte les mêmes tendances en montrant une étroite association entre la pathologie nutritionnelle, infectieuse et parasitaire[89].

Tableau 11: Malnutrition en fonction de l'âge

Age	Nombre de cas relevés
< 1 an	6 cas
12 à 18 mois	20 cas
18 à 24 mois	31 cas
24à 30 mois	14cas
30 à 36 mois	12cas
4 ans et plus	9 cas

Source : Chapuis Y., *et al.*, « Pathologie du sevrage », Les premières journées médicales d'Afrique noire d'expression française, *Médecine d'Afrique noire*, juillet 1967, p. 193-195, p. 193.

Le tableau établit des relations entre la période du sevrage et les états de dénutrition ou de malnutrition ainsi que les diverses infections ou parasitoses si fréquentes à cet âge. Il apparaît que la malnutrition survient dans la plupart des cas dans le premier semestre qui suit le sevrage. Ainsi, 31 cas ont été relevés entre 18 et 24 mois, période où intervient, pour l'essentiel, le sevrage.

La principale conséquence du sevrage est, pour l'essentiel, d'ordre nutritionnel. Elle se manifeste à des degrés divers, soit par un simple ralentissement de la courbe pondérale observée à partir de 6 mois, soit par des malnutritions frustes ou franches, toutes deux résultantes d'une alimentation certes suffisante en calories, mais déséquilibrée (déficit protidique, excès d'hydrate de carbone)[90].

A la malnutrition, peuvent s'ajouter des états de dénutrition liée à une ration calorique insuffisante qui s'expriment par la minceur ou qui peut s'aggraver pour évoluer vers la cachexie.

Les désordres nutritionnels occasionnés par le sevrage peuvent se manifester par des états mixtes de malnutrition et de dénutrition dont la conséquence est un ralentissement statural.

A partir des années 1930, dans le cadre de la réalisation de la politique de mise en valeur coloniale, le péril alimentaire infantile fut inscrit dans les préoccupations des pouvoirs coloniaux. Le professeur Robert Debré en donne une parfaite illustration dans son allocution lors des Journées Médicales de Dakar d'Octobre 1957 : « il se produit un phénomène extrême-

---

[89] CHAPUIS Y., *et al.*, « Pathologie du sevrage », Les premières journées médicales d'Afrique noire d'expression française, *Médecine d'Afrique noire*, juillet 1967, p. 193-195, p. 193.

[90] CHAPUIS Y. *et al.*, *op. cit.*, p. 194.

ment grave au moment du sevrage ; lorsqu'il quitte le lait maternel, l'enfant est généralement mal nourri et qu'il n'a ni sa ration convenable en calories, ni l'équilibre convenable et en particulier qu'il manque de substances albuminuriques, et d'albumine d'origine animale »[91].

Antérieurement, sur la même lancée, le rapport final de la Conférence interafricaine sur l'alimentation et la nutrition de Dschang (1949), après avoir insisté sur le rôle de la mère dans les carences nutritionnelles infantiles, reconnut tout de même l'urgence de mesures appropriées à l'égard des enfants en âge de sevrage[92]. Pour les autorités coloniales, les solutions furent axées sur la promotion et les essais de centres ruraux sous forme de jardins d'enfants ou de centres de récupération nutritionnelle préconisés par l'OMS afin de suppléer aux carences des structures sanitaires en matière de lutte contre la malnutrition. Le système consista à l'institution d'un repas hyper azoté dans des centres nutritionnels expérimentaux (Mont Rolland, Popenguine).

Après l'indépendance, le problème du sevrage revient au devant des questions nutritionnelles et sanitaires infantiles. Parmi les objectifs du deuxième plan quadriennal de développement économique et social (1965-1969), figure la priorité de la médecine de masse sur la médecine individuelle. La réalisation d'un tel objectif implique, selon le planificateur, la lutte « contre le péril alimentaire du sevrage »[93]. La même priorité est réaffirmée dans le IVe Plan de Développement Economique et Social.

En réalité, la malnutrition, qui apparaît le plus souvent au moment du sevrage, « jointe aux maladies infantiles est un des facteurs les plus importants de la mortalité du jeune enfant et son incidence sur le développement ultérieur des enfants est lourde de conséquences »[94]. Jusqu'à l'âge de 6 mois, l'état nutritionnel du nourrisson est souvent normal du fait des apports du lait maternel. Toutefois, à partir de cet âge, en l'absence d'aliment de complément, sa courbe de croissance s'infléchit pour évoluer, le plus souvent, vers des troubles nutritionnels (malnutrition fruste ou franche, dénutrition). Etape décisive et délicate dans la survie de l'enfant, cap initial qui reste encore meurtrier, le sevrage constitue une période critique d'apparition de troubles nutritionnels aigus et de handicaps difficiles à résorber au cours de la croissance.

6. L'alimentation post sevrage du jeune enfant

Dans plusieurs sociétés africaines, l'enfant, après le sevrage, commence à manger comme ses parents. Le garçon, jusqu'à quatre ans, mange souvent avec sa mère avant de la quitter à partir de cet âge pour prendre ses repas

[91] ANS 1H103(163) : Allocution du Pr. Debré, Journées médicales de Dakar, octobre 1957.
[92] AN 1H56(163).
[93] ANS IIe Plan Quinquennal de Développement Economique et Social (PQDES) 1965-1969
[94] IVe P.Q.D.E.S. Dakar, NEA, 1974, p. 204.

avec son père. Bien souvent, celui-ci passe à l'enfant de petites poignées prises à la calebasse commune. Quant à la fille, elle reste avec sa mère jusqu'au mariage. Dans ces conditions, son état de santé est souvent bien meilleur que celui du garçon. Chez les Bambaras, le gâteau, confectionné à base de pâte de mil nourrissante et digestive, est bien présent dans l'alimentation de l'enfant[95].

Après le sevrage, il vit du même régime que ses parents. Le matin l'enfant reçoit de sa mère une bouillie de mil ou de riz, des patates cuites sous les cendres, des arachides, des beignets ou du gâteau réchauffé[96]. La journée, l'enfant en milieu rural consomme, hormis le repas de midi, une diversité d'aliments : fruits, graines, noix, petite chasse (oiseaux, écureuils, rats palmistes, etc.). Le soir, seuls les grands enfants (plus de 10 ans), capables de défendre leur place, mangent autour de la calebasse commune. Les plus jeunes partagent le repas avec le père de famille qui, généralement, ne touche à l'aliment avant que tous les enfants ne soient rassasiés[97].

D'une manière générale, l'enfant ne mange que chez lui ; ailleurs, en dehors de la maison, il lui était interdit de consommer des aliments. De tels comportements préparent à la retenue, surtout s'agissant des aliments d'origine douteuse et à la maîtrise des instincts.

Dès le troisième mois, le régime de l'enfant se transforme et connaît une certaine diversification, avec des bouillies de mil cuites à l'eau et fermentées. Après la première poussée dentaire, le jaune d'œuf entre dans le régime de l'enfant. Avant cette étape, on estime que la consommation de jaune d'oeufs représente un obstacle à l'acquisition du langage et au développement de l'intelligence. Dans certaines zones, selon des croyances, la consommation courante d'eau est supposée stimuler l'audition et l'intelligence chez l'enfant.

Pour rompre la monotonie de la bouillie de mil consommée avec du lait, du beurre, de l'huile de palme ou de jus de pain de singe, la maman ou la grand-mère confectionnait un menu sous forme de bouillie accompagnée de légumes et de condiments (courges, gombo frais, oseille, patate, etc.) auxquels pouvait s'ajouter du poisson frais (*laaxu gar*). Si la bouillie est accompagnée de poisson sec, salé ou fumé, on ajoute à la cuisson de la farine d'arachide (*ngurbaan* chez lez Sérères et *laaxu caaxaan* chez les Wolof). L'option pour les bouillies obéit à des normes qui tiennent de la croissance de l'enfant : il s'agit d'aliments faciles à avaler pour un enfant sans dentition complète.

Du septième mois jusqu'à trois ans, le régime passe progressivement du liquide au solide et son alimentation est fonction de l'apparition de sa

---

95 SISSOKO F. D, « L'enfant bambara de Djitoumou », Enquêtes sur l'enfant noir. *Bulletin de l'Enseignement de l'AOF*. No 76, juillet-septembre 1931, p. 4-12, p. 10.

96 *Ibid.*

97 *Ibid.*, p. 11.

dentition et de ses capacités digestives. Il s'agit plus précisément d'un régime semi liquide de transition évoluant vers le liquide.

Dès lors, la bouillie de mil (*ruy*) cède la place à la bouillie épaisse, au riz, à la farine ou pâte d'arachide, accompagnés de niébés, de poisson fumé ou salé (*daxin*). A la bouillie de céréales devenue de plus en plus épaisse ("*laax*"ou fondé), s'ajoutent le « *caakri* » (mil au lait caillé), des haricots du terroir (*ñebbe*) et d'autres mets variables en fonction des ethnies et des régions géographiques.

A partir de quatre ans, l'enfant commence à intégrer la calebasse familiale commune. Le menu, souvent accompagné d'une sauce épicée, comporte des matières végétales, grasses, des condiments, un peu de poisson frais, séché ou fumé[98]. Ce processus d'autonomie alimentaire n'excluait aucunement la consommation de mets divers en dehors des repas : couscous, lait caillé, lait de vache ou de chèvre, bouillies, beignets, biscuits.

Souvent, le lait de chèvre constitue un additif à l'alimentation du jeune enfant. Aliment rituel et thérapeutique, il est souvent associé à la bouillie de mil, s'il n'est pas consommé frais ou caillé. Dans plusieurs sociétés ouest-africaines, la chèvre occupe une place de choix dans l'imaginaire collectif, voire magico-religieux. Ses vertus thérapeutiques préventives et curatives sont présentes dans plusieurs sociétés[99]. Sa peau, ses poils, ses cornes sont très prisés dans la confection de talismans du fait de leurs vertus protectrices supposées ou réelles. Sa langue consommée par le jeune enfant est supposée le protéger du mauvais œil, de la mauvaise langue et du mauvais sort[100].

De 7 à 8 ans, la chasse (oiseaux, petits animaux), la cueillette, la pêche, selon le milieu, inscrivent l'enfant dans une dynamique d'autonomie tout en lui permettant de suppléer aux carences vitaminiques et protidiques souvent relevées dans le régime alimentaire.

D'une manière générale, l'aliment occupe, pour le jeune enfant, une position importante dans la stratégie de l'apprentissage de l'échange[101]. Cet élément est perceptible à trois niveaux : l'intégration du plat familial, les repas supplémentaires et les compléments divers.

Ainsi, dès trois ans, l'enfant intègre le plat familial, choisit sa place et, progressivement, acquiert les normes : posture à adopter durant la prise des repas, la manière de se servir, la direction du regard (manger avec la main droite, regarder devant soi). Le plat familial, sous ce rapport, revêt une place centrale dans l'éducation du jeune enfant.

Quant aux repas supplémentaires, ils sont conçus comme un rattrapage alimentaire. Il s'agit des mets pris en dehors du plat familial : restes de repas,

---

[98] MORETTI G., « L'alimentation en Afrique noire », *Tropiques* No 32, mars 1956.
[99] M. A, entretien du 22 août 2006.
[100] Mêmes références ci-dessus.
[101] ZEMPLENI-RABAIN J., « L'aliment et la stratégie de l'apprentissage de l'échange avec les frères chez l'enfant wolof », *Psychopathologie Africaine*, 1968, IV, 2, p. 297-311, p. 297.

riz, bouillies, lait caillé, couscous au sucre et à la pâte d'arachide. A ce niveau, interviennent, dans ce processus d'autonomisation alimentaire, l'entourage proche : mères, grands parents, pères, oncles. Souvent, le repas est pris dans un petit bol, sous la protection du proche entourage. L'enfant peut se nourrir seul même si, dans la plupart des cas, la main de sa mère est sollicitée.

La leçon que l'on tire de cette pratique est qu'il n'existe pas de coupure brutale après le sevrage, période de transition délicate, mais gérée avec souplesse et circonspection. La privation du sein est compensée par le contact physique et le rapport au corps de la mère. Jusqu'à la naissance du cadet, l'enfant reste le maître du ventre et des jambes de sa mère. Cet envahissement exclusif du corps de la mère par l'enfant est, du reste, exprimé on ne peut plus clairement par la sagesse wolof : *« pooju ndey lumu lax lax, doom toog ca »* (aussi flasque soit-elle, l'enfant s'essaiera sur la cuisse de sa mère).

Le troisième niveau a trait aux compléments divers : arachides, ressources en fonction des saisons (fruits), beignets, etc. Cette nourriture, souvent rapportée par les aînés, nous autorise à penser qu'elle permet d'insérer l'enfant dans le réseau des interactions avec les frères. Dans les faits, il s'agit d'un échange dans la fratrie et l'intégration de l'enfant dans la loi du partage[102].

Au total, don et partage, l'aliment représente, dans les sociétés traditionnelles, un vecteur d'apprentissage et d'éducation. Sous ce rapport, il symbolise, pour le jeune enfant, notamment après le sevrage, l'association entre l'échange physique et le rapport d'alimentation à trois niveaux : avec sa mère, son père ou un frère protecteur[103].

7. L'état nutritionnel des mères

Les conditions sanitaires et socioéconomiques souvent difficiles, l'importance des tâches domestiques et champêtres occasionnant d'immenses dépenses d'énergie non compensées, les interdits alimentaires, les facteurs gynéco-obstétricaux (fréquence et rapprochement des grossesses) exposent les femmes à un état nutritionnel la plupart du temps déplorable. Les femmes gestantes représentent un groupe à risque, souvent victimes des carences nutritionnelles.

Or, une bonne alimentation chez la femme, surtout pendant la grossesse, contribue grandement à la baisse de la morbidité infantile grâce à l'effet médiateur du poids à la naissance. Par ailleurs, un mauvais état nutritionnel, des carences peuvent affecter le fœtus, notamment au cours du dernier trimestre. En attestent les hémorragies du nouveau-né par carence en vitamine K et le béribéri infantile caractéristique de l'enfant né en état d'athiaminose.

Déjà, dès les années 1930, l'enquête dite de démographie initiée par les autorités sanitaires de la colonie s'inquiétaient de l'état nutritionnel

[102] *Id.*, p. 299.
[103] *Id.*, p. 300.

déplorable des « femmes gestantes et des parturientes»[104], facteur essentiel de la mortalité infantile. C'est la raison pour laquelle fut intensifiée à partir des années trente, surtout en milieu urbain, la protection maternelle et infantile dans la limite des moyens disponibles avec l'institution de visites mensuelles pour les femmes enceintes ainsi que des suppléments alimentaires fournis par les œuvres caritatives[105].

Des études menées par la Mission Anthropologique, au décours des années 1940 puis par l'ORANA à l'orée des années 1950, mirent en évidence le fléchissement sensible des courbes de croissance des enfants au sixième mois ; cette situation traduit l'épuisement de la mère et le manque d'aliments de substitution pour compenser le lait maternel. La qualité du lait s'en ressent, avec des conséquences fâcheuses pour le nourrisson. D'ailleurs, avant l'âge de deux ans, le sein donné à l'enfant, souvent flasque et vide, sans grande valeur nutritive, peut se réduire à la simple fonction de tétine ou de sucette.

En 1947, le docteur Aubry signale à Saint-Louis une hypogalactie accusée fréquente chez les femmes wolofs[106]. Deux années plus tard, une étude effectuée à Dakar par deux pharmaciens, C. Aufret et F.Tanguy, révélait une importante carence en vitamine C et une faible teneur en méthionine dans le lait de plusieurs femmes en rapport avec la période de pénurie de légumes et de fruits[107]. Tout porte à croire que l'état nutritionnel des femmes gestantes ou allaitantes se trouve aggravé par les fluctuations des rythmes saisonniers qui font alterner des périodes d'abondance relative en denrées alimentaires auxquelles succèdent des moments de pénuries et de soudure caractérisés par des carences vitaminiques saisonnières fâcheuses sur l'état sanitaire maternel et infantile. Surtout que les travaux champêtres pendant l'hivernage accroissent sensiblement la dépense énergétique des femmes rurales qui peut représenter 2,3 fois leur métabolisme basal, soit 3200 kcal/j, dépenses non couvertes par leur alimentation[108].

Il est admis que les besoins théoriques des femmes enceintes ou allaitantes s'accroissent considérablement, comme l'atteste, du reste, le tableau suivant.

---

[104] ANS 1H 25(26). Instructions sur la lutte contre la mortalité et les maladies endémo-épidémiques, Gorée, 1930.

[105] Voir *supra*, la troisième partie.

[106] AUBRY L., 1949, *Alimentation, nutrition et santé dans la première enfance (0-7 ans) en 1947.* Rapport CIAN de Dschang.

[107] AUFRET C., TANGUY T., 1949, *Dépistage des états de carence ou subcarence chez les Africains de la région de Dakar. Vitamine C dans le lait des femmes africaines de Dakar*, Note 30, Rapport de la C.I.A.N. de Dschang (Cameroun).

[108] Primature, 1999, *op. cit.*, p. 25.

Tableau 12: Besoins théoriques calculés

	Calories	Protides locaux	Calcium mg
Enfant 1 à 3 ans	1200	37	500
Enfant 4 à 6 ans	1500	45	–
Enfant 7 à 9 ans	2000	50	–
Enfant 10 à 12 ans	2300	60	700
Garçon 13 à 15 ans	2900	80	700
Garçon peu actif 16 à 19 ans	3000	–	600
Garçon très actif 16 à 19 ans	3500	–	–
Fille 13 à 15 ans	2500	–	700
Fille peu active 16 à 19 ans	2800	–	600
Fille très active 16 à 19 ans	3300	–	–
Homme adulte peu actif	2300	70	400
Homme adulte actif	2700	–	–
Homme adulte très actif	3000	–	–
Femme enceinte peu active	2200	80	–
Femme enceinte active	2600	–	–
Femme allaitante peu active	2600	100	–
Femme allaitante active	300	–	–
Femme adulte peu active	2000	–	–
Femme adulte active	2400	–	–
Homme de plus de 50 ans	2000	60	500
Femme de plus de 50 ans	1700	–	–

Source : Masseyef R., Dupin H., « Les insuffisances alimentaires », in Sankalé M, Payet M, *Epidémiologie et prophylaxie des endémies dominantes en Afrique Noire*, Masson & Cie, p. 103-129, p. 104.

La détérioration de la situation alimentaire de la colonie consécutive au développement des cultures de rente, aux sécheresses, crises politiques (conquête et pacification) ainsi qu'aux invasions acridiennes et aviaires expose les populations à une précarité et à une insécurité alimentaire presque structurelle.

Au total, permanente ou chronique, la malnutrition affecte surtout les enfants de 0 à 5 ans et les femmes enceintes et allaitantes. Dans un tel contexte, les carences comme l'anémie nutritionnelle des femmes enceintes, déterminante dans la pathologie du nourrisson, retentissent fréquemment, surtout en milieu rural.

On peut supposer que les parasitoses comme les ankylostomiases, la bilharziose et le paludisme pourraient grandement contribuer dans les carences en fer par déperdition ou malabsorption. Au Sénégal oriental, les femmes semblent plus exposées aux carences en iode et au goître, source d'arriération mentale à divers degrés chez le futur nourrisson[109].

---

[109] PALÈS L, *L'alimentation en AOF*, Mission Anthropologique.

Au Sénégal, la malnutrition s'additionne souvent à des conditions sanitaires et d'hygiène la plupart du temps insuffisantes. D'ailleurs, comment aurait-il pu en être autrement au regard de la forte proportion des ménages n'ayant pas accès à une eau saine et abondante ?

Particulièrement affectées par la malnutrition, les femmes, du fait des tâches domestiques et champêtres écrasantes, des facteurs gynéco-obstétricaux, supportent mal une baisse quantitative ou qualitative de leur alimentation. D'ailleurs, en l'absence d'une amélioration qualitative du régime alimentaire, l'enfant naît et grandit avec les handicaps des carences maternelles.

CHAPITRE III

LES CARENCES ET PATHOLOGIES NUTRITIONNELLES ET LES POLITIQUES DE LUTTE CONTRE LA MALNUTRITION

La malnutrition peut être définie comme « la condition pathologique provoquée par la carence en l'un ou plusieurs des nutriments essentiels que le corps ne peut pas produire et qui sont nécessaires à la survie de l'individu, à sa croissance et à sa reproduction, ainsi qu'à sa capacité de travailler, apprendre, occuper une fonction sociale »[110]. Maladie par carence, la malnutrition est d'ordre qualitatif ; déséquilibrée, elle se manifeste au Sénégal par une insuffisance des protides, même si les glucides sont souvent excédentaires, et la ration calorique globale semble normale[111]. Ainsi, la malnutrition apparaît lorsque les besoins nutritionnels ne sont pas suffisamment satisfaits par des apports adéquats en nutriments indispensables.

Sous le terme de malnutrition, se déclinent plusieurs degrés et niveaux de carence. Aussi distingue-t-on la malnutrition chronique, saisonnière et quotidienne. La malnutrition chronique se caractérise par la permanence d'un déficit du régime alimentaire en certains nutriments (protéines et vitamines) indispensables à une activité physique normale. Quant à la malnutrition saisonnière, assimilée souvent à la soudure ou à l'insécurité alimentaire, elle se singularise par une déficience temporaire du régime alimentaire. La malnutrition « quotidienne et fluctuante » apparaît surtout en zone urbaine dans certains groupes caractérisés par des fluctuations et de bas revenus (instabilité de l'emploi, bas niveau de salaire)[112].

La sous-alimentation peut être définie comme une « insuffisance de la ration alimentaire pour assurer un niveau de santé et d'activité jugé satisfaisant »[113]. Il s'agit ici d'une insuffisance alimentaire, quantitative, même si les différents constituants de la ration peuvent être équilibrés entre eux[114].

---

[110] BERG A., "Malnutrition, What can be done"? Lesson from the Word Bank experience, John Hopkins University Press, Baltimore, 1987, cité par Azoulay G., Dillon J-C., *La sécurité alimentaire en Afrique*, ACCT – Karthala, 1993, p. 112.

[111] SANKALÉ M., PÈNE P., *Médecine sociale au Sénégal*, Afrique Documents, 1960, p. 63.

[112] AZOULAY G., DILLON J-C., *La sécurité alimentaire en Afrique*, ACCT – Karthala, 1993, p. 113.

[113] MASSEYEF R., Dupin H., « Les insuffisances alimentaires », in Sankalé M., Payet M., *Epidémiologie et prophylaxie des endémies dominantes en Afrique noire*, Masson & Cie, p. 103-129, p. 104.

[114] SANKALÉ M., PÈNE P., *Médecine sociale au Sénégal*, Afrique Documents, 1960, p. 63.

La famine, situation extrême de malnutrition temporaire, peut se définir comme une situation caractérisée par l'impossibilité, pour une grande partie de la population, d'accéder à des denrées alimentaires, et qui peut conduire beaucoup d'individus à la mort. On ne saurait occulter les changements alimentaires induits par la colonisation et leurs répercussions fâcheuses sur la santé des Africains. Le docteur A. Sice attire l'attention sur les dangers des changements alimentaires introduits dans les chantiers par les autorités coloniales et qui se soldent par des troubles digestifs mortels. Il ne dit pas autre chose lorsqu'il affirme : « On ignorait qu'un trouble digestif entraîné pendant des générations à transformer, à assimiler des féculents, ne pouvait pas sans transition utiliser des farineux. Pour n'avoir pas voulu prêter l'oreille à ce que l'on appelait le jargon médical, évoquant la flore microbienne, son importance, sa valeur, on a fait naître certaines épidémies de troubles digestifs dont les manifestations les plus redoutables comme les plus onéreuses en vies humaines, furent ces formes de dysenteries mortelles que nous avons diagnostiquées dans nombre de chantiers »[115].

Les pathologies nutritionnelles résultent d'une interaction complexe d'un ensemble de facteurs combinant des éléments aussi divers que l'accès du ménage aux denrées alimentaires, les soins maternels et infantiles, l'eau potable, l'assainissement et l'accès aux services de santé de base[116].

L'étude de la malnutrition implique une « approche poly-pathologique » dans la mesure où la diarrhée, le paludisme, la rougeole et les infections respiratoires peuvent être très intriqués chez l'enfant[117]. Elle peut être latente et s'extérioriser à la faveur de facteurs surajoutés (malaria, parasitoses intestinales, etc.)[118].

Au Sénégal, l'analyse des carences nutritionnelles les plus fréquentes indique la malnutrition protéino-énergétique dont les formes les plus répandues restent le kwashiorkor, les anémies nutritionnelles et les avitaminoses. A l'échelle du territoire, la distribution de ces pathologies reste très inégale.

1. La malnutrition : prévalence et variations géographiques

Les nombreuses monographies, les enquêtes sanitaires et nutritionnelles réalisées à partir de 1950 par la Mission Anthropologique, l'ORANA, les études effectuées dans les centres pilotes de Popenguine et Mont Rolland sont unanimes sur la forte prévalence des pathologies nutritionnelles dans la colonie, avec de sensibles variations géographiques. Les zones rurales aussi bien qu'urbaines sont affectées par la malnutrition.

---

115 SICE A, « Rôle social du médecin colonial en Afrique française », *Médecine Tropicale*, N°3, 1944, p. 185-193, p. 187.

116 SANKALÉ Marc, Entretien du 17 septembre 2007 à Marseille.

117 SANKALÉ Marc, Entretien du 17 septembre 2007 à Marseille.

118 Pierre PÈNÈ, Entretien du 18 septembre 2007 à Carry Le Rouet.

En témoigne cette enquête[119], indicateur de l'état sanitaire (forte prévalence du paludisme dans la zone) et nutritionnel, réalisée à Popenguine en 1953, qui signale de nombreuses carences associées : avitaminoses A et B (ariboflavinose), des indices de malnutrition avancée auprès des enfants, avec des parotidoses nutritionnelles atteignant 33,3 % des enfants, des fibroses hépatiques sévères et une grande fréquence de kwashiorkor. Une année plus tôt, le docteur Raoult, au cours d'une enquête effectuée sur 1 734 enfants âgés de 0 à 5 ans, décèle 122 cas graves de kwashiorkor et 543 cas bénins de malnutrition, alors que 38 % des enfants manifestent des signes évidents de carence protidique.

Une autre étude[120] entreprise en 1952 auprès de 134 familles faisait ressortir un déficit, avec un apport quotidien de 1 528 calories d'origine essentiellement végétale. Les villages traditionnels de la presqu'île du Cap Vert, eux aussi, sont affectés par les syndromes ou signes carentiels de la malnutrition, comme l'illustre l'enquête réalisée entre le 21 décembre 1951 et le 9 janvier 1952 chez des enfants âgés de 0 à 7 ans.

---

[119] ANS 1H95 (163) : Plan de lutte contre la malnutrition en AOF en liaison avec les organismes internationaux 1954-1958 ; expérimentation des produits alimentaires 1956 ; 4e Congrès International de Nutrition, Paris, juillet-août 1957 ; demande de crédits FIDES 1956.

[120] ANS 1H95 (163) : *Idem.*

Tableau 13 : Syndromes ou signes carentiels chez les enfants de 8 mois au sevrage (presqu'île du Cap-Vert en dehors de Dakar)

Affections ou état nutritionnel	Lébou	Wolof	Peulh	Toucouleur	Sérère	Divers	Total
Kwashiorkor	1	0	0	0	0	0	1
Affections graves avec gros foie sans œdèmes, hypothrepsie	5	5	0	1	2	2	15
Affections légères (décoloration du visage, anémie, cheveux roux)	13	14	0	2	4	2	35
Cheveux simplement roussis, bon état général, Malnutrition	9	6	3	3	0	1	22
Etat nutritionnel normal	47	48	8	3	6	3	115
Totaux	71	73	11	9	12	8	188

Source : Bergouniou J-L., « Malnutrition et sous-nutritions observées chez lez jeunes enfants de la presqu'île du Cap-Vert en dehors de Dakar », Communication à la Conférence de Fajara (Gambie), 19 novembre – 2 décembre 1952.

Le tableau appelle quelques remarques. La logique classificatoire ethnique, du reste très discutable, participe du discours normatif de la biomédecine coloniale pour qui les pathologies africaines sont la résultante d'affections collectives qui toucheraient différemment telle ou telle ethnie plutôt que de maladies affectant l'homme en rapport avec son milieu et ses conditions de vie.

Les pourcentages globaux laissent apparaître 0,5 % d'enfants atteints de kwashiorkor, 8 % d'affections graves susceptibles d'évoluer vers le kwashiorkor, 18,6 % de signes légers de carences diverses et 11,7 % de signes très légers de carences sans incidence sur l'état général. L'état sanitaire, normal jusqu'au moment du sevrage, rompt avec la période post sevrage où la santé est mise à rude épreuve. Après le sevrage, les deux tiers des enfants examinés dévoilent des signes de carence.

Dans les neuf villages et au sein de tous les groupes ethniques, furent constatés des signes de malnutrition souvent liés à une carence prononcée en vitamine B, à quelques carences en vitamines C (gingivites hémorragiques) et à des anémies cliniques. Cette prévalence en milieu rural n'exemptait guère l'espace urbain. Une enquête sur un échantillon de 700 personnes comprenant plusieurs enfants, menée à la Médina[121] dans le cadre du plan de lutte contre la malnutrition, dresse un sombre tableau.

[121] ANS1H95(163).

Tableau 14 : Syndromes ou signes carentiels chez les enfants de la Médina (Dakar) 1956 d'après leur alimentation

		Total général	Bilan théorique	Différentiel %
Calories	Tot. (grs)	303,43	2,455	+582
	%			
Protides animaux	Tot. (grs)	26,65	91,5	-16,9
	%			
Protides végétaux	Tot. (grs)	47,95	-	-18
	%			
Lipides	Tot. (grs)	108,32	-	-
	%			
Calcium	Tot. (grs)	390	966	-576
	%			-59
Fer	Tot. (grs)	11,8	11,60	+0,20
	%			+0,01
Vitamine A	Tot. (grs)	801	4598	-3793
	%			-82
Vitamine B1	Tot. (grs)	0,59	1,09	-0,50
	%			-45
Vitamine B2	Tot. (mgrs)	0,25	1,60	-1,35
	%			-24
Vitamine PP	Tot. (mgrs)	8,71	11	-2,39
	%			-21
Vitamine C	Tot. (mgrs)	12,47	72,50	-60,03
	%			-82

Source : ANS 1 H 95 (163) : Plan de lutte contre la malnutrition en AOF

Le tableau met en évidence une insuffisance alimentaire quantitative et qualitative d'origine protidique, vitaminique (A, B1, PP, B2, C) et en calcium. Il s'agit, souvent, d'une alimentation où la notion de quantité prime sur la qualité.

Or, l'alimentation n'est pas seulement un problème quantitatif, il est aussi qualitatif. En fait, « la sensation de plénitude n'est pas le test de l'idéal nutritif »[122]. S'il est admis que bien manger est une question de quantité mise en lumière par l'équivalence des calories, il n'en demeure pas moins vrai qu'il s'agit d'un problème de qualité, de proportion et de choix appelant la combinaison nécessairement harmonieuse de protides, lipides et glucides.

La population scolaire, elle aussi, est éprouvée par la malnutrition. En 1955, les résultats des enquêtes réalisées par l'ORANA dans les écoles de la banlieue dakaroise dévoilent une situation nutritionnelle et sanitaire inquiétante : 20 % des enfants examinés présentaient des signes de

[122] PALÈS L., 1949a, *op. cit.*, p. 4.

rachitisme, 37 % sont atteints d'avitaminose B2, 17 % de caries dentaires et 32 % de troubles oculaires[123].

De même, à Mont Rolland, la santé infantile est mise à rude épreuve par la malnutrition : 8,8 % des enfants examinés manifestaient, la même année, des signes d'avitaminose A, 12,8 % d'avitaminose B, 2,6 % d'avitaminose C, alors que 7,2 % souffraient de mélanodontie[124]. La même période, une étude menée par le docteur Raoult de l'ORANA relative à la prévalence du kwashiorkor confirmait les mêmes tendances.

Les enquêtes montrent que le facteur géographique a un impact certain sur la prévalence de la malnutrition. Une analyse différenciée indiquait une prévalence de la malnutrition en milieu rural. Dans les faits, le visage de la malnutrition et de la protection sanitaire sont à l'image des disparités socioéconomiques dans le territoire. Il obéit à un maillage en structures et formations sanitaires établi en fonction des priorités économiques et, ce faisant, privilégie la côte et les zones urbaines. Aussi l'indice de gravité de la malnutrition de même que les niveaux de santé générale s'abaissent-ils progressivement de ces zones privilégiées (ouest, villes) vers la périphérie défavorisée (est, Ferlo, sud, Vallée du Fleuve Sénégal).

Carte 1 : Comparaison des indices anémie –foie – rate entre garçons et filles

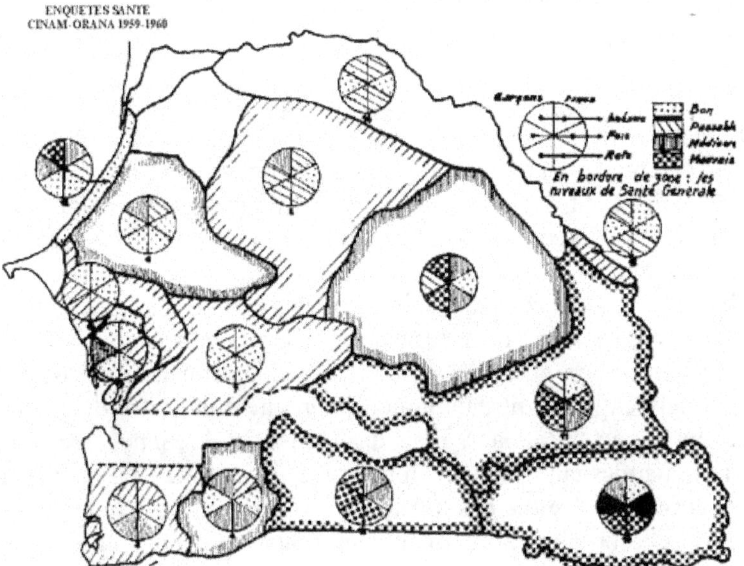

N.B. : certains indices ne sont pas identiques aux niveaux nutritionnels ; ils semblent être plus en liaison avec les maladies parasitaires.

[123] 1H95 (163) : Plan de lutte contre la malnutrition en AOF.
[124] CINAM, 1960, p. 61 bis.

Les zones périphériques (Moyenne Casamance, Vallée du Fleuve, Sénégal oriental, Ferlo) se singularisent par des indices carentiels et nutritionnels préoccupants. Ici, les niveaux nutritionnels et alimentaires, compromis par la soudure et les régimes hypoprotéiques, exposent les jeunes enfants aux carences diverses. Du reste, les indices carentiels et nutritionnels dans le Ferlo, pendant la saison sèche, soumettent à rude épreuve les enfants âgés de 6 à 9 ans dont la majeure partie, d'ailleurs, présentent des signes de rachitisme et de maigreur.

En Moyenne Casamance, autour de Sédhiou, le taux de rachitisme s'avère particulièrement élevé dans le groupe 0-2 ans et l'indice de maigreur était l'un des plus importants du pays. Au Sénégal oriental, la situation était aussi alarmante, avec le niveau nutritionnel le plus bas du pays du fait d'un régime protéiprive (pauvre en protéines) et, de surcroît, marqué par une carence iodée[125].

La forte prévalence des indices carentiels et nutritionnels expose les jeunes enfants aux carences et pathologies nutritionnelles diverses.

2. Les pathologies nutritionnelles infantiles

L'analyse des désordres nutritionnels couramment observés dans la colonie met en évidence les avitaminoses, le kwashiorkor et les anémies.

a) Les avitaminoses

Les enquêtes entreprises par les médecins de la Mission Anthropologique et de l'ORANA attestent d'une grande prévalence, dans la colonie, des affections carentielles au rang desquelles prédominent les avitaminoses souvent associées entre elles ou à la malnutrition protéino-calorique. Une enquête de longue durée dans le centre expérimental de Popenguine indique une association de carences vitaminiques (avitaminoses A, B et C), de marasme et de kwashiorkor affectant le tiers des enfants[126].

Problème de santé publique majeur au Sénégal, les avitaminoses, souvent saisonnières en liaison au cycle agricole, à la consommation de fruits et de légumes[127], laissent apparaître un indice de gravité qui décroît d'est en ouest. La zone sylvo-pastorale, la Vallée du Fleuve et le Sénégal oriental se singularisent par des taux particulièrement élevés, comme l'indique la carte.

L'avitaminose A, cible des enfants de 10 à 14 ans, aussi bien en milieu rural qu'en zone urbaine, s'intensifie avec l'âge : 32% des enfants atteints dans les écoles de la banlieue dakaroise en 1955 contre 8,8% à Mont Rolland, alors que l'année suivante, une enquête dans la Médina dévoilait un

---

125 CINAM, 1960, p. 46-47.

126 1H 95 (163) : Plan de lutte contre la malnutrition en AOF.

127 AUFFRET et TANGUY, 1949, *op. cit.*

déficit très élevé (82%)[128]. La zone sylvo-pastorale, du fait de la soudure, connaît les taux les plus importants : 35 % dans le groupe 10-14 ans, contre 32,1 % dans la Vallée du Fleuve, 28,8 % dans le Sine, 24,5 % dans la région estuaire du Saloum et 22,6 % en Haute Casamance[129]. En milieu rural, sa prévalence reste élevée avec un taux de 38 %.

L'avitaminose B2, qui évolue avec le rythme saisonnier et le cycle agricole, sévit à l'état endémique pendant la soudure. Sa prévalence reste élevée chez les enfants, avec un déficit de 24% en 1956 dans la Médina, contre 45% pour la vitamine B1 et 82% s'agissant de la vitamine C. Le Sénégal oriental enregistre les taux les plus élevés d'ariboflavinose, notamment dans la zone de Kédougou (50,2 %). L'enquête de la CINAM de 1959-60 dévoilait des niveaux importants (17,5 % de chéilites angulaires associées aux fissurations des lèvres et 10 % de glossites). De même, les taux s'avéraient élevés dans la zone sylvo-pastorale, avec 43 % des enfants affectés, contre 35,4 % dans la région de Bakel et 23 % dans le bassin arachidier[130]. En milieu rural, la forte prévalence est aggravée par les effets de la soudure ainsi que les bas niveaux de protection sanitaire.

Dans la colonie, plusieurs études[131] signalent le caractère saisonnier des états de carences et de subcarences vitaminiques liés aux consommations et aux apports qui, soumis aux oscillations saisonnières faisaient alterner des périodes d'abondance relative en denrées alimentaires et des moments de pénurie (soudure) caractérisés par des avitaminoses. Période de « disette saisonnière » avec un retentissement sur la santé des mères, sur la croissance des nourrissons et sur l'état nutritionnel des enfants, la soudure figure parmi les problèmes majeurs de l'alimentation.

---

[128] 1H95(163).
[129] CINAM, 1960, p. 61.
[130] CINAM, 1960, p. 47.
[131] AUFFRET et TANGUY, 1949, Raoult, 1956 Palès, 1949a.

Carte 2 : Prévalence des avitaminoses chez les enfants

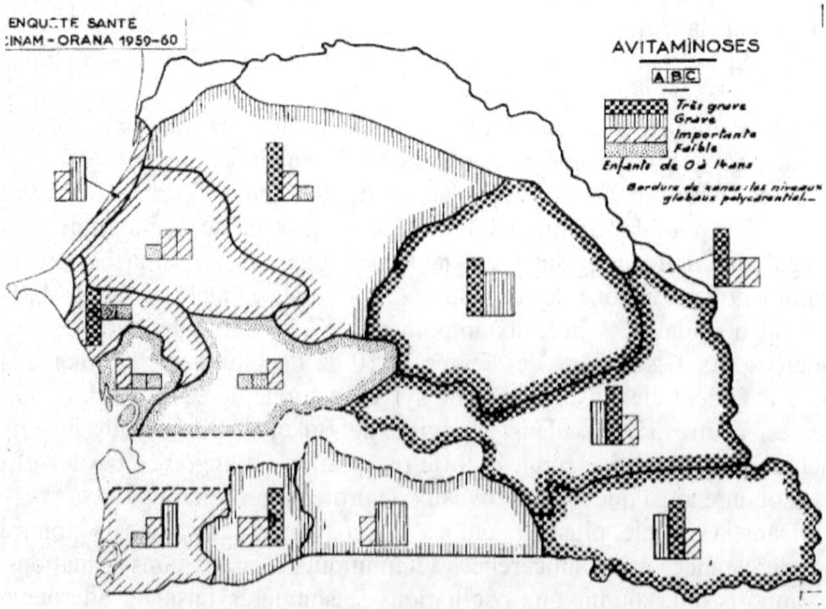

b) Le kwashiorkor

Le marasme et le kwashiorkor constituent les deux principaux syndromes de la malnutrition protéino-calorique de la première enfance.

Décrit en 1933 dans le bassin des Voltas par Cecily Williams, le kwashiorkor est la conséquence d'un régime hypo protéique ou protéiprive longtemps poursuivi[132]. La pénurie, voire la faible consommation des protéines animales (pauvreté, faibles revenus), le poids des interdits alimentaires (poissons et œufs souvent interdits aux enfants dans plusieurs ethnies) impliquent une alimentation carencée en protides, même si elle est suffisamment riche[133].

La carte montre que la Vallée du Fleuve, la Casamance, le Sénégal oriental et le bassin arachidier constituent des zones de prédilection, même si aucune région ne semble épargnée. Elle indique aussi des fluctuations saisonnières souvent liées aux effets de la soudure, les taux les plus importants étant observés entre septembre et octobre[134].

Toutefois, s'il est vérifié que l'impact de la soudure est indéniable[135], il n'en demeure pas moins vrai que d'autres facteurs tels que les maladies

---

[132] FAO, *Le kwashiorkor en Afrique*, Rome, 1952, p. 33.
[133] *Idem*, p. 36-53.
[134] CINAM, 1960, p. 9, 14, 47.
[135] PALÈS L., 1949a.

chroniques, les dysenteries, le paludisme et les parasitoses intestinales restent déterminants dans la pathologie du kwashiorkor.

En milieu rural, la première enfance représentait une cible privilégiée du kwashiorkor, comme l'illustre l'enquête menée à Mont Rolland par le docteur Raoult qui signale une forte prévalence nonobstant plusieurs campagnes de lutte contre la malnutrition[136].

Tableau 15 : Prévalence du kwashiorkor à Mont Rolland et dans la presqu'île du Cap- Vert (1953)

Région de l'enquête	Age	Nombre d'examens	Taux		Total
			Frustres	Formes graves	
Presqu'île du Cap-Vert		1 684			
-Villages de pêcheurs	0-5 ans		29,3	5,6	34,4
-Villages de cultivateurs	0-5 ans		32,6	6,7	39,3
-Villages de l'intérieur	0-5 ans		38,7	11,5	50,2
Mont Rolland					
Villages de cultivateurs	0-4 ans	191	28,7	5,4	34,1

Source: Raoult, 1957, p. 16.

Les villages de l'intérieur, du fait de la monotonie de leur régime alimentaire (céréales, végétaux), semblent plus exposés aux carences nutritionnelles (50,2), à l'opposé des villages de pêcheurs qui se singularisent par un régime hyper protidique lié à une importante consommation de poisson. Le taux relativement bas observé à Mont Rolland est à mettre à l'actif d'une vaste campagne contre la malnutrition menée dans cette localité depuis 1952.

[136] RAOULT, 1957, p. 16.

Carte 3 : Prévalence du kwashiorkor selon l'âge et les régions

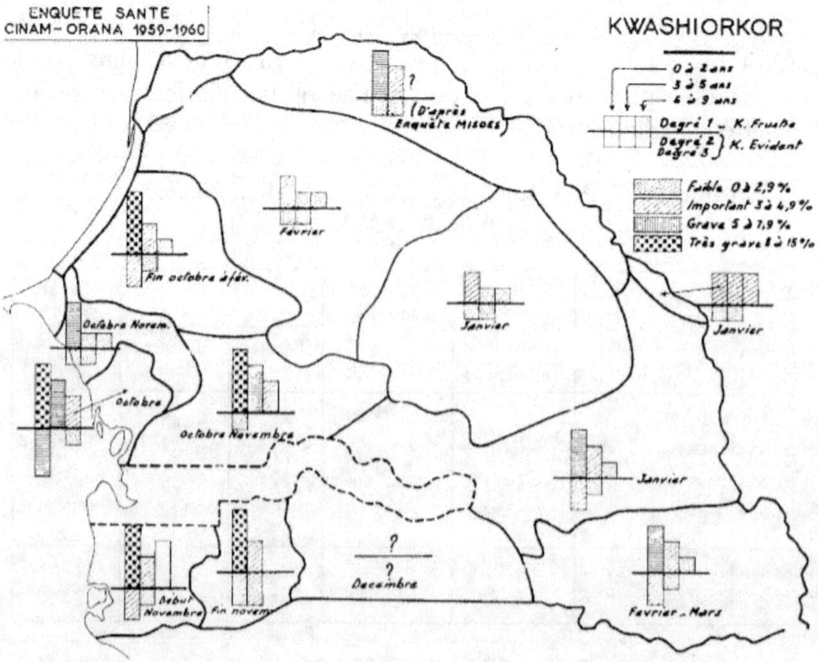

c) Le béribéri

Maladie carentielle décrite par les Chinois dès le VIIe siècle, le béribéri sévit au sein des populations dont l'alimentation est à base de riz, notamment le riz blanchi[137]. Il est admis qu'un régime alimentaire oryzé est la base étiologique du béribéri. L'histoire, la géopathologie de même que les premières expériences « accusent formellement le riz »[138]. En effet, la vitamine B1, présente dans le péricarpe du grain de riz sous forme d'enveloppe rouge, est rapidement détruite après le polissage industriel des grains. Sa cause déterminante est un apport excessif en glucides, surtout en riz blanchi[139]. L'aire du béribéri suit l'extension de l'utilisation du riz blanchi.

Si son foyer originel demeure l'Asie du Sud-Est, « sa diffusion géographique rapide à des régions jusque là indemnes se produit partout où gagne ce nouveau mode alimentaire et où le riz remplace la nourriture traditionnelle »[140], à l'image du Sénégal et du Soudan. Aussi la prévention de la

[137] RAOULT A, « Le béribéri, état du problème », *Médecine Tropicale*, No 5, 1950, p. 737-811, p. 737.
[138] *Id.*, p. 765.
[139] *Id.*, p. 738.
[140] *Ibid.*

pathologie nutritionnelle reste-t-elle intimement liée aux comportements alimentaires des populations, notamment celles au régime alimentaire riziphage.

C'est en 1913 que le mystère du béribéri fut percé suite à la découverte de la vitamine B1. Maladie de carence en vitamine B1, l'étiologie du béribéri fut sujet à controverse jusqu'en 1936 du fait de la prévalence de deux conceptions étiologiques : toxi-infectieuse et alimentaire. Dans la nomenclature nosologique coloniale, le béribéri, jusqu'en 1938, est classé dans la rubrique des maladies transmissibles endémo-épidémiques.

Il se manifeste par des oedèmes dans les mollets, une paralysie progressive des membres inférieurs, des troubles digestifs ainsi qu'une atteinte cardiaque pouvant déboucher sur la mort. A. Le Dantec estime à 15 % le taux de mortalité minimale[141]. Les enfants ne sont guère épargnés, même si la prévalence du béribéri est attestée dans les chantiers d'ouvriers, les prisons et au sein des tirailleurs.

Tableau 16 : Béribéri dans les hôpitaux du Sénégal : morbidité et mortalité

Années	Nombre de journées	Nombre de cas	Nombre de décès
1905	568	17	2
1906	127	4	1
1907	77	5	–
1908	809	32	4
1909	965	34	6

Source : Dr. Merveilleux, « Notes sur la situation sanitaire du Sénégal pendant l'année 1909 (morbidité et mortalité, mouvement de la population, etc.) », *Annales d'Hygiène et de Médecine Coloniales*, Paris, Doin, 1910, p. 676-704, p. 696.

Dans la colonie, les travaux de l'Institut Pasteur de Dakar, rendus publics le 1er août 1940 par le docteur Edmond Sergent, montrent le caractère béribérigène du riz contenant plus de 25 % de brisures, contrairement au riz rouge non poli ayant conservé son épicarpe[142]. L'étude, par ailleurs, mit en évidence une certaine corrélation entre la nocivité du riz et son vieillissement. Du coup, elle confirmait les recommandations issues des réunions internationales de la Société de Médecine d'Extrême Orient (Congrès de Batavia en 1921, de Singapour en 1923 et de Tokyo en 1925), à savoir l'importation de riz paddy et son décorticage sur place[143].

141 Site asnom.org.
142 ANS 1 H 89(163) ANC 1H 89 (163) : Maladies diverses (béribéri, grippe, kwashiorkor, rougeole) renseignements épidémiologiques.
143 *Id.*

Du reste, les nombreux cas de béribéri notés à partir des années 1930 du fait de la consommation massive de riz poli et des brisures pauvres en vitamine B furent accentués par l'insuffisance relative de la ration alimentaire en fruits et légumes. L'affection, excepté les périodes de disette, sévissait plutôt en milieu urbain. A l'époque, le villageois, en sus de la consommation de sa récolte de mil riche en vitamine B, arrivait, bon an mal an, à trouver soit dans les légumes de son lougan, soit au sein des produits de cueillette des ressources alimentaires assez riches en vitamines pour compléter celles qui font défaut à son alimentation de base.

En AOF, c'est surtout dans la colonie du Sénégal et la Circonscription de Dakar et Dépendances dont l'alimentation est largement oryzée que se déclenchent des crises pathologiques qui, pendant le second conflit mondial, pouvaient revêtir un caractère spectaculaire. Ainsi, en 1940, « c'est dans la Circonscription de Dakar et Dépendances et surtout au cours du quatrième trimestre que le béribéri a sévi avec le plus de violence. Le chiffre total des atteintes a été de 432 »[144].Ce qui, somme toute, est corroboré par les statistiques annuelles des hôpitaux de Dakar et de Saint-Louis.

Tableau 17 : Cas de béribéri à Dakar et à Saint-Louis

	Circonscription de Dakar		**Saint Louis**	
Années	Nombre de cas	Décès	Nombre de cas	Décès
1936	177		17	2
1937	591	9	163	6
1938	72	13	39	0
1939	432	2	17	2

Source : ANS 1H 89 (163) : Maladies diverses (béribéri, grippe, kwashiorkor, rougeole), renseignements épidémiologiques.

Ces chiffres, rapportés à l'ensemble de la colonie, devraient être sensiblement revus à la hausse compte tenu du nombre de places limitées dans les infrastructures hospitalières. Les nombreux cas observés en 1937 résultaient d'une détérioration de la situation alimentaire suite à d'importants déficits agricoles, alors que l'année 1939, à cause de la mobilisation, vit beaucoup de villageois déserter leurs champs pour rejoindre les colonies voisines (Gambie, Guinée-Bissau)[145].

[144] Anonyme, « Renseignements épidémiologiques », *Médecine Tropicale*, N° 6, 1941, p. 737-811, p. 802.

[145] ANS 1H 89 (163) : Maladies diverses (béribéri, grippe, kwashiorkor, rougeole), renseignements épidémiologiques.

Le traitement, à base de thiamine, est complété par la suppression du riz dans le régime désormais constitué de légumes et fruits.

d) Les anémies nutritionnelles de l'enfant

Selon l'OMS, les anémies nutritionnelles constituent « des états pathologiques dans lesquels la teneur du sang en hémoglobine est devenue anormalement faible à la suite de la carence en un ou plusieurs nutriments essentiels, quelle que soit la cause de cette carence ». Très répandues en milieu tropical, les anémies carentielles, fréquentes chez les enfants et femmes enceintes, posent un problème de santé publique majeur. A l'échelle du territoire, les anémies nutritionnelles sévissent à l'état endémique. La carte révèle des indices élevés dans les régions périphériques. Les niveaux d'anémie et d'hépato-splénomégalie progressent d'ouest en est en relation avec les niveaux nutritionnel et sanitaire.

Dans le Ferlo, plus du tiers des enfants de 2 à 3 ans (35,8 %) sont affectés d'anémies sévères, accentuées par les parasitoses intestinales qui éprouvent durement la population infantile. Les indices d'hépatomégalie[146] très élevés dans le groupe des jeunes enfants de 0 à 6 ans, s'accompagnent d'un indice splénique[147] de 75 % entre 6 et 9 ans[148]. Dans le bassin arachidier, la soudure pèse lourdement sur la recrudescence des cachexies et des anémies pendant l'hivernage. Au Sénégal oriental, 65 % des enfants connaissent des déficiences, des signes de rachitisme et des dystrophies[149]. La Vallée du Fleuve, compte tenu des indices carentiels et nutritionnels élevés, enregistre des niveaux d'anémie préoccupants. Les enquêtes de la MISOES mettent en évidence 58 % d'indices d'anémies en 1957 et 63 % l'année suivante.

Le paludisme, les carences diverses, les maladies infectieuses et parasitaires sont largement anémiantes[150].

---

[146] L'indice d'hépatomégalie : il mesure l'augmentation du volume du foie.

[147] L'indice splénique : utilisé pour mesurer l'endémicité du paludisme, l'indice splénique désigne le pourcentage des rates hypertrophiées palpables. En paludologie, l'indice splénique (indice ou index endémique) est, selon Ross (1910), un chiffre indiquant le nombre d'enfants âgés de 2 à 10 ans qui présentent des signes de paludisme (parasites ou splénomégalie ou ces deux symptômes simultanément) pour 100 individus examinés vivant dans une région déterminée et pendant un laps de temps donné.

[148] Cinam, 1960, p. 3.

[149] *Id.*

[150] *Id.*

Carte 4 : Prévalence des signes anémie – foie – rate

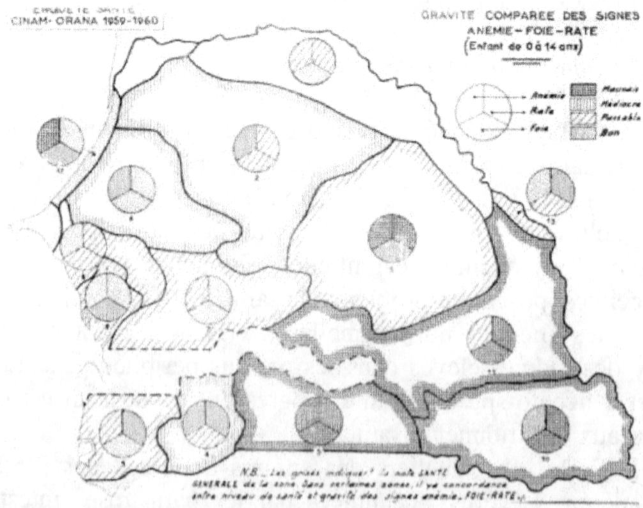

3. La malnutrition selon l'âge

L'état nutritionnel, comme la malnutrition, est également fonction de l'âge. En effet, plusieurs études tendent à situer l'âge vulnérable après le sevrage. Témoin, la prospection réalisée par le médecin commandant Bergouniou du 21 décembre 1951 au 9 janvier 1952 dans la banlieue dakaroise, qui identifie la période « post sevrage » comme facteur essentiel de la malnutrition. L'étude situe l'âge vulnérable après le sevrage, comme l'illustre le tableau suivant :

Tableau 18 : Répartition des enfants ne présentant aucun signe carentiel et de ceux qui présentent un ou plusieurs signes de malnutrition par groupe d'âge, sexe et groupe ethnique (presqu'île du Cap-Vert en dehors de Dakar)

Groupes ethniques	0 à 8 mois				8 mois au sevrage				Après le sevrage				Totaux
	PDS		SM		PDS		SM		PDS		SM		
	F	G	F	G	F	G	F	G	F	G	F	G	
Lébous	75	44	1	3	23	24	11	17	7	12	37	21	275
Ouolofs	43	25	0	3	17	31	12	13	4	23	80	25	266
Peuhls	4	4	0	0	3	5	1	2	6	10	6	3	44
Toucouleurs	4	4	0	0	1	2	2	4	0	6	8	4	35
Sérères	1	5	0	0	3	3	5	1	3	8	2	3	34
Divers	0	2	0	0	2	1	1	4	0	0	0	1	11
Totaux	127	81	1	6	19	66	32	41	30	59	113	57	
	211		7		117		73		89		170		
	218				188				259				665

Source : Bergouniou J-L., *op. cit.*

N.B. : PDS : Pas de signes ; SM : signe de malnutrition ; G : Garçons ; F : Filles.

Dans le groupe des enfants de 0 à 8 mois, 96,7% des 218 enfants examinés ne dévoilent aucun signe de malnutrition, soit 211, contre seulement 4 qui révèlent des signes de malnutrition et 3 enfants atteints de sous-nutrition. En somme, très peu d'enfants manifestent des syndromes et signes carentiels (malnutrition ou sous- nutrition) dans le groupe d'âge de 0 à 8 mois, quel que soit le groupe ethnique.

S'agissant des enfants de 8 mois au sevrage, 115 (soit 61,1 %) des 188 examinés ne présentent aucun signe ; en revanche, 170 des 259 sujets examinés laissent apparaître, après le sevrage, des signes carentiels de sous-nutrition et de malnutrition protéino-énergétique (soit 65,7 %).

Tableau 19 : Syndromes ou signes carentiels rencontrés chez les enfants après le sevrage (Presqu'île du Cap-Vert en dehors de Dakar)

Affection ou état nutritionnel	Lébou	Wolof	Peulh	Toucouleur	Sérère	Divers	Total
Totaux	79	120	25	18	16	1	259

Source : J. L Bergouniou 1952, *op. cit.*

Les résultats signalent 4,6 % de kwashiorkor (contre 0,5 % pour les enfants de 8 mois au sevrage) ; en outre, 10 % d'affections graves peuvent évoluer vers le kwashiorkor, 9,2 % d'affections graves en relation avec le paludisme, 28,9 % de signes légers de carences diverses et 12,7 % de signes très légers qui n'affectent pas l'état général. Les données qui ressortent du tableau autorisent à soutenir que la rupture introduite par le sevrage se traduit par des signes de malnutrition qui apparaissent généralement après l'âge de 8 mois et passent par un maximum après le sevrage.

Il est permis, à l'analyse, d'établir une corrélation entre l'alimentation, le sevrage, l'état nutritionnel et la santé infantile.

Des études effectuées à Mont Rolland, une année plus tard (1953) par le Docteur Raoult de l'ORANA, viennent confirmer les mêmes tendances[151]. A Mont Rolland, la malnutrition s'avère importante dans le groupe des enfants de 1 à 2 ans, avec une prévalence des cas d'œdèmes dans la tranche d'âge de 1 à 2 ans : 16,7 % de cas graves de kwashiorkor, un taux d'hépatomégalie de 54 % et un indice splénique de 67 % pour les enfants de 2 à 3 ans[152]. De même, les résultats des enquêtes de 1959-60 entreprises par la CINAM et l'ORANA montrent une forte corrélation de la malnutrition et des signes de carence avec l'âge.

Dans les faits, les avitaminoses, les carences et les signes de malnutrition restent fortement corrélés à l'âge. L'avitaminose A s'intensifie au fur et à mesure qu'augmente l'âge. La courbe, presque stationnaire jusqu'à 4

---

151 1H93 (163) : ORANA, Etudes, Rapports annuels, 1953. Parties statistiques, 1954.

152 *Id.*

ans, prend une allure ascendante non sans refléter un indice de gravité en fonction de l'âge. L'indice de gravité, après avoir quadruplé de 4 à 5 ans, progresse de façon régulière pour atteindre le maximum avec un taux de prévalence de 38 %.

L'anémie clinique, appréciée à partir de la pâleur des muqueuses palpébrales, varie aussi en fonction de l'âge. Un tassement est observé dans la courbe faisant état de l'anémie degré 3 même si des oscillations se dégagent des deux autres courbes.

L'anémie degré 2 s'aggrave de 4 mois à 2 ans avec des taux variables (10 à 27 %) avant d'amorcer une chute régulière jusqu'à 9 ans, âge à partir duquel est noté un tassement jusqu'à 11 ans, période où s'observe une légère remontée.

Quant aux signes de rachitisme, ils varient également en fonction de l'âge, comme l'indiquent les courbes d'évolution des malformations du crâne, du thorax et des membres inférieurs. C'est entre 3 et 4 ans que l'enfant laisse apparaître le maximum de signes sur l'ensemble de son squelette. En Moyenne Casamance, l'indice de maigreur est l'un des plus élevés du pays. Les jeunes enfants de 0 à 2 ans sont plus exposés, avec un indice des états graves de 4,2 %[153]. Les malformations du crâne, du thorax et des membres inférieurs montrent un taux de « rachitisme » au-dessus de la moyenne nationale.

[153] CINAM 1960, p. 14.

Graphique 3 : Avitaminose A et anémie chez les enfants

ENQUETES SANTE CINAM-ORANA 1959-1960

AVITAMINOSE A Enfants de 0 à 14 ans

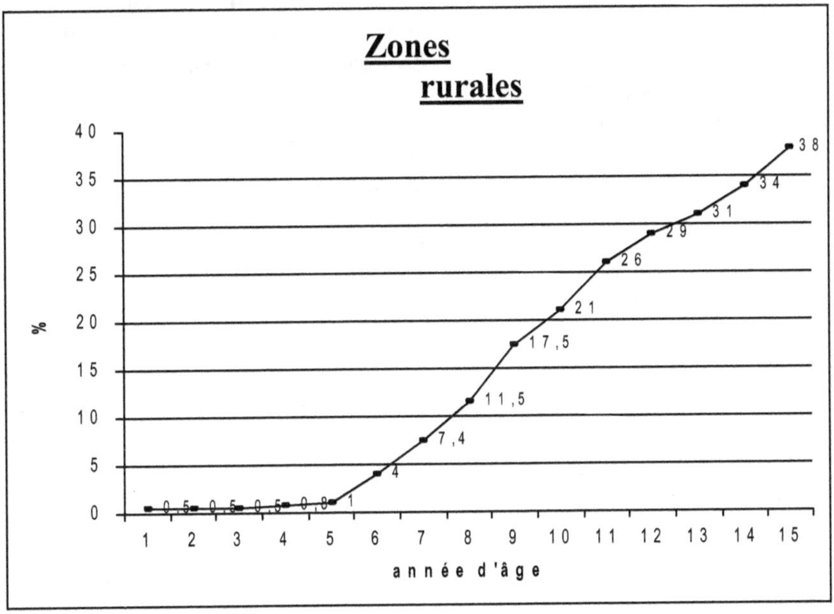

ENQUETES SANTE CINAM-ORANA 1959-1960

Zones Rurales Ensemble du Sénégal

ANEMIE CLINIQUE Enfants de 0 à 14 ans Jugée sur la pâleur de

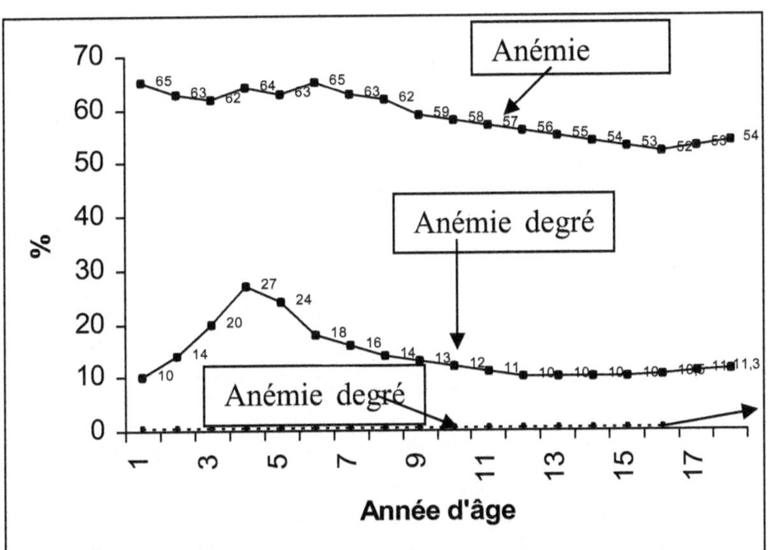

Graphique 4 : Signes de rachitisme chez les enfants

SIGNES DE RACHITISME.
Evolution des malformations du crâne, du thorax, des membres inférieurs.
Enfants de 0 à 14 ans.

ENQUETES SANTE
CINAM-ORANA 1959-

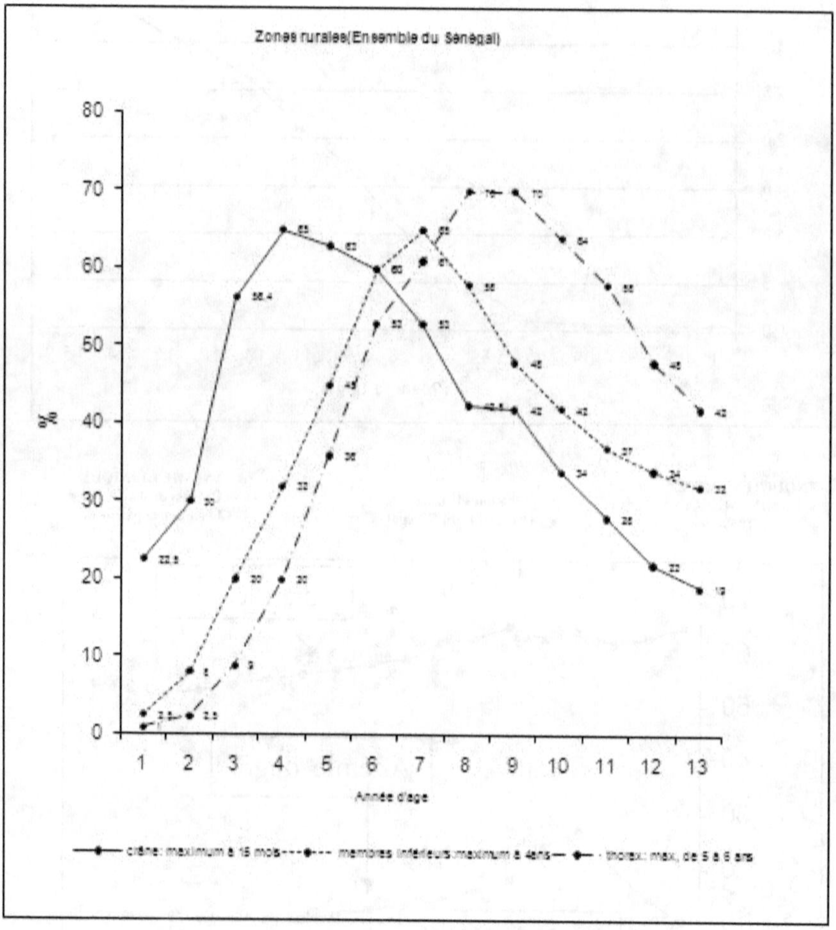

L'accession du pays à l'indépendance n'a pas essentiellement modifié le visage de la malnutrition. A l'échelle nationale, les disparités s'accentuent toujours entre le monde rural et les villes. Une analyse différentielle montre une prévalence de la malnutrition plus importante dans les campagnes qu'en milieu urbain. Plusieurs facteurs expliquent ces disparités.

Au cours des années 1970, le taux de malnutrition grave était estimé à 10% en milieu rural, contre 5% en milieu urbain[154]. La proportion d'enfants atteints de malnutrition grave était deux fois plus importante en milieu rural. Cependant, cette opposition ne saurait occulter les fortes disparités à l'intérieur de l'espace urbain. La tendance forte, à partir des années 1970, est caractérisée, en milieu urbain, par un essor de la malnutrition couplée d'une pauvreté qui se singularise par une aggravation de la situation nutritionnelle des jeunes enfants.

A l'échelle régionale, le visage de la malnutrition varie sensiblement en fonction des zones écologiques et des régions. Une étude effectuée par un groupe mixte Sénégal/FAO en donne une parfaite illustration[155].

Tableau 20: Prévalence de la malnutrition dans quelques régions en 1974 (en pourcentage)

	0 – 3 ans	4 – 14 ans
Diourbel (Linguère)	31,3	39,9
Sine Saloum (Kaolack)	30,0	25,0
Casamance (Kolda)	48,8	28,0
Sénégal Oriental (Kédougou)	37,0	23,8

Source: FAO 1976, Dr Krikawa, *op. cit.*

Les régions de Casamance et du Sénégal Oriental sont les plus affectées par la malnutrition. La prévalence est inquiétante dans le groupe 0-3 ans. A Kolda, plus de la moitié est atteinte et à Kédougou, le taux est de 48 %. Ces niveaux élevés sont attribués au sevrage, aux parasitoses intestinales et aux infections de la première enfance (diarrhées, rougeole, pneumopathies, etc.).

Au fil des ans, l'état nutritionnel des enfants se détériore du fait des mauvaises conditions socioéconomiques et sanitaires auxquelles se combine un régime alimentaire déficient.

Au total, on peut admettre qu'au Sénégal, la malnutrition demeure un problème de santé majeur. Elle est significativement corrélée à l'âge de l'enfant, aux pratiques alimentaires pendant la première année, aux conditions sanitaires et socioéconomiques. Aussi plusieurs facteurs influent-ils sur la malnutrition. Il apparaît que les facteurs sanitaires, sans être une cause directe, ont un impact majeur sur la malnutrition. Il existe une forte synergie entre l'état nutritionnel, la malnutrition et l'état sanitaire de l'enfant. Le

[154] NDIAYE A.M., 1985, *op. cit.*, p. 7.
[155] FAO, *La situation alimentaire au Sénégal,*Rome, 1976.

paludisme, les maladies diarrhéiques, les infestations parasitaires et la malnutrition se combinent de façon synergique pour influer sur la santé infantile. Autrement dit, il est établi une corrélation entre la malnutrition et les infections. La malnutrition fragilise le système immunitaire et ouvre la voie aux infections qui, à leur tour, accentuent la malnutrition.

Le niveau d'hygiène, notamment la mauvaise hygiène des eaux, source d'infestation bactérienne et parasitaire, a un impact réel sur la malnutrition. La qualité et surtout la rareté de l'eau durant la saison sèche, ainsi que la soudure retentissent sur les enfants souvent affectés de déshydratation et de malnutrition maxima qui se manifestent par une recrudescence cyclique des cachexies, des anémies et des kwashiorkors infantiles. En somme, l'accès à l'eau potable, l'hygiène et l'assainissement agissent sur la prévalence de la malnutrition. Ainsi, les régions les plus démunies en eau courante (Kolda, Tamba, Ziguinchor) sont les plus exposées à la malnutrition.

D'autres facteurs comme la forte fécondité, le rapprochement des espaces inter-génésiques sont déterminants dans la prévalence de la malnutrition. De même, l'éducation et l'information des mères sur les effets néfastes de la malnutrition constituent des facteurs moins visibles, mais aussi déterminants. Il est démontré que l'analphabétisme des mères est un facteur important de la malnutrition, le nombre d'enfants malnutris s'intensifiant lorsque les mères n'ont aucune instruction.

En définitive, il apparaît que la malnutrition est un processus cumulatif qui dérive d'un ensemble de facteurs socioéconomiques, sanitaires et biologiques, voire culturels. Plusieurs études ont mis en évidence les relations entre l'alimentation, l'état nutritionnel et la santé infantile. Dans cette perspective, l'état nutritionnel reçoit une dimension épidémiologique non sans conditionner la morbidité et la mortalité.

4. Les politiques de luttes contre la malnutrition

Assez tôt, les questions sanitaires se trouvèrent au centre des préoccupations coloniales. Dès le XIXe siècle, les autorités coloniales se rendirent compte que la rentabilisation des colonies commandait la maîtrise des endémo-épidémies susceptibles de remettre en question le projet colonial. Toutefois, l'intérêt des autorités coloniales pour les questions alimentaires et nutritionnelles fut relativement tardif.

Pourtant, même avec la découverte des vitamines en 1913, les services sanitaires et médicaux sont confrontés aux maladies de carences sévissant dans les colonies. Ce ne fut qu'après la Grande Guerre que le problème démographique interpella les autorités coloniales en liaison aux importantes ponctions démographiques occasionnées par le recrutement, la conscription et les lourdes pertes au sein des troupes coloniales. Après la fin du conflit, le

« péril démographique », la menace de dépopulation de l'AOF, la doctrine « faire du noir »[156] occupèrent le devant de la scène.

Il fallait, dans le cadre de la mise en valeur coloniale, rentabiliser les ressources humaines grâce à une politique sanitaire capable d'assurer la reproduction de la force de travail[157]. Dans les colonies, les déficiences alimentaires, endémiques, influaient sensiblement sur la santé et l'activité des populations. Insistant sur la nutrition comme promotion du capital humain, le ministre des Colonies, Albert Sarraut, mit en évidence le cercle vicieux et infernal de la malnutrition en soulignant que « l'indigène ne travaille pas assez parce qu'il ne mange pas assez ; il ne mange pas assez parce qu'il ne travaille pas assez ».

En 1925, le ministre des Colonies adresse aux autorités de l'AOF des instructions ayant trait à l'étude de l'alimentation des indigènes. Dans ce contexte, le personnel médical, élargi aux chimistes et ethno-anthropologues, dresse l'inventaire des ressources alimentaires dans les colonies, étudie la composition des aliments, les carences ainsi que les besoins alimentaires des Africains.

En 1933, des études poussées approfondissent les connaissances acquises depuis 1925 et déterminent la valeur des aliments consommés de même que les besoins nutritionnels des populations. Ainsi, des pharmaciens coloniaux à l'image de Bloch, Autret, Pluchon, Lafitte étudient et percent les mystères des produits locaux d'origine végétale (arachides), des céréales (mil, sorgho, riz), des tubercules (manioc, igname, etc.) et des produits d'origine animale (lait et dérivés) grâce à l'identification de leurs constituants.

Les études menées sur l'alimentation africaine aboutissent à l'inventaire des aliments et à l'établissement des tables de composition. L'établissement des tables de composition des aliments usuels et leur teneur en lipides, glucides, protides, minéraux et vitamines constituent une étape décisive dans la lutte contre la malnutrition. Plusieurs domaines sont explorés, allant de la ration alimentaire des tirailleurs, des travailleurs et des populations locales aux eaux naturelles, à leur teneur en iode et en fluor en passant par les laits maternels et ceux d'origine animale.

Les initiatives prises dès les années 1930 consécutives aux enquêtes démographiques sur le « péril alimentaire » et les ravages de la malnutrition furent vite remises en cause par le contexte international dicté par l'état de guerre. Pourtant, dès avant même la fin du conflit, sous la pression d'une opinion internationale préoccupée du sort des peuples sous tutelle, la métropole signa, lors de la conférence des Nations Unies réunissant 45 pays en mai - juin 1943 à Hot Springs (USA), les accords relatifs à l'amélioration des conditions de vie des populations des colonies.

En effet, du 18 mai au 3 juin 1943, s'est tenue à Hot Springs en Virginie (USA) la première conférence des Nations Unies sur l'Alimentation et

[156] RICOU, 1942, *op.cit.*, p. 1.
[157] SARRAUT A., *La mise en valeur des colonies françaises*, Paris, Payot, 1923, p. 51.

l'Agriculture. Il faut préciser qu'avant 1945, le concept « Nations Unies » n'avait pas son sens actuel qui réfère à l'ONU née officiellement le 24 octobre 1945 ; ce terme désignait plutôt les nations alliées qui avaient mis en commun leurs moyens et forces aux fins de gagner le second conflit mondial. Cette conférence fut convoquée par F.D Roosevelt à la suite d'une étude de l'Australien Frank .L .Mc Dougall portant sur la mise en place d'une structure qui prendrait en compte les problèmes alimentaires et nutritionnels de l'humanité. Pour le président américain Roosevelt, l'humanité, notamment les pays pauvres sous domination coloniale devraient s'affranchir de la faim et de la privation. La conférence de Hot Springs jeta les bases de la création de la future FAO.

Désormais, la prise de conscience et la prise en compte des problèmes de santé impliquaient non seulement les pathologies de la prime enfance, mais aussi et surtout le problème majeur de la malnutrition.

Le Pr. Debré ne dit pas autre chose. Ouvrant les journées médicales de Dakar en 1958, il insista sur les dangers de la malnutrition pour les jeunes enfants. Pour Debré, « le problème de l'alimentation à la période du jeune enfant est extrêmement aigu dans les colonies et nous commençons à nous rendre compte que cette alimentation prolonge ses effets néfastes plus tard et reste à l'état de séquelles chez le sujet plus avancé en âge quand il a été mal nourri étant tout petit »[158].

L'après-guerre fut une période de prise de conscience des ravages dus aux famines et aux restrictions alimentaires occasionnées par le conflit.

D'ailleurs, dès 1946, la FAO entreprit la première enquête alimentaire mondiale.

En vérité, toute la période d'après-guerre durant, les services sanitaires furent unanimes à diagnostiquer l'existence et l'ampleur du « fléau nutritionnel » dans la fédération. Cette convergence dans le discours colonial autour du péril nutritionnel comme fléau démographique nécessita la création, le 9 juillet 1945, d'une nouvelle structure dénommée Organisme d'Enquêtes pour l'Etude des Populations Indigènes de l'AOF (Alimentation-Nutrition), plus connue sous le nom de Mission Anthropologique.

La création de la Mission Anthropologique fut dictée par la pression d'une opinion internationale sensible aux ravages de la malnutrition dans les colonies. Son programme initial s'inscrivant dans le cadre des accords passés à Hot Springs consistait à déterminer l'état nutritionnel des populations ainsi que le déficit en aliments dans les colonies constituant l'AOF et d'identifier les troubles de croissance, les états de malnutrition ou de sous-nutrition (hypovitaminoses, anémies, carences, etc.). Outre l'inventaire en quantité et en qualité des ressources alimentaires et de leur valeur nutritive, la Mission Anthropologique, sous la direction du médecin colonel Léon Palès, s'occupa

---

158 1H103 (163) : PMI, Organisation ; Correspondances et projets ; assistance du FISE pour la lutte contre les carences alimentaires et le paludisme.

de la formation du personnel médical et de l'éducation du public en matière alimentaire (campagnes contre le gaspillage, sensibilisation sur les méthodes de conservation de la valeur nutritive des aliments, etc.).

Les études nutritionnelles, qui portent essentiellement sur les groupes vulnérables (nourrissons, enfants, femmes enceintes ou allaitantes), ont élaboré des programmes axés sur les tables alimentaires, des enquêtes sur les consommations, la valeur nutritive des aliments et les habitudes alimentaires. Les recherches alimentaires, complétées par des cartographies, des études physiologiques, biologiques, hématologiques et pathologiques, permirent la collecte de précieuses informations relatives aux carences protéiniques, caloriques et vitaminiques survenant surtout en période de soudure, ainsi que des données sur les pathologies nutritionnelles (avitaminoses, anémies, kwashiorkor).

Deux années après la mise en place de la Mission Anthropologique, fut créée une section Outre-mer dans le Comité National Français de Coordination des études et recherches sur la nutrition et l'alimentation. Dirigé par Autret, le nouvel organisme s'adonna à des enquêtes à grande échelle ainsi qu'à la conception de programmes de prévention axés sur la lutte contre les carences d'apports protidique, calorique et vitaminique, surtout en zone rurale.

En effet, les bilans globaux ne prennent en compte que les consommations réelles dans une région déterminée, dans les diverses couches de la population, aux différents groupes d'âge. Ces enquêtes pourraient non seulement tenir en compte les différences dans les familles mais aussi faire intervenir les coefficients de digestibilité et les valeurs biologiques. Une telle démarche permet d'identifier les déficits caloriques, protidiques, vitaminiques et, ce faisant, les maladies de carence.

Cependant, la modestie des résultats par rapport aux objectifs incita Autret à changer de stratégie. Désormais, la nouvelle méthode s'articula autour de l'intégration du volet alimentaire dans les enquêtes nationales de consommation et de budget des ménages. Une telle approche permit la prise en compte du point de vue des nutritionnistes dans la formulation des politiques d'approvisionnement alimentaire, dans la conception et la mise en œuvre des programmes à grande échelle inclus dans les programmes de développement économique.

L'importance des questions alimentaires et nutritionnelles dans l'avenir des colonies aboutit à l'organisation de conférences inter africaines sur l'alimentation et la nutrition (Dschang au Cameroun, Fajara en Gambie et Brazzaville au Congo en 1952) aux fins d'élaborer et d'approfondir les connaissances sur les conditions nutritionnelles des enfants et de leurs mères. Ouvrant la séance plénière de la conférence de Dschang le 3 octobre 1949, le Haut Commissaire de la République française, dans son allocution, décline les enjeux alimentaires et nutritionnels dans la mise en valeur des colonies.

Selon le Haut Commissaire, les problèmes alimentaires et nutritionnels revêtent une importance capitale en Afrique noire. D'autant plus qu'il s'agit d'une « question primordiale puisque la conservation de la vie, l'entretien de la santé, l'heureux développement des jeunes et des enfants, en bref, l'avenir même de la race se trouve très étroitement lié au grave problème de la nourriture quotidienne. L'Afrique noire fait actuellement sa croissance dans tous les domaines, économique, politique, social, culturel. Elle aura d'autant plus de chances de la mener à son plein épanouissement que la croissance même de ses enfants se sera harmonieusement effectuée et aura fait d'eux des hommes robustes et sains qui puissent efficacement participer, pour leur plus grand bien et leur plus grand profit, à la mise en valeur de leur pays »[159].

Les recommandations de ces différentes conférences débouchèrent sur la création d'une nouvelle structure, l'ORANA (Organisme Permanent de Recherche sur l'Alimentation et la Nutrition Africaines), devant poursuivre les anciennes missions jadis assignées à la Mission Anthropologique. La doctrine de l'ORANA en matière de recherche concernait principalement l'étude des aliments riches en protéines et adaptés à l'alimentation de sevrage et à la « supplémentation » (huile de foie de requin de fabrication locale à Joal, etc.).

Au bilan, l'instauration de programmes de repas scolaires, l'alimentation des groupes physiologiquement prioritaires (mères, nourrissons), l'éducation des mères (techniques de préparation et de conservation des aliments, hygiène, lutte contre le parasitisme sanguin et digestif), la formation du personnel médical, la création et la vulgarisation de la vente de nouveaux produits (à l'image de la *semolina* à base de semoule, maïs et de tourteaux d'arachide), la distribution de lait et de capsules vitaminées, la mise sur pied de centres pilotes à Popenguine et à Mont Rolland et de structures de récupération nutritionnelle ont permis, à l'évidence, une amélioration de la situation nutritionnelle des groupes vulnérables ainsi qu'une diminution de la morbidité et de la létalité infantiles.

[159] 1H 56 (163) : Conférence inter-africaine sur l'alimentation et la nutrition, Fajara (Gambie), 19 nov.-2 déc. 1952 ; Dschang (Cameroun), 3-9 octobre 1949.

Tableau 21: Evolution de la mortalité infantile à Mont Rolland de 1951 à 1955

Années	Taux de la mortalité infantile
1951	221 ‰
1952	235 ‰
1953	166 ‰
1954	189 ‰
1955	132 ‰

Tableau N° 22 : Quantités globales de lait en poudre distribuées de 1957 à 1960

Années	Tonnage total	Tonnage ORANA et formations sanitaires	Tonnage Ecoles (TE)	Calcul (TE)
1957/58	1000	550	450	73 000 écol. x 40 grs x 150 j
1958/59	1380	550	830	155 000 écol. x 40 grs x 180 j
1959/60	1470	550	920	128 000 écol. x 40 grs x 180 j

Source : ANS, 1H95 (163).

N.B. : écol. = écoliers grs = grammes j = jours 3

Tableau 23 : Quantités annuelles de capsules vitaminées distribuées

Années	ORANA	Formations sanitaires	Ecoliers	Total
1957/58	1 000 000	10 000 000	4 000 000	15 000 000
1958/59	1 000 000	10 000 000	6 000 000	17 000 000
1959/60	1 000 000	10 000 000	7 000 000	18 000 000

Cependant, la politique alimentaire fut compromise par des carences qui entravèrent, dans bien des cas, la réalisation des objectifs déclinés par les différents programmes. Dans les faits, la lutte contre la malnutrition obéissait à la seule rentabilisation des colonies et la reproduction de la force de travail.

En outre, les luttes et les querelles entre les différentes directions (Santé, Agriculture, Inspections scolaires, Mission Anthropologique, ORANA) pour le contrôle de certains projets, les divergences entre les autorités coloniales et les organismes internationaux (FAO, OMS, UNICEF) dans les approches, les doctrines et les principes mirent à nu des failles et des blocages qui entravèrent la bonne exécution des programmes alimentaires et nutritionnels.

Enfin le maillage, la forte polarisation des infrastructures (centres pilotes à Popenguine et Mont Rolland) et des interventions à l'ouest de la colonie laissent apparaître une juxtaposition de régions périphériques (Moyenne Casamance, Vallée du Fleuve, Sénégal Oriental, Ferlo, en contraste à la région ouest relativement privilégiée) fortement marquées par des carences nutritionnelles et des taux de rachitisme élevés qui, inévitablement, vont retentir sur la morbidité et la mortalité infantiles.

DEUXIÈME PARTIE

LA SANTÉ INFANTILE : MORBIDITÉ ET MORTALITÉ DEPUIS 1905

Le traitement de l'information sanitaire dans les colonies peut constituer, à n'en pas douter, un sérieux écueil pour l'historien. En vérité, jusqu'aux années 1920, voire au-delà, les statistiques sanitaires, centrées pour l'essentiel sur les villes et les Européens, agents de diffusion des normes et valeurs occidentales, ignorent, dans la plupart des cas, les indigènes et le monde rural.

Outre leur discontinuité inhérente aux gaps et ruptures, se pose la fiabilité des statistiques sanitaires. D'une manière générale, les statistiques sanitaires, extraites pour l'essentiel de la nomenclature nosologique sommaire, sont certainement au-dessous de la réalité et ne donnent qu'une idée imprécise de l'incidence de la morbidité et de la mortalité, notamment à l'intérieur de la colonie.

Dès lors, quel crédit accorder aux statistiques sanitaires en général, particulièrement les informations relatives à la morbidité et à la mortalité ?

D'autant plus que l'augmentation du nombre de cas, relevée souvent entre deux séquences chronologiques dans les statistiques sanitaires semble, du reste, plus traduire un meilleur rendement et une efficacité accrue des services de dépistage qu'une progression réelle de l'affection durant la période. Le Dr. Merveilleux reconnaît lui-même les limites des statistiques démographiques, lorsqu'il affirme : « J'ignore si les jugements portés jusqu'à présent sur les conditions de vie des populations sénégalaises sont basés sur des statistiques rigoureuses, ou simplement sur des données plus ou moins générales et vagues »[160].

Pourtant, les docteurs. G. Lefrou et M. Allard attirent l'attention des autorités sanitaires de la colonie sur l'importance des données démographiques dans la bonne marche des services d'assistance aux populations dès l'instant qu'elles permettent de « connaître pour agir »[161].

C'est après la mise en place des services d'assistance au début du XXe siècle, notamment l'AMI, qu'une impulsion est donnée aux statistiques sanitaires compte tenu de leurs enjeux et implications dans la bonne marche de l'entreprise coloniale. En effet, la conception de la biomédecine et de sa pratique aux colonies, notamment durant la période de la stratégie primitive (médecine individuelle et curative), reposait sur la comptabilité des consultations mensuelles, trimestrielles et annuelles. Il s'agissait, dans

---

160 Dr. Merveilleux, « Notes démographiques et protection de l'enfance à Saint-Louis », *Annales d'Hygiène et de Médecine Coloniales,* 1906, Tome IX, p. 132-139, p. 132.

161 Lefrou G., Allard M, « Une décade démographique (1921-1930) à Saint-Louis du Sénégal. Natalité, mortalité générale, mortinatalité, mortalité infantile », *Annales de Médecine et de Pharmacie Coloniales,* 1932, Tome XXX, p. 406- 427, p. 406.

l'optique du pouvoir colonial, de mesurer durant cette période de « conversion », grâce aux chiffres (statistiques), les progrès des comportements des indigènes et leur degré d'adhésion à la biomédecine occidentale et à son efficacité[162]. Aussi s'agissait-il de comptabiliser et de soigner les victimes. La mission de l'AMI ne consistait-elle pas à « soigner individuellement et démontrer, par des preuves tangibles, les bienfaits de la civilisation ? »[163].

Avant l'introduction de l'immunologie de masse et la découverte de la quinine, le continent africain, très mortifère aux yeux des Européens, était assimilé au « tombeau de l'homme blanc ». La vision hagiographique et apologiste de la médecine coloniale défendue par une certaine historiographie (par exemple Lapeyssonie) [164] estimait que les épidémies (fièvre jaune, choléra, peste, paludisme, variole, etc.), avec un tempo relativement court, frapperaient, à coups redoublés, avant l'arrivée du Blanc, les populations africaines. Cette perception fut à l'origine d'un imaginaire sur l'Afrique, notamment la côte ouest-africaine assimilée à un rivage de la mort. A l'époque, le casque, la moustiquaire et la quinine constituaient les compagnons fidèles du colonial. Ce ne fut qu'avec l'installation de la médecine occidentale qu'un coup d'arrêt aurait été donné au désastre épidémiologique avec le recul, voire la disparition de plusieurs endémo-épidémies.

Ce point de vue, loin d'être le monopole des défenseurs de la médecine coloniale à l'image de Lapeyssonnie, semble être partagé par une partie de l'historiographie anglaise, bien en avance sur les chercheurs français, dans le domaine de l'histoire de la santé. Des auteurs anglais tels que L.H. Gann et Peter Duignan s'inscrivent dans le même sillage et comparent l'introduction de la médecine coloniale dans les colonies à l'avènement de la lumière et du progrès qui auraient délivré les populations colonisées au sud du Sahara du chaos engendré par les meurtrières crises sanitaires[165].

Cette vision, du reste simpliste et très manichéenne[166], pour séduisante qu'elle soit, manque de base solide et, ce faisant, appelle une analyse plus serrée.

Dans les faits, la période de l'ordre colonial (1900-1960), qui succéda à la conquête, fut un épisode historique particulier du fait de l'apparition, de la

---

[162] DOZON J. P., « Quand les pastoriens traquaient la maladie du sommeil », *Sciences Sociales et Santé*, Numéro spécial Anthropologie, Sociétés et Santé, vol. III No 34, Paris, novembre 1985, p. 27-56,7-56, p. 30.

[163] *Ibid.*

[164] On peut notamment citer les travaux de Lapeyssonie, *Médecine coloniale. Mythes et réalités*, Seghers, 1987, p. 23.
Mathis C., *L'oeuvre des pastoriens en Afrique noire*, PUF, 1946.

[165] GANN L.H, DUIGNAN P., *Burden of Empire: an Appraisal of Western Colonialism in African South of the Sahara*, London, Pall Mall Press, 1968.

[166] MBOKOLO E., « Histoire des maladies, histoire et maladies : l'Afrique » ; in Augé M., HERZLICH C., *Le sens du mal. Anthropologie, histoire, sociologie de la maladie,* Edition des Archives Contemporaines, 1984, p. 155-186, p. 157.

diffusion, voire de l'aggravation de crises pathologiques spectaculaires[167]. En effet, le travail forcé, l'introduction des cultures spéculatives, les progrès des échanges et des communications ainsi que les migrations forcées ou volontaires ont créé les conditions, non seulement d'une fragilité biologique, mais aussi l'explosion et la diffusion de pathologies jusqu'ici circonscrites dans des espaces restreints, voire clos. Des travaux menés par des historiens anglais comme R. R. Kuczynski ont pu mesurer à sa juste valeur le rôle et l'impact du système colonial (surtout la période 1890-1920) dans la déstructuration des communautés locales dans les colonies africaines[168]. A la déstructuration des communautés locales, s'ajoutent la diffusion de crises sanitaires meurtrières et un recul démographique induit par les ravages des maladies vénériennes[169].

On devine, dans ce cas, que la première moitié du XXe siècle fut rythmée par de nombreuses crises sanitaires qui endeuillèrent la colonie du Sénégal. Un classement étiologique des pathologies de l'enfance laisse apparaître la prédominance du paludisme, des diarrhées aiguës, des infections épidémiques (variole, rougeole, coqueluche), des infections respiratoires qui, aggravées par la malnutrition, alimentent la morbidité et la mortalité infantiles[170].

La deuxième partie analyse l'évolution de la morbidité et de la mortalité infantiles dans la colonie depuis le début du XXe siècle. Elle explore les maladies virales (variole, rougeole, poliomyélite), parasitaires (paludisme, parasitoses intestinales, bilharziose) et bactériennes (tétanos ombilical, tuberculose) qui, combinées à d'autres pathologies (diarrhées, infections respiratoires, affections oculaires, syphilis), éprouvent sensiblement la population infantile.

Le dernier chapitre de la deuxième partie analyse l'évolution et les grandes tendances de mortalité des jeunes enfants en insistant sur les facteurs, niveaux et structures.

---

[167] *Id.*, p. 159.

[168] KUCZYNSKI R.R., *The Cameroons and Togoland : a Demographic Study*, Londres, 1939. KUCZYNSKI R.R., *Demographic Survey of the British Colonial Empire*, vol.1, *West Africa*, Londres, 1948 ; vol. II, *South Africa, High Commission Territories, East Africa*, Londres, 1949.

[169] MBOKOLO E., 1981, *op. cit,*, p. 158.

[170] Voir à ce propos : Dr. Merveilleux, « Notes démographiques et protection de l'enfance à Saint-Louis », *Annales d'Hygiène et de Médecine Coloniales,* 1906, Tome 9, Paris, Doin, p. 132-139 ;

LEFROU G., ALLARD M., « Une décade démographique (1921-1930) à Saint-Louis du Sénégal. Natalité, mortalité générale, mortinatalité, mortalité infantile », *Annales de Médecine et de Pharmacie Coloniales*, Paris, 1932, Imprimerie Nationale, Tome XXX, p. 406-427.

CHAPITRE PREMIER

LES MALADIES VIRALES

Les maladies virales provoquées par des virus (poison en latin) sont des infections non bactériennes et non parasitaires. Agents de plusieurs pathologies, les virus affectent les êtres multicellulaires. Chez l'homme, on peut citer les virus de la grippe, de la poliomyélite, de la variole, de la rougeole, des hépatites, de la rage, de la fièvre jaune, etc. Les progrès de la virologie furent grandement consécutifs à la découverte du microscope électronique en 1938 qui permit l'observation des agents viraux (techniques d'ombrage mis au point par Williams et Wyckoff en 1945, contraste négatif conçu par Brenner et Horne en 1959).

Au Sénégal, les renseignements épidémiologiques disponibles, produits pour l'essentiel par les autorités sanitaires de la colonie mentionnent, parmi ces maladies virales, la variole, la rougeole et la poliomyélite comme des pathologies affectant sensiblement la population infantile. Cependant, si, de la fin du XIXe siècle au début du XXe siècle, furent mises en place des structures de prise en charge de la variole (le laboratoire microbiologique de Saint-Louis en 1896 pour la production de vaccins et l'AMI en 1905 pour la vaccination antivariolique), il faut bien admettre que, s'agissant de la rougeole et de la poliomyélite, c'est sur le tard que ces pathologies figurent parmi les priorités sanitaires.

1. Les maladies éruptives : la variole et la rougeole

Au Sénégal, en dépit des ravages exercés par les maladies de l'enfant, les politiques sanitaires de prévention et d'intervention ne prirent en compte des pathologies infantiles létales comme la rougeole, la coqueluche qu'à partir des années 1930. Après le second conflit mondial, sous la pression d'une opinion publique internationale sensible aux problèmes sanitaires des colonies, les pathologies de l'enfant (rougeole, coqueluche, poliomyélite) furent inscrites parmi les priorités sanitaires. Jusqu'en 1970, la rougeole, la poliomyélite et la variole affligeaient les populations et demeuraient, en dépit des thérapies modernes et locales, des problèmes de santé publique majeurs au Sénégal.

a) La variole

Avant l'introduction des campagnes antivarioliques au début du XXe siècle, la variole représentait au Sénégal une affection létale. Des études consacrées aux endémies et aux épidémies du passé en Sénégambie[171] mentionnent des flambées épidémiques de variole au XVIIIe siècle, précisément en 1712-1725. Plusieurs crises sanitaires, notamment des épidémies de variole jalonnèrent le XIXe siècle[172] : 1818, 1835-6, 1839-40, 1842, 1846, 1848, 1858-9, 1868-9, 1880, 1883, 1886-9, 1893, 1895.

Dans les colonies constituant l'AOF, la variole a sévi, non sans occasionner de grands ravages. Sa très grande contagiosité à laquelle s'ajoute sa gravité (20 à 30 % de létalité) explique certainement la virulence et l'ampleur de ses manifestations. Surtout qu' « au sein de la population ..., la protection par la vaccination est particulièrement difficile»[173]. Après une certaine accalmie observée au début du XXe siècle suite aux campagnes antivarioliques[174], l'épidémie réapparut dans la colonie du Sénégal en 1928 et en 1939. L'existence de foyers de réserve, la mobilité des populations, les limites de l'action médicale expliquent, entre autres facteurs, la récurrence de la variole qui, le plus souvent, sévissait à l'état endémique.

La variole, à l'image de la peste, du choléra et de la fièvre jaune, figurait au rang des maladies quarantenaires affectant et décimant parfois même les expatriés européens tout autant, sinon plus que les populations autochtones. Assez tôt, dès le XIXe siècle, un ensemble de mesures (prévention, hygiène publique, police sanitaire) furent prises contre ces redoutables épidémies aux fins d'assurer la protection et la survie de l'élément européen.

La variole, bien que n'étant pas une maladie spécifique à cette tranche d'âge, n'épargnait pas pour autant la population infantile et se révélait déterminante dans la morbidité et la mortalité infanto-juvéniles. De retour d'une tournée dans la colonie du Sénégal en 1903, le docteur Gallay constatait les ravages de la variole sur la population infantile[175].

Faute de renseignements et de statistiques précis et suffisants, la létalité réelle de la variole reste assez lacunaire, même si les ravages de l'affection sont incontestés. En fait, « Les documents sont muets ou peu précis sur le

---

[171] BECKER C., MBODJ M., 1994, « Perspectives historiques » in Ndiaye S, Charit (s. dir), *La population du Sénégal*. DPS. CERPAA, Paris, p. 31-58.

[172] BECKER C., 1993, « L'apparition du sida et la gestion des épidémies du passé au Sénégal ». Communication à l'atelier *Les sciences sociales face au sida en Afrique. Cas africain autour de l'exemple ivoirien*, Bingerville, 15-17 mars 1993, IRD Dakar.

[173] GUIGNARD J., MARTIN M., « Traitement de la variole », *Médecine Tropicale*, 1957, N° 3, p. 40-43, p. 40.

[174] GALLAY H., *Campagnes antivarioliques pendant l'année 1909*. I.S.S Gorée, Imprimerie du Gouvernement général, 1909.

[175] GALLAY H., *Rapports de documents concernant l'AOF. Variole et vaccine.* Paris, Imprimerie F. Didot, 1904, p. 4.

chiffre des décès dans la population, mais s'accordent sur leur importance. Ils doivent être singulièrement majorés, si l'on considère que les descendances surtout sont atteintes par l'extinction des enfants…La variole doit donc être considérée comme l'un des principaux facteurs qui compromettent la reproduction de nos possessions africaines[176] ».

Mentionnée officiellement au Sénégal en 1818 pour la première fois, elle fit de nombreux ravages, difficilement chiffrables. Au début du XXe siècle, le foyer de la variole se déplaça des grands centres urbains (Dakar, Gorée, Saint-Louis, Rufisque) et des escales du chemin de fer pour prendre un caractère épidémique dans l'hinterland[177]. Les statistiques, circonscrites pour l'essentiel dans les villes et escales dotées d'infrastructures sanitaires, ignorent, dans la plupart des cas, le monde rural qui, loin d'être épargné, se trouve souvent plus exposé.

Avant la création du centre de vaccination de Saint-Louis par arrêté du gouverneur général en date du 13 mai 1902, le vaccin utilisé au Sénégal provenait des Instituts de Bordeaux et de Lille[178]. Quelques années après la mise en place, dans la colonie, d'un laboratoire à la fin du XIXe siècle, la fabrication des vaccins est effectuée à Saint-Louis après l'inoculation et la récolte de la pulpe vaccinale à partir des génisses souvent réquisitionnées par la Direction des Affaires Indigènes auprès des éleveurs[179]. Après cette première étape, « le vaccin est recueilli six jours après l'inoculation de la génisse, dans un mortier en argile et trituré avec une baguette de verre, puis additionné de glycérine et aspiré dans des tubes de verre de 2 millimètres de diamètre, fermés à la lampe »[180]. En une année, de 1902 à 1903, le centre vaccinogène de Saint-Louis a produit, à partir de 20 génisses ou veaux qui ont livré 220 grammes de pulpe vaccinale, 900 tubes de vaccin[181] qui permirent la vaccination de 1072 personnes ainsi que la maîtrise de l'épidémie dans la vieille capitale de l'AOF.

Après la création de l'AMI chargée de répandre la vaccine, démarrent, dès le 1er novembre 1905, les premières campagnes de vaccinations massives contre la variole[182]. Le vaccin, dont l'efficacité restait douteuse, était régulièrement fourni par l'institut vaccinogène de Saint-Louis qui produisait la quantité de lymphe active nécessaire et assurait la livraison aux autres colonies de la fédération[183]. Le Dr. Massiou constate, non sans amertume, les

---

[176] *Id.*

[177] GALLAY H., *Trois années d'assistance médicale aux indigènes et de lutte contre la variole 1905, 1906, 1907,* Paris, Larose, 1909.

[178] Dr. MASSIOU, Médecin-Major de 2e classe des Troupes Coloniales, « La vaccine à Saint-Louis du Sénégal », *Annales d'Hygiène et de Médecine Coloniales*, Tome VII, 1904, p. 17-19, p. 17.

[179] *Ibid.*

[180] *Id.*, p. 18.

[181] *Ibid.*

[182] GALLAY H., 1904, *op. cit*, p. 7-12.

[183] GALLAY H., 1909b, p. 6.

difficiles conditions de travail dans le centre vaccinogène de Saint-Louis où, au début du siècle, la fabrication du vaccin s'effectue dans un magasin faisant office de laboratoire et dans lequel « la trituration de pulpe… n'est pas à l'abri de germes nocifs »[184]. Aussi recommande-t-il, outre la création d'un institut et l'aménagement d'un local spécial, un équipement approprié (machine de Chalybaus) ainsi que l'amélioration des procédés de fabrication. Surtout que « les tubes de 2 mm de diamètre [utilisés] ne protègent pas suffisamment le vaccin contre l'action de la température extérieure »[185].

Le nombre de vaccinations au Sénégal passa de 4196 en 1905 à 40.633 en 1908, 53.795 en 1909, 180.242 en 1913 et à 378.627 l'année suivante. En une année, la production de vaccins fut doublée : 271590 en 1908 et 600.000 l'année suivante.

Graphique 5 : Vaccination antivariolique en A.O.F de 1927 à 1935

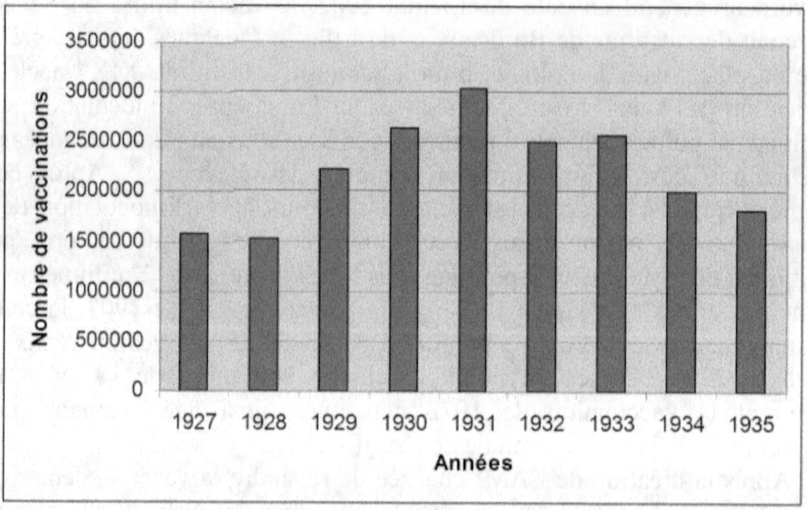

Source : Dr. Peltier et Ledentu, « Les maladies transmissibles dans les colonies », *Annales de Médecine et de Pharmacie Coloniales,* Tome VII, 1937, p. 784.

Le nombre de vaccinations, en hausse de 1928 à 1931, amorce une tendance inverse à partir de 1932 jusqu'en 1935, avec une diminution de 81.3047 unités. Un tel fléchissement pourrait s'expliquer par les difficultés budgétaires induites par la grande dépression des années 1930 et qui eurent des répercussions fâcheuses sur le fonctionnement des services sanitaires.

En AOF, les relevés statistiques signalent une inégale distribution géographique.

[184] Dr. MASSIOU, *op. cit*, p. 17.
[185] *Id.*, p. 18.

Graphique 6 : Cas de variole en A.O.F en 1935 par colonie

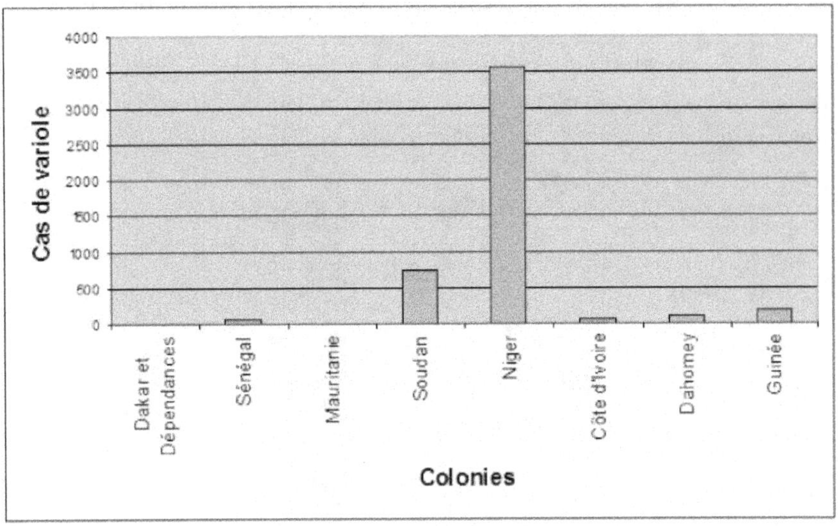

Source : Dr. Peltier et Ledentu, « Les maladies transmissibles dans les colonies », *Annales de Médecine et de Pharmacie Coloniales,* Tome VII, 1937, p. 802.

En 1935, la variole, avec une certaine virulence, a visité les territoires de la fédération où le chiffre de 4715 cas constitue un record depuis une décennie[186].

Il y eut 15,2% de décès, soit 712 victimes, dont 621 au Niger. Au Soudan, « un réveil accusé a été noté »[187], avec 749 cas, contre 126 l'année précédente. En gros, hormis la Circonscription de Dakar et Dépendances et la Mauritanie, la variole a sévi sur l'A.O.F. Pour une population estimée à 14,7 millions d'habitants, il faudrait prévoir une marge de plus de 6 millions de vaccinations, car 8,7 millions d'habitants seulement furent couverts par les campagnes de vaccination.

De 1935 à 1939, ont été observés 16027 cas de variole dans la fédération avec un indice général de létalité de 10,20 % représentant 1638 décès. De 1935 à 1939, 16026 cas de variole furent relevés en AOF avec un nombre de décès de 10,2 %. L'année 1935 se révèle la plus meurtrière avec 4715 cas et un taux de mortalité de 16 % (soit 756 victimes).

Au Sénégal, la variole, aux dires des autorités sanitaires qui ignorent l'existence de foyers de réserve, est introduite par les *Navétanes* en provenance du Soudan, à partir des frontières de la Gambie et de la Guinée-Bissau où elle sévit à l'état endémique[188]. D'une manière générale, les

[186] Dr. PELTIER et LEDENTU, « Les maladies transmissibles dans les colonies », *Annales de Médecine et de Pharmacie Coloniales*, Tome VII, 1937, p. 783.
[187] *Ibid.*
[188] *Médecine Tropicale* 1941, N° 6, Anonyme, *Statistiques*, p. 630-667, p. 634.

atteintes sont échelonnées les six premiers mois de l'année correspondant à la traite qui se singularise par de nombreux déplacements de populations.

Graphique 7 : La variole au Sénégal de 1935 à 1939

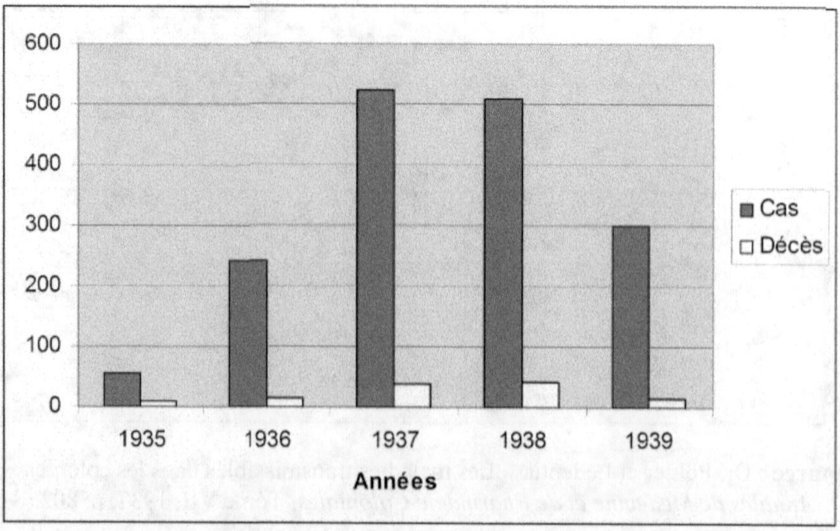

Médecine Tropicale 1941, No 6, Statistiques, p. 630-667, p. 635.

Entre 1935 à 1939, 1630 cas de variole furent enregistrés dans la colonie du Sénégal. Si le plus grand nombre de cas fut enregistré en 1937 avec 523 unités et 37 décès, le pourcentage de décès semble plus élevé en 1935 avec 18,1 % (10 décès pour 55 cas).

Les vaccinations sont effectuées avec le vaccin sec ou la pulpe vaccinale préparée par le centre vaccinogène de Sor (Saint-Louis) et, à partir de 1939, avec le nouveau vaccin mixte antiamarile et antivariolique de Peltier produit par l'Institut Pasteur de Dakar.

Graphique 8 : Les vaccinations antivarioliques au Sénégal de 1935 à 1939

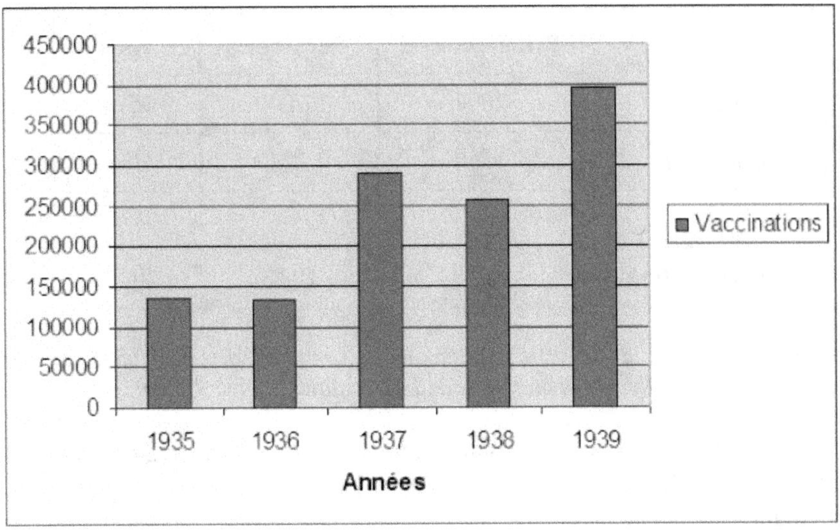

Médecine Tropicale, 1941, No 6, Statistiques, pp. 630-667, p. 635.
De 1935 à 1939, 1.213.229 vaccinations ont été effectuées au Sénégal. Le nombre de vaccinations a presque triplé durant la même période.

Graphique 9 : Les vaccinations antivarioliques au Sénégal : pourcentage de succès

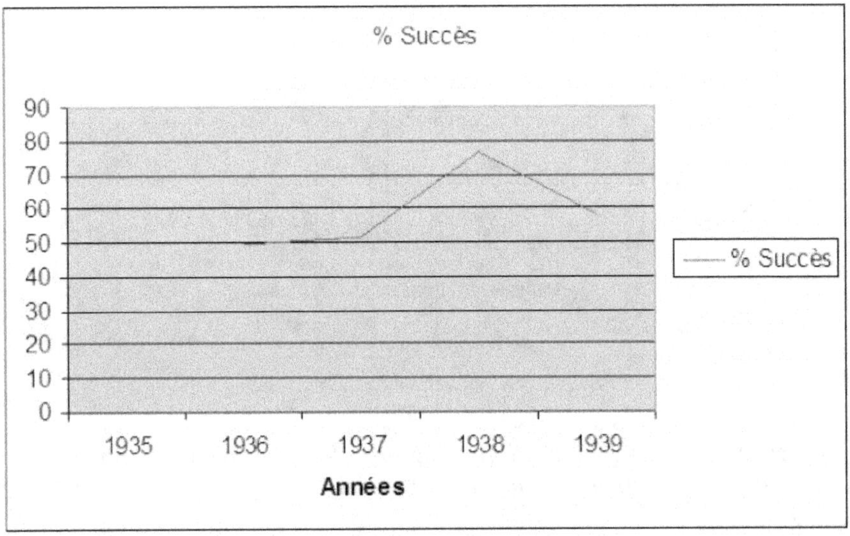

Médecine Tropicale, 1941, No 6, Statistiques, p. 630-667, p. 635.
Le pourcentage de succès oscille entre 50 et 76 % même si le pourcentage global est de 58 %. Le pic des pourcentages de succès est atteint en 1938 avec 76,6 %, alors que le creux de la vague est enregistré en 1936 avec 49,9 %.

Tableau 24 : La variole dans la Circonscription de Dakar en 1935

	Primo-infectés	Revaccinés	Total
Nombre	2094	7430	9524
Contrôlés	1360	222	576
Positifs	537	39	579
Index p.100	43,65	17,65	36,4

Source : Dr. Peltier et Ledentu, « Les maladies transmissibles dans les colonies », *Annales de Médecine et de Pharmacie Coloniales*, Tome VII, 1937, p. 784

En 1935, la campagne antivariolique s'est soldée par 9524 vaccinations à Dakar effectuées en gros par le Service d'Hygiène en même temps que la vaccination anti pesteuse.

Graphique 10 : Distribution de la variole dans la colonie du Sénégal en 1935

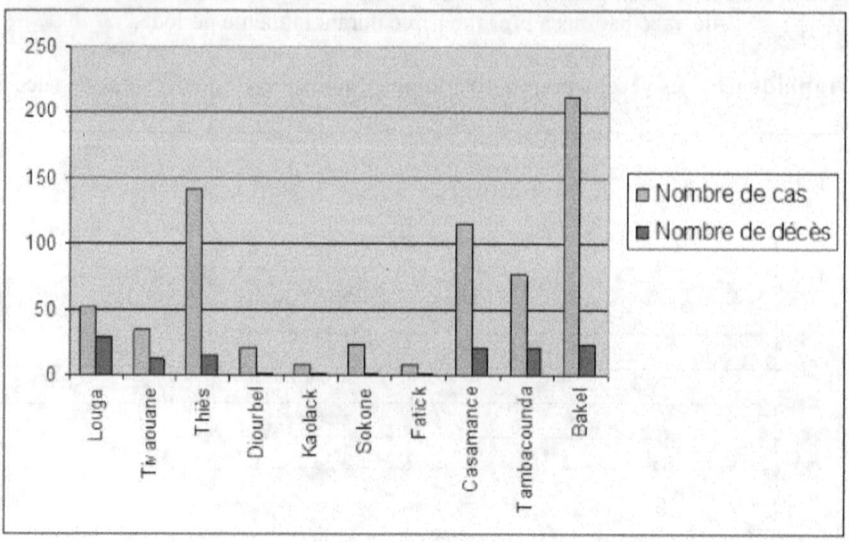

Source : Dr. Ledentu, « Les maladies transmissibles aux colonies », *Annales de Médecine et de Pharmacie Coloniales*, Tome XXIX, 1931, p. 661-851, p. 688.

Le nombre de décès s'élève en 1935 à 125. Bakel, la Casamance et Thiès représentent les foyers les plus virulents à cause de l'existence de colonies voisines et des mouvements de populations facilités par le chemin de fer s'agissant de Thiès. La période d'apparition coïncide généralement avec la saison sèche durant laquelle de forts mouvements de population sont observés du fait de la traite agricole. La Casamance constitue, selon Ledentu, un foyer permanent de variole à cause « des relations non contrôlées avec d'autres colonies étrangères [Guinée-Bissau, Gambie] où la vaccination n'est pas pratiquée systématiquement »[189].

Quelles étaient les mesures de prophylaxie ? Les médecins Guignard et Martin ouvrent un coin du voile lorsqu'ils affirment, une fois le diagnostic assuré : « il faut déclarer la maladie pour que les autorités sanitaires et les services d'hygiène prennent les mesures générales de prophylaxie »[190]. Celles-ci sont axées sur des enquêtes sur la localité du patient, le dépistage et l'isolement durant une dizaine de jours des contacts auxquels s'ajoutent l'établissement de cordons sanitaires ainsi que des campagnes de vaccination[191].

Dès les années 1940, un plan de vaccinations quadriennal fut exécuté dans la colonie du Sénégal. En 1953, la vaccination étant encore rendue obligatoire dans la colonie, une bonne partie de la population infantile fut vaccinée. Pourtant, à la veille de l'indépendance, le problème restait entier, le maintien d'une couverture vaccinale suffisante en quantité et en qualité se trouvant compromis par l'insuffisance de moyens matériels et humains à laquelle s'ajoutait l'épineux problème d'information.

Les campagnes de vaccination furent souvent compromises par les problèmes inhérents aux conditions physiques et climatiques, notamment la conservation des vaccins dans des zones marquées par de fortes températures. Une autre difficulté des campagnes d'immunisation est liée à la dispersion de l'habitat dans d'immenses régions (Ferlo, Fleuve, Sénégal Oriental). Il s'y ajoute la méfiance des populations qui perçoivent souvent les campagnes de vaccination comme des opérations de recrutement militaire et de levée de main-d'œuvre. Les scarifications, interprétées comme des marquages, étaient, dans certains cas, frottées pour faire disparaître les cicatrices. C'est là qu'il faut, certainement, trouver l'hostilité des populations durant les premières campagnes d'immunisation qui, d'ailleurs, peuvent se solder par des échecs. Surtout qu'elles furent suivies de réactions vaccinales (fièvre, éruption).

En dépit des campagnes de vaccination, la variole continuait, avec un tempo relativement court, à affecter sensiblement la population infantile. Comment pourrait-il en aller autrement compte tenu de l'existence de foyers de réserve, l'insuffisance des mesures de prévention défendant mal contre la contagion. Dès la fin du second conflit mondial, l'épidémie visita de nouveau plusieurs parties du pays. Les conditions d'hygiène, le manque de moyens occasionné par le conflit, la détérioration de la situation alimentaire,

---

189 Dr. LEDENTU, « Les maladies transmissibles aux colonies », *Annales de Médecine et de Pharmacie Coloniales*, Tome XXIX, 1931, p. 661-8501, p. 689.

190 GUIGNARD J., MARTIN M., « Traitement de la variole », *Médecine Tropicale*, 1957, N° 3, p. 40-43, p. 43.

191 *Ibid.*

le ralentissement, voire le recul de la protection sanitaire occasionné par l'effort de guerre expliquèrent la virulence et la fréquence de l'épidémie bien au-delà du second conflit mondial. S'y ajoutait le développement des moyens de transport (rails, routes), facteurs d'une forte mobilité (en 1939, l'AOF disposait de 12163 km de routes et de 3620 km de voie ferrée parcourues par 13 millions de voyageurs au km), favorisant les migrations ainsi que la circulation des virus et des épidémies.

Graphique : 11

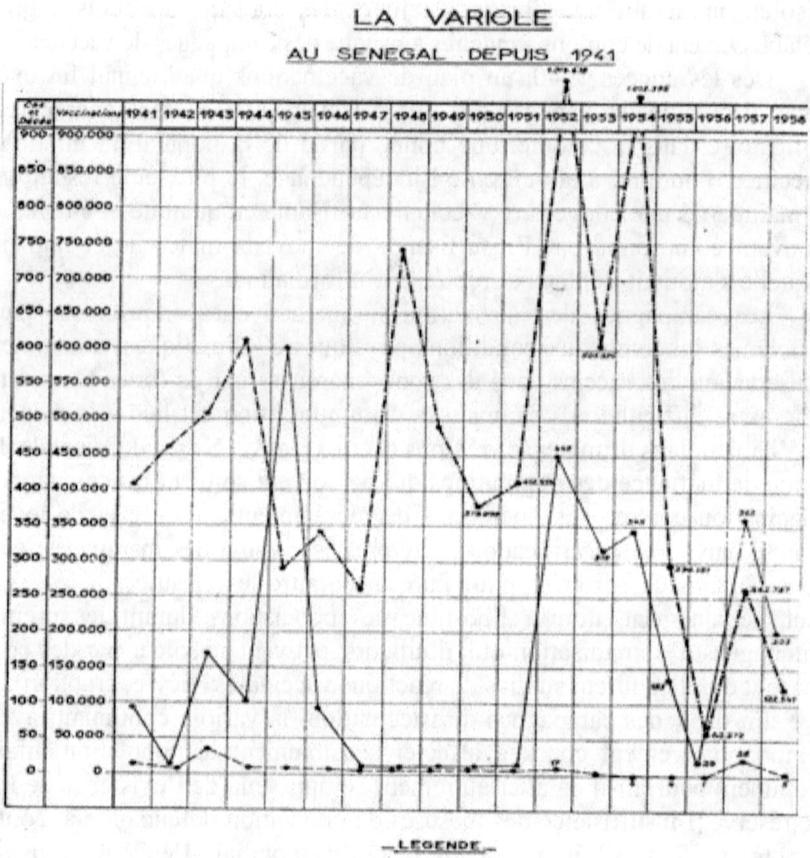

Source : Ministère de la
Santé
Cinam-Orana

La courbe montre des oscillations, en rapport avec la récurrence de l'épidémie. En dents de scie de 1941 à 1943, elle prend une allure ascendante avant d'atteindre une pointe en 1945 où 600 cas furent enregistrés. La situation fut d'autant plus alarmante que l'épidémie réapparut au même moment que la peste et la fièvre jaune.

Les campagnes de vaccination apportèrent un répit de 1946 à 1951 sans pour autant endiguer pour longtemps l'épidémie qui réapparut et se signala par l'éclosion de nombreux cas de 1952 à 1954 : 449 cas en 1952, 319 en 1953 et 345 en 1954. Ce n'est qu'en 1956 qu'une chute sensible fut enregistrée, mais rapidement remise en cause par l'épidémie qui se signala l'année suivante avec 362 cas. Les séries de données chiffrées, souvent inexactes, n'avaient pas une valeur réelle ; aussi devraient-elles sensiblement être revues à la hausse du fait de la dissimulation des nombreux cas de variole pour être à l'abri de la quarantaine, de la destruction des cases, de la suspension des activités économiques et de l'interdiction des marchés. Dans les faits, les statistiques sanitaires élaborées par les services médicaux étaient fortement sous-estimées du fait de la faible fréquentation des structures sanitaires, de la prise en compte de la seule létalité hospitalière et en l'absence d'enregistrements des décès survenus dans les foyers.

Pourtant, face à la médication et à la prophylaxie occidentales (vaccination, mise en quarantaine), existaient des savoirs locaux souvent niés par l'administration coloniale. Ces savoirs, pratiques, coutumes et traditions, constitutifs des cultures locales étaient isolés s'ils n'étaient pas combattus par le pouvoir colonial pour qui la médecine moderne demeurait la seule référence. Généralement, les thérapies traditionnelles, préventives ou curatives, étaient transmises de génération en génération par les guérisseurs. Quels étaient les moyens de protection, autrement dit, les moyens de préservation individuels et collectifs devant la maladie ?

En gros, deux pratiques étaient mises en usage par les populations pour juguler la variole, ou pour éviter son retour : la variolisation et l'isolement. Des sources européennes de même que des traditions orales mentionnent l'existence de savoirs populaires et de recours thérapeutiques traditionnels[192] tels que l'inoculation antivariolique dans plusieurs sociétés sénégambiennes bien avant la présence européenne. La diffusion de la variolisation fut largement favorisée par les échanges et trafics commerciaux à travers les voies empruntées par les caravanes chamelières et les colporteurs dioulas[193].

L'inoculation antivariolique concernait a priori les enfants même si elle pouvait s'appliquer à toutes les personnes non encore affectées.

La variolisation consistait en une contamination volontaire en « achetant » la maladie dans des conditions atténuées et plus favorables. L'inoculum était constitué par du virus atténué. Le mode d'inoculation variait, comme du reste la matière inoculée (poudre, desquamations, exsudat ou mixture devenue inerte). Il en résultait une variole minime caractérisée par une période

---

[192] *Cf.* GALLAY H., 1909b, p. 8-10.
[193] *Ibid.*

d'incubation d'une semaine[194]. Cette méthode pouvait atteindre l'innocuité même si elle ne jugulait pas la contagion.

Le traitement et l'opération étaient prescrits et exécutés par des guérisseurs, marabouts, féticheurs ou de vieilles femmes. Pourtant, cette pratique thérapeutique locale, considérée comme une « variolisation sauvage », restait marginalisée par les autorités coloniales si elle n'était systématiquement combattue. En déniant la validité des savoirs thérapeutiques locaux comme l'inoculation antivariolique, les autorités sanitaires coloniales ont mis en avant des réponses biomédicales parfois efficaces (vaccinations, quarantaine, isolement) souvent contraignantes, voire coercitives. Autant d'attitudes qui contribuèrent à alimenter des pratiques clandestines et la réaction négative des populations africaines face à la médication occidentale.

Durant toute l'époque coloniale, la variole demeura un problème de santé qui représentait un obstacle à la mise en valeur des colonies[195]. Sa prise en charge nécessita, dès le début du XXe, la mise en place d'organismes en charge de la production de vaccins (laboratoire de Sor) et de la vulgarisation de la vaccine (AMI). Au lendemain des indépendances, sous l'impulsion des organismes des Nations Unies, dans le cadre des programmes de coopération avec l'OMS et l'UNICEF, les campagnes de vaccination massives contre la variole réussirent à arrêter le cours de l'épidémie qui fut même éradiquée à l'orée des années 1970.

b) La rougeole, une redoutable infection épidémique de l'enfance

La rougeole figure au rang des maladies contagieuses exerçant d'importants ravages dans la population infantile. En vérité, celle-ci paie une importante rançon à l'infection morbilleuse. Et pourtant, l'analyse des pratiques de la médecine aux colonies et des politiques sanitaires montre une négligence, voire une ignorance de certains problèmes de santé majeurs comme la coqueluche et la rougeole. Dans les faits, la prise en compte des épidémies de la prime enfance à l'image de la rougeole dans les politiques sanitaires se révéla tardive. L'épidémie morbilleuse était, avant 1930, rarement mentionnée dans les rapports sanitaires des professionnels de la santé exerçant dans la colonie.

Pourtant, dès le début du XXe siècle, les autorités sanitaires constatent la prévalence de la rougeole au Sénégal où elle a sévi au premier trimestre de l'année 1905 à Saint-Louis, Thiès, Rufisque et Dakar, avant de réapparaître

---

194 Voir FASQUELLE A., FASQUELLE R., 1971, « A propos de la lutte contre la variole dans les pays d'Afrique », *Bulletin de Pathologie exotique*, Filiales, 64, p 734-756.

195 Voir, à ce propos, Gallay H., 1909, *Campagnes antivarioliques pendant l'année 1909*. Inspection de Services Sanitaires. Gorée, Imprimerie du Gouvernement Général. GALLAY H., 1909, *Trois années d'assistance médicale aux indigènes et de lutte contre la variole 1905, 1906, 1907,* Paris, Larose.

la même année à Dakar et Saint-Louis[196]. Pour le Dr. Hernan, en dépit de « petites épidémies [de rougeole] observées dans plusieurs colonies de l'AOF, elles n'ont pas autrement retenu l'attention des autorités sanitaires, à cause de leur localisation, de leur bénignité et de leur évolution rapide »[197].

Toutefois, l'ignorance de la rougeole dans les rapports sanitaires antérieurs à 1930 ne signifiait, loin s'en faut, un recul ou un répit de l'épidémie. En fait, on peut supposer une prévalence de l'infection morbilleuse, universelle et contagieuse, même si elle fut occultée jusqu'aux années 1930 par les services de santé opérant dans la colonie.

Durant les deux premières décennies du XXe siècle, les statistiques sur la rougeole, lacunaires, mentionnaient rarement son apparition dans certaines villes. Cependant, si les statistiques font état de « 2 cas isolés à Dakar en 1905 »[198], « 40 cas au Sénégal »[199] en 1928, subitement, à partir des années 1930, elles furent sensiblement revues à la hausse et occupèrent une place de choix dans les rapports sanitaires. Aux cas isolés, bénins et localement circonscrits, se succèdent brusquement des épisodes meurtriers à l'échelle de la colonie et qui se chiffrent à des centaines de victimes. Aussi les autorités sanitaires admettent-elles désormais sa prévalence en AOF où « la rougeole a été observée comme les années précédentes dans toutes les colonies du groupe »[200].

Ainsi, à partir des années 1930, les statistiques sanitaires mentionnent la rougeole dans la colonie avec des cas à Kaolack, Bakel, Thiès, Rufisque, Saint-Louis, Dakar, etc. Témoin, en 1930 à Dakar où 7 cas sont enregistrés, contre 277 pour le reste du Sénégal, rien que pour le premier trimestre ; à Rufisque, sont relevés une cinquantaine en mai, juin, juillet avec des cas de décès pour complication pulmonaire[201]. En 1935, l'infection morbilleuse sévit toute l'année à Dakar alors qu' « au Sénégal, on a compté 638 cas, dont 10 Européens »[202].

Les statistiques, produites à partir des années 1920, sont élaborées dans un contexte marqué par une nouvelle politique démographique axée sur l'augmentation des populations colonisées aussi bien en quantité qu'en

---

[196] KERMORGANT A., « Les maladies endémiques, épidémiques et contagieuses qui ont régné dans les colonies françaises en 1905 », *AHMC* 1907, Tome XX, p. 285-312 Paris, I.N, p. 289.

[197] Dr. HERNAN, « Les maladies transmissibles observées dans les colonies françaises et territoires sous mandat pendant l'année 1928 », *AMPC,* 1931, Tome XXIX, p. 5-131, p. 92.

[198] KERMORGANT A., « Les maladies endémiques, épidémiques et contagieuses qui ont régné dans les colonies françaises en 1905 *», AHMC,* 1907, Tome XX, p. 285-312, Paris, I.N, p. 289.

[199] Dr. HERNAN, *op. cit,* p. 92.

[200] Dr. LEFÈVRE, « Les maladies transmissibles observées dans les colonies françaises et territoires sous mandat pendant l'année 1930, *AMPC,* 1932, p. 555.

[201] *Ibid.*

[202] Dr. PELTIER et LEDENTU, « Les maladies transmissibles dans les colonies », *Annales de Médecine et de Pharmacie Coloniales*, Tome VII, 1937, p. 1226.

qualité. La mortalité infantile, selon les autorités coloniales, a un impact réel sur la dégénérescence de la race noire.

Ainsi, l'évolution observée dans les statistiques sanitaires épouse la nouvelle politique sanitaire orientée vers la médecine préventive et sociale où la pédiatrie figure au rang des priorités. Dans l'optique du pouvoir colonial, la rentabilisation des colonies passait désormais par la fructification du capital humain. La relance démographique qui repose sur la doctrine « faire du nègre » postule la protection des mères et des enfants grâce à une lutte contre la morbidité et la mortalité maternelle et infantile. On peut comprendre, dans ce contexte, que les maladies de l'enfant et, qui plus est, mortelles à l'image de la rougeole, occupent une place de choix dans les statistiques des services sanitaires.

D'ailleurs, dès 1928, le Dr. J. Legendre médecin du corps de santé colonial, attire l'attention des autorités sanitaires de la fédération sur l'importance, pour la démographie, des statistiques qui doivent se fonder sur une base scientifique[203]. En vérité, « de bonnes statistiques et la connaissance précise des foyers d'insalubrité sont indispensables pour éclairer la politique sanitaire et renseigner sur le mouvement démographique, comme les bonnes statistiques douanières renseignent sur le mouvement commercial. Une comptabilité exacte du capital humain blanc et de couleur n'est pas moins utile que l'enregistrement exact des entrées et sorties de marchandises, le nombre des enfants nés est plus important à connaître avec précision que le nombre de tonnes d'arachides exportées »[204].

Après la Deuxième Guerre mondiale, sous la pression de l'opinion internationale et face aux impératifs de mise en valeur coloniale, des problèmes de santé publique majeurs – rougeole, coqueluche, malnutrition – vont occuper une place centrale dans les pratiques de la médecine et les politiques sanitaires coloniales. La forte prégnance de l'infection morbilleuse dans les rapports des services de santé résultait de la pression d'une opinion publique internationale (UNICEF, OMS, FAO, CIE) et d'une insistance des autorités préoccupées par l'essor démographique des colonies.

Avant la découverte de la vaccination antimorbilleuse, la rougeole demeurait une des affections les plus létales au Sénégal. Les rapports épidémiologiques établis en 1956 indiquaient une forte létalité (30%) dans le cercle de Tamba : 32,5% à Koupentoum et 37,3% à Maka en avril, 28% à Tamba le mois suivant[205].

Que la rougeole, fléau redoutable, soit située au cœur des angoisses populaires, la sagesse des proverbes africains le prouverait à elle seule : « Ton enfant ne t'appartient pas s'il n'a pas encore contracté la rougeole », « La survie de ton enfant n'est pas assurée tant qu'il n'a pas encore fait sa

---

[203] Dr. LEGENDRE J., « Colonies et Démographie », *AMPC,* 1928, Tome XXVI, p. 395-408, p. 496
[204] *Ibid.*, p. 397.
[205] ANS 1H 89(163).

rougeole et sa coqueluche »[206]. Et pourtant, la prise en compte de l'épidémie morbilleuse dans les priorités sanitaires fut tardive compte tenu de plusieurs facteurs (prévalence en milieu africain, priorité sur les maladies tropicales entravant l'établissement des expatriés).

La rougeole est souvent aggravée par la malnutrition qui imprime aux maladies un caractère dramatique. Ainsi, la gravité des maladies infantiles comme la rougeole s'expliquait non seulement par la densification humaine (surpeuplement, proximité et entassement des enfants favorisant la contagion) et des conditions d'hygiène souvent déplorables, mais aussi et surtout par la malnutrition qui facilitait leur évolution sur des terrains fragiles et précaires[207]. Somme toute, il est établi que la rougeole agit négativement sur l'état nutritionnel et aggrave la malnutrition, notamment l'avitaminose A en rapport au régime alimentaire des enfants souvent médiocre en période de difficultés matérielles.

L'épidémie, fréquente dans la colonie, alimentait la morbidité et la mortalité infantiles. Les renseignements épidémiologiques, rares jusqu'aux années 1920, mentionnent, à partir de 1930, plusieurs épisodes infectieux de rougeole dans la colonie.

Graphique 12 : Relevé général des cas de rougeole au Sénégal

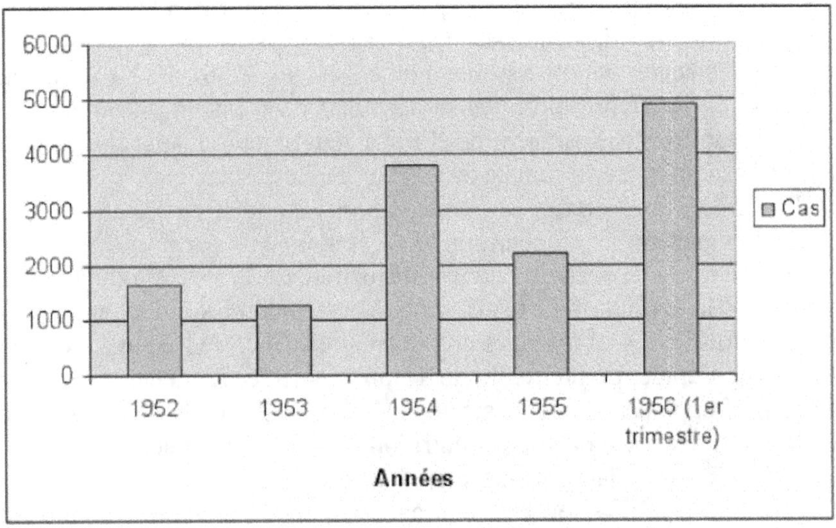

[206] JEANNÈS M. B., « Traditions et thérapies comparées d'une maladie universelle : la rougeole à partir d'une étude réalisée en Afrique de l'Ouest d'expression française », in Histoire et devenir de l'Afrique noire au XXe siècle. *Cahiers d'Afrique noire* Nos 19-20, s. dir. Coquery-Vidrovitch C., Paris, L'Harmattan, 2001, p. 163-189.

[207] ARMENGAUD M., LOUVAIN M., FRAMENT V., DIOP Mar I., « La mort dans la rougeole en pays tropical », *B.S.M.A.N.L.F*, Vol. VII, 1er trimestre 1962, p. 197-220, p. 218-220.

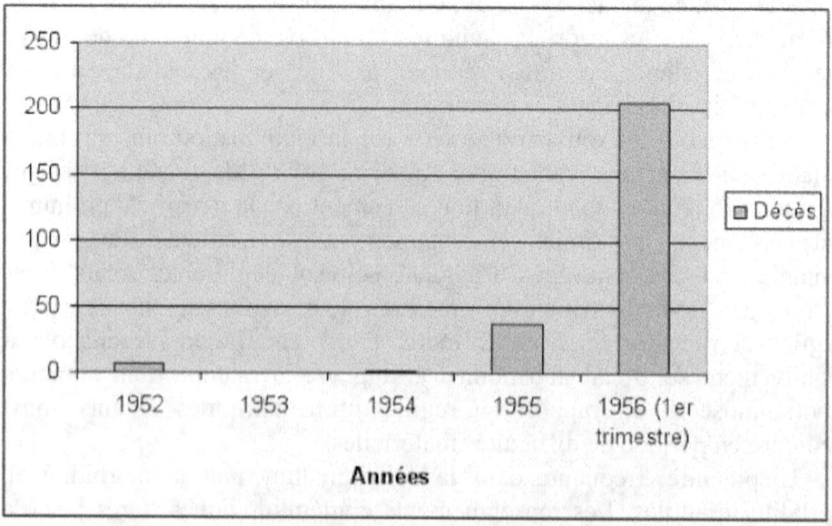

Source : *ANS 1H89 (163)*

Ces données, élaborées par les services sanitaires, étalent toutes les limites des statistiques sanitaires coloniales. Quel crédit accorder aux données statistiques enregistrées par les services sanitaires ? Comment expliquer l'absence de décès sur 1256 cas enregistrés en 1953 ? L'année suivante, une seule victime fut mentionnée sur les 3796 cas. La forte sous-estimation de la létalité morbilleuse découlait de plusieurs facteurs : décès non comptabilisés, ignorance de l'issue fatale de la maladie, absence d'hospitalisations, prise en compte de la seule létalité hospitalière.

En dépit d'une certaine accalmie enregistrée depuis 1952, les rapports sanitaires signalent la réapparition de l'épidémie à partir de 1954 pour prendre une tournure particulièrement meurtrière en 1956. Surtout qu'elle fut facilitée par la malnutrition, relais indiqué des épidémies qui s'aggravent en période de difficultés matérielles et alimentaires. Chef de l'équipe mobile de lutte contre l'épidémie du cercle de Tamba en 1956, le médecin lieutenant Calvez fut frappé par le mauvais état général de la grande masse des enfants affectés de « malnutrition et sous-nutrition évidentes avec leurs stigmates au niveau des phanères, la fréquence du paludisme, le poly- parasitisme »[208].

A partir de 1954, et ce jusqu'en 1960, des épidémies de rougeole meurtrières ravagèrent l'AOF. Selon les rapports épidémiologiques, des épidémies de rougeole sévissent dans la colonie du Sénégal avec une grande létalité du fait d'un certain répit observé depuis peu. De sorte que l'essentiel des enfants s'exposèrent à l'épidémie sans aucune immunité[209]. Les renseigne-

---

[208] ANS 1H89(163) : Maladies diverses (béribéri, grippe, rougeole). Renseignements épidémiologiques.
[209] ANS 1H89(163).

ments épidémiologiques montrent que la variole comme la rougeole se mettent en réserve, sommeillent, puis explosent avant de se diffuser au galop.

La distribution géographique de l'épidémie indiquait l'est, le nord et le Saloum Oriental comme les redoutables zones de la colonie. Partie de son foyer primitif, le Saloum oriental, zone constamment en proie à la rougeole, l'épidémie, avec une flambée inquiétante, se propagea pour atteindre l'ensemble du territoire. De son épicentre, elle gagna Tamba dès février 1956 avant de se manifester dans le sud-est (Kédougou) et en Casamance. Ensuite l'épidémie, au rythme d'une vitesse de propagation rapide, atteignait le Walo (Dagana, Richard Toll, la zone du Lac de Guiers, Rosso, la Vallée du Fleuve). Au cours du premier semestre de 1956, l'ensemble du pays était touché, avec une forte létalité, des décès enregistrés « un peu partout »[210]. Le bassin arachidier (centre), comme l'indique le tableau, fut un foyer indiqué de l'infection morbilleuse[211].

[210] *Ibid.*
[211] *Ibid.*

Tableau 25 : Relevé des cas de rougeole par mois et par cercle au 1er semestre de 1956

Cercles	J	F	M	A	M	J	Totaux							
	C	D	C	D	C	D	C	D	C	D	C	D	C	D
Bas Sénégal	35	5	-	-	22	2	10	-	8	-	12	9	20	16
Dakar	4	-	8	-	10	-	-	-	3	-	7	-	2	-
Linguère	27	4	5	-	3	-	10	-	36	3	2	2	27	9
Louga	26	-	22	-	88	-	39	-	30	-	13	-	94	-
Podor	13	-	6	-	31	-	29	-	43	-	11	-	21	-
Thiès	83	2	86	-	58	7	89	3	93	7	37	-	6	19
Diourbel	32	-	32	-	37	1	83	-	24	-	NP	-	15	1
St-Louis	1	-	3	-	-	-	-	-	86	-	66	-	9	-
Kaolack	71	-	340	-	346	-	227	-	15	-	17	-	40	-
Kédougou	-	-	-	-	-	-	-	-	3	-	2	18	9	18
Matam	62	-	8	-	5	-	10	-	-	-	NP	-	27	-
Bakel	-	-	-	-	6	-	16	-	3	-	12	-	4	-
Rufisque	-	-	-	-	15	-	-	-	46	-	0	-	26	-
Tamba	-	-	16	-	39	2	171	47	-	87	-	4	2	14
Ziguinchor	-	-	72	-	487	2	203	-	56	1	29	-	13	0
									0		39		7	3
									18		51		12	
									6		NP		0	
													88	
													97	
													54	
													83	
													7	
													94	
													8	
Totaux	354	11	598	-	1147	14	887	50	1391	98	547	33	4 924	206

C = Cas relevés ; D = Décès enregistrés ; NP = Non Parvenu **Source :** ANS 1H89(163), Maladies diverses.

Ce relevé, dressé par les autorités sanitaires coloniales, est livré sous toutes ses réserves, ne prenant pas en compte les nombreux cas dissimulés et la létalité réelle de l'infection morbilleuse. L'incertitude sur le nombre de cas signalés et de décès déclarés engendrait une forte sous-estimation de l'ordre de 1 cas sur 15 en 1939 et de 1 pour 50 en 1940[212]. Pourtant, même inexacts, ces chiffres donnaient une idée de l'ampleur de la propagation de l'épidémie et de sa distribution géographique.

Comment expliquer la forte prévalence de l'infection morbilleuse dans le bassin arachidier central ? La « tyrannie » de la monoculture arachidière, le recul des cultures vivrières, les effets néfastes de la soudure exposèrent les enfants du bassin arachidier, zone assez pauvre, à une certaine fragilité biologique et mettaient en évidence l'importance du facteur alimentaire dans la létalité morbilleuse. D'ailleurs, comment aurait-il pu en être autrement avec des enfants fragilisés par les carences nutritionnelles, les avitaminoses, les cachexies et, qui plus est, exposés aux maladies infectieuses ?

En l'absence d'un vaccin anti-morbilleux, les mesures spéciales prises par les autorités coloniales comme la fermeture des écoles, l'interdiction aux enfants de fréquenter des rassemblements tels que les marchés, le déploiement d'équipes mobiles composées de forces de sécurité et du service d'hygiène, l'isolement des malades à domicile apportèrent plus de problèmes qu'elles n'en résolurent. En fait, elles butèrent plutôt aux réalités socioculturelles. En vérité, ces mesures relevaient plus du discours normatif que de la réalité africaine. Comment faire comprendre et accepter à la population africaine la suspension des transactions commerciales, l'interdiction de marchés ou l'isolement des enfants dans une société où l'individu, qui n'existe pas en tant que tel, appartient plutôt au groupe ? Ce qui, certainement, expliquait les dissimulations des malades aussi bien en milieu rural qu'urbain.

Deux facteurs conjuguèrent leurs effets pour rendre l'épidémie particulièrement meurtrière. D'une part, les conditions climatiques du fait de sa propagation à la fin de la saison sèche où les températures très élevées en mai et juin avec des pointes de 42° à l'ombre accentuèrent la diarrhée profuse et la déshydratation[213].

---

212 Voir JEANNÈS M.B., 1996, *La rougeole en Afrique de l'Ouest francophone*, *1930-1970*,. Thèse de doctorat en Histoire, Université Paris VII.

213 ANS 1H89(163), Maladies diverses.

Tableau 26 : Répartition saisonnière de la rougeole
et des décès au Sénégal (1955-1960)

Ans	Cas Décès	J	F	M	A	M	J	J	A	S	O	N	D	Total	Taux létalité
1955	C	12	23	92	[illegible]	81	105	303	92	320	300	276	636	2271	1,6%
	D							37						37	
1956	C	354	598	1147	887	1591	876	1054	432	337	214	242	426	7998	3,6%
	D	11	0	14	50	116	25	40	8	6	19	4	2	289	
1957	C	280	335	463	551	588	826	451	201	184	121	202	217	4449	0,4%
	D	7	1	2	1	1	0	2	0	0	1	0	2	17	
1958	C	434	462	688	659	716	599	299	290	132		372	684	5344	1,1%
	D	5	9	11	4	12	5	5	3	0	1	3	3	61	
1959	C	557	1479	1618	1181	807	981	534	530	458	378	762	731	1003667	0,6%
	D	7	8	2	23	1	2	0	3	2	0	3	15		
1960	C	1176	1255	2236	1632	1396	804	840	741	377	314	253	493	11527	1,8%
	D	85	20	44	22	4	10	9	3	4	5	7	1	214	

C = Cas ; D = Décès
Source : ANS, *Annuaires Epidémiologiques de l'OMS*

Les relevés épidémiologiques faisant état de la répartition saisonnière de la rougeole et de la mortalité morbilleuse dans la colonie signalent des pics en période de chaleur d'avril à octobre. Les taux de létalité les plus importants furent enregistrés durant la même période avec des pointes en mai (2,4), juillet (2,3) et octobre (2,2).

D'autre part, la période qui coïncidait avec le mois de ramadan caractérisé par des restrictions alimentaires eut des effets fâcheux sur l'état nutritionnel des enfants. Ceux-ci, même à l'abri du jeûne, subirent d'importantes perturbations alimentaires. En l'absence de plats cuisinés pour eux, ils consommèrent les aliments à leur portée constitués de reliefs de la veille, alors que le repas du soir était pris souvent tardivement au moment où ils avaient sommeil.

La maîtrise de l'épidémie fut d'autant plus aléatoire qu'en l'absence de vaccin, les sulfamides utilisés à titre préventif ainsi que les ampoules et stocks de gammaglobuline servant de traitement et dont l'efficacité restait douteuse s'épuisèrent rapidement, étalant ainsi les limites de la thérapie moderne (médecine européenne) devant les flambées meurtrières de l'épidémie.

Pourtant, la diversité des thérapies traditionnelles[214] atteste que la prise en charge de la rougeole était fortement liée à la communauté. Les traitements et médications, prescrits et exécutés par les vieilles dames ou les mères, étaient préparés à base d'herbes, de plantes, de chair ou de peau animale et administrés sous forme de décoction. Alors que le suc de baobab était prescrit sous forme de tisane ou de crème souvent à base de miel comme anti-diarrhéique et collyre, les décoctions de peau de margouillat étaient confectionnées sous forme de soupe consommée par les malades.

[214] JEANNÈS M.B., 2001, *op. cit.*, p. 172-187.

Ailleurs, étaient administrés des bouillons à base d'excréments de poulets auxquels pouvaient s'associer des lavements par voie anale, des potions laxatives.

Les mesures préventives consistaient à anticiper la maladie en accélérant l'éruption afin d'améliorer les autres symptômes (toux, fièvre). En période de froid, lorsque la maladie était moins redoutable, l'enfant sain était contaminé volontairement par la mise en contact avec un rougeoleux. Pourtant, l'efficacité de ces savoirs traditionnels était, dans certaines circonstances, attestée.

Ces savoirs, savoir-faire traditionnels, pratiques et coutumes, relevant de systèmes autonomes de production, d'accumulation, de gestion et d'exploitation des connaissances destinés à répondre aux sollicitations des populations étaient souvent marginalisés, à défaut d'être combattus par le pouvoir colonial. La médication occidentale, ignorant l'approche traditionnelle de la maladie, considérait l'attitude des populations comme fataliste alors qu'il s'agissait pour elles d'une maladie universelle inévitable, d'une première initiation, voire d'une étape normale dans l'évolution de l'enfant. Aussi fallait-il laisser évoluer normalement la maladie, d'autant plus qu'elle était inéluctable.

Les syndromes de l'épidémie, notamment celui méningo-encéphalique, caractérisé par des troubles psychiques et des crises, renvoie, dans le registre de l'imaginaire collectif, au monde des mauvais esprits. La santé, dans le monde africain, étant le reflet et l'actualisation pratique d'un équilibre entre les forces maléfiques incarnées par les ténèbres, les mauvais esprits et les puissances protectrices reflétées par les génies et la lumière, la maladie résulte d'une rupture de l'équilibre du fait des mauvais esprits qui se nourrissent du principe vital. Dès lors, le rétablissement de l'équilibre, en l'occurrence la santé, doit s'opérer par une prise en charge sociale du malade.

A ce niveau magico-religieux, intervient souvent le guérisseur. Dans ces conditions, on devine aisément le recours des populations aux guérisseurs traditionnels dès que les épidémies se déclenchaient. D'autant plus que les limites des thérapies médicales modernes ouvrirent la voie aux pratiques clandestines et aux réticences des populations africaines. Parvenu, tardivement d'ailleurs en décembre 1955, dans les îles du Saloum, le médecin chef de la subdivision de Fatick fut frappé de la mort de 35 enfants décimés par l'épidémie de rougeole « après avoir été soumis, sur les conseils du sorcier du coin, à des immersions répétées plusieurs fois par jour dans la mer »[215].

Jusqu'à l'indépendance, la colonie du Sénégal est soumise à des épidémies meurtrières de rougeole qui, avec un tempo assez court, affectent la population infantile. Une enquête réalisée dans la Vallée du Fleuve Sénégal en 1957-58 révèle une forte létalité, avec 63 % des décès causés par la rougeole dans le groupe des enfants âgés de 1 à 4 ans. Les données de l'enquête MISOES remettent fortement en cause l'efficacité des thérapies

[215] ANS 1H89 (163), Direction Générale de la Santé publique. Confidentiel.

traditionnelles. Ce que, du reste, confirment les renseignements épidémiologiques fournis par l'OMS qui, malgré une sous-estimation importante, indiquent une nette progression de l'épidémie en 1960 et 1961 avec respectivement, 11527 et 15607 cas notifiés.

Après l'indépendance, la rougeole demeure une maladie redoutable. Témoin, une étude réalisée par l'UNICEF sur les enfants aboutit aux conclusions des moins reluisantes lorsqu'elle estime que « la rougeole paraît actuellement la maladie infectieuse la plus meurtrière pour l'enfant d'âge scolaire. Une enquête de la MISOES effectuée en 1956-1957 dans la Vallée du Sénégal, accorde à cette affection la responsabilité de 31% des décès avant un an et de 52,5% des décès entre 1 et 4 ans »[216]. En 1966, dans l'arrondissement de Ourossogui (région du Fleuve), l'épidémie de rougeole, apparue en février 1966, affligea la contrée et fit en une quinzaine de jours 250 morts[217].

Jusqu'aux années 1970, la rougeole reste une maladie grave, responsable de manière directe ou indirecte d'une mortalité infantile élevée, de l'ordre de deux tiers chez les enfants de 1 à 4 ans[218]. Une étude menée à l'hôpital de Fann par le service de pathologie infectieuse de le Faculté mixte de Médecine et de Pharmacie estime que sur 2300 malades hospitalisés durant le premier semestre de l'année 1961, 725 étaient des rougeoleux, soit environ un malade sur trois[219]. Des enquêtes effectuées à la fin des années 1960 par le Pr. Jean Sénécal dans les structures sanitaires confirment les mêmes tendances lorsqu'elles indiquent une forte mortalité due à la rougeole entre 1 et 5 ans, aggravée par l'état de malnutrition sur lequel elle évolue[220].

La mise au point d'un vaccin par Enders et Katz aux USA incita l'OCCGE à le tester dans ses Etats membres. Au Sénégal, le vaccin testé dans l'arrondissement de Tataguine et à Niakhar fut délaissé peu après, compte tenu de son innocuité jugée insuffisante par les autorités sanitaires[221]. Ce ne fut qu'après la mise au point d'un nouveau vaccin issu de la souche Schwarz qu'une étude pilote limitée à la zone de Khombole fut réalisée en 1965. Le succès consécutif à cet essai permit la généralisation du vaccin dans les Etats de l'OCCGE.

Au Sénégal, la vaccination contre la rougeole entamée à grande échelle à partir de 1968 grâce à l'appui de l'OMS et de l'UNICEF connut des

---

[216] ARMENGAUD M., LOUVAIN M., FRAMENT V., DIOP I. MAR, « La mort dans la rougeole en pays tropical », *B.S.M.A.N.L.F*, Vol. VII, 1er trimestre 1962, p. 197-220, p. 197.

[217] Discours d'Abdoulaye Ly lors de la cérémonie d'ouverture de la Conférence du CIE « Conditions de vie de l'enfant en milieu rural en Afrique » organisée à Dakar en février 1967.

[218] *Ibid.*

[219] *Id.*, p. 298.

[220] SÉNÉCAL J., Dupin H., « Les besoins nutritionnels de l'enfant au cours des premières années », *Les Carnets de l'Enfance,* No 15, juillet -septembre 1971, p. 58-71, p. 60.

[221] République du Sénégal, 1973, *IVe Plan Quinquennal de Développement Economique et Social*, 1973-1977, p. l98.

résultats éclatants. L'épidémie fut vite maîtrisée ; elle connut même un recul spectaculaire, le nombre de cas passant de 27148 en 1967 à 16354 l'année suivante[222]. Ce niveau s'est maintenu en 1971. Dans le Sine Saloum, la proportion de décès par rougeole passa de 11 et 22 % à 2 et 1 %. Toutefois, ces résultats probants furent compromis dès 1972 par la recrudescence de l'épidémie liée à l'insuffisance des moyens, au problème de conservation des vaccins et au relâchement des autorités politiques et médicales.

A partir des années 1970, les tendances indiquent des modifications épidémiologiques de nombreuses maladies comme la rougeole.

En ville, celle-ci ne sévit plus sous les formes de brutales flambées épidémiques identiques en milieu rural, mais plutôt comme un phénomène chronique affectant les jeunes citadins beaucoup plus tôt que les jeunes ruraux. Ce qui, du reste, vient confirmer les conclusions d'une étude réalisée depuis 1972 et qui procéda à la recherche simultanée des anticorps inhibant l'hémagglutinine virale dans les sérums de sujets citadins et ruraux[223].

Graphique 13 : Hémagglutinine virale dans les sérums de sujets citadins et ruraux

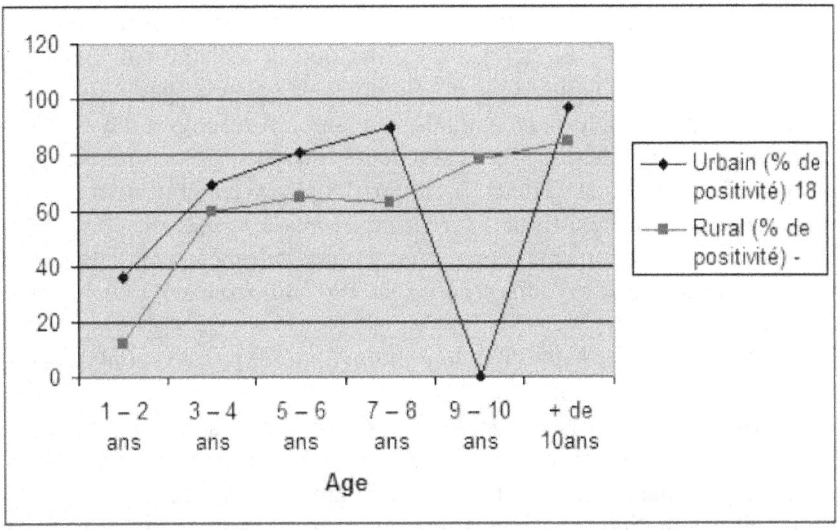

Source : Cantrelle P., 1972, « Recherche sur la morbidité et la mortalité différentielle urbaine-rurale au Sénégal », La croissance urbaine en Afrique noire et à Madagascar, Tome 1, CNRS, Paris, p. 317-357.

[222] BECKER C., 1997, « Tempo d'une épidémie sur quarante ans en Afrique occidentale : la rougeole » in *AOF : réalités et héritages*, p. 1240-1241.

[223] CANTRELLE P., 1972, « Recherche sur la morbidité et la mortalité différentielle urbaine-rurale au Sénégal », in *La croissance urbaine en Afrique noire et à Madagascar,* Tome 1, CNRS, Paris, p. 317-357.

La virose affecte, en milieu rural, les enfants à un âge un peu plus élevé qu'en milieu urbain. En outre, l'infection morbilleuse évolue, en milieu urbain, à l'état endémique alors qu'en zone rurale, elle sévit de manière récurrente en épidémies de moindre intensité de courte durée et séparées de plusieurs années.

2. La poliomyélite

C'est à partir de la seconde moitié du XIXe siècle que débutèrent des études dans *les* pays scandinaves où la poliomyélite soumettait à rude épreuve la population infantile. A la fin du XIXe siècle, les chercheurs suédois, notamment Medin, grâce aux études menées sur les plans clinique et épidémiologique, permirent des percées significatives dans la connaissance de cette maladie qui, à l'époque, fut dénommée « paralysie infantile », compte tenu des ravages exercés particulièrement chez les jeunes enfants.

Au début du siècle, plus précisément en 1909, les recherches entreprises par Landsteiner, Flexner, Popper, Lewis, Levaditi et Noguichi approfondirent la connaissance de l'étiologie de la poliomyélite, suite à la reproduction expérimentale de la maladie chez le singe supérieur (*Macacus rhésus*, *Macacus cynomolgus*). En effet, on estime que la maladie simienne, aussi bien sur les plans clinique, épidémiologique et anatomo-pathologique, est totalement superposable à la maladie humaine. Au congrès de Berne, en reconnaissance au mérite des chercheurs suédois, la poliomyélite fut dénommée « maladie de Heine–Medin ». D'autres congrès internationaux (Copenhague, Bruxelles, Rome) furent consacrés à la maladie très liée aux flux migratoires et considérée comme « ubiquitaire et mondiale »[224]. La conférence de Genève organisée en juillet 1957 fut axée sur l'évaluation de la vaccination.

En AOF, c'est sur le tard que la poliomyélite fut prise en compte dans la nomenclature nosologique. Au Sénégal, c'est, timidement, à partir des années 1940 et plus vigoureusement au début des années 1950 que la poliomyélite, désormais maladie à déclaration obligatoire, commence à apparaître régulièrement dans les statistiques sanitaires. L'épidémie de poliomyélite singulièrement meurtrière qui visita la capitale fédérale en 1954 pourrait, à coup sûr, expliquer l'attention, désormais toute particulière, accordée à la « paralysie infantile ».

Par ailleurs, rien ne semble indiquer l'inexistence, auparavant, de la poliomyélite dans la colonie, surtout en milieu rural, qui se particularise, comparé aux zones urbaines, par une couverture sanitaire bien insuffisante. D'autant plus que des études ont mis en évidence une grande prolifération des virus poliomyélitiques au sein des populations des régions africaines où

---

[224] CROSNIER R., « Poliomyélite, maladie d'actualité », *Médecine Tropicale* 1958, Volume 18, N° 2, p. 205-227, p. 206.

ces études ont été entreprises[225]. Ces recherches concordent sur la prévalence, à l'état endémique, de la poliomyélite dans tous les territoires de l'AOF. Aussi bien à Popenguine, Mont Rolland qu'à Dakar des prélèvements de sérum effectués en 1957 sur 366 enfants signalent l'existence de trois types de virus poliomyélitiques (précocité et intensité de l'acquisition des trois types d'anticorps) et une surinfection permanente au sein des populations de la région dakaroise[226].

La difficulté à établir un diagnostic pour les formes atypiques ou frustes, occultes ou inapparentes, « la polysymptomatologie éventuellement diffuse, et, partant, extrêmement variée et nuancée de la poliomyélite »[227] devrait inciter tout observateur averti à manipuler avec circonspection les statistiques sanitaires officielles. D'autant plus que, « généralement faussées à la base, elles pêchent toujours par défaut et jamais par excès »[228].

Jusqu'en 1954, les rares cas de poliomyélite ne se manifestaient que de façon sporadique. Aussi 20 cas seulement en 1942 et 30 en 1948 furent-ils relevés à Dakar[229]. Sur la base de ces statistiques officielles bien douteuses, les autorités sanitaires estimaient que « les maladies à virus neurotropes ne sont pas très fréquentes à Dakar, puisque du 1er janvier 1951 au 1er novembre 1952, nous avons observé chez les enfants africains de l'Hôpital Principal 30 syndromes neurologiques aigus, d'origine virale vraisemblables, soit 4 % des hospitalisations. Chez l'enfant européen, les poliomyélites sont assez rares, puisque nous n'en avons observé que 7 cas au cours des années 1951 et 1952 »[230].

Ainsi, on peut comprendre aisément le désarroi et la surprise des autorités sanitaires de la colonie dès le déclenchement de l'épidémie de poliomyélite avec paralysie à Dakar en 1954. Les statistiques, même limitées dans les centres urbains, laissent deviner que la colonie fut sérieusement affectée par l'épidémie : 132 cas constatés à Dakar, 78 cas évacués des villes environnantes en provenance, pour l'essentiel de Thiès (21), Kaolack (28), Rufisque (15)[231]. En un trimestre (du 9 avril au 9 juillet 1954), 210 patients furent traités dans les structures hospitalières dakaroises.

A l'Institut Pasteur de Dakar, des recherches furent menées aux fins de reproduire la maladie chez le singe à partir de selles de malades. Si cette

---

[225] SAÏD G., *et al.*, « Etude des anticorps neutralisant les virus de la poliomyélite chez trois groupes d'enfants africains de la région de Dakar »,. *Bull. Soc. Méd. Afr. N.*, 1959, Vol. IV, N° 2, p. 143-153.

[226] *Ibid.*

[227] CROSNIER R., « Poliomyélite, maladie d'actualité », *Médecine Tropicale*, 1958, Volume 18, N° 2, p. 205-227, p. 207.

[228] *Ibid.*, p. 206.

[229] KOERBER R., THIERY G, « Note sur l'étude expérimentale du virus poliomyélite au cours de l'épidémie dakaroise de 1954 », *Bulletin Médical de l'AOF,* 1956, N° 1, p. 93-106, p. 93.

[230] *Ibid.*

[231] CRESTE L., BRETEAU H., *La poliomyélite à Dakar. Epidémie de mars-août 1954. Bref aperçu de l'affection en AOF*, Dakar, Rapport non publié.

expérience fut couronnée de succès, en revanche les passages à la souris et singe-souris se soldèrent par des échecs (aucune souche n'a pu être adaptée à la souris blanche).

Conclusion

Au Sénégal, les maladies virales ont sensiblement affecté la population infantile et, du coup, posé un problème de santé publique majeur. Alors que la variole fut prise en charge dès le début du XXe siècle, les épisodes infectieux dans la prime enfance (rougeole, poliomyélite), malgré leur virulence, ne furent que tardivement une préoccupation majeure de l'administration coloniale. Il fallut attendre les années 1930, suite à la maîtrise des grandes endémies décimant la population européenne (fièvre jaune, etc.) et face aux préoccupations de mise en valeur des colonies pour voir l'action médicale s'orienter vers les maladies de l'enfance, à l'image de la rougeole. L'option des autorités sanitaires semble validée par les conclusions d'enquêtes démographiques ciblant la mortalité infantile comme facteur de dégénérescence de la race noire au moment où s'imposait la mobilisation de la main-d'œuvre pour rentabiliser les colonies. La politique de régénérescence de la race noire commande une réduction de la morbidité et de la mortalité des enfants. Pour valider une telle option, furent produits et « mis en scène » des statistiques et renseignements sanitaires dans l'optique de justifier l'urgence d'une prise en charge des pathologies infantiles. On peut comprendre, dans un tel contexte, que dès les années 1930, la rougeole occupe une place de plus en plus importante dans les statistiques sanitaires, alors que la poliomyélite ne figura parmi les priorités sanitaires qu'après la Seconde Guerre mondiale.

CHAPITRE II

LES MALADIES PARASITAIRES

Les maladies parasitaires (maladies parasitiques) ou parasitoses réfèrent à l'ensemble des pathologies provoquées par des parasites. Parmi ces pathologies, figurent le paludisme, la fièvre jaune, la peste, le typhus, la trypanosomiase, etc. Très tôt, dans plusieurs sociétés, moustiques et puces, poux, oxyures et les ascaris de même que tiques, sangsues et autres buveurs de sang furent identifiés comme des parasites. L'étude des parasites (végétaux et les animaux) relève de la parasitologie. Les avancées enregistrées dans la parasitologie furent rendues possibles grâce aux innovations et améliorations techniques de la microscopie optique et les travaux de Pasteur relatifs à la nature vivante des germes pathogènes, aux méthodes de prophylaxie par la vaccination, et de thérapeutique grâce aux sérums spécifiques.

Les innovations techniques (microscopes) et les découvertes de Louis Pasteur vont baliser la voie à des progrès décisifs dans la parasitologie. Dès 1875, Loesch découvre l'amibe dysentérique et met en évidence son rôle pathogène. En 1880, Alphonse Laveran identifie en Algérie, à Constantine, l'hématozoaire responsable du paludisme. A la fin du XIXe siècle, les travaux de R. Rosst démontrent que l'infection palustre est exclusivement transmise par la piqûre des moustiques du genre *Anopheles*. Au début du XXe siècle, les trypanosomes de la maladie du sommeil africaine sont identifiés en 1902 par Fordes et Dutton.

Aggravées par les conditions d'hygiène et la malnutrition, les maladies parasitaires, à l'image du paludisme, des parasitoses intestinales et de la bilharziose alimentent sensiblement la morbidité et la mortalité infantiles dans la colonie.

1. Le paludisme

Au Sénégal, le paludisme pose un véritable problème de santé publique. Facteur essentiel de régression économique, obstacle majeur à l'implantation européenne et au développement du continent africain[232], le paludisme

[232] BERNARD P.M., « Le paludisme, problème de santé publique », *Médecine Tropicale* N° 2, 1957, p. 224-228, p. 228.

demeure la grande pandémie coloniale et le Sénégal lui paie un lourd tribut ; dans la colonie, il « reste le grand ennemi de la colonisation »[233].

Assez tôt, il constitua une préoccupation des autorités coloniales, l'enjeu majeur étant le contrôle du paludisme aux fins de réduire la morbidité et la mortalité occasionnées par l'affection palustre. Il fallait, sous peine de compromettre le projet colonial, s'attaquer aux grandes endémies (paludisme, fièvre jaune) qui éprouvaient la colonie.

Présentement, le paludisme demeure une préoccupation majeure des autorités sanitaires. D'autant plus que la multiplication des foyers larvaires, la résistance aux médicaments, la permanence des moustiques et la modification de l'environnement ont occasionné un phénomène d'accommodement à cette maladie qui, avec une remarquable constance, pose un réel problème de santé publique.

a) Paludisme et colonisation : histoire d'une pathologie sentinelle des côtes ouest-africaines

Elément prégnant dans le tableau nosologique du Sénégal, le paludisme, depuis l'implantation des premiers expatriés européens, n'a cessé d'être une préoccupation majeure des autorités sanitaires de la colonie[234]. En effet, « le paludisme est toujours l'endémie la plus répandue et l'une des plus redoutables »[235]. Ainsi, hors de doute que dans la colonie, « le paludisme [représente] un problème de santé publique »[236] majeur.

Aux dires du Dr. Lefèvre, « Il n'est pas d'affection mieux connue que la malaria ; elle est universellement répandue. C'est au paludisme que l'humanité paie un lourd tribut. Elle constitue un danger social au premier chef, soit par la mortalité et surtout la mortinatalité qu'elle entraîne, soit par les invalidités qu'elle détermine. Elle entrave dans une large mesure nos efforts de colonisation »[237]. Ainsi, « le paludisme est donc le grand ennemi à combattre », selon le Dr A. Kermorgant[238].

D'après les statistiques coloniales, l'endémie cause, à elle seule, plus de mal à l'Européen que toutes les autres réunies. En 1900, 1168 impaludés furent recensés à Saint-Louis sur les 2052 entrées, soit plus de la moitié.

---

[233] Dr. Hernan, « Les maladies transmissibles observées dans les colonies françaises et territoires sous mandat pendant l'année 1928 », *AMPC,* 1931, Tome XXIX, p. 5 -131, p. 37.

[234] Thiaw A., *Histoire d'une pathologie tropicale : le paludisme à Dakar de 1902 à 1960*, Mémoire de maîtrise d'Histoire, FLSH, UCAD, 2011.

[235] Dr. Lefèvre, « Les maladies transmissibles observées dans les colonies françaises et territoires sous mandat pendant l'année 1930 », *AMPC*, 1932, p. 296.

[236] Bernard P.M., « Le paludisme, problème de santé publique », *Médecine Tropicale* N° 2, 1957, p. 224-228.

[237] *Id.,* p 339-340.

[238] Dr Kermorgant A., « Les maladies endémiques, épidémiques et contagieuses qui ont régné dans les colonies françaises en 1903 », *AHMC,* 1904, Tome Huitième, p. 424-453, p. 447 Paris, I.N.

Pourtant, les Africains ne sont guère épargnés. Le Dr. Kermorgan ne dit autre chose lorsqu'il affirme : « Au Sénégal, le paludisme est l'affection la plus fréquente chez les Européens dans tous les postes. Les indigènes n'en sont pas exempts ; les cas de splénomégalie et de cachexie ne sont pas rares chez les enfants. »[239]

Tableau 27 : Paludisme dans les hôpitaux civils et militaires du Sénégal : morbidité et mortalité.

Années	Nombre de journées			Nombre de cas			Nombre de décès		
	Europ.	Indig.	Total	Europ.	Ind.	Total	Europ.	Ind.	Total
1905	11573	580	12153	739	49	788	9	3	12
1906	17567	605	18172	1261	53	1314	10	2	12
1907	12480	1356	13836	878	49	927	15	2	17
1908	14735	769	15504	1068	47	1113	4	3	7
1909	16158	1433	17591	1224	74	1298	6	2	8

Source : Dr. Merveilleux, « Notes sur la situation sanitaire du Sénégal pendant l'année 1909 (morbidité et mortalité, mouvement de la population, etc.) », *Annales d'Hygiène et de Médecine Coloniales*, Tome XIII, Paris, Doin, 1910, p. 676-704, p. 693.

Les relevés statistiques des hôpitaux civils et militaires de la colonie montrent une progression du paludisme de 1905 à 1909. Le nombre de journées d'hospitalisation passe de 11573 en 1905 à 16158 en 1909 chez les Européens, soit une augmentation de 4585 contre 853, s'agissant des Africains.

Dans la colonie, les recherches sur l'anophélisme (anophèles gambiense ou costalis, pharoensis) et sur le réservoir de virus indiquent un index hématologique élevé, reflet d'une endémicité palustre. A Dakar, André Léger relève, en 1919, un index hématologique de 39%. Trois années plus tard, Marcel Léger et A. Baurry notent 42,3%[240].

Il est hors de doute que l'affection palustre marque la nosologie du Sénégal et représente, à lui seul, pour l'élément européen les 46% de la morbidité générale et les 56 % de la mortalité[241]. Ainsi, en 1903, « sur les 1000 entrées dans les hôpitaux [du Sénégal], on en a compté 629 pour le

---

[239] Dr Kermorgant A., « Les maladies endémiques, épidémiques et contagieuses qui ont régné dans les colonies françaises en 1905 », *AHMC,* 1907, Tome XX, p. 285-312 Paris, I.N, p. 307.

[240] Robin C., Brochen L., « Le paludisme à Dakar », *Médecine Tropicale,* 1946, N° 1, p. 52-62, p. 52.

[241] Dr. Kermorgant A., « Les maladies endémiques, épidémiques et contagieuses qui ont régné dans les colonies françaises en 1904 », *AHMC* 1906, Tome IX, p. 349-377, Paris, I.N.

paludisme»[242]. En 1904 et 1905 ont été enregistrées respectivement 407 et 242 entrées[243]. Plus de deux décennies plus tard, la même tendance se dégage avec, de 1926 à 1930, 1209 cas et 27 décès chez les Européens, contre 18375 cas et 108 décès[244] pour la population africaine.

Le cycle du paludisme poursuit une courbe mensuelle presque horizontale en janvier, février, mars et avril, avant de commencer à se relever en mai et à atteindre sa pointe en octobre pour redescendre ensuite et revenir en deux mois à son point de départ[245]. La pointe est atteinte en saison chaude ou hivernage avec une recrudescence de juin à janvier. Ainsi, sur 1133 entrées dans les hôpitaux en 1902, 1045 ont eu lieu de juin à décembre inclus, tandis que l'on n'en compte que de 88 de janvier à mai inclus, période qui coïncide avec la saison fraîche et à la rareté des moustiques[246]. Le Médecin-Colonel Grosfillez constate, une trentaine d'années plus tard, la même tendance de la courbe des cas enregistrés dans les dispensaires du Sénégal où, en 1932, 850 cas furent traités en janvier, 1250 en décembre, en passant par un minimum en avril (550 cas) et un maximum de 1850 cas en septembre[247].

Contre « le grand ennemi de la colonisation »[248], la science outre-mer s'est investie, dès le XIXe siècle, dans la recherche aux fins de maîtriser, à défaut d'éradiquer, la « grande pandémie coloniale »[249]. Dans les faits, le problème posé par le paludisme dans les colonies a contribué grandement à la recherche médicale, à la naissance de branche particulière de science médicale comme la médecine tropicale, la pathologie exotique et l'entomologie médicale.

En effet, s'il est admis que généralement on soigne pour guérir, encore faudrait- il, au préalable, savoir pour soigner, même si on peut, en situation coloniale, soigner pour savoir (expériences, cobayes humains).

Longtemps durant, les insectes ont pesé sur la destinée des hommes sans pour autant que ceux-ci saisissent, à leur juste valeur, leur action néfaste

---

242 Dr. KERMORGANT A., « Les maladies endémiques, épidémiques et contagieuses qui ont régné dans les colonies françaises en 1903 », *AHMC,* 1904, Tome VIII, p. 424-453. Paris, I.N, p. 446.

243 Dr. KERMORGANT A., « Les maladies endémiques, épidémiques et contagieuses qui ont régné dans les colonies françaises en 1905 », *AHMC,* 1907, Tome X, p. 285-312 Paris, I.N, p. 307.

244 Dr. LEFÈVRE, « Les maladies transmissibles observées dans les colonies françaises et territoires sous mandat pendant l'année 1930 », *AMPC,* 1932, p. 341.

245 Dr. KERMORGANT A., « Les maladies endémiques, épidémiques et contagieuses qui ont régné dans les colonies françaises en 1903 », *AHMC,* 1904, Tome VIII, p. 424-453. Paris, I.N, p. 441.

246 *Ibid.*

247 Médecin-Colonel Grosfillez, « Les principales maladies transmissibles observées dans les colonies françaises et territoires sous mandat en 1932 », *AMPC,* 1934, Tome XXXII, p. 181.

248 Dr. HERNAN, « Les maladies transmissibles observées dans les colonies françaises et territoires sous mandat pendant l'année 1928 », *AMPC,* 1931, Tome XXIX, p. 5 -131, p. 37.

249 *Ibid.*

sur la santé humaine et animale. Ces arthropodes pathogènes – poux, puces, moustiques, mouches, tiques – aussi minuscules soient-ils, ont imprimé leurs marques et déterminé les crises sanitaires et endémo-épidémies du passé qui, tels la peste, le typhus exanthématique, le paludisme, la trypanosomiase, ont, dans certains contextes, réorienté le cours de l'histoire ainsi que la destinée des hommes. Toutefois, les soins, protocoles thérapeutiques, de même que la prophylaxie et la guérison nous autorisent à considérer deux questions fondamentales : « qui agresse et comment agresse- t- il » ?

Dans ces conditions, on peut admettre que l'étiologie, la nosologie et la nosographie des affections ainsi que l'entomologie médicale peuvent être grandement solidaires dès l'instant où cette dernière procède à l'identification de l'agent vecteur des germes pathogènes. En effet, « l'entomologie médicale définit les rapports qui existent entre les arthropodes et la santé de l'homme. Elle est donc du domaine de la médecine et de l'hygiène et du domaine de la zoologie »[250]. L'entomologiste, sous ce rapport, peut dispenser le médecin clinicien de diagnoses souvent fastidieuses.

En effet, l'entomologiste médical dans ses connaissances accessoires fait appel à des sciences connexes. Aussi l'étude des vecteurs du paludisme, les anophèles, requiert-elle la connaissance de plusieurs disciplines (zoologie, botanique, géologie, pédologie, chimie, protozoologie, hydrologie, topographie)[251].

C'est à la recherche scientifique, particulièrement à l'entomologie médicale, à partir de la deuxième moitié du XIXe siècle, qu'il revenait d'abord de mettre en évidence la transmission de graves pathologies par des insectes parasites avant de dévoiler, par la proclamation de la croisade contre ces minuscules espèces, les moyens de les combattre[252].

Trois étapes sont à distinguer dans la recherche entomologique coloniale. La première concerne la systématique des espèces incriminées, axée sur l'étude de leur morphologie, leur position dans la nomenclature zoologique, les stades de développement, la biologie (durée du cycle, nutrition, conditions de reproduction)[253]. La deuxième étape est relative à l'étude des rapports entre l'arthropode et le parasite qu'il héberge (moyens et voies d'infestation, identification du cycle du parasite, les conditions de son inoculation à l'homme ou à l'animal). Ce n'est qu'après que l'entomologie, enfin, s'attèle aux méthodes de lutte contre l'arthropode vecteur, les moyens et procédés pour son éradication ou, à défaut, son innocuité, les mesures nécessaires pour préserver l'homme ou l'animal de ses méfaits.

---

[250] HOLSTEIN M, « L'entomologie médicale », *Bul. Méd. AOF*, 1949, N° spécial, p. 151-155, p. 151.

[251] *Id.*, p. 153.

[252] MISSIROLI A, « Le contrôle des insectes de la maison et de l'homme », *Médecine. Tropicale*, 1950, No 1, p. 5-25, p. 5.

[253] HOLSTEIN M, *op. cit.*, p. 153.

Le docteur J. Saint-Etienne estime que « l'un des progrès les plus remarquables de la médecine préventive ...a été le perfectionnement des méthodes de lutte contre les insectes d'importance médicale... »[254].

Si, dans les colonies britanniques, le London School of Hygiene and Tropical Medicine constitue la référence, dans la fédération de l'AOF, la recherche scientifique coloniale en entomologie médicale a été impulsée par le Pr. Roubaud et complétée par l'Institut Pasteur et l'ORSTOM qui ont été les principaux laboratoires d'entomologie.

Le moustique, agent vecteur de la fièvre jaune et du paludisme, figure parmi les préoccupations de l'entomologie médicale dans les colonies. Contre le frein à la mise en valeur[255], la recherche coloniale s'est investie, dès le XIXe siècle aux fins de maîtriser, à défaut d'éradiquer la « grande pandémie coloniale »[256]. Après la Seconde Guerre mondiale, les recherches entomologiques et la lutte anti-moustiques pour se protéger des maladies transmises et des méfaits de leurs piqûres s'orientèrent vers la limitation, voire l'éradication totale, l'attaque des stades aquatiques ou adultes.

D'ailleurs, la lutte contre les moustiques est fortement recommandée par la Société de Pathologie Exotique, qui, dans sa séance du 11 mars 1925, préconise la mise en place de services de lutte antipaludique dans les colonies ainsi que des mesures anti-larvaires (suppression des gîtes, destruction des larves) accompagnées de mesures antiparasitaires (distribution de quinine)[257].

L'introduction de puissants insecticides tels le DDT, l'hexachlorure de benzène complètent les méthodes standard (treillage métallique, obturation, incinération)[258].

Dans la colonie du Sénégal, l'étude de l'affection qui « atteint Européens et indigènes et qui constitue un obstacle à la colonisation sous les tropiques »[259] figura au rang des priorités du Laboratoire Microbiologique de Saint-Louis dès la fin du XIXe siècle. Les travaux du Dr. Marchoux, chef du laboratoire de Saint-Louis s'inscrivent dans le même sillage que ceux du Dr. Laveran qui identifia le moustique en 1896, découverte cruciale qui fut confirmée par les recherches du Dr. Anglais R. Ross et du savant allemand R. Koch. Pour le Dr. Marchoux, l'agent vecteur est à rechercher dans les moustiques qui se multiplient dans les marais et eaux stagnantes et peuvent transmettre « à l'état de larves une maladie particulière appelée coccidiose du tube

---

254 SAINT-ETIENNE J., « Entomologie Médicale », *Médecine Tropicale,* 1947, N° 4, p. 350-360, p. 350.

255 Dr. HERNAN, « Les maladies transmissibles observées dans les colonies françaises et territoires sous mandat pendant l'année 1928 », *AMPC,* 1931, Tome XXIX, p. 5-131, p. 37.

256 *Ibid.*

257 « Instruction pratique pour la lutte contre le paludisme (adoptée par la Société de Pathologie Exotique dans sa séance du 11 mars 1925) », *AMPC,* 1925, Tome XXIII, p. 344.

258 SAINT ETIENNE J., *op. cit.,* 360.

259 Dr. MARCHOUX, « Fonctionnement du laboratoire de microbiologie de Saint-Louis (Sénégal) et note sur la dysenterie des pays chauds », *AHMC,* 1900, Tome III, p. 119-131 Paris, I.N, p. 120.

digestif… »[260]. Selon Marchoux, « ce genre d'infection, commun chez les animaux qui vivent dans les eaux stagnantes, est causé par un petit être qui se développe dans les cellules de l'intestin et qui, au moment où la larve se transforme en insecte parfait, émigre vers les glandes salivaires après avoir produit un grand nombre de germes. Ceux-ci sont inoculés sous la peau par l'insecte suceur, en même temps que le venin secrété par les glandes salivaires. Le germe trouve dans le sang humain un milieu propice à son existence ; il s'y développe et s'y multiplie. De 15 à 20 jours après cette inoculation, le nombre de parasites est assez grand pour provoquer un accès ou une série d'accès de fièvre »[261].

Contrairement à une idée répandue de l'époque, Marchoux reconnaît le caractère universel de la pandémie qui affecte aussi bien les Européens que les Africains. Dans les faits, estime Marchoux, « Les observations faites depuis trois années au Sénégal ont encore permis de reconnaître que les Européens sont loin d'être les seuls à payer un lourd tribut au paludisme. Les habitants du Sénégal et les Noirs sont, eux aussi, fortement et fréquemment atteints »[262].

La lutte anti-palustre pour les autorités sanitaires repose sur la prophylaxie individuelle par la « quininisation préventive » ainsi que la « prophylaxie collective par la lutte anti-anophélienne »[263]. En effet, l'efficacité de la quinine n'est plus à démontrer, d'après le constat de Marchoux, surtout qu'elle « agit spécialement sur l'organisme qu'elle empêche de pulluler… c'est ainsi qu'elle guérit les accès »[264] à condition de prolonger le traitement, car « la quinine doit être administrée, non seulement dans le cours des accès de fièvre, mais encore quotidiennement durant les 15 jours qui suivent »[265].

La Commission du Paludisme de la Société des Nations (SDN) rejoint les suggestions de Marchoux une trentaine d'années plus tard lorsque, dans sa réunion du 20 au 21 mai 1930 à Alger, elle recommande l'utilisation dans le traitement du paludisme des « quinetums », de tous les alcaloïdes de l'écorce de quinquina, soit séparément, soit sous forme de mélange d'alcaloïdes totaux[266].

---

[260] *Id.*, p. 121.

[261] *Ibid.*

[262] *Idem*, p. 122.

[263] Dr. LEFÈVRE, « Les maladies transmissibles observées dans les colonies françaises et territoires sous mandat pendant l'année 1930 », *AMPC,* 1932.

[264] Dr. MARCHOUX E., « Fonctionnement du laboratoire de microbiologie de Saint Louis (Sénégal) et note sur la dysenterie des pays chauds », *AHMC,* 1900, Tome III, p. 119-131, Paris, I.N, p. 121.

[265] *Ibid.*

[266] Dr. PELTIER, « Rapport sur les questions étudiées par la Commission du Paludisme de la Société des Nations réunie à Alger du 20 au 21 mai 1930 », p. 171-178, *AMPC,* 1931, Tome XXIX, p. 74.

Les mélanges d'alcaloïdes furent mis au point par la recherche de savants allemands avec la plasmochine qui n'est pas un dérivé de la quinine mais de la quinoléine préparée synthétiquement.

Après la Seconde Guerre mondiale, la quinine, après un siècle de loyaux services, cède le pas aux antipaludiques de synthèse, médicaments industriels utilisés dans la chimiothérapie du paludisme[267] et qui eurent une heureuse influence sur la morbidité et la mortalité palustres. Dans les faits, s'agissant de la chimiothérapie du paludisme, la quinine a montré ses limites face aux rechutes et à la fièvre tierce bénigne. S'y ajoute son coût dissuasif comparé aux synthétiques. Le Dr. Pille évalue, entre les synthétiques et la quinine, un écart de 100 millions de francs pour la protection de 125 millions de personnes[268].

Il est permis de penser que le contexte international, avec le second conflit mondial, a lourdement pesé dans l'avancée de la chimiothérapie du paludisme. En vérité, la conflagration internationale, l'insécurité des océans, la précarité du ravitaillement en écorces de la quinine d'Indonésie qui assure 90% de la production mondiale, la mise à rude épreuve par l'affection palustre des opérations militaires en milieu tropical créèrent les conditions de l'essor des antipaludiques de synthèse. Ainsi, au blocage des 90% des sources de quinine, s'ajoutent les ravages de la malaria au sein des troupes alliées, notamment américaines, engagées dans la bataille du Pacifique. En Birmanie, le paludisme fait 10 fois plus d'indisponibles que les pertes au combat. La recherche intensive menée à grande échelle aux USA où 15000 substances sont expérimentées sur la malaria aviaire et sur l'homme[269] sauve les soldats américains de la déroute et de la catastrophe grâce à la quinacrine. La recherche américaine aboutit à la mise en évidence de l'intérêt des 4 - amino – quinoléines et des 8 - amino – quinoléines consignée dans le rapport de Wiselogle.

Dans les colonies françaises d'Afrique noire (Cameroun, Togo, Haute-Volta, Sénégal, Dahomey), les campagnes antipaludiques, entamées à partir de 1953, sont basées sur la pulvérisation d'insecticides à effet rémanent (DDT, HCM) à l'intérieur des habitations. Le secteur de Thiès fut choisi comme zone pilote avec l'érection du Service de Lutte Anti Paludique (SLAP). Après quelques années, les premiers résultats furent mitigés. Deux facteurs, selon le Dr. P.M. Bernard, peuvent expliquer ces limites[270].

Le premier est à rechercher dans certaines coutumes liées au fait que beaucoup d'Africains passent la nuit dehors du fait de la chaleur ou pour surveiller leurs cultures, sans compter les distractions nocturnes. De sorte

---

267 PILLE G., « Considérations pharmacologiques sur les antipaludiques de synthèse », *Médecine Tropicale*, 1952, N° 6, p. 707-712, p. 707.

268 *Ibid.*, p. 708.

269 PILLE G., *op. cit.*, p. 713.

270 BERNARD P.M., « Le paludisme, problème de santé publique », *BM AOF*, 1957, No 2, p. 224-228, p. 226.

que « le pourcentage des vecteurs qui ont la faculté de piquer l'homme sans rencontrer un insecticide sur leur chemin est suffisamment élevé »[271].

Le second facteur incriminé par P.M. Bernard réside dans la circonscription de la lutte dans des espaces réduits, à l'image du secteur de Thiès. De sorte que les résultats « des zones pilotes, souvent très petites, sont faussés par les apports extérieurs »[272].

b) Le paludisme et l'enfant

La population infantile est mise à rude épreuve par l'infection palustre qui joue un rôle déterminant dans la mortalité infantile du premier âge.

Le corps médical s'accorde sur les ravages de l'infection paludéenne au sein de la population infantile. « L'infection paludéenne, aux dires du médecin A. Sice, par l'étendue et la gravité de ses atteintes, est, en Afrique, la cause la plus importante peut-être de mortalité infantile »[273]. En vérité, contrairement à une idée répandue à l'époque, considérant les Noirs comme immunisés et épargnés de la malaria, « la mortalité par fièvre paludéenne est, chez les enfants noirs, beaucoup plus considérable qu'on ne le pense, ainsi qu'ont permis de le constater les examens microscopiques pratiqués sur le sang d'un certain nombre de malades»[274].

Ces propos de Marchoux sont du reste partagés par le Dr A. Kermorgant qui, tout de même, reconnaît la fréquence, chez les enfants, des cas de splénomégalie et de cachexie occasionnés par l'endémie palustre[275]. Les conséquences de celle-ci sont d'autant plus dramatiques que « les enfants, amenés trop tard au dispensaire sont souvent la proie d'accès pernicieux »[276] qui, la plupart du temps, se singularisent par des crises d'hystérie ou d'épilepsie. Dans les faits, la forme épileptoïde, fréquente dans l'épidémie de malaria, est « la règle chez les jeunes enfants »[277]. Ainsi, les enfants sont particulièrement affectés par l'endémie palustre qui figurait au premier rang des causes de morbidité et de mortalité infantiles. En 1914, 61,3 % des enfants sont touchés par l'affection palustre à Gorée, et 75 % en Casamance.

---

[271] *Ibid.*

[272] *Ibid.*

[273] SICE A., « Rôle social du médecin colonial en Afrique française », *Médecine Tropicale*, No 3, 1944, p. 185-193, p. 190.

[274] Dr. MARCHOUX, « Fonctionnement du laboratoire de microbiologie de Saint-Louis (Sénégal) et note sur la dysenterie des pays chauds », *AHMC*, 1900, Tome III, p. 119-131 Paris, I.N, p. 122.

[275] Dr KERMORGANT A., « Les maladies endémiques, épidémiques et contagieuses qui ont régné dans les colonies françaises en 1905 », *AHMC*, 1907, Tome XX, p. 285-312, Paris, I.NP, p. 307.

[276] Médecin-Colonel GROSFILLEZ, *op. cit.*

[277] Dr. DEVAUX E., « Contribution à l'étude des accès pernicieux palustres », p. 326-328, *AHMC,* 1898, Tome I, Paris, I.N, p. 328.

En 1945, le paludisme représentait 20 % des décès annuels à Dakar[278]. Une enquête menée à Dakar en période endémique (octobre-novembre 1943) auprès de 400 enfants de 0 à 15 ans de la zone du Champ de Course (près de la Médina) indique que la capitale fédérale, hormis le quartier européen, représente une région de forte endémicité palustre[279]. Plus de la moitié des enfants (262) étaient parasités, comme du reste l'illustrent les résultats. L'index hématologique, de 91,8% pour les enfants de 0 à 5 ans, s'élevait à 87,9% de 5 à 10 ans et à 82,7% de 10 à 15 ans.

Quant à l'index plasmodique, il évolue aussi en fonction de l'âge : 95,3% de 0 à 5 ans, 87,5% de 5 à 10 ans et 82,7 % de 10 à 15 ans. L'index splénique suit une évolution inverse, avec, 45,9% de 0 à 5 ans, 56,7% de 5 à 10 ans et 82,7 % de 10 à 15 ans. La sérologie incrimine trois variétés d'anophèles avec des taux fort variables : *plasmodium praecox* (82,4%), *plasmodium malariae* (15,4%) et *plasmodium vivax* (2,2%). Ce que les statistiques donnent à lire comme leçon peut se résumer en ceci : la corrélation entre l'âge et le degré d'affection palustre, dès lors que les plus jeunes constituent la cible privilégiée.

En milieu rural, les mêmes tendances se dégagent. En témoignent ces enquêtes menées entre 1964 et 1966 dans deux villages de la zone de Khombole : Mbourouaye et Piroumndary. En effet, les études constituent des indicateurs du degré d'infestation palustre chez les enfants de 0 à 12 ans en même temps qu'ils permettent d'apprécier, en fonction de l'âge et des variations saisonnières, le retentissement hématologique du paludisme chez l'enfant[280].

---

[278] Voir à ce propos THIAW A., *Histoire d'une pathologie tropicale : le paludisme à Dakar de 1902 à 1960,* Mémoire de maîtrise d'Histoire, FLSH, UCAD, 2011.

[279] ROBIN C, BROCHEN L., « Le paludisme à Dakar », *Médecine Tropicale,* 1946, N° 1, p. 52-62, p. 53.

[280] LARIVIÈRE M., DIALLO S., RAYBAUD N., VILLOD M. Th., DIAGNE S., « Infestation palustre des enfants de deux villages de zone rurale sahélo-saharienne au Sénégal ». *Conditions de vie de l'enfant en milieu rural en Afrique*, CIE, Réunions et Conférences XIV, Institut de Pédiatrie Sociale, Dakar, février 1967, p. 159-165, p. 159-160.

Graphique 14 : Indicateurs du paludisme à Mbourouaye et à Piroumndary de 1964 à 1966

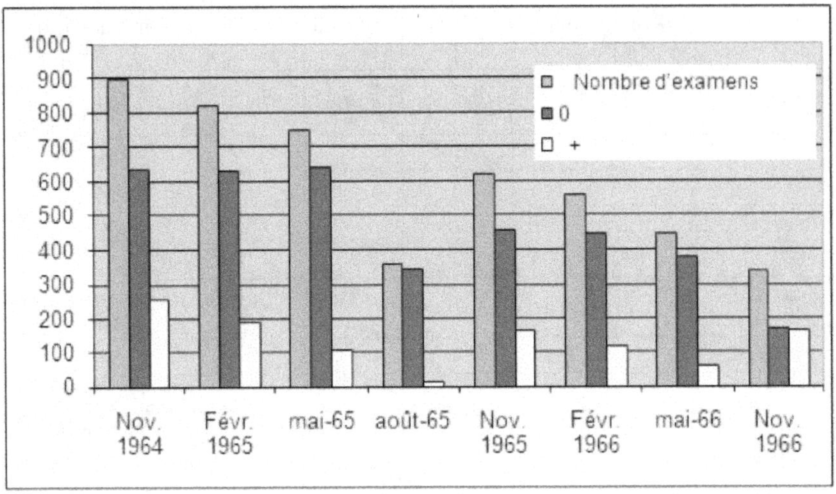

Source : Larivière M., Diallo S., Raybaud N., Villod M. Th, Diagne S., « Infestation palustre des enfants de deux villages de zone rurale sahélo-saharienne au Sénégal ». Conditions de vie de l'enfant en milieu rural en Afrique, CIE, Réunions et Conférences XIV, Institut de Pédiatrie Sociale, Dakar, février 1967.

Sur 4789 examens hématologiques effectués dans les deux villages, le *Plasmodium Falciparum* émerge du lot des hématozoaires rencontrés (944 fois) devant le *Plasmodium Malariae* (75 fois), alors que l'association *Plasmodium Falciparum* + *Plasmodium Malariae* fut identifiée 61 fois. A Mbourouaye, le degré d'infestation, élevé, incrimine le *Plasmodium Falciparum* (675 fois), le *Plasmodium Malariae* (38), le *Plasmodium Ovale* (3) et l'association *Plasmodium Falciparum* + *Plasmodium Malariae* (36)[281].

Dans les faits, l'accès palustre, appelé « sibiru » en wolof (sibir veut dire revenir après demain), est une maladie fréquente, compte tenu de sa récurrence. Le paludisme trouve un terrain favorable dans la colonie eu égard à la rigueur du climat (chaleur, humidité) et les précipitations durant l'hivernage favorisant, dans ce contexte, la pullulation des moustiques.

La santé infantile est mise à rude épreuve par l'affection palustre du fait des troubles digestifs générateurs de déshydratation, des risques d'encéphalopathie et de crises convulsives ainsi que par la malnutrition qu'elle accentue En fait, le rôle du paludisme dans l'apparition des signes de malnutrition est évident. Une étude réalisée en 1952 par le docteur Bergouniou dans la presqu'île du Cap-Vert auprès de 662 enfants laisse apparaître des anémies

[281] *Ibid.*, p. 160.

cliniques dans une zone d'endémicité palustre, avec de gros foies, associées à des signes cliniques de kwashiorkor et souvent de grosses rates paludéennes.

Tableau 28: Rôle du paludisme dans l'apparition de signes de malnutrition

Villages	Fièvre paludéenne (non confirmée)	Gros foies avec rates		Grosses rates		Observations
		(1)	(2)	(1)	(2)	(1) avec chéilites,
Mbao	5	0	1	0	0	cheveux roux
Thiaroye	5	1	0	1	0	sans oedème
Ngor	0	0	0	0	0	
Hann	0	1	2	0	0	(2) sans signes surajoutés
Keur Massar	0	0	5	0	0	
Malika	0	0	0	1	5	(3) avec chéilites,
Ouakam	1	1	0	3	0	chev. roux
Cambérène	0	1	0	0	0	
Yoff	0	0	0	2	2	(4) sans signes
Total	1	4	8	7	7	surajoutés

Source *:* Bergouniou J. L.,« Malnutritions et sous nutritions observées chez les jeunes enfants de la presqu'île du Cap Vert en dehors de Dakar », Communication à la conférence de FAJARA (19 novembre–2 décembre 1952).

Les villages lébous se caractérisent par un paradoxe, en l'occurrence la persistance du kwashiorkor (16,9 % à Mbao, 6,8 % à Ouakam, 3 % à Ngor) malgré leur régime riche en protéines (poisson) pourtant réputé protecteur contre cette maladie de carence. Un autre facteur viendrait-il s'ajouter à la cause alimentaire ? Tout porte à le croire. Surtout que l'apparition des signes de malnutrition reste liée au paludisme et aux excès fébriles répétés qui tiennent un rôle important. L'importance des signes de malnutrition présentés par les villages de Mbao et Thiaroye, contrairement aux autres, s'explique par la persistance du paludisme, dans le site marécageux occupé par ces deux villages réputés zones d'endémies palustres.

A l'échelle du pays, le paludisme sévit de manière endémo-épidémique. La carte épidémiologique élaborée en 1959 par la CINAM met en relief la gravité de l'endémie palustre avec un indice plasmocytaire de 51,6 % au niveau national. Excepté les zones de Thiès, Diourbel et Louga bénéficiant des effets du secteur anti-palustre de Thiès, le taux est partout supérieur à 40 %. L'enquête estimait en 1959 à plus d'un million d'impaludés au Sénégal et entre 450 000 à 550 000 enfants infestés.

La distribution de l'infection et son intensité connaissent des variations saisonnières et géographiques. Les niveaux alimentaires, superposables aux niveaux de santé diminuent corrélativement à la progression des indices plasmocytaires du paludisme de Dakar à la périphérie du pays, notamment le Sénégal oriental[282].

Carte 5 : Paludisme (indice plasmocytaire) au Sénégal en 1959

ENQUETE SANTE CINAM-ORANA 1959- 1960

PALUDISME
Indice plasmocytaire
(Falciparum et Malariae)

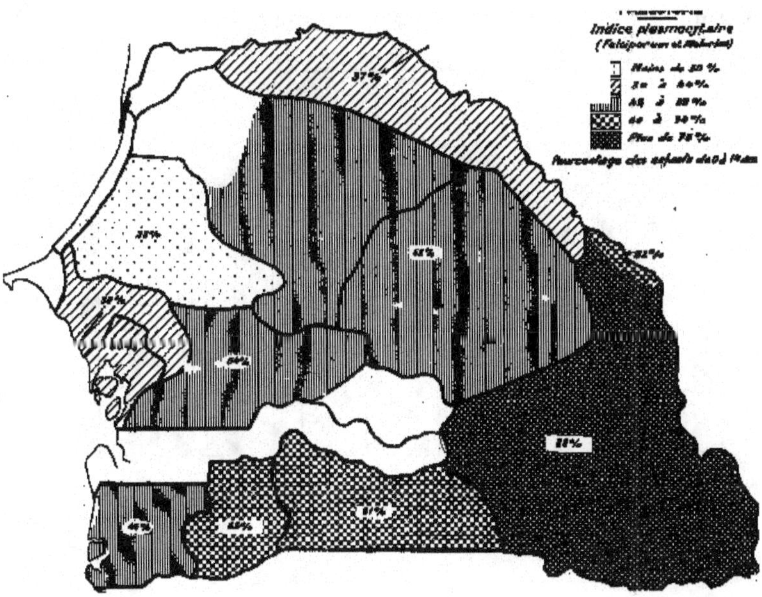

Ce que la carte donne à lire peut se résumer en ceci : la progression croissante de l'endémie du nord au sud et d'ouest en est. Le sens de la progression s'explique par des facteurs climatiques et sanitaires. Au Sénégal oriental, l'endémie est particulièrement virulente avec 89 % des enfants impaludés, nonobstant la période de sondage (février, mars) où elle est en nette régression. En Casamance, le taux de 62 % est supérieur à la moyenne nationale. Dans la zone de Bakel et dans la zone sylvo-pastorale, les taux s'élèvent respectivement à 56 % et 48 %, contre 40 à 50 % dans la zone arachidière. La situation, aggravée par l'existence de foyers de *plasmodium malaria* coexistant avec le *plasmodium falciparum*, met à rude épreuve la santé infantile : 90 à 100 % des enfants sont affectés entre un et deux ans. La conjonction du paludisme et d'autres infections intrinsèques se manifeste par des accès pernicieux et un taux de mortalité élevé dans la zone.

282 CINAM, 1960.

Les taux de morbidité et de mortalité palustres évoluent parallèlement avec l'âge des enfants, les maxima étant enregistrés entre un et trois ans. Dans le Ferlo, ces taux varient entre 60 à 80 % à 1 an, contre 65 % en Basse Casamance. Au Sénégal oriental, 99 % des enfants âgés d'un an et 100 % de 2 ans sont infectés. Une étude menée entre 1964 et 1966 dans un village de la zone de Khombole-Mbourouaye apprécie à sa juste valeur les variations saisonnières du paludisme en fonction de l'âge, particulièrement le retentissement hématologique du paludisme dans le groupe des enfants de 2 ans[283].

Graphique 15 : Taux d'hémoglobine par groupes d'âge à Mbourouaye

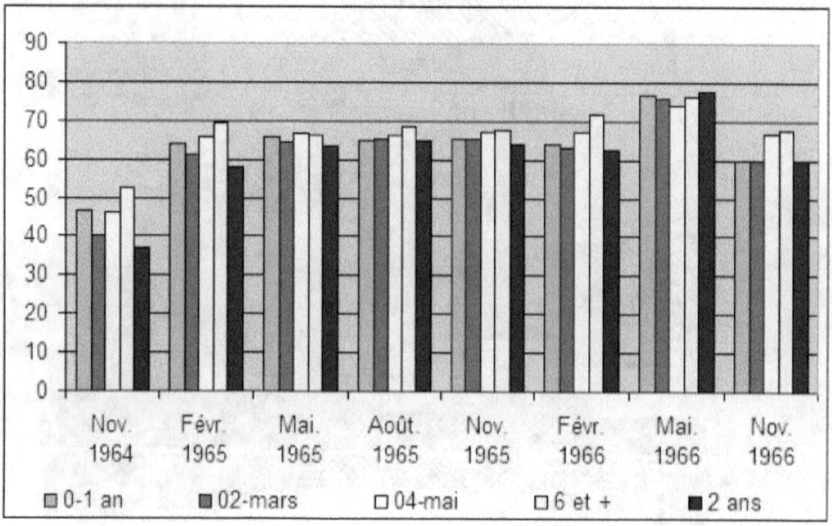

Source: Larivière M, Diallo S, Raybaud N, Villod M. Th, Diagne S, *op. cit.*

L'analyse des données de l'infestation palustre et du taux d'hémoglobine indique des variations de l'infestation palustre selon l'âge ainsi qu'une corrélation entre la variation du taux d'hémoglobine et du paludisme. Hors de doute, le rôle de l'infestation palustre dans le taux d'hémoglobine est indéniable.

Les enfants de 2 ans sont les plus affectés ; ainsi en novembre 1964, est enregistré le taux d'hémoglobine le plus élevé, comparé aux autres groupes d'âge.

Le relèvement du taux d'hémoglobine noté entre 1964 et 1966 résulte des campagnes de chloroquinisation entreprises par le Centre de Santé Rurale de Khombole, conjointement avec l'Institut de Pédiatrie Sociale, auxquelles s'ajoute une éducation sanitaire et nutritionnelle qui commence à dévoiler ses résultats.

283 LARIVIÈRE M., DIALLO S., RAYBAUD N., VILLOD M. Th., DIAGNE S., *op cit.*, p. 161.

Un coup d'œil sur les pourcentages de gouttes épaisses aboutit aux mêmes conclusions. Le groupe d'âge de 2 et 3 ans représente la cible privilégiée de l'infestation palustre, avec un maximum d'infestation observée en novembre 1964 (46,1%).

Graphique 16 : Taux de gouttes épaisses positives par groupes d'âge à Mbourouaye

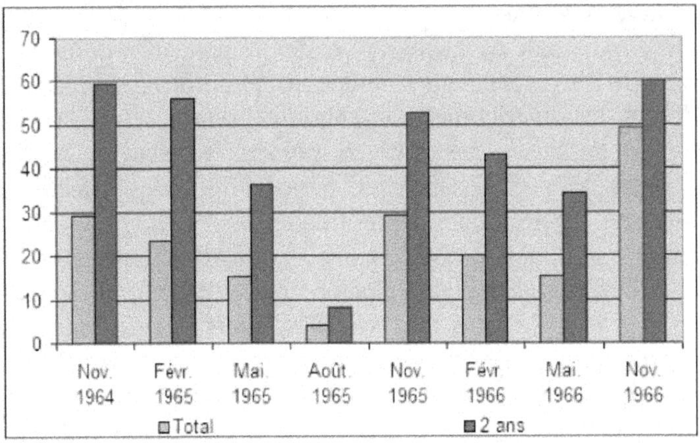

Source: Larivière M, Diallo S, Raybaud N, Villod M. Th, Diagne S, *op. cit.*

L'affection palustre revêt un caractère cyclique saisonnier qui marque son acmé pendant la fin de l'hivernage (de septembre à décembre), comme du reste l'illustre cette enquête menée à Mbourouaye, village situé aux environs de Khombole.

Graphique 17 : Variations saisonnières du paludisme par groupes d'âge à Mbourouaye

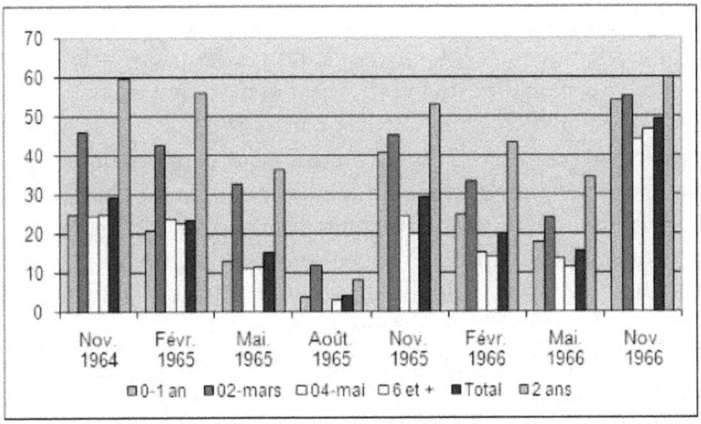

Source: Larivière M, Diallo S, Raybaud N, Villod M. Th, Diagne S, *op cit.*

À Mbourouaye, l'analyse des pourcentages de gouttes épaisses positives signale des variations saisonnières avec des pics en novembre où l'intensité de l'infestation atteint son maximum, alors que le creux de la vague est atteint au mois d'août. La densité parasitaire maximale mise en évidence en novembre découle, à n'en pas douter, de la période, au décours de l'hivernage, marquée par un pullulement de la faune anophélienne et, par ricochet, le niveau de transmission maximale.

La phase maximale du cycle de l'endémie palustre est atteinte au cours et au décours de l'hivernage qui coïncide avec la prolifération de son vecteur (l'anophèle) et les restrictions alimentaires imposées par la soudure qui soumettent les enfants à un état de moindre résistance. Aux dires des autorités sanitaires, c'est durant cette période que « les affections les plus graves ont été particulièrement fréquentes chez l'enfant indigène habituellement mal défendu contre les variations de température »[284]. Ainsi, à Dakar en 1943, la mortinatalité fluctue comme la mortalité générale. Elle descend à son taux le plus bas vers les mois d'avril, mai, juin avec, respectivement, 40 ‰, 41‰ et 44 ‰, avant de monter en flèche dès les mois d'octobre (96 ‰ en 1942) et novembre (125 ‰ en 1943)[285].

Après l'indépendance, le problème resta entier, du fait, entre autres facteurs, de la circonscription de la lutte antipaludique limitée surtout en milieu urbain et dans le centre d'éradication de Thiès avec le Service de Lutte Antipaludique (SLAP). En vérité, à l'orée des années 1960, le paludisme demeure un problème de santé publique majeur pour les autorités sanitaires du nouvel Etat sénégalais. En 1962, l'enquête paludologique menée dans l'arrondissement de Diakhao indique que 80 à 95 % des enfants sont porteurs d'indices palustres élevés[286].

Une décennie plus tard, en 1972, selon le IVe Plan de développement, 82 % des populations évoluent dans des zones d'holo ou d'hyper endémicité.

Dans la Vallée du Fleuve, le développement du réseau hydrographique suivi de modifications écologiques notoires est en relation avec la recrudescence des maladies de l'eau. Aussi assiste-t-on à une intensification des épidémies depuis l'installation des barrages dans l'île à Morphil où le paludisme reste la première cause de morbidité et de mortalité.

Plusieurs facteurs aggravent l'infection palustre. D'abord l'inexistence de signes particuliers pouvant distinguer le paludisme des autres affections présentant les mêmes aspects fébriles (grippe, méningite, gastro-entérite fébrile etc.). De sorte que « rien ne ressemble plus au paludisme que ce qui

---

284 Anonyme, « Renseignements épidémiologiques. Maladies endémo-épidémiques », *Médecine Tropicale* 1941, N° 6, p. 675.

285 ANS1H102(163), Médecin commandant A. Grail, *La mortalité infantile dans la Circonscription de Dakar et Dépendances*, ANS 1943.

286 Allocution de LY A., Ministre de la Santé Publique et des Affaires Sociales du Sénégal, Exposé *Conditions de vie de l'enfant en milieu rural en Afrique, CIE, Réunions et Conférences XIV, Institut de Pédiatrie Sociale. Dakar, février 1967,* p. 11.

n'est pas le paludisme ». Ainsi, les difficultés de dépistage du paludisme sont intensifiées par la complexité des symptômes. Aux dires du docteur Sice, « nulle maladie n'est plus difficile, en effet, à dépister que le paludisme de la première enfance noire. La mère, ignorante de ses manifestations si complexes et si variées, parvient à peine à constater que le corps de l'enfant est brûlant ; l'agitation de ses nuits, ses insomnies, la perte de l'appétit, bref, l'ensemble des symptômes qui donnent l'alarme..., n'arrivent que rarement à l'inquiéter »[287]. S'y ajoute la banalisation du paludisme par une population indifférente[288], toujours résignée à l'égard de la vieille maladie.

Quant aux formes cérébrales du paludisme (*plasmodium proecox*), elles sont, autour des années 1946, selon le Dr. Bergeret, d'une grande fréquence chez l'enfant noir[289]. La forme pernicieuse cérébrale se manifeste par des accès fébriles, une crise convulsive tonico-clonique, « un syndrome méningé, une hypertonie des membres et du tronc et, fréquemment, de la déviation conjuguée de la tête et des globes oculaires »[290] qui, le plus souvent, dégénère vers le coma gravatif. S'il est admis que cette forme cérébrale du paludisme à *plasmodium proecox* survient, dans la plupart des cas, « chez les enfants dont l'infestation est relativement ancienne et chez lesquels existe une splénomégalie cliniquement décelable »[291], il n'en demeure pas moins vrai qu'elle est décelable lors du paludisme de première invasion chez de jeunes nourrissons exempts de stigmate viscéral et/ou de splénomégalie[292].

A l'orée des années 1960, des études menées dans la région dakaroise confortent les mêmes tendances[293].

---

[287] SICE A., « Rôle social du médecin colonial en Afrique française », *Médecine Tropicale*, No 3, 1944, p 185-193, p. 190.

[288] *Ibid.*

[289] BERGERET C., « Notes sur les formes cérébrales du paludisme de l'enfant », *Bul. Méd. AOF*, Tome V, Fasc.. 2, 1948, p 281-283, p. 281.
BERGERET C., « Les convulsions infantiles en milieu indigènes », *BM AOF* 1946, TIII, Fasc. 1-3, p. 253-256.

[290] *Ibid.*

[291] *Ibid*, p. 282.

[292] *Ibid*, p. 283.

[293] ARMENGAUD M., LOUVAIN M, DIOP-MAR I., « Etude portant sur 448 cas de paludisme chez l'Africain de la région dakaroise », *Bulletin de la Société Médicale d'Afrique Noire de Langue Française*, Vol. VII, 2e trimestre, 1962, No 2, p. 167-188.

Graphique 18 : Perniciosité et mortalité en fonction de l'âge dans le paludisme isolé

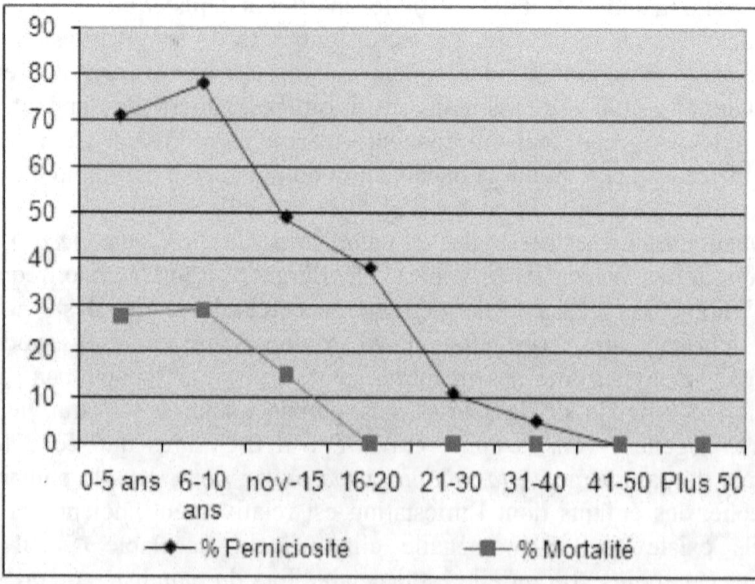

Source : Armengaud M., Louvain M., Diop-Mar I., « Etude portant sur 448 cas de paludisme chez l'Africain de la région dakaroise », *Bulletin de la Société Médicale d'Afrique Noire de Langue Française*, Vol. VII, 2e trimestre, 1962, No 2, p. 167-188

Les pourcentages de perniciosité et de mortalité sont particulièrement élevés au sein des tranches d'âge de 0-5 ans et 6-10 ans avec, respectivement, 71% et 27,5%, d'une part et, d'autre part, 78 % et 29 %. Sur les 448 cas de paludisme observés, on dénombre 287 accès simples et 161 pernicieux, dont 50 malades décédés.

Il apparaît, à l'analyse, que l'âge intervient dans la gravité du paludisme : le maximum est atteint avec les enfants de 3 à 8 ans.

Les mêmes observations dans les cas de perniciosité faites par Bergeret sont notées par les médecins Armengaud M., Louvain M., et Iba Mar Diop en 1960-1962 : encéphalite fébrile aigüe, splénomégalie, troubles neuropsychiques, anémie. Aussi ces syndromes du neuropaludisme ou accès pernicieux, caractérisé par des convulsions, la fixité permanente du regard, le coma[294] sont-ils interprétés, dans l'imaginaire collectif, comme une manifestation des mauvais esprits, les puissances maléfiques incarnées par les sorciers. Souvent, la fin de l'hivernage, qui coïncide avec l'intensité maximale de l'infection palustre, était rythmée d'accusations et de procès de sorcellerie.

294 BERGERET C., « Notes sur les formes cérébrales du paludisme de l'enfant », *Bul. Méd. AOF*, Tome V, Fasc. 2 1948, p. 281-283.

D'ailleurs dans certains villages, le mois de septembre était déserté par les jeunes dont la force vitale, dans le registre de l'imaginaire collectif, représentait la cible privilégiée des sorciers et des mauvais esprits. Le recours aux guérisseurs, la substitution du sacré et du surnaturel à un problème biomédical et à une affection clinique (infection palustre) ouvrent la voie à toutes sortes de dérives et, du coup, accentuent la mortalité palustre, notamment dans la population infantile.

L'infection palustre est plus intense en milieu rural du fait des inégalités dans les conditions socioéconomiques et sanitaires qui, en réalité, impliquent un état et un niveau de santé dissemblables entre les zones urbaines et rurales[295].

Les programmes d'assainissement, l'utilisation d'insecticides à effet rémanent limités aux centres urbains eurent des effets indéniables sur le recul de l'infection palustre grâce à une diminution sensible de la faune anophélienne et, du coup, entraînent des taux de morbidité différentielle importants.

Cependant, ces tendances sont remises en cause au regard à la recrudescence palustre en milieu urbain imputable à un certain relâchement dans les mesures de prévention et aux conditions d'hygiène de plus en plus désastreuses.

2. Les parasitoses intestinales

Avant l'établissement de l'étiologie des parasitoses intestinales en AOF, des observations liées aux verminoses intestinales furent effectuées chez les Noirs d'Amérique d'origine africaine par le père Labat en 1724 et Dutertre[296], Bajon en 1777 et Segond en 1831[297]. Labat et Dutertre ont procédé à la description précise des verminoses intestinales, singulièrement l'ankylostomiase qui décimait les enfants noirs d'Amérique[298]. Dès cette époque, l'agent « *Nector americanus* » fut identifié comme responsable de l'ankylostomiase[299].

En AOF, c'est à partir de 1910 que débute la recherche de l'infestation intestinale par l'examen microscopique[300]. En 1913, sur 59 Africains venus se consulter pour d'autres maladies, le médecin C. Bourret identifia deux ankylostomés (3,8 %) atteints par l'agent vecteur « ankylostomus duodenale»[301].

---

[295] BAYLET R., BENYOUSSEF P., CANTRELLE P., 1972, *op. cit.*, p. 325.
[296] LAPEYSSONIE, *Médecine coloniale. Mythes et réalités*, Seghers, 1987, p. 23.
[297] Dr. MARCEL LEGER, « L'ankylostomiase dans les colonies françaises », *AMPC*, 1925, Tome XXIII, p. 81-101, p. 85
[298] LAPEYSSONIE, *op. cit.*, p. 23.
[299] *Ibid.*
[300] *Id.*, p. 86
[301] *Id.*, p. 87

Toutefois, dès 1919, les docteurs Marcel Leger et Laveau signalent des erreurs notées dans les diagnostics du fait d'une confusion entre les cachexies et le béribéri. En 1922, à l'Institut de Biologie de l'AOF, M. Leger examine avec ses collaborateurs une fréquence du parasitisme intestinal dans la population africaine, notamment l'ankylostomiase, avec, « chez les indigènes à fèces normales, [un] pourcentage… de 50,4 % d'ankylostomés »[302].

Les statistiques sanitaires attestent, à suffisance, de la forte prévalence des parasitoses intestinales dans la colonie. Dr. Duclaux, du fait de la fréquence de l'infestation parasitaire, l'a classée parmi les maladies sociales compte tenu de la diminution de la capacité de travail.[303]. Les rapports sanitaires n'ont cessé, depuis, de mentionner la fréquence dans les milieux indigènes du parasitisme intestinal : ankylostomiase, helminthiase, ascaridiose, anguillulose, etc. En AOF, en 1929, 6635 cas furent traités dans les formations sanitaires et 1591 cas au dehors[304]. Au Sénégal, 291 examens de selles effectués au Laboratoire de Saint-Louis en 1929 ont donné les résultats positifs suivants.

Graphique 19 : Fréquence de parasitoses dans les examens de selles en 1929

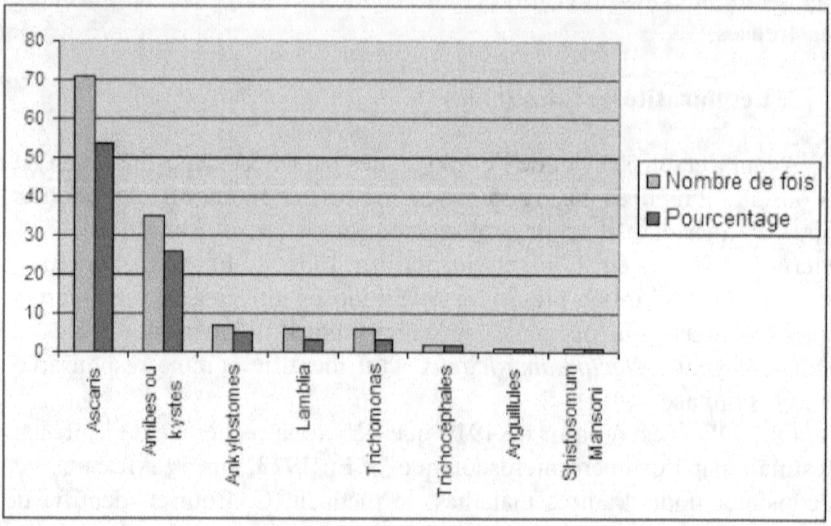

Source : Médecin – Colonel Marque, « Les maladies transmissibles observées dans les colonies françaises et territoires sous mandat pendant l'année 1931 », *AMPC,* 1933, Tome XXXI

[302] *Ibid.*, p. 101.
[303] *Ibid.*
[304] Médecin-Colonel Marque, « Les maladies transmissibles observées dans les colonies françaises et territoires sous mandat pendant l'année 1931 », *AMPC,* 1933, Tome XXXI, p. 123- 322, p. 218

À la Polyclinique Roume[305], sur 2620 examens de selles effectuées en 1936, ont été rencontrés : ankylostomes (316 fois), ascaris (226 fois), trichocéphales (80 fois), oxyures (17 fois), anguillules (9 fois), divers (51).

Les consultations pour cas de parasitose intestinale étaient chiffrées, en 1934, à 8206 consultants (surtout ascaris, ankylostomes) au Sénégal contre 78 (surtout ankylostomiase) pour Dakar[306].

La transmission des maladies parasitaires chez l'enfant demeure liée aux conditions écologiques et au milieu physique. Une étude réalisée par le docteur Raoult en 1956 estime à 100 % le taux de prévalence des parasitoses intestinales. Le contact permanent de l'enfant avec la terre, la géophagie, les dysfonctionnements et déséquilibres des régimes alimentaires impliquent une « colonisation » parasitaire précoce et massive du fait d'une fréquence des infestations par les vers intestinaux.

Les statistiques élaborées par les autorités médicales montrent une prévalence du polymorphisme parasitaire dans toutes les zones du Sénégal en liaison avec l'importance des souillures et de la contamination de l'eau.

Ces sondages font deviner la fréquence et le polymorphisme des parasitoses. Quelles que soient les sources d'information, les taux sont souvent supérieurs à 36 %. En gros, 60% des enfants sont infestés. Le Sénégal oriental et le Ferlo sont les plus exposés aux maladies parasitaires avec, respectivement, des taux de 80 % et 70 %[307].

A l'échelle nationale, les parasites dominants sont constitués par les amibes, les ankylostomes, les ascaris, les bilharzies, les tænias, les oxyures, anguillules et autres flagellés. La distribution des helminthiases intestinales ou urinaires et l'intensité connaissent des variations géographiques. Alors que l'ascaridiose et l'anguillulose se présentent comme des affections essentiellement urbaines, l'ankylostomiase et la bilharziose affectent surtout les zones rurales.

En milieu urbain, les taux d'ascaridiose sont superposables à la pauvreté avec une prévalence de 30 % dans les milieux démunis, contre 1 dans les villages à 10 % dans les communes[308]. Quant à l'anguillulose dont le cycle exogène est exigeant en eau, elle sévit non pas en milieu sec, mais en zone urbaine où la contamination s'opère par le biais des bornes fontaines[309].

305 Dr. Le Rouzic et Dr. Vogel, « Les maladies transmissibles observées dans les colonies françaises et territoires sous mandat pendant l'année 1936 », *AMPC,* 1938, Tome XXXVI, p. 352-520 Paris, I.N.

306 Dr G. Le Dentu, Dr. Peltier, « Les maladies transmissibles observées dans les colonies françaises et territoires sous mandat pendant l'année 1934 », *AMPC,* 1936, p. 612.

307 CINAM ORANA, *op. cit.*

308 Baylet R., *et al.,* p 334.

309 *Ibid.*

Tableau 29 : Parasitoses (1959).

Zones	Enquête Sénégal 1959 – 1960		Rapports médicaux AMA 1958	
	Positifs : Parasites dominants (1)		Positifs : Parasites dominants	
Ferlo	7/10	Bilharziose et rares Ankylostomes		
Basse Casamance	6,5/10	1/ Ankylostomes Ascaris 2/ Ténias et Bilharzies Amibes – 22 % des enfants examinés	43,5 %	1/ Ankylostomes 29,4 % 2/ Amibes 3/ Ascaris et Ténias
Moyenne Casamance	5/10	1/ Ascaris 2/ Ankylostomes	43,5 %	1/Ascaris et Bilharzies 2/ Ténias 3/ Ankylostomes & Amibes
Haute Casamance	5,8/10	Amibes, ascaris Ankylostomes Ténias (+ Bilharziose urinaire)	36 %	1/Bilharzies – 30 % des garçons 2/Ankylostomes Amibes 3/Ténias (en tête à Vélingara) 4/ Ascaris
Zone arachide, vieille nord		Bilharziose urinaire (hématurie)	33 %	Ascaris 16 % Amibes 11,3% Ankylostomes & Ténias – 4,8 %
Zone arachide, vieille sud	5,7/10	Bilharzies 16 % Amibes et ascaris, ténias		
Zone arachide, ouest	6/10	Ascaris 14 % Amibes 13 % Ankylostomes 6 % Bilharzies urinaires Ténias 2 %	40 à 80 %	Ascaris 29,4 % Bilharzies Amibes et Ankylostomes
Zone terres neuves	5/10	Bilharzies + Ankylostomes & Amibes Ténias		Bilharzioses
Sénégal oriental	8/10	Ankylostomes 40 % Ascaris 20 % Ténias 15 % Amibes Bilharzies urinaires ++		
Bourrelet du Fleuve		Ascaris ++ Ténias Ankylostomes		Haut fleuve : Amibes ++ Ascaris, Bilharzies et Ténias, cliniquement fréquents
Cap-Vert			40 %	
Ensemble du Sénégal	60 %	Amibes 13,5 % Ankylostomes 11 % Ascaris 11 % Ténias 4,5 % Bilharzies intestinales 5 % Oxyures, anguillules et flagellés 15 %		

Source : CINAM 1959 (1) Par ordre de fréquence décroissant.

A l'analyse, il apparaît que les facteurs climatiques, pédologiques et les activités socioéconomiques (agriculture, élevage) déterminent la prédominance de parasites dans une zone donnée. Aussi les ténias prévalent-ils dans les zones d'élevage alors que les affections amibiennes sont plutôt fréquentes dans les milieux humides (Casamance), maritimes et fluviaux.

3. La bilharziose

Pathologie tropicale très répandue, transmise par les parasites *Schistosoma mansoni* ou *Schistosoma hoemabotium* sous formes uro-génitales, rectales ou viscérales, la bilharziose apparaît comme une maladie liée aux autres problèmes sanitaires, hygiéniques et environnementaux. Ses incidences sur la nutrition, la fécondité et d'autres maladies, de même que ses répercussions sociales ont été mises en évidence par plusieurs recherches[310]. La bilharziose sévit plus en milieu rural qu'urbain. Son mode d'infestation, transcutané, reste lié aux mares et rizières infestées, contrairement à l'infestation par voie digestive consécutive à l'absorption d'eau ou aliments souillés (amibes, ténias, ascaris).

De décembre 1957 à mars 1958, une enquête réalisée sur 3274 enfants dans les cercles de Thiès et Kaolack signale un index d'infestation bilharzienne élevé[311]. Si, aux environs de Tivaouane, aucune infestation (Keradi, Saou) n'a été relevée excepté un très faible taux au village de Maka, dans la zone de Khombole, l'index d'infestation connaît une hausse sensible avec 7,5% à Khombole, 14,5% à Touba Toul et environ 30% à NGoundiane[312]. En revanche, autour de Mbour, le pourcentage d'enfants positifs s'avère très élevé : 50,9% à Fimela, 65% à Nguéniène, 63% à Ndiaganiao[313].

Le même constat se dégage dans la subdivision de Foundiougne, non sans une sensible hausse avec, à Diofior, 76% des enfants infestés. La zone estuaire du Saloum, humide, parsemée de rizières et rivières, est la plus affectée, suivie de la zone sérère, contrairement aux Niayes, alors que les taux les plus bas sont notés dans les villages bénéficiant des actions du dispensaire de l'ORANA (zone de Popenguine) et de la faculté de médecine (Khombole).

Le fort index d'infestation bilharzienne observé dans ces contrées est en liaison avec les caractéristiques de ces milieux géographiques largement parsemés de cours d'eau (bras de mer, mares, marigots, rivières). En effet, l'équipe chargée de l'enquête signale une importante infestation chez les enfants qui, « à la période des fortes chaleurs, se livrent quotidiennement à de joyeuses baignades dans les marigots voisins de leur village »[314]. S'y ajoutent des modes locaux de transmission largement favorisés par l'infestation de l'eau de boisson et de toilette. L'enquête de la CINAM de 1959 s'inscrit dans le même sillage lorsqu'elle signale une endémicité générale, même si les taux ne sont pas déterminés hormis la zone occidentale.

---

[310] GAUD. J., « Notice épidémiologique sur les bilharzioses », *Médecine Tropicale,* 1953, No 3, p. 320-327, p. 320.

[311] LARIVIÈRE M., ARETAS R., RABA A., « Index d'infestation bilharzienne au Sénégal », *Bulletin Médical de l'AOF,* 1958, N° 2, p. 239-243, p. 239.

[312] *Id.*, p. 240.

[313] *Id.*, p. 243.

[314] *Id.*, p. 239.

Tableau 30: Indice bilharzien
(Recherche de *Schistosoma Hematobium* dans les urines)

Zone	Village	Effectif		Résultats		Taux		
		G	F	G	F	G	F	Global
Zone maritime (Niayes) (z XIV)	Ker Adj	10	3	0	0	0	0	
	Sacu	32	46	0	0	0	0	
	Maka	35	31	0	1	0	3 %	0,7 %
Zone Arachide Nord (z VI)	Khombole	233	51	23	0	7,5 %	0	
	Khombole	46	9	4	0	7,4 %	0	
	Tcuba Toul	90	11	13	0	14,5 %	0	9,9 %
Z sérères (z VIII)	Guandiaye	26	0	7	0	26,9 %	0	
	Diaganiao	178	36	128	13	72,0 %	36%	61,7 %
Ngayohème	Ngyohème	997 examens de selles						3,9 %
	Niakhar	31 examens de selles						23,0 %
	) O							
	Kirène) R	232		29		12,0 %		
	N'Diass) A	173		2		0,1 %		
	Bandias) N	156		35		22,0 %		
	Daga) A	147		0		0,0 %		6,5 %
Z Estuaire du Saloum (z IX)	Fimela	88	20	47	8	53,4 %	40 %	
	Nguéniène	81	27	58	13	72,0 %	48 %	
	Djofior	69	10	52	8	70,5 %	80 %	
	Mar Fafako	39	17	1	2	2,5 %	12 %	56,3 %

Graphique 20 : Les indices bilharzien et ankylostomiase chez les enfants au Sénégal en 1959

ENQUETE SANTE CINAM-ORANA 1959- 1960

Zones rurales ENSEMBLE DU SENEGAL

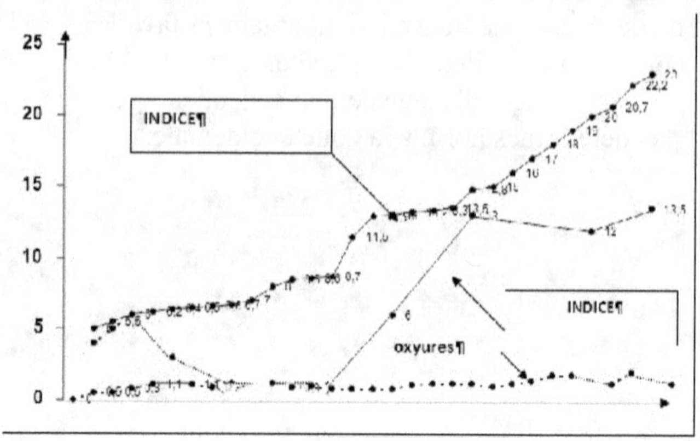

(1) : Bilharzies intestinales exclusivement. L'indice global des parasitoses intestinales a un indice assez constant de 18 mois à 14 ans : 57% à 59% de 0 à 10 ans et de 63% de 11 à 14 ans.

En milieu rural, les indices bilharzien et ankylostomiase augmentent avec l'âge, contrairement aux oxyuroses (*cf.* graphique précédent).

Bien après l'indépendance, la bilharziose reste un problème de santé publique. Le IVe Plan mentionne la persistance de la bilharziose vésicale dans le Sine Saloum et en Casamance, où 40 % des enfants d'âge scolaire sont infestés. En outre, avec les grands travaux d'aménagement agricole dans la Vallée du Fleuve Sénégal, on constate une recrudescence de la bilharziose qui, dans certaines zones (Richard Toll, Ile à Morphil), sévit à l'état endémique.

L'état nutritionnel des enfants est mis à rude épreuve par les maladies parasitaires. En fait, les déficits alimentaires ne sauraient, à eux seuls, expliquer les signes de malnutrition. Les maladies parasitaires accentuent la malnutrition qui, à son tour, favorise la « colonisation » parasitaire. En 1957, l'enquête MISOES avait déjà identifié une anémie parasitaire. Les indices parasitaires et plasmocytaires du paludisme, de même que les niveaux d'anémie et les syndromes d'hépato-splénomégalie suivent, en 1959, la même tendance et s'intensifient de Dakar à la périphérie.

L'intensification des programmes éducatifs en matière d'hygiène, de lutte contre le péril fécal, l'amélioration de l'eau aussi bien en quantité qu'en qualité, les campagnes molluscocides, l'éradication des espèces vectrices, grâce à l'identification des zones infestées, des périodes de reproduction et de peuplement pourraient réduire sensiblement l'endémie bilharzienne au Sénégal.

CHAPITRE III

LES MALADIES BACTERIENNES

Le tétanos ombilical et la tuberculose représentent deux redoutables pathologies qui éprouvent sensiblement les enfants. Dès les années 1920, des recherches alertent les autorités sanitaires coloniales sur les ravages du tétanos dans les régions tropicales tétanigènes. L'inscription, après la Grande Guerre, de la tuberculose et du tétanos dans les priorités des autorités sanitaires épouse les préoccupations majeures du pouvoir colonial. Dans ce contexte, à partir des années 1920, le tétanos ombilical et la tuberculose sont ciblés par les autorités sanitaires comme un élément essentiel du recul démographique des colonies. La convergence du discours des autorités sanitaires autour des « périls tétanique et tuberculeux » dès les années 1920 s'inscrit dans les objectifs de l'Etat colonial, à savoir la préservation de la main-d'œuvre indigène, la protection des Africains dès leur naissance par la mise en place d'une politique sanitaire efficace.

La particularité de ces deux pathologies est, sans conteste, leur contribution à l'émergence des politiques de santé publique et, surtout, de protection maternelle et infantile (PMI) dans les colonies.

1. Le tétanos ombilical

Dès les années 1930, les autorités sanitaires de la fédération s'accordent sur la fréquence du tétanos dans ces terres tropicales réputées tétanigènes (sols sablonneux, souvent souillés de matières fécales et de déchets animaux)[315]. Une autre source d'infestation réside, d'après les docteurs Peltier et Ledentu, dans « certaines médications (à base de crottin de cheval), le percement des oreilles avec des instruments souillés, la pratique de circoncisions rituelles malpropres, la section du cordon ombilical avec les morceaux de verres [qui] sont autant de causes adjuvantes favorisant l'apparition des cas de tétanos »[316]. La convergence du discours autour du « péril tétanique » dès les années 1920 s'inscrit dans le cadre de la protection de la main-d'œuvre indigène qui implique la protection des Africains dès leur naissance.

---

[315] DEJOU L., « Considérations sur le tétanos tropical », *Médecine Tropicale,* 1943, N° 4, p. 245-263, p. 245.

[316]. Dr. PELTIER et LEDENTU, « Les maladies transmissibles dans les colonies », *Annales de Médecine et de Pharmacie Coloniales*, Tome VII, 1937, p. 783.

Même dans la capitale fédérale, les docteurs Dejou et Roustaing assimilent le tétanos à un fléau social du fait de sa fréquence et des pertes humaines occasionnées[317].

Les statistiques, circonscrites pour l'essentiel dans les grandes formations sanitaires, ignorent souvent la prévalence du tétanos en milieu rural. Le docteur Delom reconnaît les limites des informations sanitaires lorsqu'il affirme que « la publication des statistiques hospitalières des grands centres laisse un peu dans l'ombre la réalité de l'existence de cas semblables dans les formations sanitaires de moindre importance et dans les postes de brousse »[318].

Les statistiques, bien qu'elles n'aient qu'un caractère fragmentaire, permettent cependant, ainsi qu'en témoignent les chiffres, d'évaluer l'importance de la diffusion de la pathologie. Ainsi, faute de renseignements précis sur sa prévalence en zone rurale, on en est un peu réduit aux conjectures, mais elle semble bien élevée compte tenu des conditions du milieu et de sa faible protection sanitaire. Certaines autorités sanitaires reconnaissent elles-mêmes les limites des statistiques sanitaires, surtout lorsqu'il s'agit du tétanos. En effet, « 44 décès seulement auraient été enregistrés sur les 198 cas signalés. Ces proportions (22,2 %) sont, de toute évidence, inexactes. Sur les 39 cas soignés à l'hôpital, il y a eu 28 décès, soit 71,7 % »[319].

En 1934, les rapports des services sanitaires mentionnent 56 cas de tétanos à Dakar, dont 25 cas de tétanos ombilical, avec 30 % de guérisons, alors qu'au Sénégal, 56 cas sont dénombrés, avec 43% de guérisons[320]. Ces statistiques doivent être manipulées avec beaucoup de précaution si l'on compare le taux de prévalence identique aussi bien au Sénégal qu'à Dakar.

A l'échelle de la fédération, les mêmes interrogations persistent lorsque les statistiques sanitaires signalent 816 cas de tétanos[321]. La mortalité consécutive au tétanos s'avère élevée : sur 512 patients admis dans les formations sanitaires, 280 décès sont dénombrés, soit un indice général de 54,7% par rapport à l'affection elle-même[322].

---

[317] DEJOU L., ROUSTAING, « Note sur le tétanos à Dakar », *Bulletin Médical de l'AOF*, T. III, Fasc. 2, p. 209-214, p. 209.

[318] DELOM P., « Tétanos post- sérique chez l'indigène », *Médecine Tropicale,* 1943, No 6, p. 471-263, p. 479.

[319] Dr. PELTIER et LEDENTU, « Les maladies transmissibles dans les colonies », *Annales de Médecine et de Pharmacie Coloniales*, Tome VII, 1937, p. 1239.

[320]. DEJOU L., *op. cit.,* p. 246.

[321] Anonyme, « Les maladies endémo-épidémiques observées dans les colonies françaises et les territoires sous mandat pendant l'année 1939 », *Médecine Tropicale,* 1941, N° 6.

[322] *Ibid.*

Graphique 21 : Le tétanos en AOF : distribution et mortalité 1939 en AOF

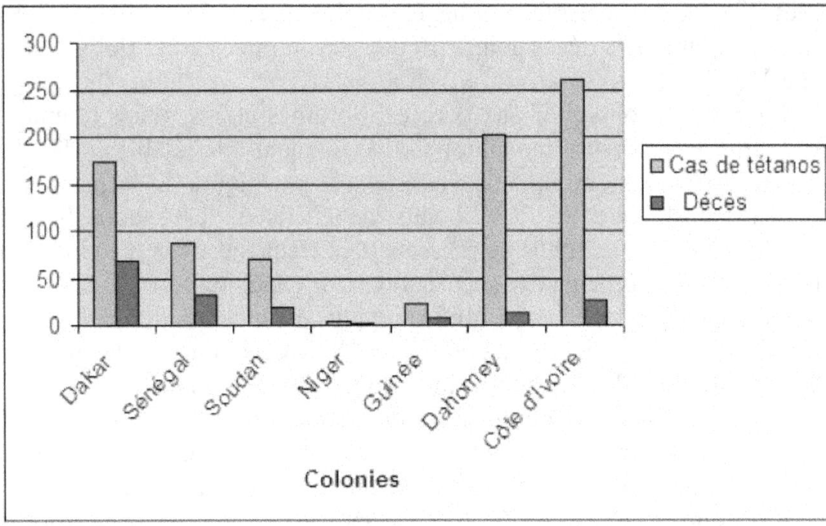

Source : Anonyme, « Les maladies endémo-épidémiques observées dans les colonies françaises et les territoires sous mandat pendant l'année 1939 », *Médecine Tropicale*, 1941, N°6

Graphique 22 : Répartition de la mortalité pour tétanos (âge et sexe) en 1939 en AOF

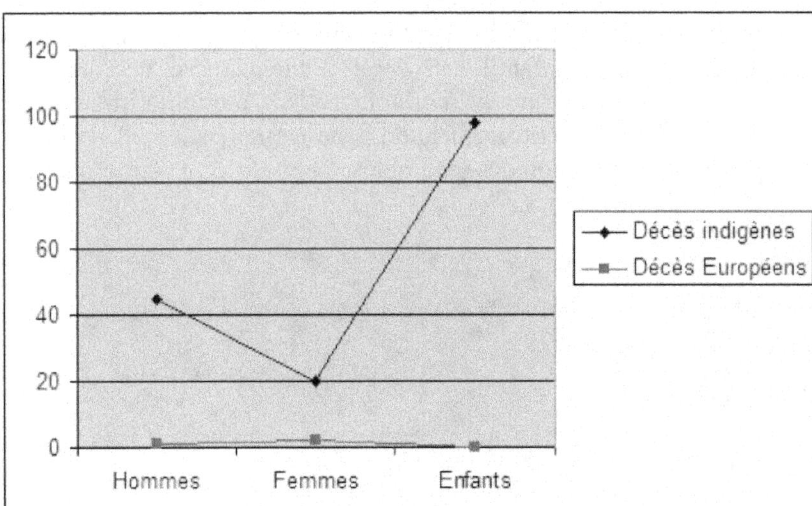

Source : Anonyme, « Les maladies endémo-épidémiques observées dans les colonies françaises et les territoires sous mandat pendant l'année 1939 », *Médecine Tropicale,* 1941, N°6

Ce graphique, qui fait état de la létalité hospitalière pour tétanos en milieu indigène, européen et assimilé, indique que, toutes proportions gardées, le taux de mortalité est plus élevé chez les enfants qui représentent 59 % des victimes (98 décès contre 46 pour les hommes et 22 s'agissant des femmes).

Si le tétanos consécutif aux percées d'oreilles et aux plaies (membres, front, thorax par morsure humaine) sont facilement guérissables (100%), à l'opposé, les tétanos ombilicaux, viscéraux et par piqûre de la plante sont souvent mortels. Avec 25 % des taux de guérison, les tétanos liés aux piqûres de pied par les arêtes de poissons très fréquents dans les villages de pêcheurs de la côte sénégalaise accusent une forte létalité[323].

Hormis les cas de tétanos ombilicaux, plus de la moitié des patients sont guéris. L'ordre de fréquence met en évidence la prédominance des plaies ou piqûres au niveau des membres inférieurs (souvent voûte placentaire et orteils), avec 59 cas et un pourcentage de guérison de 61%. Suivent ensuite les plaies ombilicales (47 cas et seulement 21% de guérison), les portes d'entrée inconnues (26 cas et 73 % de guérison) et, enfin, les plaies par percées d'oreilles (15 cas et 67 % de guérison)[324]. Les percées d'oreilles représentent une pratique fréquente dans les sociétés africaines. Dès le jeune âge, les oreilles sont percées avec des aiguilles pour préparer la fille à porter des boucles d'oreille. L'absence d'asepsie dans un environnement tétanigène expose les jeunes enfants et ouvre la porte à l'infection.

Le tétanos suit un rythme saisonnier. Aussi observe-t-on une diminution relative de l'infection de juin à septembre (hivernage) ainsi qu'une recrudescence en mars, avril, mai, octobre et décembre.

Le tétanos ombilical, lié à la section du cordon, représente un facteur important de mortalité infantile en dépit d'une carence des statistiques coloniales. Son impact sur la morbidité et la mortalité infantiles fut grandement à la base du renforcement de la protection maternelle et infantile et de la politique d'extension des maternités.

---

323 Dejou L., « Considérations sur le tétanos tropical », *Médecine Tropicale,* 1943, N° 4, p. 245-263, p. 253.

324 Robin C, « Contribution à l'étude du tétanos à Dakar. », *Bulletin Médical de l'AOF*, Tome V, F 1, 1948, p.81-87, p. 83.

Graphique 23 : Le pourcentage de guérison du tétanos ombilical à Dakar de 1938 à 1945

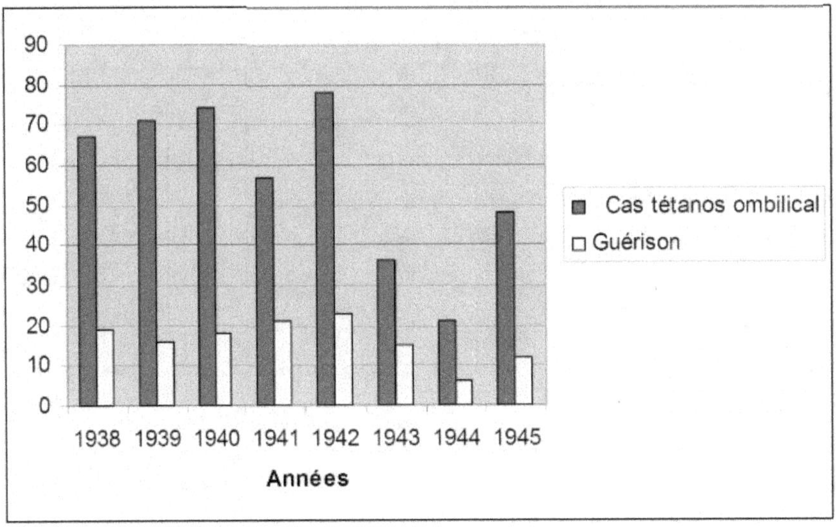

Source : Dejou L., Roustaing M., *op. cit.*

On peut supposer, à travers ce graphique, que de 1938 à 1945, la létalité est très élevée (plus de 75 %), car le taux de guérison oscille autour de 20 %. Une telle situation peut être mise en corrélation avec la Seconde Guerre mondiale marquée dans la colonie par des crises sanitaires, alimentaires et une réduction drastique des moyens matériels et humains dans les services sanitaires.

Un léger redressement est observé à la fin du conflit avec une baisse de la mortalité consécutive à une augmentation du taux de guérison. La forte mobilisation des autorités sanitaires et d'institutions internationales pour prendre en charge la santé materno-infantile commence à révéler ses effets. Ainsi, à la fin de 1947, le taux de guérison pour le tétanos, qui affecte sensiblement les enfants et leurs mères, dépasse 70 %, comme l'illustre le graphique suivant.

Graphique 24 : Cas de tétanos ombilicaux à Dakar en 1947

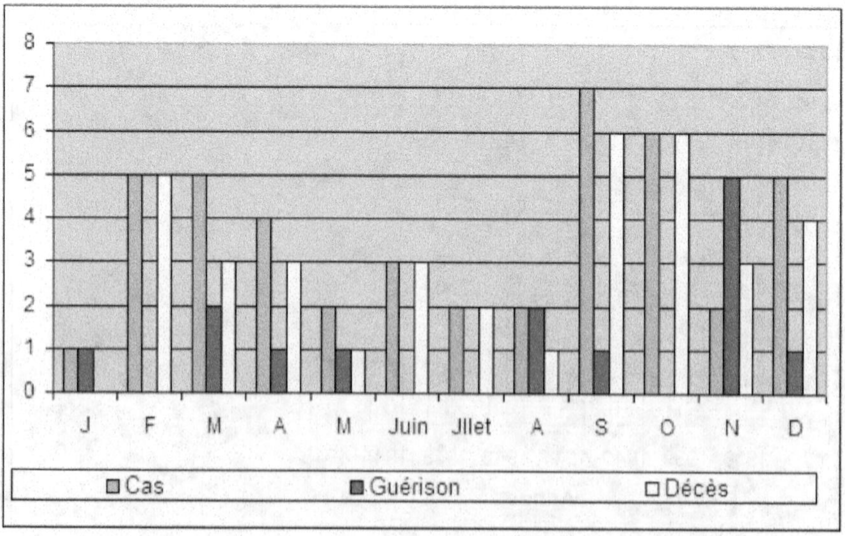

Source : Robin C., « Contribution à l'étude du tétanos à Dakar », in *Bulletin Médical de l'AOF*, T.V, Fasc.1.

L'analyse des statistiques du tétanos à Dakar livrées par le Dr. Robin montre que la porte d'entrée ombilicale s'avère particulièrement grave, notamment durant la période de 4 à 6 jours. Environ, le tiers des enfants admis dans la structure hospitalière et atteint de tétanos ombilical ne survit pas à l'affection (71,5%).

Le pourcentage de guérison s'avère assez faible (28,5%), comparé aux autres portes d'entrée. A Dakar, 200 victimes furent dénombrées en 1943 malgré un renforcement des structures de protection maternelle et infantile. Dans la zone sylvo-pastorale, l'affection prévaut à l'état endémique. L'enquête CINAM-ORANA estimait pour l'ensemble du territoire un taux de mortalité infantile par tétanos entre 10 et 15 % en 1959. En zone rurale, sur un échantillon de 450 enfants, 12 % des décès sont dus au tétanos ombilical.

L'enquête en milieu urbain en 1947 au sein de l'hôpital de Saint-Louis signalait des taux de décès avant sevrage de 6,1 %, contre 4,5 % après sevrage. Dans la Vallée du Fleuve, la situation est identique.

Tableau 31 : Tétanos ombilical (Taux en %)

Enfants décédés avant la fin du sevrage			Enfants décédés après sevrage		
0 mois	1 à 11 mois	1 à 4 ans	5 à 14 ans	15 ans et +	Ensemble
6,1	13,7	13,3	11,1	3,2	5,8

Source *:* Enquête nourrisson MISOES 1956-1957

Après l'accession du Sénégal à la souveraineté internationale, le tétanos continue à poser un véritable problème de santé publique. En effet, dans le tableau nosologique, figure en bonne place le tétanos ombilical ou consécutif à des percées d'oreilles qui sévissent en milieu rural souvent éloigné des structures sanitaires[325]. De 1960 à 1967, 1962 cas de tétanos sont hospitalisés à Dakar[326].

Tableau 32 : Cas de tétanos enregistrés à Dakar de 1960 à 1967

	Tétanos ombilical	**Autres cas**	**Total**
Clinique Maladies Infecxtieuses	80	1721	1801
Clinique Pédiatrie (1960-64)	161	–	161
Total	241	1721	1962

Source : Diop Mar I., *et al.,* « Le tétanos à Dakar, problème de santé publique », *Bulletin de la Société Médicale d'Afrique Noire de Langue Française*, vol. 9, 1969.

De 1963 à 1967, le tableau nosologique a subi d'importants changements du fait de la poussée du tétanos dans les statistiques hospitalières.

Graphique 25 : Répartition des principales maladies enregistrées à Dakar de 1960 à 1967

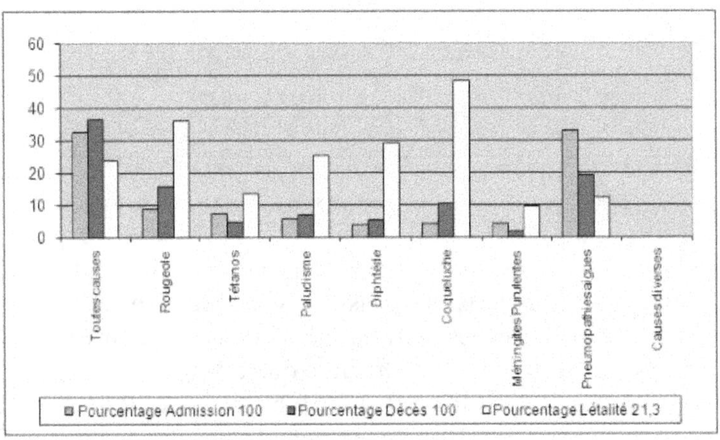

Source : Diop Mar I., *et al.,* « Le tétanos à Dakar, problème de santé publique », 1969.

---

[325] Allocution de LY A, Ministre de la Santé Publique et des Affaires Sociales du Sénégal, Exposé *Conditions de vie de l'enfant en milieu rural en Afrique, CIE, Réunions et Conférences XIV, Institut de Pédiatrie Sociale. Dakar, février 1967,* p. 11.

[326] DIOP MAR I., *et al.*, « Le tétanos à Dakar, problème de santé publique », *Bulletin de la Société Médicale d'Afrique Noire de Langue Française*, vol.9, 1969, p. 78.

En 5 ans, le tétanos, avec 9 % des causes d'admission et 15,6 % des décès, figure à la deuxième place dans les statistiques de l'Hôpital de Fann avant le paludisme et après l'infection morbilleuse. Toutefois, les campagnes de vaccination menées contre la rougeole risquent de propulser le tétanos à la première place.

Avec 36,3 %, la létalité moyenne du tétanos occupe le deuxième rang s'agissant des causes principales d'admission derrière les méningites purulentes (48,6 %)[327]. Ces taux élevés trouvent leur fondement dans l'absence de vaccination, hormis quelques écoliers. Quant à la prévention, elle reste circonscrite à la séroprophylaxie effectuée dans les formations sanitaires (nouveau-nés, plaies traumatiques).

Graphique 26 : Distribution du tétanos selon l'âge

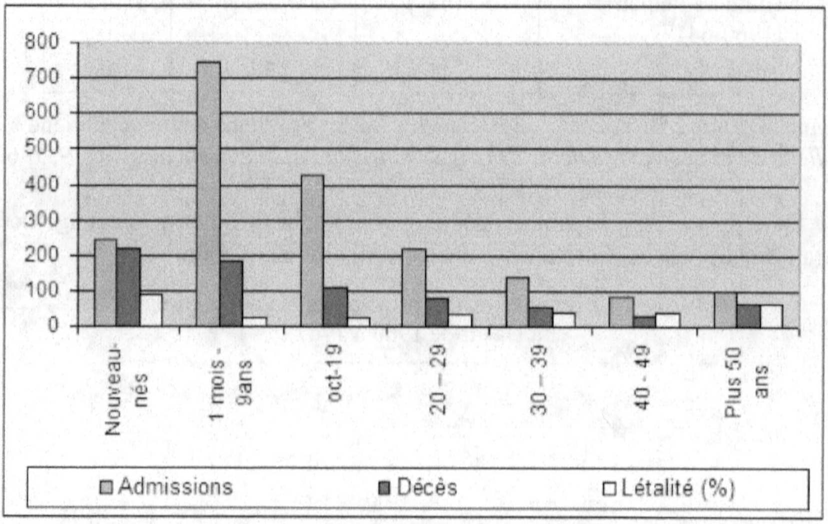

Source : Diop Mar I., *et al.*, « Le tétanos à Dakar, problème de santé publique ».

L'âge constitue un facteur essentiel dans la distribution du tétanos.

La létalité la plus importante occasionnée essentiellement par le tétanos ombilical est observée chez les nouveau-nés (91 %) jusqu'en 1967.

De 1 mois à 20 ans, la létalité atteint le quart des patients. Une tendance à la hausse se dégage entre 20 et 50 ans (36 à 39 %) avant de s'accentuer à partir de 50 ans avec 63 %. Les malades âgés de moins de 20 ans représentent 72 % des cas. De cette fourchette, se dégage la tranche d'âge de 1 mois à 10 ans (43 % des cas de tétanos non ombilical).

---

[327] DIOP MAR I., *et al.*, *op.cit.*, p.77.

Graphique 27 : Distribution du tétanos selon le sexe

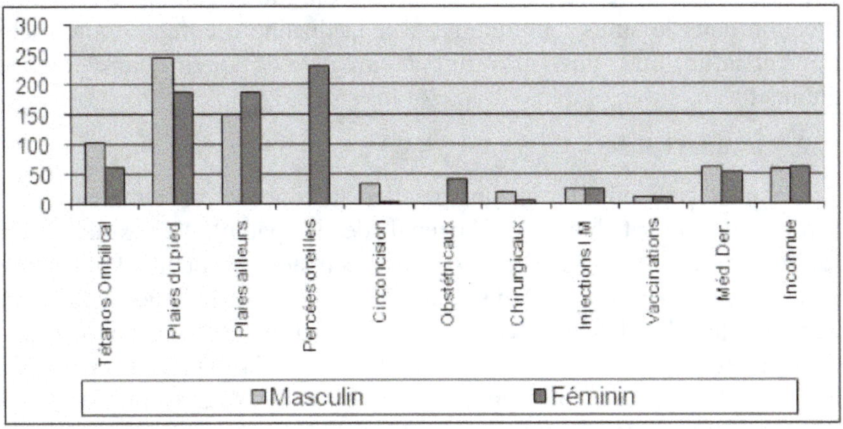

Source : Diop Mar I., *et al.*, « Le tétanos à Dakar, problème de santé publique ».

L'analyse de la distribution selon la porte d'entrée indique, s'agissant du tétanos ombilical, la prépondérance des garçons qui doublent (65 %) l'effectif des filles. Ce phénomène pourrait s'expliquer par la plus grande sollicitude accordée au nouveau-né mâle. La même tendance est observée pour les plaies de la plante (pied). La « division » du travail selon le sexe confine les femmes ainsi que les filles aux travaux domestiques alors que les hommes (y compris les garçons), souvent en dehors des concessions, s'adonnent à des activités aux risques plus élevés. Les garçons, qui jouent souvent les pieds nus, se trouvent davantage exposés aux blessures de la plante.

Toutefois, la fréquence du tétanos consécutif aux percées d'oreilles spécifique aux filles propulse le sexe féminin, en tenant compte de l'index global, devant les hommes : 53 % contre 47 %.

Pour lutter contre la mortalité infantile, les autorités coloniales, assez tôt, prirent à bras-le corps l'épineux problème du tétanos ombilical par la formation pratique des matrones pour l'acquisition de principes de propreté au cours de l'accouchement. Il s'agissait d'éviter le danger des manœuvres traditionnelles et, ce faisant, de prévenir le tétanos ombilical. Outre l'utilisation de matrones comme relais pour la diffusion de notions élémentaires de puériculture au sein de la population africaine, les autorités coloniales instituèrent une prime de rendement de trois francs calculée d'après le nombre de nouveau-nés présentés en bon état et une cicatrisation ombilicale parfaite.

A partir des années 1940, les autorités sanitaires recommandent, pour la prévention du tétanos, la généralisation de la pratique de la vaccination antitétanique notamment chez les femmes enceintes. Le traitement repose sur deux éléments : neutraliser la toxine qui diffuse l'infection et tarir la source.

Les méthodes thérapeutiques sont axées sur les voies intrarachidiennes (méthode de Sicard et Camus), intraveineuse et la méthode Couvy (sérum associé à l'urotropine). A Dakar, le Dr. Rossi a utilisé en 1942, sur les nourrissons atteints de tétanos ombilical, la voie intrarachidienne associée à l'injection dans le sinus longitudinal. Sur la dizaine d'enfants traités selon cette technique, cinq guérisons furent enregistrées après quatre jours de traitement[328].

2. La tuberculose

Maladie cosmopolite et universelle, infectieuse et contagieuse, la tuberculose s'inscrit hors de l'arsenal de la pathologie exotique qui, jusqu'aux années 1920, constituait la préoccupation majeure des autorités sanitaires de la colonie. « Fléau social » dont la cible privilégiée semble être les couches les plus défavorisées de la société, la tuberculose est classée dans les maladies dites sociales au même titre que la lèpre et la syphilis vénérienne. Pour les autorités sanitaires, il s'agit de maladies qui affectent la société, dont les causes sont sociales, de même que les conséquences. Témoin, à Dakar, une enquête médico-sociale sur les conditions économiques, sociales, familiales des tuberculeux menée en 1956 par le docteur Heckenroth indique que les malades restent au moins en contact avec quatre membres de leur entourage, dont trois enfants. Pour Dakar, ville de 250 000 à 280 000 hts, où vivent un grand nombre de tuberculeux adultes, on peut deviner aisément le nombre de personnes exposées directement à la contagion[329]. Aussi la lutte contre l'infection bacillaire doit-elle dépasser l'agent pathogène en prenant en compte les facteurs favorisants : hygiène, assainissement, taudis, alcoolisme, malnutrition.

L'analyse des informations consignées dans les rapports indiquent, par rapport aux pathologies vénériennes, une prise en charge assez tardive de la tuberculose qui, bien que mentionnée dans certaines études (en 1840 par Thévenot puis en 1865 par Chassagnol, Borius en 1883[330], Kermorgant[331]), ne devint une préoccupation du pouvoir colonial qu'après la Grande Guerre. Devenue un problème militaire, de santé publique, l'infection bacillaire ne pouvait plus être ignorée par les autorités obligées de l'inscrire parmi les priorités sanitaires.

a) La marche progressive de la tuberculose

Au Sénégal, les premières informations sanitaires relatives à la tuberculose furent rapportées successivement en 1840 et 1865 par Thévenot

---

328 DEJOU L., « Considérations sur le tétanos tropical », *Médecine Tropicale,* 1943, N° 4, p. 245-263, p.247.

329 IMTSSA, Dossier 277, Tuberculose, Carton Situation dans les TOM, p.38.

330 IMTSSA, Dossier 81, Lutte contre la tuberculose et la syphilis, 1941.

331 KERMORGANT A., "La tuberculose dans les colonies françaises et plus particulièrement chez les indigènes d'après les documents fournis par les chefs du service de santé", *AHMC*, 9, 1906 : 220-241.

puis par Chassagnol qui, à l'époque, considéraient l'infection bacillaire comme une pathologie exceptionnelle sur la côte occidentale d'Afrique[332]. Borius, en 1883, notait des cas de tuberculose chez les indigènes de Gorée et de Saint-Louis. Un tel constat battait en brèche les avis des médecins navigants de la Côte occidentale d'Afrique qui, à l'époque, considéraient les Noirs comme disposant d'une immunité naturelle contre l'infection bacillaire conférée par l'effet stérilisateur du soleil[333].

Au cours de la première décade du XXe siècle, les chroniques du Dr. Kermorgant sur les maladies sévissant dans les colonies, publiées dans la revue *Annales d'Hygiène et de Pharmacie Coloniales*, attiraient l'attention des autorités coloniales sur la gravité de l'infection bacillaire et sa progression constante dans les colonies africaines.

Si les études entreprises dans la colonie du Sénégal indiquaient un faible taux de prévalence de la tuberculose avant la Grande Guerre, dès les années 1910, des chiffres des plus pessimistes, sur la base d'enquêtes de cuti-réaction tuberculinique à l'instigation de Calmette, mettaient en évidence une forte tuberculisation des colonies françaises de l'Ouest africain. A l'échelle de la fédération, les enquêtes réalisées par Mathis[334] et Durieux estiment qu'en peu de temps, la positivité de l'index tuberculinique aurait triplé au Sénégal, quadruplé au Soudan et en Haute-Volta, quintuplé en Guinée et sextuplé en Côte d'Ivoire[335].

A l'orée des années 1920, le docteur Heckenroth constate la forte proportion de la mortalité par tuberculose. Couvy s'inscrit dans le même sillage sur la base des statistiques de l'hôpital indigène de Dakar où, en 1925-26, le taux de décès par tuberculose atteignait 23 % de la mortalité générale. A Saint-Louis, les statistiques de mortalité recueillies par les docteurs Lefrou et Allard dans la deuxième décennie du XXe siècle signalent le rôle non négligeable de la tuberculose dans les circonstances de décès. En 1923, l'infection bacillaire représente 15,24 % des causes de décès à Saint-Louis (soit 116 sur 774)[336].

Toutefois, il faut attendre la Grande Guerre pour voir la tuberculose, maladie jusqu'ici taboue, occuper le devant de la scène d'abord en France puis dans les colonies. La loi sur les dispensaires en 1916 et celle de 1919 relatives aux sanatoriums constituent des repères significatifs dans le processus de reconnaissance légale de l'infection bacillaire. Jusqu'ici circonscrite dans les milieux pauvres (quartiers ouvriers, milieux défavorisés), elle devint,

---

332 SANKALÉ M., PÈNE P., *Médecine sociale au Sénégal*, Dossiers Africains, Afrique Documents No 1, 1960, p. 13.

333 Mathis C., *L'œuvre des pastoriens en AOF*, PUF, 1939, p.333.

334 *Ibid.*

335 *Ibid.*

336 LEFROU G., ALLARD M., « Une décade démographique (1921-1930) à Saint-Louis du Sénégal. Natalité, mortalité générale, mortinatalité, mortalité infantile », *Annales de Médecine et de Pharmacie Coloniales 1932*, Tome XXX, p. 406-427, p.419.

avec la Grande Guerre, un problème militaire et, ce faisant, interpelle la puissance publique. Sous ce registre, l'histoire de la santé publique dans les colonies, plus particulièrement la prise en charge de l'infection bacillaire, est plus le reflet de la conjoncture qu'une politique réelle avec une vision prospective. Le pouvoir colonial procède par crises, par successions d'à-coups, bricolages et colmatages de brèches.

Après le second conflit mondial, les médecins des plus avertis signalent des menaces réelles de propagation de l'infection bacillaire en Afrique lorsqu'ils affirment : «Il s'agit d'une grande maladie sociale, qui ne tardera pas à primer les autres maladies endémo-épidémiques, même tropicales, si des mesures prophylactiques ne sont pas appliquées rapidement »[337]. D'autant plus qu'elle revêt en Afrique, surtout dans les grandes villes, un caractère de grande maladie sociale comme en métropole. En effet, « ce problème est surtout vrai pour les grandes villes et en particulier à Dakar, où la pathologie tend à prendre de plus en plus un aspect mixte dû à la disparition des maladies comme la peste, la fièvre jaune, la diminution de la variole, de la maladie du sommeil, du paludisme, ce qui rend peut-être plus évidente l'existence d'autres affections comme la tuberculose par ailleurs en extension »[338]. En 1947, l'Enquête Nourrissons estimait, à l'Hôpital de Saint-Louis les décès causés par la tuberculose à 11,8 % avant le sevrage et 10,1 % après le sevrage.

Au moment où une décrue de la maladie est amorcée en métropole, l'urgence et l'ampleur de l'infection bacillaire dans les colonies provoquaient une mobilisation de la communauté internationale ainsi qu'une lutte axée sur une médecine prophylactique, notamment des campagnes de vaccination[339]. Surtout qu'une forte migration de travail d'origine africaine, notamment maghrébine est observée en France. La forte tuberculisation observée chez ces immigrés, les mouvements de population facilités par la révolution des transports suggèrent une forte mobilisation contre le fléau bacillaire.

Il reste que l'augmentation du nombre de cas, relevée entre le début du XXe siècle et le courant de la décade 1920, semble, du reste, plus traduire un meilleur rendement des services de dépistage dans les dispensaires et les tournées foraines qu'une progression réelle de l'affection durant la période. Ces performances des services sanitaires résultent des directives émanant de la circulaire ministérielle du 6 août 1935, « qui organisait, sur des bases nouvelles, l'Assistance Médicale Indigène rurale et en étendait le bénéfice jusqu'aux foyers indigènes les plus reculés de la brousse. »[340].

---

[337] SÉNÉCAL J., BOIRON, « La lutte antituberculeuse à Dakar. Emploi du vaccin B.C.G. sec », *op. cit.*, p. 209.
[338] *Ibid.*
[339] Union Internationale contre la Tuberculose 1955, « La Tuberculose en Afrique », Résumé du Procès- verbal d'une réunion qui s'est tenue à Paris les 4 et 5 juillet 1955, p.13.
[340] Anonyme, *Médecine Tropicale,* 1941, N° 6, Statistiques, p.887.

En vérité, faute de structures spécialisées et de statistiques fiables, il est difficile d'apprécier à sa juste valeur l'ampleur réelle de l'infection bacillaire. D'autant plus que les premières enquêtes sur l'endémie tuberculeuse restaient largement circonscrites en milieu urbain. Ainsi, les « chiffres ne sont qu'un reflet de l'endémie tuberculeuse [car] ils ne concernent pas les autres localisations de la maladie»[341]. En effet, « les documents sont en eux-mêmes incomplets puisque établis en grande partie à Dakar, et n'apportent donc aucun éclaircissement sur l'importance de la tuberculose en brousse »[342].

D'une manière générale, les chiffres, dont certains sont extraits de la nomenclature nosologique sommaire, sont certainement en dessous de la réalité et ne donnent qu'une idée imprécise de l'incidence de la maladie, notamment à l'intérieur de la colonie. Les progrès des échanges, les modifications du genre de vie (urbanisation), les déficiences alimentaires, le développement de l'alcoolisme et l'implantation progressive des Européens à l'intérieur de la colonie semblent intervenir dans la poussée de la tuberculose. Il semble bien que l'infection bacillaire est beaucoup plus importante sur la côte que dans l'hinterland où les populations sont moins tuberculisées.

Devant la forte tuberculisation des colonies, Dakar en particulier, mise en évidence par ces chiffres alarmistes, il incombait aux autorités coloniales de prendre à bras le corps l'épineux problème du péril tuberculeux. Dans ce contexte, la prémunition contre la tuberculose par la vaccination BCG, notamment des enfants, fut inscrite, à partir des années 1920, dans les priorités des autorités sanitaires.

b) La tuberculose chez l'enfant

Les premières enquêtes menées au Sénégal sur 2242 sujets à l'initiative de Calmette à partir des années 1910 afin de déterminer le taux d'imprégnation tuberculeuse chez les Noirs par l'utilisation de la cuti-réaction tuberculinique relevaient des taux importants au sein de la population infantile : 4 % à moins d'un an, 18,6 % de 1 à 15 ans, contre 15,4 % chez les adultes.

A Dakar, « où la tuberculose fait des ravages importants dans une population où l'alimentation est déficiente et qui s'entasse trop souvent encore dans des locaux sans air ni lumière »[343], le docteur Marcel Léger, sur la base de la cuti-réaction effectuée au sein de la population scolaire entre

---

341 BERGERET C, ROUSTAING M, « Note sur la tuberculose pulmonaire à Dakar », *Bulletin Médical de l'AOF* , 1946, Tome III, Fascicule 2, p. 247-251, p. 251.

342 SÉNÉCAL J., BOIRON H., « Le problème de la tuberculose en AOF », in *Les problèmes de l'enfance dans les pays tropicaux de l'Afrique.* Colloque organisé par le Centre International de l'Enfance, Brazzaville 8-12 décembre 1952, CIE, Réunions et Conférences, 1953, p.188.

343 Gouvernement Général, Circonscription de Dakar et Dépendances, Exposition Coloniale de 1931, p. 101.

1922 et 1924, estimait le taux de pourcentage positif de 38% chez les enfants de 7 à 10 ans et 49 % pour ceux de 10 à 25 ans[344]. Cinq ans plus tard, une tendance haussière est notée au sein de la tranche d'âge de 7 à 10 ans où le degré d'imprégnation tuberculeuse passe à 43,3 %.

La même tendance est observée après le second conflit mondial. Ainsi, en 1951, la tuberculose occupe, après la malnutrition, la seconde place des causes de décès infantiles à l'Hôpital Central Indigène[345]. Sur 915 enfants consultés par le service de pédiatrie de l'Hôpital Central Indigène, 8,5%, soit 78 au moins, étaient gravement atteints par l'infection bacillaire. Sur les 219 décès survenus à l'Hôpital Central Indigène, les causes principales sont les suivantes[346] : malnutrition, tuberculose, neurotoxicose, paludisme cérébral.

Tableau 33 : Causes principales des décès survenus à l'Hôpital Central Indigène en 1951

Pathologies	Nombre de décès	Pourcentage
Malnutrition	53 décès	24 %
Tuberculose	27	12 %
Neurotoxicose	16	7,7 %
Paludisme cérébral	14	6,7 %

Source : Sénécal J, Boiron H., « La tuberculose chez l'enfant africain à l'Hôpital Central Indigène de Dakar » (éd.) C.I.E Les problèmes de l'enfance dans les pays tropicaux de l'Afrique. (Brazzaville, 8-13 déc. 1952, Paris), 1953, p. 200-214, p. 208.

La tuberculose, avec 27 décès, figure à la deuxième place après la malnutrition, soit 12 %. Le taux de plus en plus important de la tuberculose parmi les causes de décès pousse certaines autorités sanitaires à recommander l'inclusion d'un test tuberculinique dans les enquêtes de troubles nutritionnels, au même titre que la recherche de parasitoses intestinales, du paludisme ou de la syphilis[347].

---

[344] LÉGER M, *op. cit.*

[345] SÉNÉCAL J, BOIRON H., « Le problème de la tuberculose en AOF », in *Les problèmes de l'enfance dans les pays tropicaux de l'Afrique.*, « La tuberculose chez l'enfant africain à l'Hôpital Central Indigène de Dakar », Colloque organisé par le Centre International de l'Enfance, Brazzaville 8-12 décembre 1952, CIE, Réunions et Conférences, p. 200-214, 1953, p. 208.

[346] *Ibid.*

[347] SÉNÉCAL J., BOIRON H., « La tuberculose chez l'enfant africain à l'Hôpital Central Indigène de Dakar », (éd.) C.I.E, *Les problèmes de l'enfance dans les pays tropicaux de l'Afrique,* (Brazzaville, 8-13 déc. 1952), Paris : CIE (Réunions et Conférences, IV), 1953, p. 204.

Tableau 34 : Répartition par âge des décès survenus à l'Hôpital Central Indigène en 1951

Age	Nombre de cas	Nombre de décès
0 à 2 ans	28	12
2 à 5 ans	36	10
5 à 10 ans	15	5

Source : Sénécal J., Booiron H., 1953, « La tuberculose chez l'enfant africain à l'Hôpital Central Indigène de Dakar », *Colloque organisé par le Centre International de l'Enfance, Brazzaville 8-12 décembre 1952,* CIE, Réunions et Conf., p. 200-214.

Entre le 1er avril et le 28 novembre 1952, le service de l'Hôpital Central Indigène a enregistré 28 enfants décédés par tuberculose sur un total de 194, soit 14,4 %.

La prémunition contre la tuberculose par la vaccination BCG dans les colonies africaines fut menée au Sénégal au début des années 1920 à l'initiative de Calmette et Mathis. La vaccination des nouveau-nés fut d'abord effectuée sur les enfants noirs à la Maternité Indigène de Dakar le 24 mai 1924 avant d'être élargie aux jeunes Européens.

Si la préparation du vaccin était dévolue à l'Institut Pasteur de Dakar, son administration relevait de l'Institut d'Hygiène Sociale située en milieu africain (Médina). Ouvert en juin 1921 pour remplacer la Polyclinique de l'Hôpital Central Indigène fonctionnelle depuis 1918, il avait deux principaux objectifs inscrits dans son cahier des charges : l'assistance médicale aux indigènes et l'encadrement des élèves médecins et élèves sages-femmes.

Doté de services d'assistance, de services antivénérien et antituberculeux, de consultations prénatales, gynécologiques et de celles des nourrissons, l'Institut d'Hygiène Sociale, outre les visites médicales et régulières des élèves de Dakar, est chargé de dépister les foyers de maladies endémiques et épidémiques et dispose d'un service antituberculeux à domicile.

La médiation entre le malade et le dispensaire est assurée par les infirmières visiteuses chargées aussi de la prophylaxie de la tuberculose grâce à la vaccination antituberculeuse à domicile par le BCG (administration des 3 doses successives de vaccin). La prophylaxie antituberculeuse s'est appuyée sur le dépistage aussi précoce que possible des cas grâce aux infirmières visiteuses, sur l'action des dispensaires, en particulier l'Institut d'Hygiène Sociale et la lutte contre les taudis entreprise par le Service d'Hygiène de Dakar.

Toutefois, l'une des difficultés majeures auxquelles se trouvent confrontées les infirmières visiteuses est la recherche des nouvelles accouchées du fait des imprécisions ou de l'inexactitude des renseignements livrés par l'état civil. Une autre difficulté réside dans les séjours prolongés à l'hôpital des enfants emmenés par leurs mères malgré l'avis des autorités hospitalières. Une telle situation grossit l'effectif des perdus de vue. Ainsi, à l'Hôpital Central Indigène de Dakar, en 1951, sur 48 enfants malades, 16 sont perdus de vue, dont certains en bas âge.

La difficulté de suivi se trouve aggravée par l'inexistence d'un service social à l'hôpital, l'imprécision de leur domicile pour les retrouver[348]. A l'Hôpital Central Indigène de Dakar, les autorités de la structure confirment : « Nous ne pouvions empêcher leur départ, car après un séjour de trois semaines à un mois, il devenait difficile de maintenir hospitalisées des femmes bien portantes que souvent d'autres enfants attendent chez elles »[349]. D'autant plus que « la faible capacité du service des enfants (41 lits) nous obligeait à ne pas garder trop longtemps ces malades qui pouvaient suivre à un traitement à domicile (Isoniazide), soit revenir à notre consultation pour y recevoir des injections de Streptomycine »[350].

La vaccination antituberculeuse, d'abord limitée aux enfants nés à la maternité, est élargie trois années plus tard à tous les enfants nés en ville.

Après la méthode de la voie buccale pratiquée dès 1924, la vaccination antituberculeuse de l'enfant par le BCG fut administrée, au moyen de scarifications cutanées jugées plus efficaces. Le vaccin sec lyophilisé pour scarification réalisé à partir de 1950 par Boiron remplace le vaccin incorporé à la gomme arabique (technique du vaccin antiamarile). Les essais de prémunition à l'aide du vaccin BCG inoculé par scarification, menés par Durieux et Arquié sur les tirailleurs sénégalais basés à Dakar, se révélèrent concluants[351]. A Dakar, le Pr. Jean Sénécal appliqua aux enfants de tous âges le vaccin sec lyophilisé qui fut par la suite élargi à l'échelle du territoire. Les vaccinations BCG sont passées de 605 en 1927, 721 en 1928 et 797 l'année suivante[352].

Dans la capitale fédérale, la vaccination préventive BCG, les consultations prénatales et des nourrissons ont fait chuter le taux de mortalité infantile. En 1927-1928, une comparaison faite par Couvy entre deux groupes d'enfants non prémunis (avant l'établissement de la vaccination BGC) et prémunis indique une baisse de la mortalité infantile de 25,7 % à 10,3 % chez les enfants de 10 jours à deux ans (soit un différentiel d'environ 10 points). De 1928 à 1930, Blanchard poursuit la même comparaison de mortalité globale entre les enfants prémunis et ceux non prémunis et aboutit au même constat :

---

[348] *Id.*, p. 208.

[349] *Id.*, p. 207.

[350] *Ibid.*

[351] DURIEUX C., ARQUIÉ E., « Essais de prémunition antituberculeuse sur des sujets de race noire à l'aide du vaccin BCG inoculé par scarification », *Médecine Tropicale,* 1941, N° 1, p. 146-149.

[352] Gouvernement Général, Circonscription de Dakar et Dépendances, Exposition Coloniale de 1931, p. 101.

21,3 % contre 36 en 1928 ; 22,7 % contre 36,2 % l'année suivante et 14,7 au lieu de 36,7 en 1930. Le différentiel entre les deux groupes s'élève à 14 %.

La conclusion que l'on tire de ces deux comparaisons, nous l'empruntons à Constant Mathis qui estime que « les deux groupes d'enfants se trouvant dans des conditions de vie identiques et soumis aux mêmes causes de morbidité et de mortalité, on est en droit de porter à l'actif de la prémunition antituberculeuse la moindre mortalité du premier groupe »[353].

En milieu rural, les campagnes de vaccination des enfants et jeunes adultes furent confrontées à des problèmes liés aux difficultés de faire appliquer des mesures souvent autoritaires. En effet, les rassemblements souvent autoritaires déjà ressentis lors des vaccinations antivarioloamariles furent d'autant plus pénibles pour les populations que les autorités sanitaires décidèrent d'y adjoindre deux opérations supplémentaires que nécessite la vaccination BCG (test de contrôle et vaccination proprement dite)[354].

Pour les autorités sanitaires, l'application de telles mesures fut grandement compromise par la libéralisation du régime colonial consécutive à la fin de la Seconde Guerre mondiale. Quelles doivent être les nouvelles bases juridiques de ces rassemblements autoritaires ? D'autant plus que le recours à la médiation des chefs coutumiers et religieux s'avère insuffisant.

Pour faire accepter ces nouvelles contraintes, les autorités du SGHMP envisagent outre une nouvelle approche populaire de la médecine, comme l'association d'un traitement de la syphilis et du pian, de s'appuyer sur le réseau de maternités, car la petite enfance paie un lourd tribut aux primo-infections graves[355].

c) Traitements et difficultés de la lutte antituberculeuse

Au sortir du second conflit mondial, la tuberculose, « maladie particulièrement sévère en Afrique »[356], est en passe, au décours des années 1940, de devenir dans le continent « le plus grand fléau social »[357] du fait d'un nombre de plus en plus important de cracheurs de bacilles. En effet, l'importance des maladies cosmopolites à l'image de la tuberculose pouvait échapper aux autorités sanitaires dans la mesure où, tant que les communautés humaines connaissaient de faibles densités en milieu rural, de surcroît souvent isolées et la démographie urbaine assez moyenne, la pathologie

---

[353] MATHIS C, *op cit.*, p.340.

[354] SANNER L., « La tuberculose », in Tâches et problèmes de la santé publique en AOF, N° Spécial, *Bulletin Médical de l'AOF*, novembre 1954, p. 69-114, p. 101.

[355] *Ibid.*, p. 103.

[356] SÉNÉCAL J, BOIRON H, « Le problème de la tuberculose en AOF », in *Les problèmes de l'enfance dans les pays tropicaux de l'Afrique*, Colloque organisé par le Centre International de l'Enfance, Brazzaville, 8-12 décembre 1952, CIE, Réunions et Conférences, 1953, p. 188-216, p. 188.

[357] *Ibid.*

bacillaire, circonscrite dans des espaces restreints, pouvait être facilement maîtrisée[358]. Dès lors, s'imposait l'adaptation de la lutte antituberculeuse aux spécificités du continent africain où la tuberculose constitue un problème d'urgence et de masse. L'urgence et l'ampleur du problème commandent une lutte axée sur une médecine prophylactique et un traitement ambulatoire.

c.1 Les traitements

A partir des années 1950, s'opère une révolution dans le traitement de la tuberculose du fait de l'usage des antibiotiques dans l'arsenal thérapeutique. La streptomycine, découverte en 1944, fut utilisée deux ans plus tard dans le traitement de la tuberculose. L'efficacité du traitement fut renforcée par les PAS (acide para amino salicylique) avant de connaître une vigoureuse impulsion à partir de 1952, avec l'apparition d'une substance mieux tolérée, l'isoniazide. Or, il est évident qu'il ne saurait être question de transposer en Afrique les mêmes méthodes de lutte qu'en Europe, compte tenu de plusieurs facteurs (urgences et ampleur du problème, spécificités du continent, déficit matériel et de personnel qualifié, etc.). Par ailleurs, l'idée émise autour d'un projet de lutte antituberculeuse fut sérieusement compromise par le problème de crédits[359].

Dès lors, quels programmes, quelles actions d'urgence faut-il déployer au Sénégal ? Surtout qu'à la fin des années 1940, l'infection bacillaire intègre la « pathologie médicale courante » du Sénégalais[360]. En effet, les campagnes de cuti-réaction menées à l'orée des années 1950 montrent que le Sénégal semble fortement tuberculisé[361]. La distribution géographique indique les villes côtières dans la mesure où, à l'échelle du territoire, la tuberculisation est fortement marquée suivant un « triangle limité au nord par Kelle, à l'ouest par Dakar et au sud par Foundiougne »[362]. La forte concentration humaine et surtout le développement de l'alcoolisme dans la Petite Côte et en Basse Casamance favorisent une large diffusion de la tuberculose dans ces contrées.

La stratégie préconisée, qui considère la tuberculose comme un problème de santé publique et non un problème clinique, appelle deux approches.

La première, qui consiste à suivre les grandes lignes de la lute contre les maladies contagieuses, suppose la découverte des cas et la neutralisation des sources de contagion. La seconde s'articule autour des principes de

---

358 SANKALÉ M., PAYET M., *Epidémie et prophylaxie des endémies dominantes en Afrique noire*, préface de F. Blanc, p. V, Masson et Cie.

359 SÉNÉCAL J., BOIRON H., « L'endémie tuberculeuse chez l'enfant africain », in CIE (éd.) *Les problèmes de l'enfance dans les pays tropicaux de l'Afrique*, (Brazzaville, 8-13 déc. 1952), Paris, CIE (Réunions et Conférences, IV), p.188.

360 SANKALÉ M., PÈNE P., *Médecine sociale au Sénégal*. Dossiers Africains. Afrique Documents N° 1 1960, p. 13.

361 *Ibid.*

362 *Ibid.*

l'administration sanitaire, lesquels consistent à appliquer les mesures de lutte sur une grande échelle, celle de la collectivité, et non plus de quelques individus (militaires, fonctionnaires, écoliers). C'est sur la base de ces principes que furent adoptées la thérapie (traitement fixe dans les structures sanitaires couplé à un traitement ambulatoire) et la prophylaxie (prévention).

S'il est admis que la tuberculose est traitée dans les hôpitaux généraux et les dispensaires, il n'en demeure pas moins que le traitement ambulatoire s'impose dans les villes à l'image de Dakar par l'ampleur du problème, le déficit chronique de lits spécialisés ; il s'y ajoute le refus pour la majorité des travailleurs africains d'abandonner leur travail qui rend nécessaire le traitement ambulatoire afin de les « négativer » le plus rapidement[363]. L'objectif visé est de traiter le maximum de patients par leur négativation. Toutefois, un tel mode de traitement nécessite des locaux et un matériel pour les traitements par injections (streptomycine, isoniazide) et la mise au repos des malades pendant la journée[364].

L'approche préventive, pour sa part, vise à maîtriser la progression de la bacillose et à réduire le potentiel d'infection par la lutte contre les formes aiguës des malades chroniques qui continuent à expectorer.

Après le second conflit mondial, apparaissent des divergences d'approches entre les points de vue des spécialistes et ceux des autorités sanitaires dans leur manière d'aborder et de résoudre les problèmes de santé. Ainsi, le vif débat opposant les partisans de la médecine individuelle et curative à ceux de la médecine de masse, préventive et sociale (Public Health Approach des Anglais) retentit largement sur les programmes de lutte antituberculeux[365]. D'ailleurs, dès 1953, le Directeur de l'OMS estimait que « le jour approche où les Services de la Santé Publique s'attacheront davantage à la tuberculose infection qu'à la tuberculose clinique »[366]. Une telle approche privilégie la diminution des virus en circulation par la stérilisation des porteurs (négativation des germes) au détriment des cures coûteuses réalisées sur les malades qui ne sont pas disséminateurs de bacilles.

Quant au Centre de phtisiologie, sa mission consiste au dépistage systématique urbain (collectivités, entreprises, fonctionnaires, écoles, main-d'œuvre) ainsi qu'à l'examen des patients (clinique, radiologique, bactériologique, bronchoscopique).

Après des années de lutte antituberculeuse, les résultats de l'arsenal thérapeutique semblent assez mitigés au point d'être comparés, par certaines autorités sanitaires avisées, à « l'effet de la lance du pompier sur l'incendie… plus spectaculaire… cependant le feu qui couve au fond des

---

[363] SANNER L., « La tuberculose », in Tâches et problèmes de la santé publique en AOF », No Spécial *Bulletin Médical de l'AOF,* novembre 1954, p. 69-114. p. 101.
[364] *Ibid.*
[365] SANNER L., *op. cit.*, p. 98.
[366] *Ibid.*

poumons engendre, à la longue, des dégâts combien plus dramatiques »[367]. Aussi certaines autorités suggèrent-elles de privilégier la méthode prophylactique axée sur le dépistage et le traitement aussi précoce que possible du tuberculeux pulmonaire. Il s'agit, dans ce contexte, d'aller au devant du malade qui ignore souvent sa maladie pour le soustraire rapidement du milieu qu'il contamine, soit en l'isolant dans un établissement de cure, soit en guérissant la lésion qu'il porte.

Dans tous les cas, une campagne de lutte, pour être efficiente, devrait privilégier plusieurs approches. Celles-ci devraient dépasser le cadre médical (prophylaxie et thérapeutique) pour intégrer la dimension sociale, économique. Surtout que des manifestations conduisant à un arrêt de travail impliquent des mesures d'ordre administratif, une thérapeutique active et des implications sociales et économiques[368].

c.2 Difficultés et limites des campagnes de lutte antituberculeuse

La lutte antituberculeuse en milieu africain, plus précisément au Sénégal, rencontre plusieurs obstacles liés d'abord à la faiblesse de la capacité hospitalière et de l'indice lits/population, à la pénurie de services spécialisés (centres de phtisiologie et de dispensaires antituberculeux), à l'absence de sanatoriums, de préventoriums et d'aériums auxquelles s'ajoutent des carences liées à la médecine du travail d'entreprise et à la sécurité sociale[369].

A l'échelle de la colonie, même à Dakar, les autorités sanitaires déplorent le manque de structures spécialisées, obligeant ainsi chaque service à recevoir des tuberculeux, à les soigner avant de les suivre en consultations externes. Dans le service de pédiatrie, faute d'isolement, il est impossible de garder les enfants cracheurs qui sont référés vers la section tuberculose des maladies infectieuses.

Ensuite, la pénurie de personnel qualifié, les difficultés budgétaires et l'absence de dépistage précoce collectif ou individuel, hormis les militaires et la population scolaire représentent des obstacles majeurs à la lutte antituber-culeuse.

Les difficultés budgétaires ne doivent-elles pas impliquer une association de programmes (comme ceux de la tuberculose et des tréponématoses) ?

Il s'y ajoute les difficultés de suivi, l'ampleur des désertions qui incitent à la promotion de traitements rapides et définitifs. Au quartier de la Médina, les infirmières visiteuses affectées au service de dépistage déplorent la disparition des patients pour regagner leur village dès que leurs symptômes se sont amendés, ainsi que le découragement des malades devant une théra-

---

367 BERGERET C., ROUSTAING M., « Note sur la tuberculose pulmonaire à Dakar », *BMAOF*, 1946, Tome III, Fascicule 2, p.247-251, p. 248.

368 *Ibid.*

369 SANNER L., *op. cit.*, p. 97.

peutique d'aussi longue haleine que la collapsothérapie[370]. Le problème est d'autant plus crucial que le patient arrive souvent avec « une gravité et l'étendue des lésions pulmonaires constatées lors du premier contact entre le malade et le médecin : infiltration massive, micro ou macro nodulaire, lobite excavée, envahissement ulcéro-caséeux, plus rarement fibreux, des deux plages pulmonaires, cavernes multiples, cavernes géantes ; tels sont les bilans habituels de nos examens radioscopiques »[371].

Le discours des autorités autour de la réticence des indigènes pour expliquer les perdus de vue devrait être sensiblement relativisé. En effet, régler l'épineux problème des perdus de vue (provenant de malades non admis à l'hôpital, faute de places, ceux qui refusent l'hospitalisation et les malades sortis non guéris) reviendrait à épargner aux malades les longues attentes, à leur fixer des rendez-vous précis seuls gages de fidélité et d'assiduité des malades.

L'idée de création d'un village (hôpital sanatorium) aux environs de Rufisque par le médecin Général Mercier afin de résoudre le problème de l'isolement des tuberculeux ne dépassa guère l'état de projet[372].

Enfin, d'autres facteurs tels que les conditions défectueuses de la vie, surtout en milieu urbain (taudis, promiscuité, insalubrité), la pauvreté et les déficiences alimentaires sont à prendre en compte. La densité de la population, de même que l'importance du régime alimentaire favorisent la contamination massive. Aussi l'amélioration des conditions de vie, du régime alimentaire constitue-t-elle des éléments à prendre en compte dans la lutte antituberculeuse.

Une autre limite réside dans la place de la tuberculose dans la formation des personnels de santé. S'il est attesté que la tuberculose était prise en compte dans les curricula[373], il n'en demeure pas moins que la forte orientation de la formation vers les pathologies exotiques pouvait constituer un obstacle majeur à la prise en charge de l'infection bacillaire aux colonies[374]. L'Union Internationale contre la Tuberculose reconnaît, dans sa réunion tenue à Paris en juillet 1955, des difficultés dans le diagnostic de la tuberculose en Afrique du fait d'une confusion souvent constatée dans une symptomatologie qui, essentiellement, se réduit aux maladies tropicales, notamment le paludisme[375].

En AOF, plus précisément à Dakar, des professeurs de médecine des plus avisés reconnaissent tout de même la difficulté du diagnostic de la bacillose, notamment dans ses formes extensives ou formes généralisées

[370] BERGERET C., ROUSTAING M., « Note sur la tuberculose pulmonaire à Dakar », *BMAOF* 1946, Tome III, Fascicule 2, p.247-251, p. 251

[371] *Ibid.*

[372] SÉNÉCAL J., BOIRON H., *op.cit.,* p. 209.

[373] Entretien avec M. Sankalé, Marseille 27 septembre 2007.

[374] Union Internationale contre la Tuberculose 1955, *La Tuberculose en Afrique*, Résumé du Procès- verbal d'une réunion qui s'est tenue à Paris les 4 et 5 juillet 1955, p. 13.

[375] *Ibid.*

miliaires. En effet, il est permis de supposer que « les mentions du billet d'entrée, purement symptomatique, [et, qui plus est] des plus diverses : hypothrepsie, pneumopathie aiguë, diarrhée, paludisme, etc. »[376] sont largement suffisantes pour attester de la méconnaissance, par certains professionnels de santé, de la tuberculose dans certaines de ses formes. On peut deviner aisément, dans un tel contexte, toute la peine à se reconnaître devant une symptomatologie aussi confuse.

Autant de raisons suffisantes pour les professeurs Sénécal, Raoult A., Michel L. et Houssiaux J-P. pour reconsidérer la formation des médecins[377]. En vérité, « l'éducation de nombreux médecins est, en Afrique occidentale, à refaire à ce point de vue. Il est urgent d'orienter les élèves médecins africains comme les médecins africains anciens venant en stage de fonctionnement, vers une formation radio-clinique qui les rende capables de reconnaître l'affection »[378]. C'est compte tenu de ces suggestions que l'enseignement relatif au diagnostic de la bacillose dans ses diverses formes fut institué en 1951.

Le caractère militaire de la tuberculose, sa fréquence au sein des troupes poussent le pouvoir colonial à l'inscrire dans les priorités sanitaires. Malgré la récurrence du discours autour de la tuberculose comme « urgence » en Afrique du fait de sa gravité, dans la pratique, tout laisse penser que la tuberculose ne semble pas une priorité des autorités, notamment en milieu rural.

Deux arguments pourraient fonder une telle hypothèse. D'une part, la section tuberculose du SGHMP a été purement virtuel et les quelques mois de son fonctionnement, elle la doit au prêt de véhicules et matériel radiologique du Niger Les moyens matériels et humains ont toujours fait défaut. D'autre part, le monde rural fut délaissé au détriment des centres urbains à un moment où des études tendent à démontrer que l'Africain non transplanté (en milieu urbain) guérit de la tuberculose.

---

[376] Sénécal J., *et al.*, 1952, *op. cit.*, p. 203.
[377] *Ibid.*
[378] *Ibid.*

CHAPITRE IV

LES AUTRES PATHOLOGIES

Certaines pathologies (diarrhées, infections respiratoires, affections oculaires, syphilis) occupent une place importante dans la morbidité infantile. En effet, dès le début du XXe siècle, les diarrhées, infections respiratoires et les pathologies vénériennes figurent parmi les principales maladies affectant les enfants de la colonie[379].

Alors que les diarrhées, les infections respiratoires et oculaires peuvent être corrélées à l'environnement, l'hygiène et les milieux de vie, la syphilis, pour sa part, fut largement ciblée par les premières enquêtes démographiques comme le facteur essentiel à l'origine de tares congénitales, de stérilité, de mortinatalité et de mortalité importantes dans les colonies de la fédération. Au « péril vénérien » accusé de « fléau démographique », répond la mise en place d'une politique allant de la lutte contre la prostitution aux campagnes de masse foraines de la section « tréponématoses » en passant par l'érection d'un dispositif sanitaire fixe (dispensaires, postes de santé, hôpitaux, maternités, laboratoires) en charge d'assurer la « défense sociale » des populations africaines.

1. Les maladies diarrhéiques

Principales causes de morbidité et de létalité infanto-juvéniles du fait de leur fréquence et de leur gravité, les maladies diarrhéiques représentent une des affections pédiatriques qui, le plus souvent, posent un problème de santé en Afrique tropicale. Syndrome relevant d'étiologies très nombreuses (microbiennes, parasitaires, virales et même nutritionnelles), les diarrhées viennent en tête des principales causes de mortalité entre 1 et 5 ans[380]. Alors que des avancées remarquables ont été enregistrées contre certaines grandes endémo-épidémies (la variole, la fièvre jaune, la tuberculose, les tréponématoses et, plus tard, la rougeole), les diarrhées chez l'enfant furent longuement

---

[379] Cf. Dr. MERVEILLEUX, « Notes démographiques et protection de l'enfance à Saint-Louis », *Annales d'Hygiène et de Médecine Coloniales* 1906, Tome 9, p. 132-139 ;
LEFROU G., ALLARD M., « Une décade démographique (1921-1930) à Saint-Louis du Sénégal. Natalité, mortalité générale, mortinatalité, mortalité infantile », *Annales de Médecine et de Pharmacie Coloniales*, 1932, Tome XXX, p. 406-427.

[380] SÉNÉCAL J., DUPIN H., « Les besoins nutritionnels de l'enfant au cours des premières années », *Les Carnets de l'Enfance*, N° 15, juillet- septembre 1971, p. 58-71, p. 61.

négligées par les services sanitaires coloniaux (AMI, SGHMP) et post coloniaux. En vérité, longtemps durant, les services sanitaires ont orienté leurs actions vers la lutte contre les grandes endémies.

Et pourtant, les diarrhées figurent parmi les pathologies les plus fréquemment observées dans les statistiques de morbidité et de mortalité infantiles. Les maladies diarrhéiques occupent la seconde place pour les décès dans les formations sanitaires après le paludisme.

La pénurie de personnel qualifié, le manque de laboratoires pour les examens, la complexité du concept de diarrhée, de sa définition (dyspepsie, entérite, gastro-entérite, colite, entérocolite, toxicose) et de sa classification pourraient certainement expliquer la réticence du personnel à livrer des statistiques, de même que l'absence de mesures préventives spécifiques contre les diarrhées[381].

S'agissant des diarrhées infectieuses, c'est en 1826 que Parrish décrit les diarrhées infectieuses dénommées à l'époque « diarrhée d'été ». Sa description ne put mettre un terme aux vives controverses générées par l'étiologie des diarrhées. S'il était admis pour certains les bienfaits de l'allaitement naturel, l'avènement de la révolution pasteurienne souleva un autre débat autour du lait de vache donné aux nourrissons et soupçonné de favoriser la prolifération des bactéries. Dans ce contexte, la stérilisation du lait de vache utilisé dans l'alimentation des nourrissons se concrétisa par la diminution dès les années 1920 des cas de « choléras infantiles ».

Dès cette époque, la théorie entérale infectieuse fut supplantée progressivement par la théorie parentérale. Celle–ci, défendue par Marfan, fut davantage approfondie en France par Ribadeau-Dumas qui, en 1937, souligna l'importance des infections parentérales, notamment des affections auriculaires[382]. Cependant, à la fin du second conflit mondial, la théorie entérale infectieuse est vite remise au devant de la scène du fait de l'avènement de l'antibiothérapie qui confirme l'étiologie infectieuse de la plupart des maladies diarrhéiques infantiles. Dès lors, furent isolées, à partir des selles, les principales espèces incriminées : *Salmonella, Shigella* et, plus tard, *E. Coli.*

Le colloque organisé à Genève en 1958 par l'OMS définit la diarrhée comme une augmentation du nombre ou une modification de l'aspect des selles qui sont fonction de l'alimentation et variables selon l'âge et les individus. Chez les nourrissons de 0 à 2 ans, on appelle diarrhée la présence de selles molles ou liquides au nombre de 3 ou plus dans les 12 heures ou une selle molle ou liquide contenant du sang, du pus ou du mucus[383]. Elle se manifeste chez l'enfant de plus de 3 ans par des selles molles ou liquides au

---

[381] SÉNÉCAL J., « Place des diarrhées en pathologie infantile », *Journées Africaines de Pédiatrie*, avril 1960.

[382] HAMZA B., « Les diarrhées infectieuses », *Journées Africaines de Pédiatrie*, Dakar, avril 1960, p. 138-173, p. 138.

[383] *Ibid.*

nombre de deux ou plus dans les 12 heures ou une seule selle molle ou liquide contenant du sang, du pus ou du mucus.

Une telle définition réfère à deux caractères : la multiplication du nombre de selles, d'une part et, d'autre part, la consistance plus molle ou liquide des selles ou bien la présence d'un élément anormal (pus, sang, mucus)[384].

D'une manière générale, on distingue les diarrhées nutritionnelles, les diarrhées infectieuses à virus et les diarrhées parasitaires. Elle se manifeste souvent par une augmentation en eau ou en la présence de sang, de pus, de mucus, de lipides ou d'autres substances non digérées.

Dans la colonie du Sénégal, un classement étiologique effectué par les autorités sanitaires en 1947 annexait les maladies diarrhéiques aux « causes digestives » (gastro-entérite, colite). A l'échelle de la colonie, les statistiques, même lacunaires, mettent en évidence l'importance du facteur diarrhées dans la morbidité et la mortalité infantiles. En effet, les données statistiques, en dépit de leur caractère fragmentaire, permettent cependant, ainsi qu'en témoignent certains chiffres, d'apprécier à sa juste valeur l'importance des pathologies diarrhéiques.

En 1947, 39 % des décès avant la fin du sevrage enregistrés à l'hôpital de Saint-Louis sont reliés aux « causes digestives » ; dans la Vallée du Fleuve, ce chiffre s'élevait en 1956-57 à 19,2 % dans le groupe de 1 à 4 ans, contre 29 % en 1960 avant la fin du sevrage.

Tableau 35 : Centre de PMI de Dakar 1956 - 1959

Nombre d'enfants vus	98540
Nombre de consultations	644727
Cas de diarrhées constatés	42994
Dont hospitalisés	436 déshydratations aiguës
Graves	690

Source : Sénécal J, « Place des diarrhées en pathologie infantile », *Journées Africaines de Pédiatrie,* Dakar, avril 1960.

De 1956 à 1959, sur les 644727 consultations effectuées, 42994 étaient relatives à la diarrhée, dont 436 nécessitèrent une hospitalisation urgente.

Durant la même période, 1922 enfants, dont 690 hospitalisés, étaient traités pour malnutritions du sevrage.

---

[384] *Ibid.*

Graphique 28 : Hôpital Le Dantec. Service de Pédiatrie : les diarrhées en pathologie infantile

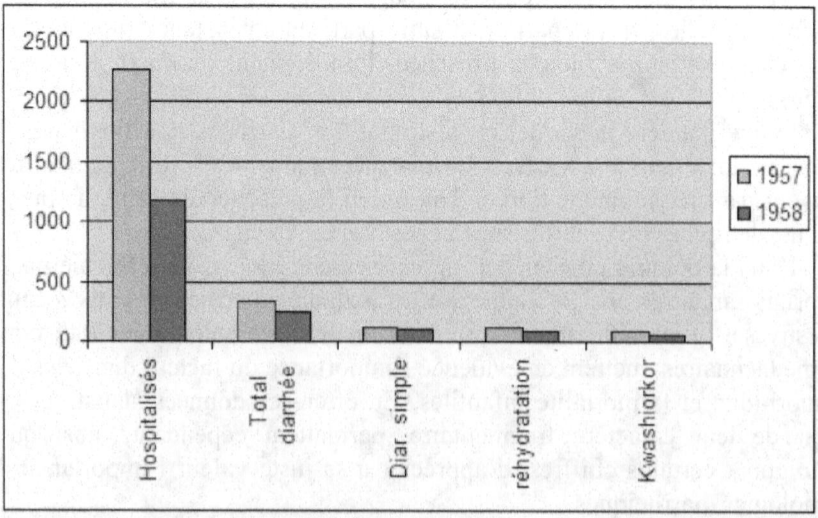

Source : Sénécal J., « Place des diarrhées en pathologie infantile », *Journées Africaines de Pédiatrie*, avril 1960.

Tableau 36 : Taux de mortalité selon l'âge au service de Pédiatrie de l'Hôpital Le Dantec

	Total	0 - 6mois	7-12 mois	13-18 mois	19 mois - plus	Inconnu
1957	122	44	49	14	8	7
1958 (1er semestre)	80	32	28	11	5	4
Décès	49	23	9	9	4	4

Source : Sénécal J, « Place des diarrhées en pathologie infantile », *Journées Africaines de Pédiatrie,* avril 1960.

Au service de pédiatrie de l'Hôpital Le Dantec, sur 202 cas de diarrhée avec déshydratation accusée hospitalisés en 1957 et durant le premier semestre de 1958, un taux de létalité particulièrement élevé a été observé. Ainsi, 124 décès sont relevés, soit 61 %. L'analyse des données montre l'importance des diarrhées à l'Hôpital Le Dantec en pathologie infantile ; elle indique aussi que les enfants de 0-12 ans sont les plus affectés (93 cas sur 122 en 1957 ; 60 cas sur 80). C'est aussi dans cette tranche d'âge que le taux de mortalité est plus relevé (32 décès sur 49). On comprend donc volontiers pourquoi il est beaucoup plus difficile de faire baisser la mortalité au cours de la première année qu'entre 1 et 4 ans.

Tableau 37 : Prévalence de la diarrhée dans la zone de Khombole (novembre 1957 – août 1958)

	Nombre d'enfants	Diarrhées	Décès
Khombole	726	121	4
Canton Fandène	2543	69	0
Canton Diack	2899	88	7

Source : Sénécal J., « Place des diarrhées en pathologie infantile », *Journées Africaines de Pédiatrie,* avril 1960.

Au centre médical de Khombole, (petite ville de 4000 habitants en 1956), en une année (novembre 1957-août 1958), sur les 726 enfants nécessitant 3382 consultations, furent relevés 121 cas de diarrhées et 4 décès. Les taux assez relevés observés à Khombole découlent de la permanence des consultations sur des enfants disposant de fiches. Le pourcentage de décès relativement bas est lié à la création depuis 1957 d'un centre de PMI (relevant de l'Université de Dakar) qui dispose en permanence de deux infirmières diplômées d'Etat à même de prodiguer des soins de qualité aux enfants.

Alors que dans le canton de Fandène, aucun décès n'a été enregistré sur les 69 cas de diarrhées concernant 2543 enfants, à Diack, par contre, 7 décès sont signalés sur les 88 cas de diarrhées concernant 2899 enfants.

Graphique 29 : Place des diarrhées dans la mortalité infantile.

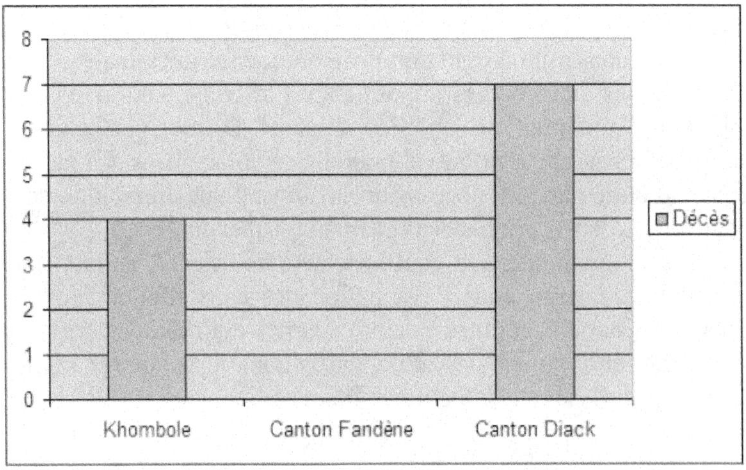

Source *: Sénécal J.,* « Place des diarrhées en pathologie infantile », *Journées Africaines de Pédiatrie,* avril 1960.

A l'analyse des données statistiques des cantons de Diack et Fandène, on est un peu pris par le doute. L'absence de décès noté à Fandène pourrait s'expliquer par la nature de la consultation itinérante. Aussi les enfants qui ne disposent pas de fiches n'ont-ils été vus que deux fois l'année. A Diack, village Sereer au mode de vie différent de celui de Fandène peuplé de Wolofs et de Sereer, les décès sont relevés surtout pendant l'hivernage qui coïncide avec la soudure propice aux pathologies nutritionnelles et l'humidité favorable aux parasitoses. Autant de facteurs qui créent les conditions favorables à la fragilité biologique et, ce faisant, à la mortalité.

Après l'indépendance, les maladies diarrhéiques occupent une place importante dans le tableau nosologique. En effet, les diarrhées des première et deuxième enfances, qui génèrent rapidement une déshydratation irréversible, occupent 30% des consultations dans les structures sanitaires rurales[385].

Dans le Sine, la diarrhée figurait, en 1963-65, au premier rang des circonstances déclarées de décès avec 19 %. Dans la capitale, la diarrhée était, en 1968, la première cause déclarée des décès dans le groupe 1-4 ans, 287 cas étant enregistrés, soit 19,4 %.

Pourtant, l'affection est banalisée à cause de sa fréquence. De plus, les maladies diarrhéiques chez un enfant de moins de deux ans sont perçues non comme une maladie, mais plutôt comme une conséquence de la percée des dents. D'ailleurs, l'absence ou la rareté des selles sont considérées comme des pathologies, les mères estimant le nombre de selles quotidiennes à 4 ou 5. Au- dessous de ce chiffre, le jeune enfant de 1 à 3 ans, considéré comme constipé, recevait, dans certaines sociétés, un lavement grâce à une longue calebasse percée à la base. L'enfant est maintenu par les pieds, jambes écartées, tête en bas. L'orifice supérieur de la calebasse dont l'extrémité effilée est introduite dans le rectum de l'enfant reçoit des coups de souffle. Le lavement, effectué avec de l'eau tiède mélangée d'huile de palme ou d'huile d'arachide, peut être nocif si l'huile est préalablement additionnée de piment qui peut être une source constante d'irritation de la muqueuse intestinale.

Les maladies diarrhéiques impliquent un tragique paradoxe eu égard au dilemme de l'alimentation qu'elles posent. D'une part, aux besoins énergétiques de base de l'enfant, s'ajoute le remplacement des pertes dues à la diarrhée ; d'autre part, elles occasionnent souvent une diminution de l'appétit et des capacités d'absorption des aliments par l'intestin.

Diarrhée et environnement sont fortement associés. L'approvisionnement en eau, les installations pour l'évacuation des eaux d'égout, les pratiques sanitaires du ménage sont corrélés aux maladies diarrhéiques. La prévalence de l'insalubrité et des maladies infectieuses dans le voisinage immédiat est un déterminant de risque d'infection et de maladie.

---

[385] LY A., Ministre de la Santé Publique et des Affaires Sociales du Sénégal, Exposé *Conditions de vie de l'enfant en milieu rural en Afrique, CIE,* Réunions et Conférences XIV, Institut de Pédiatrie Sociale. Dakar, février 1967, p. 12.

Les maladies diarrhéiques affectent particulièrement le groupe des jeunes enfants de 6 à 11 mois et de 12-23 mois. Ces périodes correspondent aux moments d'introduction d'aliments autres que le lait maternel, de sevrage et aux âges où les enfants commencent à explorer leur environnement immédiat.

Les maladies diarrhéiques, le paludisme et la malnutrition se combinent souvent de façon synergique pour influer sur la santé et la mortalité des nouveau-nés et des enfants.

La lutte contre les diarrhées suppose une large diffusion de règles strictes d'hygiène. La lutte contre la prolifération des mouches, insectes, le péril fécal, la propreté des aliments (légumes, fruits, l'hygiène du lait), la promotion de l'allaitement maternel ainsi que l'accès à l'eau potable furent les principaux piliers sur lesquels s'appuyèrent les autorités sanitaires pour faire reculer le « fléau diarrhéique ».

Quant aux traitements des diarrhées, notamment infectieuses, il fut, d'une manière générale, relativement facilitée par l'avènement des antibiotiques à action intestinale (antibiothérapie). Après l'utilisation des sulfamides dès 1943 par Henderson, cinq plus tard, fut employée la streptomycine, seule ou en association avec les sulfamides. Ce ne fut qu'après que l'auréomycine, le chloramphénicol et la terramycine vinrent renforcer l'arsenal thérapeutique. S'y ajoute la réhydratation pour arrêter la diarrhée profuse et la déshydratation.

S'agissant des médications locales, les docteurs Rançon et Garnier, dans des thèses publiées successivement à Lyon en 1886 et à Montpellier[386], donnent des éclairages sur l'utilisation du baobab dans le traitement des diarrhées et dysenteries au Sénégal. Aux dires du docteur Rançon, « on prend des feuilles de baobab ou gouye en yolof. On les broie légèrement dans l'eau et on fait chauffer. La liqueur est filtrée à travers un linge. Les feuilles séparées de l'eau et connues sous le nom de Lalo son placées en cataplasme sur le ventre du malade, l'eau lui sert de tisane pendant les premiers jours de la maladie. Cette boisson laxative facilite les selles. Le cataplasme du Lalo, très émollient, prévient les coliques. Le fruit de baobab, nommé pin de singe, en yolof bouye, est également légèrement laxatif. On en fait une tisane d'un goût agréable qui est administrée pendant tout le cours de la maladie. Le pain de singe est considéré par tous les indigènes comme le médicament anti-dysenterique par excellence.»[387]

2. Les infections respiratoires

Les infections respiratoires représentent l'une des affections pédiatriques les plus répandues au Sénégal. Un classement étiologique effectué par

---

[386] Dr. GARNIER, *Souvenirs médicaux du poste de Sédhiou*, Thèse 1888, Montpellier.
Dr. RANÇON, *Dysenteries endémiques des pays chauds et notamment au Sénégal*, Lyon, 1886.

[387] LANCO A., « Le Baobab », *Médecine Tropicale,* No 9, 1942, p. 726-731, p. 727.

l'Assistance Médicale Indigène en 1927 faisait figurer les infections respiratoires aux premiers rangs des facteurs de morbidité et mortalité infantiles[388]. Selon les autorités médicales coloniales, « les principales causes de morbidité chez le nourrisson se résument aux affections de l'appareil respiratoire et au paludisme »[389]. Souvent transmises par des adénovirus, la pathologie respiratoire (rhino-pharyngites, rhino-bronchites, bronchites, congestion pulmonaire) occupe une place importante dans le tableau nosologique infantile.

Graphique 30 : La rhinite chez les enfants de 0 à 14 ans au Sénégal en 1959-1960

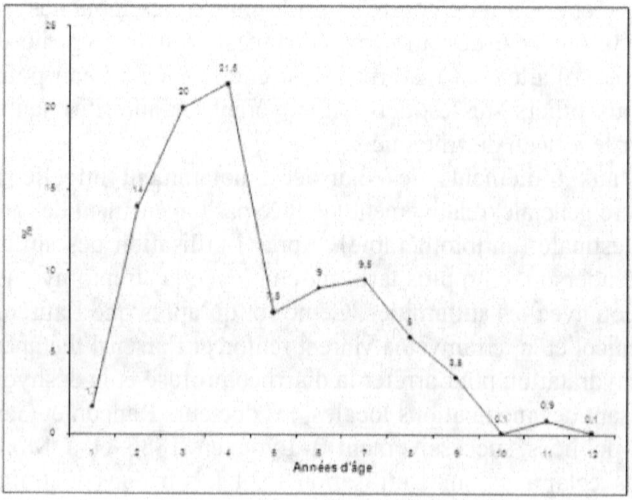

Source : Cinam Orana

Les infections respiratoires et l'environnement au sens large du terme sont largement associés. L'humidité du climat, l'insalubrité ambiante et l'insuffisance de précaution contre le froid impliquent une forte prévalence de la broncho-pneumonie.

Les maladies respiratoires, à l'image des rhinites, affectent sensiblement le groupe des jeunes enfants de 1 à 3 ans (14 % à un an, 20 % à 2 ans et 21,5 % à 3 ans) au moment où les enfants commencent à explorer leur environnement immédiat et, de surcroît, se trouvent exposés à la contamination par des agents pathogènes.

L'étude menée par la MISOES dans la Vallée du Sénégal estime que l'essentiel de la mortalité infantile pendant les périodes post-néonatales est induit par des causes « exogènes », des facteurs du milieu et au premier rang, figurent les infections respiratoires et digestives. Dans le groupe d'âge de 0 mois, les infections respiratoires représentent 61 pour mille des circonstances de décès, contre 98 pour mille dans la tranche d'âge de 1-11 mois.

---

388 ANS 1H25(26).

389 ANS 1H102(163).

3. Les affections oculaires : le trachome

Le Dr. Nataf, en 1953, définit le trachome comme « une affection chronique, spécifique, contagieuse de la conjonctivite caractérisée par une hyperplasie de cette membrane et par la formation, à son niveau, de nodules folliculaires. C'est une maladie non fébrile, à virus filtrables dans certaines conditions, sans retentissement ganglionnaire, évoluant avec lenteur, se propageant à la cornée et aboutissant à la formation de tissus cicatriciels »[390].

La contamination qui s'effectue essentiellement durant l'enfance, presque bénigne à l'état pur, s'aggrave lors de complications surajoutées, notamment avec le « trichiasis » qui agresse la cornée et peut être facteur de cécités.

Pendant longtemps, l'immunité naturelle de l'Africain vis-à-vis de cette virose a été admise comme un dogme. En attestent les travaux de Siniscal (1952), Moutinho (1949), Miraglia (1958) et Thygeson. Pour ce dernier, à l'image des autres, la résistance des cellules conjonctivales nègres aux inclusions virales trachomateuses résulterait de leur pigment difficile à infecter[391].

C'est en 1907 que les recherches menées par Prowazek et Ralberstucdter de Java aboutissent à l'identification des inclusions, souvent épithiliales, identiques à celles retrouvées dans les autres conjonctivites.

Au début des années 1950, fut ouverte « l'ère Ricketsoidienne » avec les chercheurs Gunod et Nataf qui déterminèrent la classification du virus dans la famille *« Myaga Welloses »*[392]. Ce n'est qu'après que le Japonais Tsuttsui, après isolement et purification du virus centrifugé au méthanol, procéda à sa photographie par ultramicroscope.

Les statistiques sanitaires, souvent muettes jusqu'aux années 1920, font état de la fréquence du trachome dans la fédération à partir de 1930. A la veille de la Seconde Guerre mondiale, 9726 cas de trachome ont été traités en AOF. Le seul cas européen dénombré parmi ces statistiques dénote de sa forte prévalence essentiellement en milieu africain. Parmi les colonies les plus touchées, figurent le Soudan, le Sénégal et la Côte d'Ivoire[393].

Affection répandue dans la population infantile, le trachome, source de cécité, a longtemps posé un sérieux problème de santé publique. Pendant la période coloniale, l'infection trachomateuse sévissait à l'état diffus dans le territoire du Sénégal et représentait la plus grande menace de cécité. A la

---

390 BOUVET C., *et al.,* « Le trachome dans les écoles de Dakar en 1955-56. Fréquence, épidémiologie, traitement », *Médecine Tropicale* , N° 6, 1941, p. 338-343, p. 338.

391 QUERE M.A., et *al.*, « L'endémie trachomateuse en milieu rural au Sénégal (à propos d'une enquête effectuée à l'école de Khombole en 1965-1966) », in *Conditions de vie de l'enfant en milieu rural en Afrique*, CIE, Réunions et Conférences, XIV, Dakar, 1967, p. 171-173, p. 172.

392 BOUVET C., *et al.*, *op.cit*, p.340.

393 Anonyme, « Les maladies endémo-épidémiques observées dans les colonies françaises et les territoires sous mandat pendant l'année 1939 », *Médecine Tropicale,* 1941, N° 6, p. 865-866, p. 865.

Polyclinique Roume, furent traités, en 1939, 697 patients atteints d'affections oculaires dont la moitié était constituée de trachomateux[394].

Au Sénégal, la nomenclature nosologique sommaire signale les régions sablonneuses du Kayor et du Jolof ainsi que le Sine Saloum et la Casamance comme les zones les plus contaminées, avec plus de la moitié des 2006 malades atteints de trachome traités en 1939.

La carte épidémiologique dressée à la veille de l'indépendance laisse apparaître une prévalence sur l'ensemble du pays avec des taux différents selon les régions.

La région septentrionale est la plus éprouvée en liaison aux facteurs climatiques. Dans le nord du bassin arachidier, il sévit à l'état endémique, surtout dans les zones de Kébémer et Diourbel. L'enquête réalisée en 1959 signalait un taux de trachome infantile « évident » de 22 %, chiffre qui mérite d'être réajusté au regard d'un taux de prévalence de conjonctivites granuleuses de 50 %.

En effet, les taux de 10 % à l'âge scolaire (niveau national) fournis par l'enquête rurale de 1958 paraissent fortement sous-évalués en raison de l'absence d'une prise en compte des lésions débutantes, des formes discrètes et granuleuses qui, bien que non pathognomoniques, « sont rangées dans le chapitre « conjonctivites granuleuses » sans préjuger de leur origine »[395]. Ainsi, en 1959, 12 000 enfants étaient affectés par l'infection trachomateuse dans la zone sylvo-pastorale. Les taux réels devraient s'élever à 55 % dans le nord et entre 10 et 35 % dans le reste du pays, exempté la Casamance (5 %) où un recul de l'infection fut enregistré suite aux campagnes d'éradication de masse.

Les conditions écologiques dans la zone sylvo-pastorale caractérisée par la forte chaleur exposent les enfants à l'infection trachomateuse. D'ailleurs, dans certaines parties de la zone sahélienne, le taux d'enfants trachomateux peut atteindre 80 %. En fait, cette maladie infectieuse est due à un germe dénommé *chlamydia trachomatis* qui touche les enfants dès le bas âge pour évoluer progressivement de sorte que les femmes sont réinfectées au contact des enfants dont elles ont la charge.

394 *Ibid.*

395 CINAM, *op. cit.*, p. 63.

Carte 6 : Le trachome chez les enfants (1959-1960)

ENQUETE SANTE
CINAM-ORANA 1959- 1960

TRACHOME
patent et cicatriciel
Enfant de 0 à 14 ans

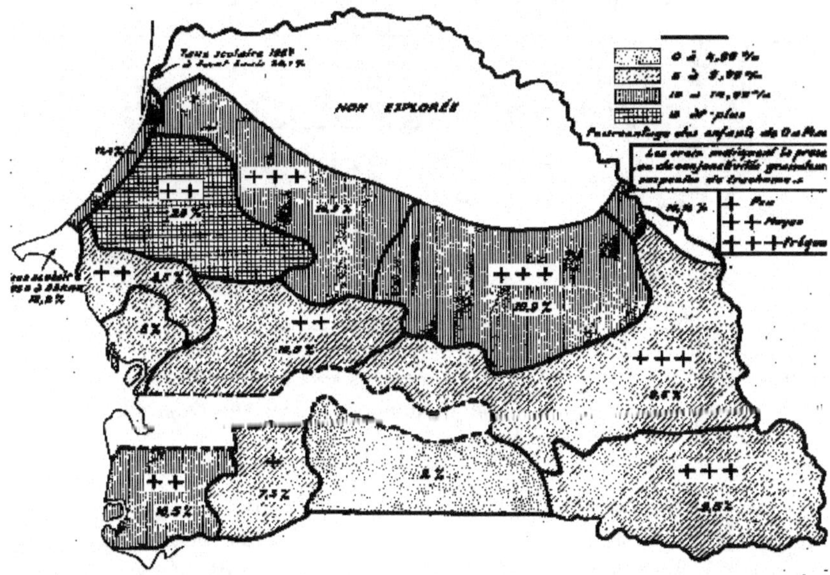

N.B. : l'enquête a été faite deux ans après le traitement systématique entreprise en Haute Casamance par le SGHMP.

La carte faisant état de la prévalence du taux de trachome patent et cicatriciel en milieu rural montre que l'infection évolue en fonction de l'âge. L'indice de gravité s'intensifie de 1 à 4 ans, les taux passant du simple au double. La courbe, après un fléchissement à l'âge de 5 an, prend une pente ascendante avec une pointe de 16 % à 6 ans.

Au total, 55 % des enfants de 0 à 14 ans sont porteurs de conjonctivites et 15 à 25 % d'entre eux sont affectés de conjonctivite granuleuse, suspecte de trachome.

En milieu scolaire, les enquêtes réalisées dans des écoles urbaines indiquent des taux de 20,1 % à Saint-Louis en 1956 et 13,2 % à Dakar en 1955. Dans la capitale fédérale, sur 5414 écoliers visités, 720 trachomes évolutifs furent dépistés[396].

396 BOUVET C. *et al.*, « Le trachome dans les écoles de Dakar en 1955-56. Fréquence, épidémiologie, traitement », *Médecine Tropicale*, N° 6, 1941, p. 338-343, p. 339.

Graphique 31 : Distribution du trachome en milieu scolaire dakarois

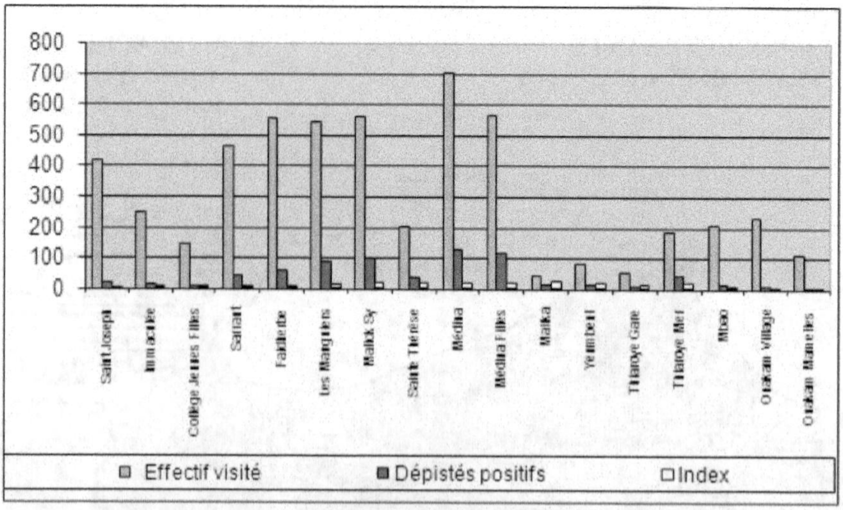

Source : Bouvet C., *et al.*, « Le trachome dans les écoles de Dakar en 1955-56. Fréquence, épidémiologie, traitement », *Médecine Tropicale,* N° 6, 1941, p. 338-343, p. 339.

D'un quartier à l'autre, d'un village à l'autre, l'index est variable compte tenu de plusieurs facteurs. Malika est le plus touché du fait de sa position géographique ; enserré dans des dunes, le village est soumis aux vents de sable, aux tourbillons et à la poussière qui exposent les enfants du village, plus que les autres, à l'affection. La majorité des écoliers de la Médina et ses environs ont un index oscillant entre 15 et 20 (Malick Sy, Manguiers, Médina Filles, Médina) à cause de la proximité des marchés, notamment Tilène qui favorise la prolifération des mouches vectrices. Quant aux faibles taux relevés dans les écoles Sarraut et Faidherbe, ils doivent être recherchés dans les conditions de ce milieu relativement aisé (enfants de fonctionnaires, hygiène et conditions alimentaires plus favorables).

Une autre étude, menée la même période à Saint-Louis confirme les mêmes tendances. Sur un lot de 3144 élèves répartis dans différentes écoles, l'index moyen s'élève à 18,32% pour les Européens et 20,1% chez les Africains[397]. Toutefois, les variations sont très importantes et vont de 10 à 40%. Les index les plus élevés sont observés dans les quartiers africains les plus pauvres (41,5% à Guet Ndar, village de pêcheurs, insalubre exposé aux mouches, non loti et 35,28% à Ecole Diallo), alors que les plus faibles sont relevés dans les secteurs relativement aisés et bien aménagés (Duval 13,77%, Brière de L'Isle 13,50%).

---

[397] VOLA J., « Etablissement de l'index trachomateux dans les écoles primaires de Saint-Louis du Sénégal », *Bulletin Médical de l'AOF,* 1957, Vol. II, N° 4, p. 425-431, p. 431.

Comparé au reste du Sénégal où les taux observés varient de 10 à 40%, voire plus, l'index de Dakar paraît beaucoup plus modeste. Une enquête menée dans les écoles primaires de Khombole illustre, on ne peut plus clairement, ce différentiel rural – urbain[398]. Ainsi, sur les 610 enfants examinés, 379 avaient des stigmates évidents de trachome, soit 62,1%, même si une faible proportion présentait des complications[399]. Ces taux particulièrement élevés doivent être mis en rapport avec la période de l'enquête qui s'est déroulée après une explosion d'épidémie dans la zone en 1964. Milieu au sol sablonneux « favorable aux micro-traumatismes cornéens répétés »[400], largement ouvert vers l'extérieur à cause de la voie ferrée et de la route, on devine le lourd tribut payé au trachome par les enfants de la localité. Autour de la localité, dans les villages environnants, des index plus accusés ont été relevés. L'index par tranches d'âge indique que les enfants de 13-14 ans sont plus sévèrement atteints (66,70-74,81%) ; puis suivent ceux de 8 ans (68,80%) et enfin ceux âgés de 10-12 ans (37,40 -50,61)[401].

Le Comité d'Experts du Trachome de l'OMS lors de sa première réunion à Genève du 3 au 8 mars 1951 a soumis un ensemble de recommandations relatives aux méthodes de traitement et de prévention du trachome, notamment dans les territoires sous-développés[402]. Figurent parmi les principes de lutte contre le trachome dans les colonies le dépistage et le traitement des malades, une éducation sanitaire rationnelle adaptée aux conditions locales, la destruction des agents vecteurs et un assainissement du milieu (élimination des mouches considérées comme responsables de la dissémination des conjonctivites saisonnières). Quant à la chimio-prophylaxie préconisée, elle repose sur l'application, toutes les trois heures, d'antibiotiques (auréomycine et terramycine à 1%) dans le sac conjonctival, associée à l'absorption de sulfamides répartie en quatre prises quotidiennes.

A la fin des années 1940, un Institut du Trachome fut créé à Bamako et à partir de 1954, le dépistage du trachome figure parmi les priorités du S.G.H.M.P. En milieu scolaire, la lutte anti-trachomateuse repose sur certains principes : association du corps enseignant et promotion de l'enseignement de l'hygiène et de la prévention à l'école, création de pharmacies scolaires dotées de collyres antiseptiques, dépistage et traitement du trachome par l'Inspection Médicale des Ecoles.

C'est après l'indépendance que l'affection fut maîtrisée suite aux campagnes anti-trachomateuses de masses menées sur l'ensemble du territoire (prophylaxie de masse, dépistage avant 5 ans dans les PMI).

---

398 Quere M. A., *et al.*, « L'endémie trachomateuse en milieu rural au Sénégal », *Conditions de vie de l'enfant en milieu rural en Afrique*, CIE, Réunions et Conférences XIV, Dakar, 1967, p. 171-173.

399 *Ibid.*

400 *Ibid.*

401 *Ibid.*

402 *Revue Internationale du Trachome*, N° 4, 1952.

4. Les tréponématoses tropicales

Maladies très apparentées, la syphilis et le pian appartiennent à la famille des tréponématoses. D'une manière générale, on distingue la syphilis endémique ou béjel (syphilis arabe de Hudson) et la syphilis vénérienne

Alors que la syphilis endémique ou béjel (syphilis arabe de Hudson) sévit dans les régions saharienne et présaharienne, la syphilis vénérienne, en revanche, favorisée par l'urbanisation et l'essor des échanges et des communications, est plus répandue en AOF. Les lésions les plus fréquemment observées s'affilient à la syphilis secundo-tertiaire, aux complications viscérales (maladie de Hodgson, anévrysme de l'aorte).

Le discours sur les tréponématoses tropicales et exotiques, entretenu pendant longtemps par l'imaginaire colonial, relevait plus sur des impressions, stigmatisations et préjugés que sur des études scientifiques axées sur la clinique et la sérologie. En effet, nonobstant le genre de vie qui est à la base de la propagation des tréponématoses, la notion de syphilis exotique, divulguée par l'idéologie coloniale, nourrie d'une forte dose d'eugénisme, mettait en avant la race et, ce faisant, considérait les Noirs comme des réservoirs de tréponématoses. Avant la deuxième moitié du XXe siècle, le discours sur le microbe, diffus et ambiant, mis en avant par le colon insistait sur la dangerosité de la contagiosité du Noir, particulièrement dans le domaine des maladies vénériennes et des tréponématoses.

a) Les pathologies vénériennes ou maladies sexuellement transmissibles (MST) : la syphilis

a.1 Les MST dans le tableau nosologique colonial : ancienneté et distribution

Au Sénégal, la prise en charge des MST remonte à la deuxième moitié du XIXe siècle. Elle s'est traduite, d'une part, par la mise en place d'infrastructures, d'institutions et d'une législation ainsi que par des mutations dans les professions de santé (infirmières visiteuses, assistantes sociales, médecine sociale). D'autre part, elle se caractérise par des dispositifs mis en place pour assurer le contrôle social, notamment des malades, et singulièrement les prostituées. L'approche réglementariste, pilier du système prophylactique de lutte contre la prostitution et la diffusion des maladies vénériennes, révèle des limites réelles. Le système trouve ses failles dans l'approche assez rigoriste, centrée essentiellement sur le contrôle des filles publiques, même si les autorités sanitaires et administratives reconnaissent la prévalence des maladies vénériennes chez certains groupes à risques, notamment des hommes à l'image des chauffeurs et des militaires. Malgré le contrôle sur le corps de la femme accusée de diffuser les pathologies vénériennes et de polluer la société, la fille publique, soumise au contrôle médical et policier, essaya, par divers moyens, comme à Saint-Louis aux XIXe et XXe siècles, de contourner le dispositif de coercition sociale[403].

a.1.1 De l'ancienneté des maladies vénériennes dans le Sénégal colonial

A partir de la seconde moitié du XIXe siècle, les conséquences dévastatrices de la syphilis, notamment dans les villes coloniales et au sein des troupes, constituent une préoccupation des autorités coloniales. En effet, les journées d'hospitalisation et d'indisponibilité observées chez les militaires[404] et les célibataires européens ont un impact réel sur le rendement des troupes non seulement dans les opérations de conquête, mais aussi de pacification.

Tableau 38 : Syphilis dans les hôpitaux civils et militaires du Sénégal

Années	Nombre de journées			Nombre de cas			Nombre de décès		
	Europ.	Indig.	Total	Europ.	Ind.	Total	Europ.	Ind.	Total
1905	753	2886	3639	24	70	94	-	1	1
1906	583	2458	3041	21	56	77	-	-	-
1907	950	3569	4519	29	73	102	-	5	5
1908	805	4365	5170	29	83	112	-	6	6
1909	725	2518	3243	28	85	113	-	5	5

Source : Dr. Merveilleux, « Notes sur la situation sanitaire du Sénégal pendant l'année 1909 (morbidité et mortalité, mouvement de la population, etc.) », *Annales d'Hygiène et de Médecine Coloniales*, Tome XIII, Paris, Doin, 1910, p. 676-704, p. 696.

A la fin du XIXe siècle, les pathologies vénériennes occupent une bonne place dans le tableau nosologique, surtout dans les villes coloniales comme Saint-Louis.

---

403 NGALAMULUME K. J., « Le péril vénérien. L'Etat français et la sexualité à Saint-Louis du Sénégal, 1850-1920 », in *Les conquêtes de la médecine moderne en Afrique*, s/d Bado J. P., Karthala, 2006, p. 99-118, p. 101.

404 ANS Fonds AOF H 9 (159), Lettre du colonel Pujol à Gouverneur Général de l'AOF, N° 149 datée du 4 juin 1897.

Tableau 39 : Maladies relevées à Saint-Louis pendant la décennie 1888-1898

Catégories de maladies	1889	1891	1893	1895	1898
Syphilis*	63	45	31	26	33
Maladies chirurgicales	55	51	21	31	45
Béribéri	30	11	10	49	14
Fièvre	a29/1	18/11	18/4	25/6	3/17
Dysenterie	27	29	29/76	40	16/5
Variole	16	–	–	15	1
Bronchite	15	14	16	10	7
Maladies génito-urinaires*	11	7	5/8	8/7	12/12
Dengue	9	–	–	2	–
Maladies oculaires	9	1	7	10	5
Maladies de la peau	7	7	8	7	6
Blennorragie/adénite*	3	–	–	–	–

Source : ANS H 16 Tableau synoptique des maladies et mouvements des malades pendant la période décennale 1889-1898.

N.B. : a Européens * MST

Pendant la décennie 1888-1898, les MST, avec 77 cas en 1889, 52 en 1890 et 57 en 1898, occupent la première place parmi les maladies relevées à Saint-Louis, ville cosmopolite et disposant de plusieurs garnisons.

Tableau 40 : Maladies vénériennes relevées à Saint-Louis pendant la décade 1888 - 1898

Années Effectifs	Maladies génito-urinaires	Affections syphilitiques	Blennorragies et adénites
1889	11	63	3
1890	6	31	7
1891	11	45	7
1892	8	45	10
1893	8	31	5
1894	6	55	6
1895	8	26	7
1896	8	35	16
1897	9	23	7
1898	12	33	10
E	87	387	–
S	82	335	68
TD	5	52	68
PD	6%	13%	–

Source : ANS *Fonds Sénégal colonial* H 16 : Tableau synoptique des maladies et mouvements des malades pendant la période décennale

E : Total des Entrants ; S : Total Sortants ; T.D : Total des Décès ;
P.D : Proportion des Décès

Tableau 41 : Maladies vénériennes observées à Saint-Louis 1900 - 1902

Catégories de maladies	1900			1901			1902		
	E	S	D	E	S	D	E	S	D
Maladies syphilitiques	37	30	7	87	82	5	88	85	3
Maladies vénériennes	18	18	_	52	42	10	60	54	6
Maladies des organes génito-urinaires	14	14	-	13	13	-	13	13	-

Source : ANS *Fonds Sénégal colonial* H 197, Saint-Louis : Tableau synoptique des maladies traitées à l'hôpital civil

E : Entrées; S : Sorties; .D : Décès

Pour les autorités médicales, la prostitution clandestine serait à l'origine des nombreux cas de syphilis. A Saint-Louis, un arrêté en date du 29 mars 1849 mettait en place un dispensaire de salubrité publique destiné à contenir la prostitution clandestine en plein essor dans la vieille cité coloniale. En son article 3, le même arrêté soumettait les filles publiques à des visites médicales obligatoires chez le médecin de l'hospice, à une inscription sur un registre spécial et à la détention d'un livret sanitaire délivré par les autorités compétentes.

A Saint-Louis, le chef du Service de l'Intérieur, dans une correspondance adressée au médecin de l'hospice de la ville en date du 28 septembre 1882, constate, avec amertume, « la présence de la quantité considérable de maladies vénériennes qui infectent » la capitale de la colonie[405]. La prise de mesures énergiques par les autorités (administratives, sanitaires, municipales et policières) s'imposait, compte tenu de la gravité des problèmes générés par les MST dans les villes coloniales, notamment à Saint-Louis. Le chef du Service de l'Intérieur ne dit pas autre chose lorsque, le 28 septembre 1882, il s'adresse au Dr. Dubouch en ces termes : « J'ai l'honneur d'informer Mr. Le Médecin civil qu'en présence de la quantité considérable de maladies vénériennes qui infectent Saint-Louis, j'ai fait prendre des mesures pour la mise en carte et l'envoi régulier à la visite de l'hospice des filles de mauvaise vie. M. Dubouch devra examiner ces filles avec le plus grand soin et garder à l'hospice jusqu'à guérison complète celles qui présentent des tâches suspectes. »[406]

A l'orée du XXe siècle, le docteur Merveilleux signale les ravages des maladies vénériennes, comme l'illustre, du reste, le tableau suivant.

---

405 ANS H42 (1874-1882).
406 ANS H 42 (1874-1882).

Tableau 42 : Autres maladies vénériennes dans les hôpitaux civils et militaires du Sénégal

Années	Nombre de journées			Nombre de cas			Nombre de décès		
	Europ.	Indig.	Total	Europ.	Ind.	Total	Europ.	Ind.	Total
1905	1766	3131	4897	69	119	188	–	–	–
1906	3392	3392	6784	114	128	242	–	–	–
1907	3538	4035	7573	118	147	265	–	–	–
1908	3953	6086	10039	133	182	315	–	–	–
1909	5355	4180	9535	196	155	351	–	–	–

Source : Dr. Merveilleux, « Notes sur la situation sanitaire du Sénégal pendant l'année 1909 (morbidité et mortalité, mouvement de la population, etc.) », *Annales d'Hygiène et de Médecine Coloniales*, Tome XIII, Paris, Doin, 1910, p. 676-704, p. 696

Le tableau indique une nette progression entre 1905 et 1909 des journées d'hospitalisation qui ont plus que doublé. La tendance semble beaucoup plus accentuée chez les Européens où les cas ont triplé (1766 cas en 1903 et 5255 en 1909).

Au décours des années 1920, le docteur Lhuerre signale les ravages des maladies vénériennes parmi les militaires et « les célibataires de toutes races [qui] font les frais d'aventures malheureuses » avec les prostituées indigènes[407].

S'agissant des militaires, Lhuerre confirme la fréquence de maladies vénériennes aiguës lorsqu'il affirme : « Nous n'avons pas de données précises pour déterminer le nombre d'hommes de troupes contaminés et rendus indisponibles pour un temps assez long. Leur santé s'en ressent et l'utilisation militaire des effectifs s'en trouve diminuée. Une lettre du Ministre des Colonies, en date du 25 janvier 1928, au sujet de l'état sanitaire des contingents indigènes au moment de leur débarquement en 1927, indique une fréquence de 10 % de maladies vénériennes aiguës. Il est probable que les recrues qui assurent la relève métropolitaine se laissent attirer par les prostituées à leur passage à Dakar »[408].

Les jeunes employés des établissements de commerce, pour leur part, semblent plus affectés aux dires de Lhuerre qui déplore « une habitude pernicieuse adoptée ici par les employés de certains établissements de commerce : les jeunes gens reçoivent, à tour de rôle, dans leur chambre, des hétaïres indigènes ou métis. Certains après-midi de dimanche, huit employés du même établissement furent contaminés de syphilis. Cette situation sanitaire est désastreuse »[409]. On peut comprendre, dans un tel contexte, la mobilisation

---

407 LHUERRE H., « Les œuvres de sauvetage de l'enfance à Dakar », *Bulletin de la Société de Pathologie Exotique*, N° 5, Tome 21, 1928, p. 401-411, p. 409.

408 *Ibid.*

409 *Ibid.*, p. 409-410.

des autorités sanitaires autour de pathologies vénériennes qui affectent profondément les militaires et les célibataires européens.

a-1-2 Distribution

a-1-2-1 Distribution géographique

Appelée maladie des chauffeurs, des ports et des villes, la syphilis vénérienne suit les axes routiers, ferroviaires et portuaires. Même plus accusés dans les villes, les ravages des infections génitales, vénériennes sont incontestables dans les campagnes. En 1956, 31762 gonococcies et 2549 chancres mous furent dépistés dans les campagnes sénégalaises[410].

Avant 1950, faute de statistiques médicales précises, on en est un peu réduit aux conjectures. Un tel contexte conduit à penser que l'absence de données fiables basées sur des enquêtes sérologiques a faussé, souvent par excès, le niveau de diffusion des tréponématoses en général, de la syphilis vénérienne en particulier à travers les différentes couches démographiques de la fédération.

Cette remarque faite, il ne saurait aucunement occulter les tréponématoses (syphilis, pian) classées par les autorités coloniales parmi les maladies dites sociales et qui, à n'en pas douter, constituent un sérieux problème de santé publique dans les territoires de l'AOF. Ce fut à partir de la fin des années 1940 que les sondages effectués par le S.G.H.M.P, bien que fragmentaires, permettent d'apprécier, tant bien que mal, les niveaux d'endémicité des tréponématoses, leur fréquence et leur importance exacte.

Graphique 32 : La syphilis en AOF en 1940

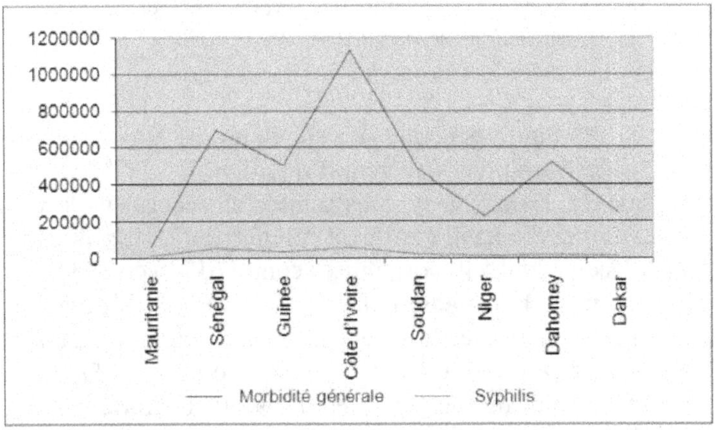

Source *:* Anonyme, « Statistiques, Maladies Sociales », *Médecine Tropicale* 1941, No 6, p. 908.

---

[410] SANKALÉ M., PÈNE P., *Médecine sociale au Sénégal*, Dossiers Africains, Afrique Documents N° 1, 1960, p. 84.

L'analyse du tableau appelle quelques remarques. La Mauritanie, avec 18,51 % par rapport à la morbidité générale, émerge du lot et devance largement le Sénégal (7,74 %) et la Côte d'Ivoire (7 %). La Circonscription de Dakar et Dépendances (9290 syphilitiques représentant 3,77 %) et le Dahomey (12612 et 2,40 % du total)[411] enregistrent les chiffres les plus bas. Sur les 3631 patients hospitalisés de syphilis, 155 sont décédés, soit un pourcentage de 2,87 % par rapport à la mortalité hospitalière générale et 4,27 % par rapport à l'affection[412].

Graphique 33 : AOF : Proportion du nombre de syphilitiques de 1935 à 1939

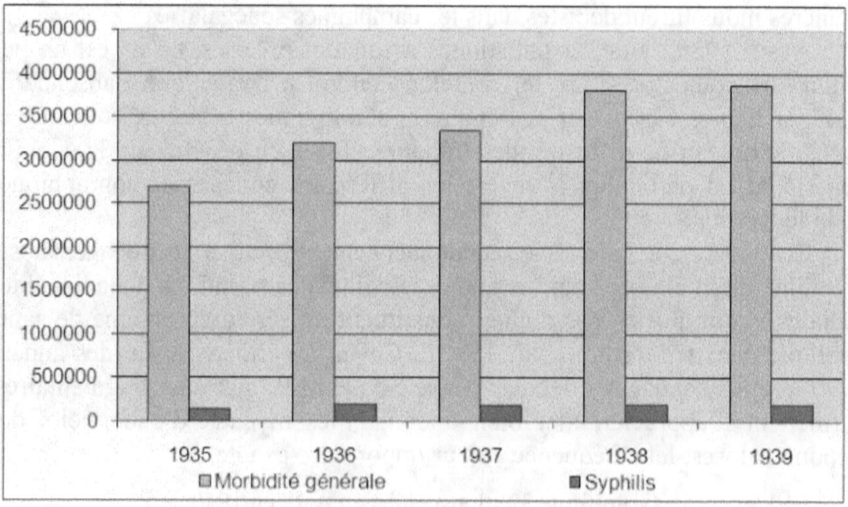

Source *:* Anonyme, « Statistiques, Maladies Sociales », *Médecine Tropicale* 1941, No 6, p. 908.

Le nombre de syphilitiques en 1939 s'élève à 208156 et représente 5,37 % par rapport à la morbidité générale. Le summum est atteint en 1936 avec 6,32 %, même si les variations s'avèrent très faibles.

Contrairement à Dakar, la syphilis semble en recul dans la colonie du Sénégal. Ainsi, en 1939, 53.559 cas furent enregistrés (7,74 % de la morbidité générale et 22 décès), dont 549 hospitalisés contre 61926 en 1938.

La distribution de la maladie indique les cercles du Fleuve peuplés de Maures et de Peuls, la Haute Casamance, le cercle de Tivaouane ; dans la zone sylvo-pastorale, elle sévit à l'état endémique avec 40 % de sérologie positive en 1956-57 et environ 20 % en 1959-60. La forte endémicité de l'hérédo-syphilis en zone sahélienne serait en partie, pour les autorités sanitaires, liée à la grande contamination par objets souillés dès l'enfance.

[411] *Médecine Tropicale,* 1941, N° 6, Statistiques, Maladies Sociales, Vue d'ensemble, p. 908.
[412] *Ibid.*

En moyenne Casamance (zone de Sédhiou) les importants foyers de stérilité féminine restent corrélés à une forte endémicité de l'infection syphilitique. Ainsi, 576 cas furent détectés en novembre 1959 par le SGHMP, représentant un taux de 17 %. La Vallée du Fleuve, elle aussi, était menacée du fait d'une forte prévalence de l'infection, le quart de la population étant affecté en 1955 et, deux ans plus tard, l'enquête de la MISOES (Mission Socioéconomique de la Vallée du Fleuve Sénégal) relevait des taux de 40 % d'enfants atteints ou suspects d'hérédosyphilis. Les enquêtes MISOES de 1956-57 et CINAM-ORANA de 1959-60 mirent en évidence la forte prévalence de l'infection chez les Peulhs, considérés comme la cible privilégiée de la maladie.

Pour les autorités sanitaires, la prostitution clandestine, l'insouciance des indigènes réfractaires aux traitements ainsi que l'absence de suivi constituent les facteurs de la diffusion de la syphilis dans la colonie.

a-1-2-2 Distribution selon la race : de la « racialisation » de problèmes médicaux

Au début du XXe siècle, les statistiques, rapportées à l'ensemble de la population, signalent une certaine cohérence. Les statistiques hospitalières indiquent des taux élevés, s'agissant des maladies vénériennes, dans la population européenne, qui semble plus touchée. Toutefois, il faudrait relativiser les données statistiques du fait d'une fréquentation plus importante des structures hospitalières par les expatriés européens.

Tableau 43 : Maladies vénériennes à Saint-Louis 1905-1907.

Catégories maladies	1905		1906		1907	
	Européens	Indigènes	Européens	Indigènes	Européens	Indigènes
Syphilis	2	61	1	28	3	48
Maladies vénériennes	28	64	38	137	38	62

Source : ANS Fonds Sénégal colonial H 32 Etat sanitaire : rapports annuels, 1907- 1908

Trois décennies plus tard, les mêmes tendances se maintiennent, comme le signale le tableau suivant.

Tableau 44 : Distribution de la syphilis selon la race

	Indigènes	Européens	Total
Morbidité générale	3843433	25689	3869122
Syphilis	207725	431	208156
Pourcentage	5,44	1,67	5,37
Total décès hospitaliers	5230	172	5402
Décès syphilis	154	1	155
Pourcentage	2,94	0,58	2,87
Syphilitiques hospitalisés	3599	32	3631
Syphilitiques décédés	154	1	155
Pourcentage	4,28	3,12	4,27

Source : *Médecine Tropicale,* 1941,
N° 6 Statistiques, Maladies Sociales, p. 909.

En 1939, les Africains représentent 207725 unités, soit 5,44 % des atteintes relevées (208156 syphilitiques), alors que les Européens s'adjugent 1,67 %) soit 431 syphilitiques, pourcentage qui peut s'expliquer par les soins médicaux plus accessibles aux expatriés. Pourtant, les tendances, qui ressortent de ces statistiques, somme toute normales, furent battues en brèche par l'idéologie coloniale au regard du discours sur les tréponématoses tropicales, tendant vers une « racialisation » des problèmes médicaux.

En l'absence de service spécialisé et d'enquêtes fiables portant sur des tranches de population sur la base de la clinique et de la sérologie[413], le discours insistait sur la dangerosité de la contagiosité du Noir, particulièrement dans le domaine des maladies vénériennes. Aussi considère-t-on tous les Noirs et les nomades comme syphilitiques[414]et l'affection comme facteur principal de malformations congénitales, d'avortement et de stérilité. Cet imaginaire, défendu et entretenu par certains médecins du personnel de santé colonial, rappelle la stigmatisation du continent africain, particulièrement du Noir au début, voire au-delà de la survenue de l'infection VIH/Sida dans un contexte de tensions raciales. A l'époque, le continent africain n'était évoqué, pour l'essentiel, que sur les questions relatives à l'origine du sida[415].

---

[413] MASSEGUIN A., RIDET J., « Lutte contre les tréponématoses en AOF », *Médecine Tropicale* 1954, N° 1, p. 35-56, p. 35.

[414] *Ibid.*

[415] DENIS P., « Pour une histoire sociale du sida en Afrique subsaharienne », in : Denis P., Becker C., s/d, *L'épidémie du sida en Afrique subsaharienne*, Paris, Karthala 2006, p. 17-40, p. 19.

Pourtant, l'incidence de la syphilis exotique sur les avortements et la stérilité fut largement démentie dès les années 1950 par les premières enquêtes entreprises par le S.G.H.M.P. Dans les faits, sur les 163 femmes consultées pour stérilité en 1951 par le SGHMP, seules 24, soit 14 %, avaient une sérologie positive aux réactions de Kolmer, Kahn et Kline[416].

Une autre étude menée par le docteur Baylet à la même époque dans la zone de Bobo Dioulasso en Haute-Volta confirme les mêmes tendances (8 à 10 % de taux d'infestation tréponémique)[417]. En conclusion, Baylet minimise, sur la base d'analyses sérologiques, l'incidence, du reste très minime, sur les accidents gynécologiques des tréponématoses qui, par ailleurs, n'ont pas d'incidence sur l'infécondité primaire, encore moins un impact significatif sur les avortements[418].

A Dakar, les docteurs Sénécal et Souvestre renforcent les propos de Baylet en recherchant, minutieusement, en vain, les stigmates de syphilis congénitale chez les nouveau-nés[419]. Entre le 11 février et le 7 juin 1958, une étude menée à l'Hôpital Principal de Dakar portant sur 300 femmes et leurs nouveau-nés infirme le discours sur la syphilis tropicale et exotique des Noirs. Sur les 300 femmes examinées le jour de leur accouchement, seules 35 (11,7 %) présentaient une sérologie positive, les 265 étant séronégatives (soit 88,3 %)[420]. Le même effectif a donné naissance à 307 enfants, dont 32 (10,4 %) séropositifs au moment de la naissance, contre 275 séronégatifs[421]. S'y ajoute qu'il s'agissait de syphilis sans manifestation clinique, alors que l'évolution des sérologies chez les enfants met en évidence une absence de syphilis congénitale pour tous les cas examinés.

a-1-2-3 Distribution selon l'âge et le genre

Dans les structures sanitaires, notamment les dispensaires de puériculture, plusieurs cas d'hérédosyphilis furent détectés lors des consultations. Ainsi, 647 enfants de 0 à 2 ans et 392 de 2 à 5 ans ont été recensés en 1939[422].

---

416 *Ibid.*

417 BAYLET R. J., « Incidences des tréponématoses sur les avortements et la stérilité de la femme voltaïque », *Bulletin Médical de l'AOF,* 1952, T IX Fasc.1, p. 49-50, p. 49.

418 *Ibid.*

419 CASTETS M., « La sérologie de la syphilis chez les Africains de Dakar », *Bulletin Médical de l'AOF* 1958, N° 4, p. 381-398, p. 385.

420 *Ibid.,* p.386.

421 *Ibid.*

422 *Ibid.*, p. 910.

Graphique 34 : Mortalité hospitalière pour syphilis en AOF en 1939

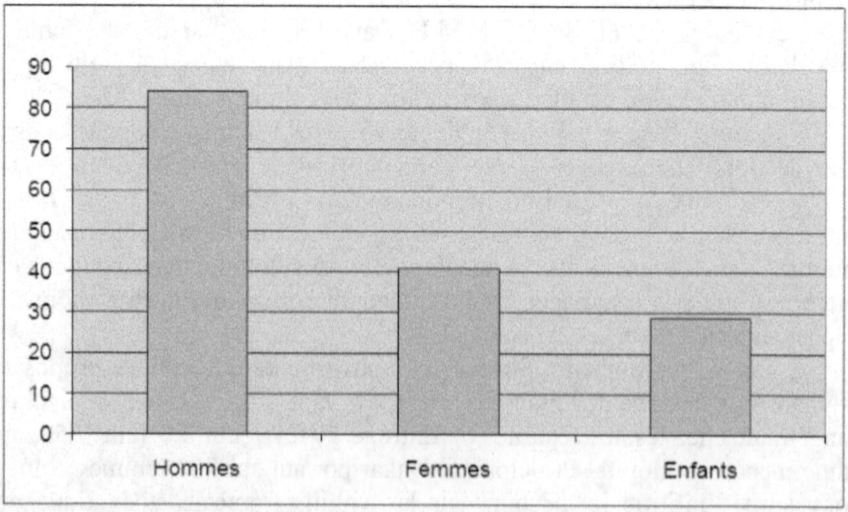

Source : *Médecine Tropicale,* 1941, N° 6, Statistiques, Maladies Sociales, p. 909.

Ce graphique appelle quelques commentaires. La mortalité hospitalière pour syphilis en AOF en 1939 semble beaucoup plus importante chez les hommes (84) que chez les femmes (41), même si les statistiques devraient être relativisées compte tenu du fait que les hospitalisations concernent la plupart du temps les militaires et les fonctionnaires salariés, catégories où prédomine le genre masculin.

Tableau 45 : Maladies sociales dépistées et traitées dans les services de puériculture en AOF entre 1940 et 1945.

Années	Syphilis	Blennorragie	Lèpre	Tuberculose	Total
1940	20545	5077	89	37	25748
1941	23466	5102	50	21	28629
1942	23444	5883	75	5	29407
1943	19770	10872	32	11	30645
1944	95742	22795	112	33	119682
1945	92809	20334	179	10	113532

IMTSSA, Dossier 301 : PMI Protection de la maternité et de l'enfance indigènes dans les colonies françaises

Le tableau indique une prédominance de la syphilis parmi les maladies sociales dépistées et traitées dans les services de puériculture en AOF entre

1940 et 1945. Durant cette période, les cas de syphilis passent de 20545 à 92809, soit une progression de 72264 unités. Une telle situation semble plus traduire une amélioration des techniques et méthodes de dépistage qu'une progression réelle de la maladie. En 1944, la syphilis représente 80% des maladies sociales dépistées et traitées en A.O.F.

Au cours de l'année 1939, ont été traités dans les dispensaires de puériculture de la colonie 3673 enfants de 0 à 2 ans et 4565 de 2 à 5 ans atteints d'hérédosyphilis ; 3 décès furent enregistrés[423].

a-2 Les politiques mises en œuvre face aux pathologies vénériennes

a-2- 1 Les infrastructures

a-2-1-1 Le service fixe

Constituées par les dispensaires, postes de santé, le service antivénérien des hôpitaux, l'Institut d'Hygiène Sociale, le dispositif médical portuaire et le Service d'Hygiène, les infrastructures du service médical fixe ont joué un rôle déterminant dans la lutte antivénérienne.

Le premier maillon du dispositif, constitué par les dispensaires et les maternités de l'AMI participant au dépistage et au traitement des maladies vénériennes, est épaulé au second niveau par le service antivénérien des hôpitaux. L'Hôpital Central Indigène, ouvert en 1913, est doté depuis 1932 d'un service spécial de dermato-vénérologie d'une capacité d'une trentaine de lits et prenant en charge les syphilitiques les plus contagieux et dont la plupart sont référés par la Polyclinique Roume. A l'orée des années 1940, le service dispose d'un nouveau pavillon destiné au traitement de prostituées provenant pour l'essentiel des ambulances de Gorée et du Cap Manuel. L'Hôpital de Saint-Louis, pour sa part, disposait du service anti-vénérien spécialisé de la colonie.

Quant à la Polyclinique de l'Hôpital Central Indigène dont la création en décembre 1918 fut dictée, selon les autorités sanitaires, par la nécessité de faire face à « l'éloignement de l'hôpital des principaux groupements indigènes »[424], elle fut ouverte au public depuis juin 1921, avant d'être inaugurée le 21 février 1933. Dotée de plusieurs services (médecine générale, oto-rhino-laryngologie, ophtalmologie, stomatologie, antituberculeux, antivénérien, douches pour les galeux, laboratoire de bactériologie, radiographie), la Polyclinique devait promouvoir une assistance médicale gratuite aux indigènes en même temps qu'elle représentait un baromètre de l'état sanitaire général de la population.

---

423 *Médecine Tropicale,* 1941, N° 6, « Statistiques, Maladies Sociales, Vue d'ensemble », p. 911.

424 A.N.S. : 2G 29/20, Rapport annuel de la Circonscription de Dakar et dépendances, année 1929.

Transformée en 1953 en Institut d'Hygiène Sociale, la Polyclinique Roume, chargée de promouvoir la médecine sociale, disposait, en sus d'un laboratoire de bactériologie (examens sérologiques) d'un service de dermato-vénérologie placé sous la direction d'un médecin spécialisé dans les MST et travaillant de concert avec les infirmières visiteuses chargées du suivi des malades à domicile. La tâche du service de dermato-vénérologie consistait au dépistage et traitement des malades atteints de MST. En 1932, elle a traité 1666 syphilitiques[425].

Les infrastructures médicales portuaires sont constituées par les dispensaires portuaires mis en place, conformément aux recommandations de l'Arrangement International de Bruxelles, et destinés aux marins et agents du port. En effet, la signature, le 1er décembre 1924, dans un contexte de propagation des maladies vénériennes, sous l'égide de plusieurs organismes et associations internationaux (SDN, Ligue des Sociétés de la Croix Rouge, BIT, Union Internationale contre le Péril Vénérien UIPV, Office International d'Hygiène Publique), constitue une étape décisive dans la coordination de la lutte anti-vénérienne au niveau international. L'Arrangement International de Bruxelles représente un accord international relatif au traitement gratuit des marins atteints de MST.

Deux années après l'Arrangement International de Bruxelles, fut ouvert au port de Dakar, un dispensaire doté de services de syphilimétrie et de consultation aux fins de fournir l'assistance médicale en priorité aux marins, travailleurs du port ainsi qu'aux populations environnantes. C'est d'ailleurs dans cette optique que furent créées deux structures rattachées au dispensaire du port : le poste médical de la Médina destiné aux femmes et celui de Bel Air.

D'autres grandes villes situées sur la façade maritime à l'image de Rufisque, Ziguinchor, Kaolack, Saint-Louis disposent de dispensaires placés sous la tutelle de l'AMI qui offrent de l'assistance aux marins.

Quant au Service d'Hygiène créé depuis 1905, il est chargé, outre l'hygiène de l'habitat, de la salubrité urbaine, du contrôle des maladies à déclaration obligatoire, du contrôle des eaux de boisson, de la vaccination, de la police sanitaire des aéroports, de la vaccination, la lutte anti-muridés et anti-moustique et de la surveillance de la prostitution. C'est dans ce dernier domaine que le Service d'Hygiène, qui dispose d'un service de surveillance de la prostitution, se trouve impliqué dans la lutte contre les MST (lutte contre la syphilis, surveillance des maisons de tolérance, déclaration des maladies vénériennes, dépistage de la syphilis en milieu scolaire).

L'analyse des infrastructures impliquées dans la prise en charge des MST indique de grandes disparités entre les campagnes souvent délaissées et démunies à l'opposé du milieu urbain qui concentre l'essentiel des moyens matériels et humains.

---

425 Diop M., *La syphilis au Sénégal : discours et pratiques des autorités coloniales (1905-1960),* Mémoire Maîtrise, 2008, Département d'Histoire FLSH, UCAD, p. 62.

a-2-1-2 Le dispositif du service mobile

Dans la colonie du Sénégal, c'est à l'orée du XXe siècle que s'amorce avec la création de l'Assistance Médicale Indigène par l'arrêté du 8 février 1905 non seulement une politique sanitaire soucieuse d'étendre les prestations à la population africaine décimée par les endémo-épidémies, mais aussi une volonté affirmée de faire pièce aux fléaux sociaux (tuberculose, maladies vénériennes, alcoolisme). En effet, les conclusions de l'enquête présentée par l'Inspection des Services Sanitaires et Civils, initiée par la circulaire du gouverneur général Roume en date du 5 avril 1905, aboutissent à un taux de mortalité très élevé[426]. Celui-ci résulte, d'après l'enquête, de deux principaux facteurs. D'une part, .les maladies banales induites par la pauvreté, le manque d'hygiène, l'insalubrité ; d'autre part, les pathologies parmi lesquelles émergent la tuberculose et les maladies vénériennes (syphilis). En outre, l'enquête incrimine, au second niveau, les maladies endémiques spécifiques au milieu : béribéri, lèpre, trypanosomiase, paludisme.

A partir de ce moment, l'AMI fut chargée de prendre en charge les maladies vénériennes accusées de compromettre l'avenir démographique des colonies. Au sortir du second conflit mondial, la création du SGHMP et d'une section Tréponématoses à partir de 1949, l'arrivée des antibiotiques, corollaire d'innovations thérapeutiques majeures, l'implication des assistantes et aides sociales se concrétisent par des succès dans les campagnes anti-tréponiques.

C'est à partir du début des années 1950 que les actions de l'AMI, limitées dans les hôpitaux et dispensaires, furent complétées par la médecine ambulatoire, mobile et préventive grâce au SGHMP qui réussit, tant bien que mal, à traiter 5000 syphilitiques et pianiques. En 1949-50, l'organisation de la lutte antisyphilitique fut menée par le SGHMP après l'érection de deux secteurs spéciaux, l'un basé dans la Vallée du Fleuve Sénégal (secteur spécial de Podor), l'autre au Niger (Groupement Djerma-Sonraï).

Les principes directeurs des campagnes anti-tréponémateuses du SGHMP s'articulent autour d'un contrôle et d'un complément de données cliniques basées sur la sérologie d'abord, ensuite le traitement complet des cas dépistés, le contrôle ultérieur par la sérologie des cas traités après et, enfin, la constitution de fichiers aux fins de retrouver les patients[427].

Au Sénégal, hormis le secteur spécial de Podor, la lutte anti-tréponique fut élargie aux centres de Mbour, Bignona et Bakel.

Dès 1953, sur la base de protocoles thérapeutiques codifiés et standardisés, de très courte durée, plus des trois quarts des patients en traitement étaient cliniquement guéris à défaut de présenter une amélioration assurant leur

---

426 Gallay H., *Trois années d'assistance médicale aux indigènes et la lutte contre la variole : 1905, 1906, 1907,* Paris, Larose, ISSC, 1909,Gouvernement Général de l'AOF.

427 *Bulletin Médical de l'AOF*, « Tâches et problèmes de la santé publique en AOF ». Numéro Spécial, 1954, p. 26.

blanchiment. La plupart des patients positifs qui ont été suivis et traités se sont « négativés » au plus à partir du 8e jour. Le Médecin Capitane Despres, dans un rapport en date du 24 mars 1953, souligne les résultats spectaculaires enregistrés par le nouveau protocole thérapeutique : « Les nouveaux traitements prescrits par la fiche technique 465 bis ont été appliqués. Les résultats des traitements sont spectaculaires. L'assèchement des lésions secondaires ulcérées et suintantes se situe aux environs du 4e jour. L'effacement complet des lésions est atteint vers le 8e jour.»[428]

L'organisation du plan de lutte, inspirée du modèle de prospections anti- sommeilleuses initiées par Jamot[429], notamment au Cameroun en AEF, mérite qu'on s'y arrête. Le circuit du patient pouvait se décomposer en six étapes ou postes : vaccination, établissement de fiches, examen clinique, prise de sang, soins divers, sérologie et traitement[430]. L'équipe du SGHMP chargée du dépistage et du traitement des tréponématoses, polyvalente, a pour mission la prospection des tréponématoses et des grandes endémies. Composée d'un médecin, d'un médecin adjoint, d'un agent technique, d'un secrétaire et d'infirmiers, l'équipe sillonne la brousse africaine sur la base d'un plan de prospection élaboré d'un commun accord avec l'AMI locale, les autorités administratives, chefs de canton, les chefs de villages informés des dates et lieux de rassemblement. Une fois l'enceinte délimitée par des cordes, les tentes, au nombre de 6, sont rapidement dressées à défaut de locaux.

Après le rassemblement du village, les activités démarrent par les vaccinations anti-variolo-amarile dans une première tente (A) avant le passage au secrétariat (tente B) où s'effectue l'enregistrement (inscription sur un registre avec un numéro d'ordre et des renseignements d'état civil). Ce n'est qu'après qu'ils sont admis dans une autre tente (C) où ils sont examinés par le médecin (interrogatoire, passé clinique, examen clinique). Cette étape franchie, les suspects sont orientés vers la tente (E) pour le prélèvement sanguin examiné au Laboratoire. Ici, l'infirmier se charge des traitements des syphilitiques et assure le suivi après le départ de l'équipe mobile. Quant aux patients, ils sont répartis en trois groupes, selon l'âge sur la base de l'évolution de la maladie (1er Groupe de 0 à 5 ans, 2e Groupe de 5 à 15 ans, 3e Groupe : plus de 15 ans).

Les campagnes d'éradication massive (dépistage, prophylaxie) entreprise par le SGHMP à partir des années 1950 permirent de contenir l'affection tréponique en AOF avant de la faire reculer sensiblement.

---

428 MASSEGUIN A., RIDET J., *op. cit.,* p. 45.

429 *Cf.* DOZON J. P., « Quand les pastoriens traquaient la maladie du sommeil », Mathis C., *op. cit.*

430 *Bulletin Médical de l'AOF*, « Tâches et problèmes de la santé publique en AOF », Numéro Spécial, 1954, p. 27.

a-2-2 Evolutions et innovations thérapeutiques

Avant 1905, date de la découverte de l'agent responsable de la syphilis par l'Allemand Fritz Schaudinn, les connaissances sur les pathologies vénériennes restèrent largement embryonnaires, comme du reste l'attestent l'instabilité et la variabilité de la nomenclature médicale et de la classification des MST (maladies vénériennes, infections urinaires, maladies syphilitiques, maladies génito-urinaires, etc.). Ce contexte a lourdement retenti sur les thérapies antivénériennes.

Jusqu'aux années 1940, l'usage de l'iodure de potassium et des dérivés mercuriels ont prévalu dans le traitement de la syphilis vénérienne. Alors que le mercure est administré depuis le XVIIIe siècle par voie interne (frictions), externe (lavements) ou par voie orale, des innovations thérapeutiques s'opèrent à partir de la deuxième moitié du XIXe siècle, avec l'iodure de potassium utilisée pour le blanchiment des gommes et nodules.

Au début du XXe siècle, l'atoxyl, utilisé d'abord dans le traitement de la maladie du sommeil, fut sollicité dans le traitement antisyphilitique depuis le début du XXe siècle avant d'être rapidement délaissé à cause de sa toxicité[431].

Durant la même période, des innovations thérapeutiques majeures s'opèrent avec l'arrivée des arsenicaux (arsenone, sulfarol, novarsenobenzol) et des bithmutiques[432]. D'abord utilisé seul à partir de 1910 suite aux expériences de Paul Ehrlich, l'arsenic fut associé à l'orée des années 1920 au bismuth qui fit ses preuves dans le blanchiment des chancres et accidents cutanés. L'ère des arsenico-bithmutiques va progressivement déclasser la première génération des traitements à base d'iodure de potassium et des dérivés mercuriels. En effet, les arsenico-bithmutiques firent leur preuve dans le traitement des tréponèmes grâce aux actions rapides sur les lésions syphilitiques, même si la guérison complète ne semble pas établie.

Entamées à partir de 1943, les recherches relatives au traitement de la syphilis par la pénicilline furent menées en Amérique par Mahoney, Arnold et Harris et, en France, par Levaditi et Vaisman. Les expériences poursuivies par la National Research Council à l'image de Mahoney, Moore, Schwartz et Stenberg furent couronnées de succès dès 1944. A court terme, les résultats furent satisfaisants, voire excellents, s'agissant des 1587 cas, alors que dans le court terme, 15 à 100 % de récidives furent notées suivant les doses[433].

La thérapie connut un appoint supplémentaire à partir de 1945, suite à l'utilisation des pénicillines retard, qui dépasse les anciens traitements (arsenic, bismuth, mercure) et élargit les possibilités offertes dans le traitement de la syphilis. Utilisée seule ou associée à d'autres antisyphilitiques tels que le

---

[431] Dr. BARGY, « L'Atoxyl dans le traitement de la syphilis en AOF », *Annales d'Hygiène et de Médecine Coloniales*, 11, 1908, p. 617-629.

[432] DIOP M., *La syphilis au Sénégal : discours et pratiques des autorités coloniales (1905-1960)*. Mémoire Maîtrise, 2008, Département d'Histoire, FLSH, UCAD, p. 95.

[433] LORTAT J., Traitement de la syphilis par la pénicilline, *Revue Médicale Française*, février 1947.

bismuth ou l'arsenic, la pénicillothérapie révolutionne l'arsenal des thérapeutiques antisyphilitiques[434]. En effet, le traitement arsénico-bismuthique, en raison de sa durée, occasionnait des abandons chez les patients et des réticences dans une société où l'hôpital représentait, pour certains, l'étape ultime de la souffrance, de l'isolement et la transition vers la mort.

Au total, l'arrivée des antibiotiques, de la pénicilline d'abord, puis de l'extencilline révolutionna le traitement de la syphilis.

L'efficacité de la pénicilline et ses avantages à cause de sa non toxicité, la prémunition qu'elle offre contre l'hérédosyphilis grâce à l'injection aux femmes enceintes constituèrent autant d'arguments qui décidèrent de son adoption par l'OMS comme traitement contre les tréponèmes[435]. L'usage des méthodes rapides par le Novar, l'introduction dans la thérapeutique des dérivés arsenicaux nouveaux, les arsénoxydes permirent une réduction considérable de la durée des traitements[436].

En AOF, le protocole de traitement de la section « tréponématose » du SGHMP s'est fondé sur les travaux de Rein, Ingraham, Charpy, Lereboullet, Dèbre, Bolgert et Lévy ainsi que les bons résultats obtenus lors des différentes campagnes anti-tréponiques de l'OMS. Dans le protocole thérapeu-tique, se dégagent le traitement de très courte durée et le traitement massif à la pénicilline de 5 millions à 7 millions 200 000 UI. Alors que, pour les syphilis primaires et secondaires était administrée la pénicilline seule, elle était, s'agissant des secundo-tertiaires et tertiaires, associée au bismuth (8 cg quotidiens)[437].

Pour l'essentiel, le diagnostic s'appuie sur les examens de laboratoire effectués à l'Institut Pasteur de Dakar. En 1939, le tréponème a été identifié 7 fois chez 116 Européens et une dizaine de fois chez 103 indigènes, s'agissant des sérosités de chancre mou[438]. Concernant les examens sérologiques et biologiques, les résultats du laboratoire de l'Institut Pasteur signalent des taux élevés.

---

[434] GOUGEROT H., « Les six traitements principaux d'attaque de la syphilis. Les trois anciens. Les trois nouveaux », *Le Médecin Libre,* 20e Année, No 6, juin 1946, p. 3-20.

[435] OMS, *4e Rapport du Comité des Experts des maladies vénériennes et des tréponématoses*, 1913.

[436] ARQUIÉ E., « Les données actuelles du traitement de la syphilis », *Médecine Tropicale*, N° 1, 1945, p. 2-5, p. 2.

[437] MASSEGUIN A., RIDET J., *op. cit.,* p.44.

[438] Anonyme, « Statistiques, Maladies Sociales », *Médecine Tropicale,* 1941, N° 6, p. 911.

Tableau 46 : Résultats examens sérologiques et biologiques au laboratoire de l'Institut Pasteur

Examens sérologiques	Nombre total	Résultats positifs
Sérum sanguin		
Réaction de Hecht-Levaditi	4147	1196
Réaction de Kahn	4147	1548
Liquide céphalo-rachidien		
Réaction de Kahn	104	15
Benjoin colloïdal	10	3

Source : *Médecine Tropicale,* 1941, N° 6, « Statistiques, Maladies Sociales », p. 910.

Quant au laboratoire de Saint-Louis, les résultats confirment les mêmes tendances, avec des taux pouvant atteindre, selon les cas, 40%.

Tableau 47 : Sénégal : Laboratoire de Saint-Louis

Examens sérologiques	Nombre total	Résultats positifs
Sérum sanguin		
Réaction de Bordet-Wasserman	3501	1576
Réaction de Kahn	536	205
Réaction de Keinicke	67	29
Liquide céphalo-rachidien		
Réaction de Bordet-Wasserman	20	8
Réaction de Kahn	5	1
Benjoin colloïdal	19	9

Source : Anonyme, « Statistiques. Maladies Sociales », *Méd. Tropi.,* 1941, N° 6, p. 911.

Les autorités sanitaires de la colonie, dans le protocole thérapeutique, ont beaucoup misé sur les injections pour le contrôle des Africains, le suivi médical, contrairement à la voie orale (comprimés souvent pris à domicile) qui, à leurs yeux, ne garantissent ni le suivi, encore moins l'efficacité médicale. Pourtant, le discours autour de l'adhésion massive des indigènes pour les injections devrait être relativisé, si l'on en croit certaines autorités sanitaires avisées. Ainsi, pour Peltier, si les scarifications sont bien acceptées, en revanche, les injections sous-cutanées sont très redoutées par les populations africaines[439].

[439] PELTIER M., « Vaccin et vaccinations anti-amarils. Pratique de la méthode dakaroise en AOF », *Bulletin Médical de l'AOF*, Tome 2, 3e année, p. 193.

a-2-3 La question de la prostitution

Au Sénégal, l'analyse de la littérature administrative disponible indique, d'une part, une prise en charge assez précoce de la prostitution par les autorités coloniales et, d'autre part, la récurrence du problème posé par son contrôle administratif. Considérée comme un fléau social au même titre que l'alcoolisme, le banditisme et la mendicité[440], la prostitution, dès le XIXe siècle, se trouva au cœur des préoccupations des autorités sanitaires et administratives de la colonie du Sénégal.

Dès le début de la deuxième moitié du XIXe siècle, les ravages des pathologies vénériennes chez les célibataires européens, les troupes engagées dans les opérations de conquête et de pacification et dans les villes en pleine expansion à l'image de Saint-Louis ont poussé les autorités coloniales à contrôler, à défaut de son éradication, l'épineux problème de la prostitution. L'arrêté du 29 mars 1849, tout en autorisant l'ouverture de maisons de tolérance destinées à regrouper et contrôler les filles publiques, créa, dans un contexte en plein essor de la prostitution clandestine, un dispensaire de salubrité publique à Saint-Louis pour prendre en charge les prostituées.

L'approche rigoriste, réglementariste et répressive a prévalu dans le traitement de la prostitution. Sous peine de sanctions, des dispositions réglementaires soumettent les filles publiques à une surveillance médicale (visites médicales périodiques) et à une inscription sur un registre spécial sanctionnée par la livraison d'un livret spécial[441]. En témoigne l'arrêté du 21 mars 1864 qui prévoit l'arrestation et l'emprisonnement (de 15 jours au maximum) de filles publiques refusant de se soumettre aux visites médicales.

A l'orée du XXe siècle, le décret du 14 avril 1904 portant sur la Protection de la Santé Publique instaure un service de surveillance de la prostitution placé sous la tutelle du Service d'Hygiène. La recrudescence de la syphilis, pour les autorités sanitaires, est imputable à l'essor de la prostitution surtout clandestine en dépit de la réglementation et des actions répétées de la police.

Les consultations des prostituées, assurées par l'Institut d'Hygiène Sociale, se soldent la plupart du temps par un manque de suivi du fait de la réticence et de l'abandon des filles de joie. Pour faire face à de tels manquements, les autorités administratives ont pris un ensemble de mesures relatives à la répression de la prostitution clandestine, au contrôle sévère des filles de joie et des maisons de tolérance. A Dakar, après l'ouverture de la première maison de tolérance en 1918, le problème de la prostitution se trouve inscrit au centre des préoccupations des autorités de la ville. En effet, à la veille du

---

[440] DIOP M.C., « L'administration sénégalaise et la gestion des fléaux sociaux. L'héritage colonial », p. 1128-1150, p. 1129, in BECKER C., MBAYE S., THIOUB I., (eds), *AOF: réalités et héritages : sociétés ouest africaines et ordre colonial, 1895-1960*; Dakar, Direction des Archives Nationales du Sénégal, 1997.

[441] ANS H 42 (1874-1882).

second conflit mondial, la capitale fédérale disposait de cinq maisons de tolérance (Alhambra, American Bar, Excelsior, Les Parisiennes, Lily Cernay).

Ainsi, l'arrêté du 13 janvier 1926 relatif à la réglementation de la prostitution indique les mesures auxquelles les femmes publiques sont astreintes : inscription sur les registres de contrôle, deux visites hebdomadaires obligatoires, recherche de gonocoques chaque quinzaine, réaction de B-W chaque trimestre. En cas d'infection, les filles publiques, prostituées cartées, en majorité européennes, sont internées et traitées au sein des structures hospitalières. Quant aux prostituées clandestines, face cachée de l'iceberg, elles constituaient l'essentiel des effectifs et profitaient des progrès des échanges et communications (routes, rails) pour se déplacer à l'intérieur de la colonie.

Nul doute que le contexte était favorable à la diffusion des maladies vénériennes dans une ville (Dakar) au galop démographique rapide, devenue le réceptacle du flot migratoire constitué par les gens modestes, chassés par les à coups de la conjoncture météorologique et la grande dépression des années 1930. Dans ce contexte, on peut comprendre que la syphilis vénérienne, favorisée par l'essor des échanges et des voies de communication, soit en nette progression. D'ailleurs, dans certaines colonies, la pathologie est dénommée « maladie des chauffeurs ».

Il est évident que le système colonial procéda à des bouleversements épidémiologiques spectaculaires sous la combinaison de plusieurs facteurs (progrès des échanges, routes et rails, cultures spéculatives, insécurité alimentaire) qui favorisèrent non seulement la fragilité biologique, mais aussi et surtout l'éclosion de certaines pathologies qui, jusqu'ici, évoluaient en vase clos. D'autre part, les migrations, l'alcoolisme favorisèrent la percée de pathologies endémiques (variole, maladie du sommeil, lèpre, malaria) et surtout des maladies vénériennes dont le développement semble postérieur à la colonisation et qui, à coup sûr, fut un facteur de stérilité[442].

Avec le docteur Cavalade, on saisit mieux le mécanisme de diffusion et de contagion spécifique de la syphilis : « La prostitution dans les grands centres joue un premier rôle. Les tirailleurs qui se contaminent très souvent au cours du service, les gardes cercles, les conducteurs de camions, la multitude des acheteurs et des « dioulas », tous les individus enfin qui, par leurs déplacements fréquents et rapides, la prépondérance de leur importance sociale, ont des relations sexuelles facilitées actuellement par un certain relâchement des mœurs, sont les agents de la transmission vers le village.

[442] MBOKOLO E., « Histoire des maladies, histoire et maladie : l'Afrique », in Augé M, *Le sens du mal, Anthropologie, histoire, sociologie de la maladie*, Les Archives Contemporaines, 2000, p. 159.

Sur place, la maladie fait tâche d'huile, elle atteint avec prédilection les enfants par la calebasse et les jeux en commun »[443].

Ces propos du docteur Cavalade, tenus à l'orée des années 1940, trouvent toute leur actualité par rapport au discours actuel sur le Sida, les groupes à risques (pratiquement les mêmes), la stigmatisation et la surveillance sentinelle. Il rappelle toute l'actualité de la construction du discours sur le Sida. Il en est de même des méthodes de lutte axées sur les filles de joie, la syphilis étant considérée comme la maladie des prostituées, au même titre, du reste, que l'est le sida de nos jours.

Le système réglementariste, pilier de la politique de lutte contre la prostitution, fut éradiqué à la faveur du mouvement abolitionniste, suite à l'adoption, en France, le 13 avril 1946, de la loi Marthe Richard. Celle-ci vise la fermeture des maisons de tolérance et l'éradication du proxénétisme[444]. En AOF, la loi Marthe Richard, promulguée par le gouverneur général le 5 décembre 1946, se matérialise par la fermeture de toutes les maisons closes ainsi que la destruction de tous les dossiers de prostituées. L'interdiction de la prostitution organisée et tolérée, du racolage public et du proxénétisme ouvre la porte à la prostitution clandestine et pose tout le débat autour de la règlementation, de la surveillance et du contrôle de la prostitution. D'autant plus que le contexte de libéralisation du système colonial mettait les prostituées européennes à la disposition des Africains devenus citoyens.

La loi du 13 avril 1946 constitua, après l'accession à la souveraineté internationale un sérieux dilemme pour les nouvelles autorités sénégalaises. Le 5 juin 1965, Amadou Cissé Dia, ministre de l'Intérieur, estime que cette loi apporte, au fond, plus de problèmes qu'elle n'en résout. En effet, estime Dia, ses répercussions fâcheuses sont visibles si l'on considère la prostitution clandestine qu'elle favorise chez les filles publiques africaines et cap-verdiennes soustraites de tout contrôle policier et sanitaire, à l'opposé des prostituées européennes[445]. L'année suivante, le système réglementariste et de contrôle de la prostitution réapparaît au Sénégal (fichier sanitaire, contrôle obligatoire des prostituées, visites médicales instaurées pendant la quinzaine, mise en carte)[446].

---

[443] CAVALADE C., « Eléments d'enquêtes démographiques dans la subdivision de Ségou », *Médecine Tropicale*, 1941, N° 5, p. 500-526, p. 516.

[444] ANS 1H48/44, Loi Marthe Richard du13 avril 1946.

[445] DIOP M. C., 1997, *op. cit.* Voir, à ce propos :

– Sénégal, Ministère de l'Intérieur, 1965, *Communication en Conseil de ministres au sujet de la prostitution africaine*, Dakar, 5 juin.

– Sénégal, Ministère de l'Intérieur /Ministère de la Santé publique et des Affaires Sociales (MSPAS), 1966, *Rapport de présentation du projet de décret portant application de la loi 66-21 du 1er février 1966 relative à la prostitution*.

[446] Voir, à ce propos :

– La loi 6621 du 1er février 1966 portant sur la lutte contre les maladies vénériennes et la prostitution ;

L'analyse des sources et discours sur la prostitution signale une valse hésitation des autorités de la colonie depuis le XIXe siècle. Si le discours réglementariste insista, au début, sur la nécessité d'exclure de la sphère publique la fille publique désignée comme élément de pollution et de propagation des pathologies vénériennes, les autorités n'hésitèrent pas à revoir leur attitude face à la prostitution, compte tenu de l'inefficacité du système de surveillance[447]. Aussi la prostitution est-elle ménagée, voire tolérée et la fille publique, jadis indésirable parce que dangereuse, est désormais utilisée comme « fille à soldat ».

Au bilan, les limites des politiques de lutte contre la maladies vénériennes découlent de l'approche centrée sur la prostitution, les filles publiques, même si la propagation des pathologies vénériennes est considérée par les autorités médicales comme émanant des militaires et des chauffeurs qui, du reste, disposent bien d'un langage codé pour caractériser les MST, notamment la blennorragie dénommée « couler bielle ».

b) Le pian

Avec la syphilis endémique ou béjel et la syphilis vénérienne, le pian représente les tréponématoses les plus répandues en AOF.

La fréquence du pian et son endémicité restent grandement tributaires du climat, plus particulièrement de l'humidité et de la densité de la végétation. Aussi l'indice pianique diminue-t-il de la forêt à la steppe en passant par la savane.

Si la Côte d'Ivoire est une colonie d'hyper-endémicité et la Guinée une région d'endémicité, en revanche, la zone de moyenne endémicité est représentée par le Soudan, la Haute-Volta et le Dahomey, alors que la Mauritanie, le Niger et le Sénégal se singularisent par une faible endémicité.

En 1953, l'indice pianique est de 2 % dans les régions couvertes par le S.G.H.M.P[448]. Ce très faible taux mérite qu'on s'y arrête. En vérité, ces statistiques sanitaires démontreraient, s'il en était besoin, l'imaginaire consistant à voir les tréponématoses partout et la nécessité d'appuyer de telles affirmations sur des données fondées sur des enquêtes et sur la sérologie. En vérité, les notions de « tréponématoses tropicales », « syphilis tropicale » reposent, dans la plupart du temps, plus sur des impressions que sur des études scientifiques basées sur des enquêtes et la clinique. Prenant la parole à la tribune du premier symposium international sur le pian en 1952 à

– décret 69-616 du 10 mai 1969 relative à l'application de la loi 66-21 portant sur la lutte contre les maladies vénériennes et la prostitution.

447 NGALAMULUME K.J., « Le péril vénérien. L'Etat français et la sexualité à Saint-Louis du Sénégal, 1850-1920 », in : *Les conquêtes de la médecine moderne en Afrique*, s/d Bado J. P., Paris, Karthala 2006, p. 99-118, p. 100-101.

448 MASSEGUIN A., RIDET J., « Lutte contre les tréponématoses en AOF », *Médecine Tropicale,* 1954, N° 1, p. 35-56, p. 37.

Bangkok, Vaucel recentre le débat et remet à sa juste place le débat sur les tréponématoses, notamment le pian en AOF. Pour Vaucel, « la perte économique qui résulte des indisponibilités dues au pian est certaine, mais il ne faut pas exagérer ni invoquer, à propos du pian, les questions de la main-d'œuvre et du rendement »[449].

Contrairement à une autre idée largement admise à l'époque assimilant les facteurs de l'affection à la promiscuité, l'insalubrité et le retard technologique, Vaucel estime que « le pian commence là où s'arrête la route », celle matérialisant le degré de développement économique et social. Dans cette perspective, « dès que les habitants d'une région d'endémicité accomplissent un progrès social, le pian diminue et disparaît »[450].

En 1951, le sondage effectué en Casamance et à Kédougou avait décelé 1651 pianiques. L'affection pianique fut éradiquée dans les années 1960, suite aux campagnes massives de grande envergure entreprises par l'OMS.

Carte 7 : Distribution géographique des tréponématoses endémiques en 1950 et 1970

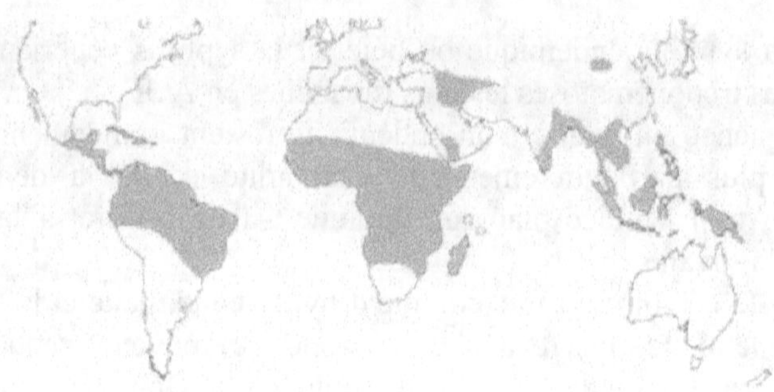

1950

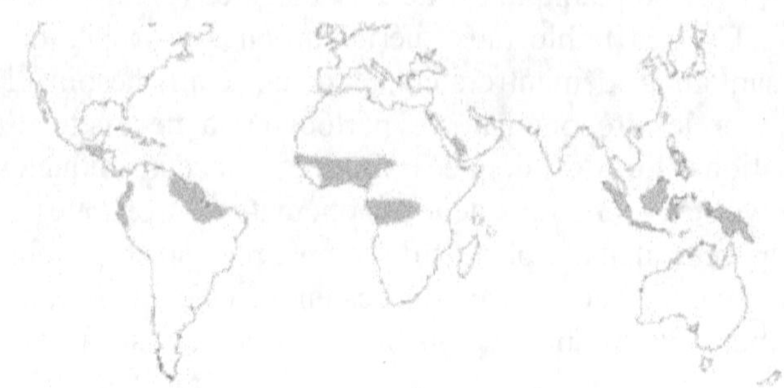

1970

Source : w ww.asnom.org

[449] *Ibid.*, p. 38.
[450] *Ibid.*

Graphique 35 : Le pian au Sénégal de 1941 à 1960

LE PIAN AU SENEGAL DE 1941 A 1960
SOURCE : CINAM - ORANA

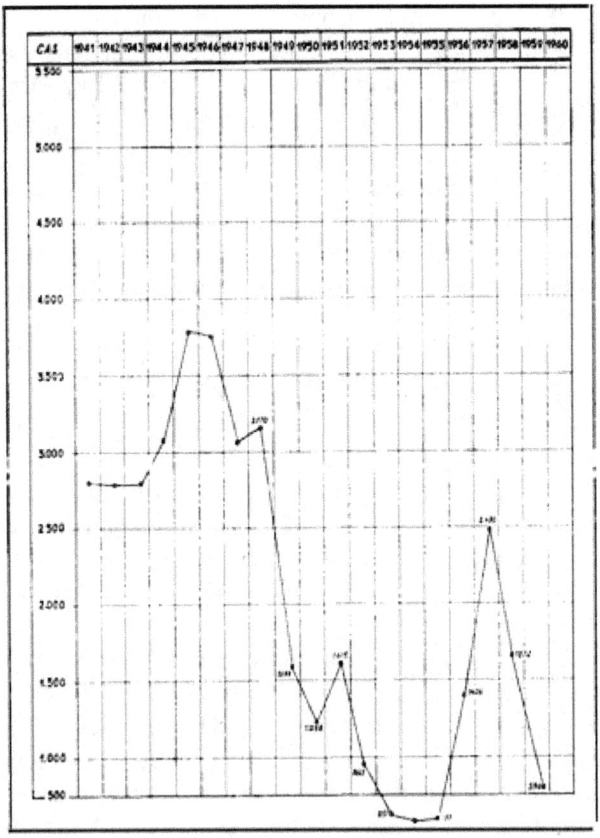

5. Les anémies

Les anémies découlent d'agressions infectieuses, parasitaires ou nutritionnelles susceptibles d'occasionner, outre d'autres désordres, un appauvrissement en globules ou en pigment sanguin. Très répandues en milieu tropical, les anémies nutritionnelles ou carentielles, fréquentes chez les enfants et femmes enceintes, posent un problème de santé publique.

L'anémie par carence nutritionnelle, notamment en fer et en iode, ainsi que les avitaminoses, de prédilection, soumettent les femmes à une morbidité et à une mortalité importantes. Les femmes enceintes représentent un groupe exposé à la carence en fer eu égard aux besoins importants en fer au cours de la gestation.

Dans l'imaginaire colonial, le procès des anémies tropicales, pendant longtemps, relevaient des rigueurs d'un climat excessif[451]. Pour certaines autorités sanitaires, le problème alimentaire des régions tropicales, notamment la fréquence des anémies découle de « l'emprise du complexe climatique qui s'inscrit d'une manière impérative dans la vie tropicale [où] l'Homme subit à part entière l'implacable loi d'une nature peu clémente»[452].

Aux origines des anémies tropicales, se trouvent, selon le docteur Martin, d'abord la grande incidence des agents infectieux parasitaires et nutritionnels propres au milieu tropical, ensuite l'importante variété étiologique, complexe, conditionnée par la diversité des facteurs simultanés ou combinés.

Syndrome parfois cliniquement isolé, souvent associé à un tableau clinique varié et complexe, l'anémie peut se manifester par des altérations de l'état général, un amaigrissement, des œdèmes, des troubles intestinaux, une pigmentation cutanée ainsi que des signes viscéraux affectant la rate, les ganglions et le foie[453].

En pathologie coloniale, une des limites de la classification pathogénique résulte, d'une part, de l'incertitude liée aux mécanismes intimes des syndromes et, d'autre part, de la multiplicité et de la convergence des divers mécanismes capables d'intervenir dans le déterminisme de certaines anémies tropicales. Toutefois, en dépit de ces obstacles, on peut, tant bien que mal, procéder à une classification des anémies. Aussi distingue-t-on les anémies accompagnées d'œdèmes, de diarrhées et d'émaciation, les anémies avec hépatomégalie, les anémies avec splénomégalie et les anémies avec hémoglobinurie.

Les anémies accompagnées d'œdèmes, plus nombreux, souvent causées par l'ankylostomiase, sont un des éléments dominants du tableau clinique.

L'anémie tropicale de nutrition, accompagnée d'œdèmes, soumet à rude épreuve, avec prédilection, les jeunes enfants et les femmes enceintes.

Quant aux anémies accompagnées de diarrhées et d'émaciation, elles sont d'origine amibienne si elles ne sont pas causées par l'anguillulose.

L'infestation par *Strongyloïdes stercoralis*, à l'origine de l'anguillulose est fréquente en milieu tropical. Le tableau clinique indique des diarrhées douloureuses, aqueuses, des signes généraux d'amaigrissement, une asthénie, des vertiges et une anémie clinique. Les dysenteries chroniques, souvent d'origine amibienne, résultent d'une longue amibiase colique évoluant sous forme de diarrhées ou de dysenteries. Le tableau clinique décline un amaigrissement, des signes de dénutrition, une perte d'appétit, des

---

451 MARTIN M., « Les syndromes anémiques en pratique tropicale », *Médecine Tropicale*, 1953, N° 3, p. 289-303, p. 289.

452 PILLE G., « Le problème de l'alimentation outre-mer (AOF). Aspects biologiques et scientifiques », *Médecine Tropicale*, 1954, N° 1, p. 1-35, p. 1.

453 MARTIN M., *op. cit.*, p. 290.

selles abondantes de caractère glairo-sanguinolent et un amincissement de la peau[454]. D'une manière générale, la décoloration des muqueuses manifeste des stigmates de carence vitaminique PP ou B2.

A l'échelle du territoire, les anémies nutritionnelles n'épargnent guère les enfants et sévissent à l'état endémique. La carte révèle des indices élevés dans les régions périphériques. Les niveaux d'anémie et d'hépato-splénomégalie progressent d'Ouest en Est en relation avec les niveaux nutritionnel et sanitaire. Dans le Ferlo, en 1959, plus du tiers des enfants de 2 à 3 ans (35,8 %) sont affectés d'anémies sévères, accentuées par les parasitoses intestinales qui éprouvaient durement la population infantile. Les indices d'hépatomégalie, très élevés dans le groupe des jeunes enfants de 0 à 6 ans, s'accompagnaient d'un indice splénique de 75 % entre 6 et 9 ans[455]. Dans le bassin arachidier, la soudure pèse lourdement sur la recrudescence des cachexies et des anémies pendant l'hivernage. Au Sénégal oriental, 65 % des enfants connaissaient des déficiences, des signes de rachitisme et des dystrophies. La Vallée du Fleuve, compte tenu des indices carentiels et nutritionnels élevés, enregistrait des niveaux d'anémie préoccupants. Les enquêtes de la MISOES mettaient en évidence 58 % d'indices d'anémies en 1957 et 63 % l'année suivante.

Le paludisme, les carences diverses, les maladies infectieuses et parasitaires sont largement anémiants[456].

---

[454] *Ibid.*, p. 295.
[455] Cinam 1960, p. 3.
[456] *Ibid.*

Carte 8 : Les anémies chez les enfants en 1959-1960

Enquête Santé
CINAM ORANA

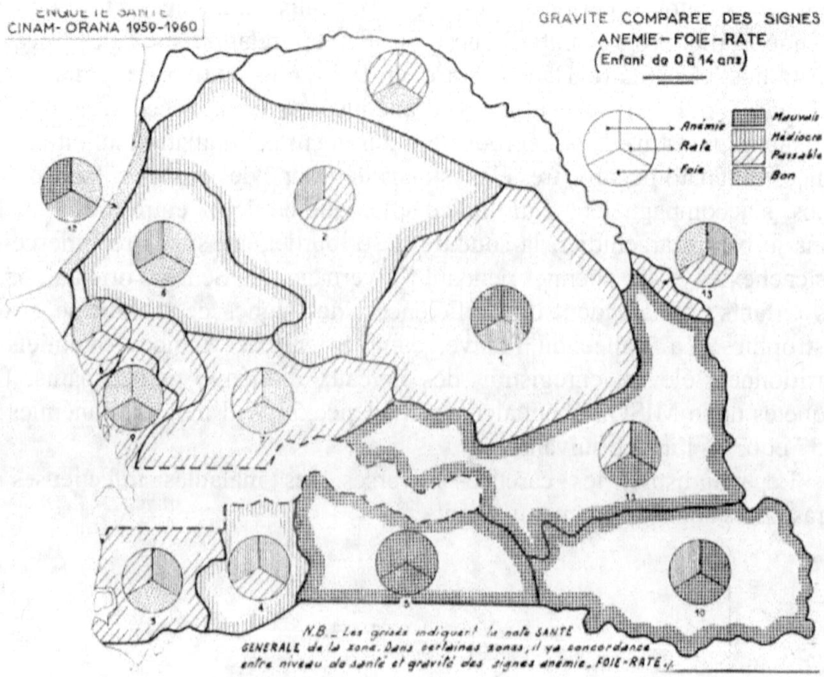

6. La morbidité maternelle

La santé de l'enfant ne saurait se dissocier de celle de la mère. Après le premier conflit mondial, la santé de la mère, notamment de la femme enceinte ou allaitante, fut une préoccupation des autorités sanitaires de la colonie. Le professeur Robert Debré, ouvrant les journées médicales de Dakar, estime que « la meilleure façon d'attaquer dans un pays les problèmes d'hygiène générale, de bonne alimentation, de constitution de la santé, est de pencher vers le sort de la femme enceinte ou de la femme accouchante et du nourrisson »[457].

Dans les faits, les difficultés liées aux conditions de vie des femmes, leur surcharge de travail, notamment en zone rurale, la précarité de leur état nutritionnel, la fréquence et le rapprochement des grossesses peuvent s'additionner pour générer une situation sanitaire précaire, voire déplorable. L'analyse du tableau étiologique indique, durant la période coloniale, la

[457] ANS 1H 25(26).

prééminence des maladies pestilentielles, du paludisme, des tréponématoses, de la fièvre jaune, de la tuberculose. En 1960-61, 320 000 personnes étaient touchées par l'affection palustre, dont 51 % des femmes. Les statistiques médicales de l'époque soulignaient une prévalence chez des femmes gestantes et des enfants. Trois années plus tard, 3565 cas de tuberculose ont été détectés, dont 46 % de femmes. La carte épidémiologique laisse apparaître en premier lieu la Vallée du Fleuve et le Ferlo. De même, les tréponématoses, notamment la syphilis, aggravée par les conditions d'hygiène et d'habitation assez mauvaises, prévalent à l'état endémique, notamment dans le Ferlo et la Vallée du Fleuve. A Saint-Louis, une étude étiologique sur un demi-siècle au sujet des facteurs de la mortalité féminine indique une prédominance des maladies infectieuses et parasitaires, celles de l'appareil cardio-vasculaire et du système nerveux

.

CHAPITRE V

L'ÉVOLUTION DE LA MORTALITE DU JEUNE ENFANT

Avant la vulgarisation des puissants moyens de lutte contre les pathologies, les enfants ont payé un lourd tribut aux redoutables maladies endémiques et épidémies. C'est à partir des années 1930 que la question de la mortalité infantile fut inscrite parmi les priorités des autorités sanitaires.

Ouvrant les Journées Médicales de Dakar à la fin des années 1950, le professeur Robert Debré estime que « la baisse de la mortalité du premier âge de la vie, ce qu'on appelle en terme d'hygiène publique la mortalité infantile, ce qui veut dire la mortalité de la naissance à un an, cette baisse est devenue pour nous et pour tous les pays du monde un indice de civilisation »[458].

La préoccupation des autorités coloniales fut confortée par les conclusions de l'enquête démographique de 1938 dont les conclusions révélèrent un accroissement démographique de la colonie essentiellement enrayé par un avortement pathologique, une mortinatalité et une mortalité infantile considérables. A partir de ce moment, il fallait prendre en compte l'épineux problème de la morbidité et de la mortalité infantiles.

Certes, l'arrêté du 8 février 1905, en instituant l'Assistance Médicale Indigène (AMI) lui conféra, entre autres prérogatives, la lutte contre les grandes endémies qui endeuillaient la colonie en entretenant une forte mortalité générale.

Toutefois, il faut attendre, d'abord timidement après la Grande Guerre, puis vigoureusement au décours des années 1940, sous la pression des organisations internationales, pour voir les priorités sanitaires se recentrer sur la survie de l'enfant. Aussi la prise en charge de la population infantile orienta-t-elle la politique de santé et des infrastructures sanitaires par le renforcement de la protection maternelle et infantile, l'extension et la création de services pédiatriques. Dans ces conditions, l'action sanitaire, depuis la fin du second conflit mondial, eut des impacts indéniables par une réduction sensible de la mortalité infantile.

L'analyse et l'évaluation des informations sanitaires montrent que le recul de la mortalité n'a pas été uniforme, compte tenu des disparités importantes qui persistent à l'intérieur du pays entre les zones urbaines et rurales et dans l'espace urbain selon les groupes sociaux.

---

[458] ANS 1H 25 (26).

1. Niveaux, facteurs et structures de la mortalité des enfants

Dès la fin des années 1920, les autorités coloniales s'étaient assignées comme objectif la réduction, à défaut de leur éradication, du taux de mortalité infantile élevé. A partir de 1950 et après l'indépendance, les interventions sanitaires verticales par l'immunisation de masse eurent un impact dans la répression de la mortalité infantile, sans pour autant améliorer, de manière significative, le niveau de vie ou la situation alimentaire. En dépit d'un recul de la mortalité infantile de façon globale, des disparités de plusieurs ordres persistent, mettant en évidence une inégalité flagrante devant la mort.

La période coloniale est marquée par une carence de données chronologiques, du fait de la rareté des estimations sur les niveaux de la mortalité infantile et juvénile à l'échelle du territoire hormis quelques grands centres urbains (Dakar, Saint-Louis, Gorée, Rufisque) disposant d'un état civil. L'absence de données fiables sur la mortalité infantile génère un savoir tronqué.

Malgré une protection sanitaire relativement importante comparée aux autres colonies, la mortalité générale, de même que la mortalité infantile s'avéraient élevées au Sénégal.

a) Les niveaux et tendances

a-1 La période 1905-1930

Au tournant du XXe siècle, les statistiques sanitaires, très lacunaires, restent largement circonscrites dans quelques postes militaires (Bakel, Podor, Gorée, Dakar) et à Saint-Louis. Prenant en compte les seules informations des structures hospitalières fréquentées pour l'essentiel par la troupe et l'élément européen, elles ignorent, souvent, la mortalité africaine. Sont surtout concernées les troupes soignées dans les hôpitaux, postes de santé, ambulances et infirmeries militaires.

Tableau 48 : Mortalité dans les différentes formations sanitaires du Sénégal en 1899

	SAINT-LOUIS Europ. Indigènes		DAKAR Europ. Indigènes		GOREE Europ. Indigènes	
Paludisme	8	1	18	–	1	–
Autres endémies	3	4	2	2	–	–
Epidémies	–	_	12	–	–	–
Maladies sporadiques	–	18	5	5	–	1
Maladies chirurgicales	–	3	1	1	–	–
Totaux 85	11	24	40	8	1	1

Source : Dr. Kiefer, « Hôpitaux. : morbidité et mortalité en 1899 », *Annales d'Hygiène et de Médecine Coloniales,* Paris, Doin, 1901, Tome IV, p. 248 -258, p. 252.

A l'époque, l'organisation de la santé, basée sur des structures et formations sanitaires fixes, reposait sur la doctrine de la médecine individuelle et curative. Pendant cette période, les informations sanitaires, sous forme de monographie, concernaient des régions limitées. Le tableau nosologique laissait une grande part aux maladies chirurgicales (blessures de guerre) et au paludisme qui constituaient l'essentiel des indisponibilités au sein des troupes.

Les premières informations sanitaires, sous forme de description et d'explication de pathologies sévissant dans les régions explorées, s'adressaient au personnel de santé et constituaient un guide pour leur diagnostic. Aux autorités administratives, elles livraient des informations sur les mesures d'hygiène à prendre, alors qu'aux futurs expatriés dans les colonies, elles fournissaient un luxe de détails sous forme de conseils et de précautions à prendre[459].

A l'orée du XXe siècle, une évolution notable est enregistrée dans les statistiques sanitaires. En effet, si, dans la première phase, seule la troupe restait la cible privilégiée des statistiques sanitaires, au début du XXe siècle, celles-ci, même limitées aux postes et à Saint-Louis, s'ouvrent désormais à la population africaine et commencent à prendre en compte la morbidité, la natalité ainsi que la mortalité infantiles. Entrent dans ce cadre les importants travaux du Dr. Merveilleux[460].

Les motivations de telles études, aux dires du Dr. Merveilleux, résultent de l'intérêt subit suscité, au niveau des autorités sanitaires, des questions d'hygiène. Or, la démographie étant le meilleur baromètre de l'hygiène, il se propose d'initier une opération pilote de renseignement démographique qui, même circonscrite présentement dans la commune de Saint-Louis, gagnerait, dans une perspective comparative, à être élargie aux autres cités sénégalaises[461].

---

[459] MBOKOLO E., 1984, *op. cit.*, p. 166.

[460] Dr. MERVEILLEUX, « Notes démographiques et protection de l'enfance à Saint-Louis », *Annales d'Hygiène et de Médecine Coloniales*, Tome IX, 1906, p. 132-139.

[461] *Ibid.*, p.132.

Graphique 36 : Mortalité à Saint Louis de novembre 1903 à octobre 1904

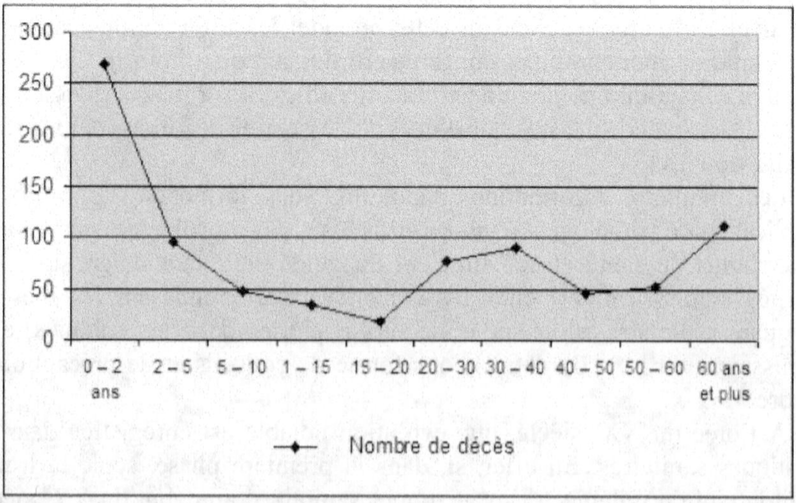

Source : Dr. Merveilleux, « Notes démographiques et protection de l'enfance à Saint- Louis », *Annales d'Hygiène et de Médecine Coloniales,* Tome IX, 1906, p. 132-139, p. 134.

L'analyse du graphique appelle quelques observations. Pour une population estimée, lors du dernier recensement de juin 1904 à 25 146 hts (troupes comprises, 23 615 indigènes et 1 531 Européens), la mortalité des jeunes s'avère particulièrement élevée. La tranche d'âge comprise entre 0 et 15 ans représente plus de la moitié des décès (environ 53 %). La mortalité est d'autant plus préoccupante qu'elle est considérable de 0 à 2 ans (268, soit 60 % des décès de 0 à 15 ans). Puis la courbe suit une pente raide qui traduit la baisse de la mortalité de 2 à 5 ans et de 5 à 10 ans avant d'atteindre son niveau d'étiage de 15 à 20 ans.

Dans la deuxième décade du XXe siècle, un autre changement majeur s'opère dans les informations sanitaires. De Saint-Louis, elles gagnent les autres grandes villes coloniales : Dakar, Rufisque et Gorée. D'ailleurs, dès le début du siècle, le Dr. Merveilleux recommandait, « non seulement d'étendre aux trois autres communes actuelles de la colonie le système des renseignements démographiques demandés à la municipalité de Saint-Louis, mais de perfectionner ce système encore incomplet »[462]. Cette phase démarre après 1910, suite à la conquête et à la grande expansion coloniales, lorsque la géographie et la topographie médicales se déplacent vers les villes, symboles de la présence de l'Européen, agent de diffusion des normes et valeurs occidentales. Aussi des informations furent-elles collectées sur les

[462] Dr. MERVEILLEUX, « Notes démographiques et protection de l'enfance à Saint-Louis », *Annales d'Hygiène et de Médecine Coloniales*, Tome IX, 1906, p. 132- 139, p. 132.

cités coloniales (Dakar, Gorée, Saint-Louis) dont les pathologies seraient différentes de celles des campagnes[463].

Graphique 37 : Taux de natalité à Saint-Louis de 1921 à 1930

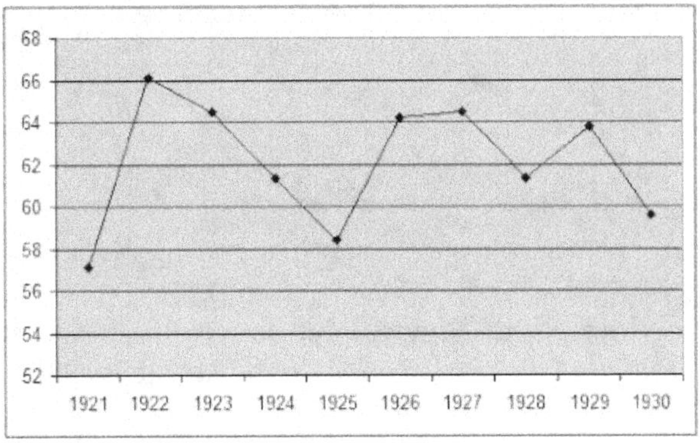

Source : Lefrou G., Allard M., « Une décade démographique (1921-1930) à Saint-Louis du Sénégal. Natalité, mortalité générale, mortinatalité, mortalité infantile », *Annales de Médecine et de Pharmacie Coloniales,* 1932, Tome XXX, p. 406-427.

Pour une population estimée en 1929 à 18.147 hts dont 8170 hommes et 9977 femmes, le taux de natalité semble singulièrement élevé, comparé aux autres villes à l'image de Dakar et Rufisque.

A Saint Louis, le pic est atteint en 1922 (1217 naissances) alors que le ressac de la vague est atteint en 1921 et 1925 (1078 naissances), période sérieusement éprouvée par l'épidémie de peste qui frappa à coups redoublés la colonie.

Graphique 38 : Taux de natalité à Dakar de 1921 à 1925

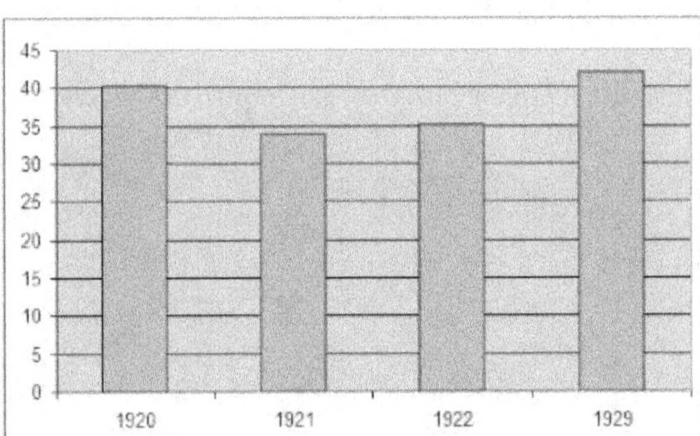

Source : Cazanove, Essai de démographie des colonies françaises », *Bul. Officiel d'Hygiène Publique*, août 1930.

---

[463] MBOKOLO E., *op. cit.*, p.166.

Graphique 39 : Taux de natalité à Rufisque de 1925 à 1929

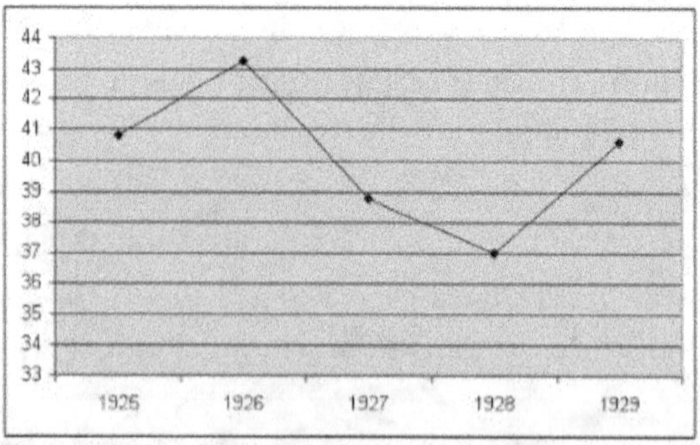

Cazanove, « Essai de démographie des colonies françaises »,
Bulletin Officiel d'Hygiène Publique, août 1930

En vérité, le taux de natalité enregistré à Saint-Louis dépasse largement ceux de Dakar et de Rufisque. En 1929, le taux de natalité à Saint-Louis est de 63,8 ‰, contre 40,6 ‰ à Rufisque et 42‰ à Dakar. Jusqu'à la fin des années 1920, le solde naturel de Dakar, considérée à l'époque comme la grande nécropole était négatif. En 1909, le solde, négatif, s'élevait à 112 pertes.

Tableau 49 : Natalité et mortalité par commune en 1909

	Natalité				*Mortalité*						
	Sexe				Sexe						
Communes	Masc.	Fémin.	Total	Mort-nés	Masc.	Fémin.	Total	Enf.	Adult	*Ban*	*Port*
Saint Louis	586	480	1066	108	113	321	734	367	367	332	
Dakar	299	258	557	102	377	292	669	317	317	–	112
Rufisque	197	138	335	122	152	154	306	150	150	29	–
Gorée	15	17	32	1	37	21	58	42	42	–	26
Totaux		893	1990	333	979	788	1767	876	876	351	138

Graphique 40 : Mortalité à Dakar : morts – nés pour 1000 déclarations de naissance

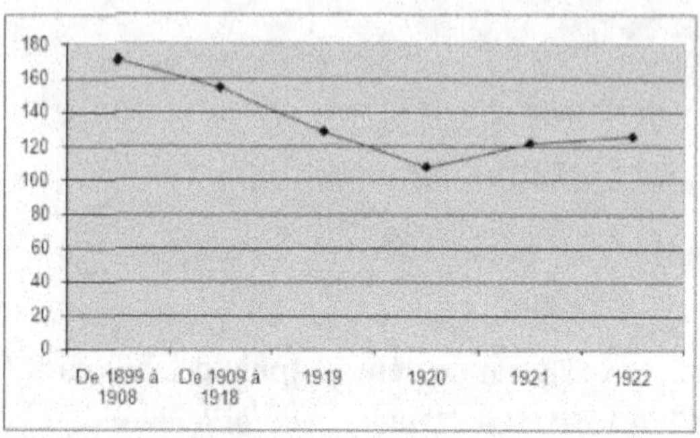

Source : Heckenroth et Bergonier, « Renseignements démographiques sur Dakar en 1922 », *Bulletin de la Société de Pathologie Exotique,* 1923.

Le décollage démographique de la ville s'opère à partir des années 1920 lorsque les paysans, chassés des campagnes par la conjoncture économique et météorologique (sécheresse), affluent vers la capitale fédérale devenue le réceptacle du flot migratoire. A la même époque, le solde naturel était largement excédentaire à Saint- Louis de 1921 à 1930, avec des soldes de 205 ‰, 226,11 ‰ et 225,55 ‰, respectivement en 1926, 1927 et 1928.

Graphique 41 : Excédent des naissances sur les décès à Saint-Louis de 1921 à 1930 (Indigènes)

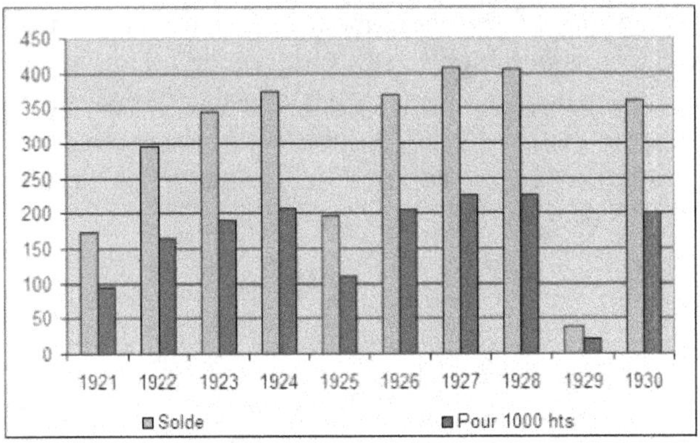

Graphique 42 : Mortalité indigène à Saint-Louis de 1921 à 1930

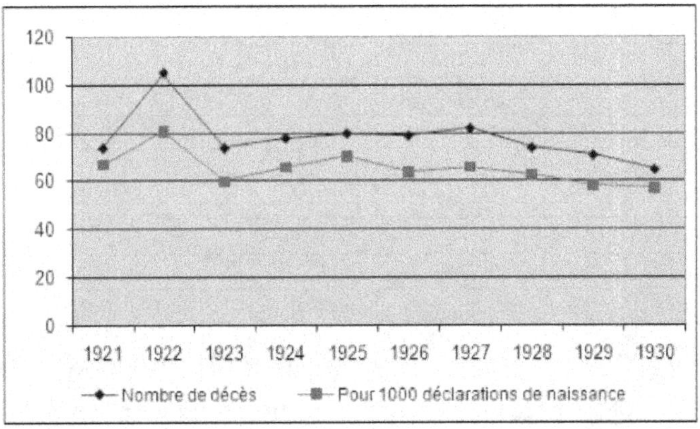

a-2 La période 1930 - 1950

Dans les années 1920, la saignée démographique occasionnée par la Grande Guerre fut aggravée par un processus de dénatalité en France. La métropole, apeurée par les dangers d'un vide démographique, se tourne vers les colonies dans l'optique de compenser ses pertes humaines. Mais le contexte démographique sous les tropiques n'est guère encourageant, car, si le taux de natalité y est bien élevé, il reste qu'il est gravement contrebalancé par une morbidité et une mortalité en constante croissance. Dans le contexte de la politique de mise en valeur basée sur la régénérescence de la race noire (la fameuse doctrine « faire du nègre »), la répression de la morbidité et de la mortalité maternelle et infantile est inscrite parmi les priorités de la nouvelle politique sanitaire basée sur la médecine préventive et sociale qui supplante la médecine individuelle et curative.

A l'échelle du territoire, les enquêtes démographiques réalisées au cours de la décennie 1930-1940 incriminent les facteurs aux origines de la décadence démographique : avortement pathologique, mortinatalité et mortalité infantile considérables[464]. Les observations faites sur l'état civil de Dakar rejoignent, d'ailleurs fortement, ces constats. Ainsi, de 1900 à 1920, sur 10556 naissances indigènes, 4525 décès sont enregistrés, d'où un taux de mortalité de l'ordre de 42,8 %, contre 73 décès sur 571 naissances d'enfants européens de moins de 4 ans[465].

Tableau 50 : Etat civil de Dakar 1908 – 1945

Années	Naissances	Morts-nés	Décès	Solde naturel	Sources
1908	600	92	629	-29	2G 16/27
1909	533	102	689	-156	« »
1910	495	88	579	84	« »
1911	505	75	572	-67	« »
1912	514	83	603	89	« »
1913	558	102	598	-40	« »
1914	573	120	2054 (peste)	-1481	« »
1915	558	126	911	-353	« »
1916	703	128	1506	803	« »
1921	1149		2562	-1413	Louis Verrière
1926	1170		1754	-584	2G 27/19
1927	1206		1079	-127	« »
1936	2477	247	1771	+706	Louis Verrière
1945	5441		3012	+2429	« »

N.B. : *Dans la balance naissance – décès, les morts – nés ne sont pas comptabilisés*

Depuis 1908, d'après les sources statistiques de l'état civil de Dakar, le solde naturel était négatif dans la capitale fédérale à cause des nombreuses épidémies (fièvre jaune, rougeole, peste) en partie résultantes d'une forte immigration et d'un état sanitaire déplorable. La mortalité infantile était très élevée nonobstant l'existence d'infrastructures sanitaires. En 1932, à la

[464] DIOP I. L., 1980, *Etude de la mortalité à Saint-Louis du Sénégal à partir des données d'état civil*, Thèse de doctorat, Université Paris I.

[465]. DIOP A., 1997, « Les débuts de l'action sanitaire de la France en AOF » in AOF : *Réalités et héritages…*, *op. cit.*, p. 1213-1227, p. 1227.

Polyclinique de Dakar, sur 100 accouchements, on dénombrait 10 avant terme, et sur 100 naissances vivantes, 12 à 15 mouraient dans les premiers jours, contre 8 à 10 au cours de la première année[466], soit 25 %. Dans la circonscription de Dakar et Dépendances, sur 1000 enfants indigènes nés vivants en 1943, 263 sont décédés au cours de l'année suivante[467], dont 67 avant l'âge de 15 jours, contre 278 en 1942. La mortalité infantile à la fin des années 1920 oscillait entre 195 et 226 pour mille[468] .

De 1933 à 1935, la moyenne des enfants mort-nés rapportée aux grossesses atteignait 100 ‰. La situation était d'autant plus préoccupante que la ville, qui comptait 300 000 hts en 1956, ne disposait que d'un seul centre de PMI qui assurait à lui seul 70 consultations prénatales par jour, alors que la moyenne des enfants consultés s'élevait à 500, dont 60 étaient normaux et 440 en mauvaise santé[469]. A Saint-Louis, la mortalité infantile s'y révéla singulièrement importante en 1947, avec 30 décès avant 30 mois sur 100 naissances vivantes malgré une diminution régulière de la mortalité depuis 1945[470].

Les grands travaux d'assainissement et l'utilisation des puissants moyens de lutte contre les grandes maladies endémiques et épidémiques ont amélioré l'hygiène, la situation sanitaire et eurent des effets sensibles dans la réduction de la mortalité. Ainsi, à partir de 1936, la situation s'inverse avec un solde positif et dès la fin du second conflit mondial, s'amorce une baisse de la mortalité. De 1948 à 1952, le taux de mortalité infantile est passé de 105 ‰ à 79 ‰, alors que dans les régions périphériques, elle pouvait atteindre des taux voisins de 60 %.

a-3 La période 1950 – c.a. 1970

C'est à partir du second conflit mondial que s'amorce une baisse sensible de la mortalité infantile du fait des interventions sanitaires verticales (campagnes de vaccination). Déjà, dès 1943, à Hot Springs, la conférence des Nations Unies (Forces Alliées) avait insisté sur la nécessité de mieux prendre en charge les couches vulnérables des pays colonisés ravagées par la malnutrition, la morbidité et la mortalité. La mise en place, deux ans plus tard, de la Mission Anthropologique du Service des Grandes Endémies, de la médecine mobile constitua des facteurs déterminants dans le recul de la mortalité infantile. S'y ajoute la pression de l'opinion internationale et du système onusien (Unicef, FAO) préoccupés par l'ampleur de la morbidité et de la mortalité des couches vulnérables (mères, enfants) dans les pays sous-développés.

---

[466] ANS 1H25(26).
[467] ANS 1H102(163).
[468] *Ibid.*
[469] ANS 1H102(163).
[470] Aubry L., 1947, *op. cit.*

Tableau 51 : Statistique d'état civil à Dakar

	1948	1949	1950	1951	1952
Nombre de décès	2497	2520	2940	3338	2090
Nombre de naissances vivantes	6196	7089	8174	8873	9647
Excédent des naissances sur les décès	3699	4569	5234	5535	7557
Nombre de nourrissons de 0 à 1 an	651	750	943	1010	766
Taux de mortalité	9,98 ‰	10,08 ‰	11,7 ‰	13,3 ‰	8,36 ‰
Taux de natalité	24,78 ‰	28,35 ‰	32,6 ‰	35,4 ‰	38,58 ‰
Taux de mortalité infantile	105 ‰	106 ‰	115 ‰	113 ‰	79 ‰
Accroissement naturel de la population	14,79 ‰	18,27 ‰	20,9 ‰	22,1 ‰	30,2 ‰

Source : A.N.S 1H 102(163) Eléments de rédaction du rapport pour les années 1951 et 1952 destiné à l'organisation des Nations Unies et relatif à la protection de Collectivités, de la famille et de l'enfance. Partie Santé publique établis en exécution de la circulaire N°10-CAB/AS du 2 janvier 1954)

En quatre ans, le taux de mortalité infantile est passé de 105 ‰ en 1948 à 79 ‰ en 1952, soit une baisse de 25 ‰. Parallèlement, le taux de natalité est passé de 24,78 ‰ à 38,58 ‰ pour la même période, soit une différence de 13,8 ‰. Cette conjonction (baisse du taux de mortalité infantile et accroissement du taux de natalité) a des répercussions sur le rythme d'accroissement naturel de la population qui a doublé durant la période : en 1952, il est de 30,2 ‰, contre 14,79 ‰ en 1948. Le fonds du FIDES qui a grandement favorisé l'assainissement, l'équipement et la protection sanitaires de la capitale fédérale a largement contribué à la chute de la mortalité infantile.

Après l'indépendance, les connaissances sur les niveaux de mortalité infanto- juvénile s'affinent à la suite de l'Enquête démographique de 1960 et l'Enquête Démographique à passages répétés entrepris dans le Sine Saloum en décembre 1962 puis à Bandafassi (Sénégal oriental) deux années plus tard.

Cependant, les statistiques sanitaires, notamment celles provenant des dispensaires de brousse, difficiles à recueillir et à interpréter, devraient être corrigées et revues à la hausse en raison du sous-enregistrement des événements (émission des enfants mourants très jeunes) et des erreurs de déclaration de la date de naissance et de l'âge au décès.

Tout compte fait, à l'orée des années 1960, la mortalité infantile et infanto- juvénile, particulièrement en milieu rural, reste élevée malgré une tendance significative à la baisse. Abdoulaye Ly, ministre de la Santé Publique et des Affaires Sociales du Sénégal ne dit pas autre chose lorsque, ouvrant, à Dakar, en février 1967, la Conférence du CIE axée sur les *Conditions de vie de l'enfant en milieu rural en Afrique*, il soutient, dans son allocution : « Si, en effet, dans nos pays, le milieu rural est le plus exposé aux grandes causes de morbidité et de mortalité, et le moins équipé pour y faire face, ce sont de très loin les enfants qui payent le plus lourd tribut à la maladie et à toutes ses conséquences, dans ce milieu ; 500 enfants sénégalais sur 1000 ne dépassent pas le cap des cinq ans. La mortalité globale est de 150 ‰. Si elle baisse assez vite dans les villes (85 ‰ à Dakar), elle reste stationnaire dans les campagnes, où elle atteint et parfois dépasse 170 ‰ »[471].

Les principes qui guident l'action du ministère de la Santé Publique et des Affaires Sociales du Sénégal à l'orée des années 1960 consistent à améliorer le sort des enfants et des mères. Dans cette perspective, le but primordial est de diminuer très rapidement la morbidité et la mortalité infantiles sous toutes ses formes[472]. D'une manière générale, la mortalité infantile a chuté sur l'ensemble du pays de 147 à 106 pour mille entre 1960 et 1978, tandis que la mortalité juvénile a décru de 253 à 149 pour mille. Ce qui, du reste, est illustré par les statistiques suivantes.

Tableau 52 : Mortalité générale et dans l'enfance au Sénégal

Localisation	Milieu	Période	Mortalité pour mille			Type technique
			Infantile	1-4 ans	Générale	
Moyenne vallée du Sénégal	Rural, sédentaire	1957	190	45	23,7	A
	Escales	"	177	58	27	"
	Ensemble	"	173		23,	"
	Ensemble	1960	116		17,5	"
Ensemble Sénégal	Ensemble	1960/1961	93		16,7	"
	Rural	"	109		18,7	"
	Urbain	"	36		9,5	"
Dakar	Grand Centre		34		8,4	"
		1959/1965	84			G
Pikine	Grand Centre	1967		20		G+D
Khombole	Petit Centre Baol	1965/1967		48		D
Thiénéba (Village témoin)	Rural Baol	"		141		"
Niakhar	Rural (Sine)	1963/1965	170	109	34,3	"
Paos Koto	Rural Saloum	"	129	81	27,3	"

Source : Baylet R., Benyoussef A., Cantrelle P., "Recherches sur la morbidité et la mortalité différentielles urbaines - rurales au Sénégal" in *La croissance urbaine en Afrique noire et à Madagascar* Paris, 1972, Tome 1, p. 317-337.

---

471 LY A., ministre de la Santé Publique et des Affaires Sociales du Sénégal, Exposé *Conditions de vie de l'enfant en milieu rural en Afrique,* CIE, Réunions et Conférences XIV, Institut de Pédiatrie Sociale, Dakar, février 1967, p. 11.

472 *Ibid.*

L'examen des données pour la période 1960-1978 signale une tendance vers un ralentissement de la mortalité[473].

Ainsi, une étude réalisée à Dakar et à Pikine montre une inflexion de la courbe du niveau de mortalité infanto-juvénile au début des années 1970 et, ce faisant, met en évidence un ralentissement de la baisse de la mortalité[474]. Le taux de mortalité avant 5 ans, de 209 ‰ en 1960-64, est passé à 182 ‰ en 1965-69 puis à 145 ‰, avant d'amorcer une chute plus lente pour se situer à 110-115 ‰ en 1980-84.

2. Les facteurs et variations de la mortalité des enfants

Les causes de la mortalité posent problème du fait de l'absence d'enregistrement correct et d'un état civil très lacunaire. Aux dires de Constant Mathis, « les causes de la mortalité infantile sont si nombreuses qu'il est impossible d'établir, dans tous les cas, avec exactitude, le diagnostic de l'affection à laquelle l'enfant a succombé »[475]. Toutefois, il est hors de doute que les facteurs socioéconomiques, culturels, démographiques, environnementaux et sanitaires agissent sur les taux de mortalité des enfants. Ensemble, ils se combinent le plus souvent de façon synergique pour peser sur la morbidité et la mortalité des nouveau-nés et des enfants.

a) Les variations annuelles et saisonnières

La mortalité infantile connaît d'importantes variations annuelles et saisonnières. L'analyse des données relatives à la mortalité infantile indique des sommets pendant l'hivernage (septembre à novembre), alors que le ressac de la vague est atteint entre mars et juin qui correspondent à la saison sèche. Témoin, à Saint-Louis, la mortalité générale, de même que la mortalité infantile suivent une évolution saisonnière. Les pics sont atteints avec 114 décès en septembre qui coïncide avec la recrudescence du paludisme, alors que le creux de la vague est observé en avril (saison sèche) où seules 51 victimes sont enregistrées[476].

---

473 ANTOINE P., BÂ A., 1995, « Mortalité et santé dans les villes africaines », *Afrique contemporaine*, N° spécial, 4e trimestre, p. 139-146, p. 140.

474 *Ibid.*

475 MATHIS C., *op. cit.*, p. 340.

476 *Id.*, p. 133

Graphique 43 : Moyenne mensuelle de la mortalité infantile à Saint-Louis de 1923 à 1930

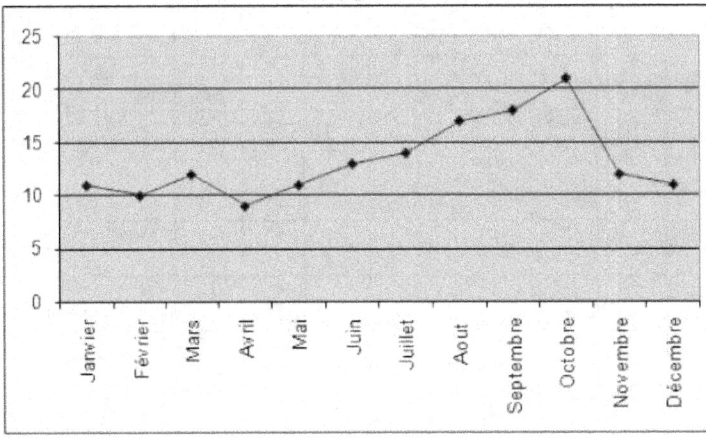

Source: Lefrou G., Allard M., *op. cit.*

Tableau 53 : Mortalité générale par année et par mois (nombre de décès à Saint-Louis de 1921 à 1930)

Années	J	F	M	A	M	Juin	Juil.	A	S	O	N	D	Totaux
1930	75	64	55	37	39	39	48	60	60	54	55	61	647
1929	39	44	47	42	54	170	252	117	82	73	78	42	1040
1928	48	50	54	48	57	40	47	46	48	76	68	47	627
1927	50	36	45	37	59	58	64	49	62	76	68	69	673
1926	41	42	51	46	51	50	76	59	80	79	62	71	708
1925	74	106	110	58	67	51	54	43	72	56	46	40	777
1924	45	47	49	41	38	43	48	61	71	77	50	83	653
1923	50	39	51	40	46	36	59	70	89	120	76	68	744
1922	66	62	71	58	47	41	53	56	81	100	102	73	790
1921	94	81	68	53	60	46	59	49	70	97	60	44	781
Totaux	582	571	601	460	518	574	760	610	695	808	663	598	7440

Source: Lefrou G., Allard M., *op. cit.,* p. 415.

Tableau 54 : Natalité et mortalité mensuelles dans les 4 communes en 1909

Mois	Natalité				Mortalité					Bén.	Perte
	Sexe		Total	Mort-nés	Sexe		Total	Enf	Adult		
	Masc	Fem			Masc	Fem					
Janvier	79	77	156	26	67	59	126	48	78	30	–
Février	96	75	171	25	63	45	108	30	78	63	–
Mars	90	94	184	22	68	52	120	56	64	64	–
Avril	109	60	169	35	70	13	113	53	60	56	
Mai	90	69	159	10	68	59	127	55	72	32	–
Juin	82	57	139	35	61	57	118	55	63	21	–
Juillet	83	71	154	34	75	47	122	56	66	32	–
Août	104	73	177	24	86	75	161	88	73	16	–
Septembre	92	77	169	45	128	84	212	122	90	–	43
Octobre	63	86	149	29	106	107	213	148	65	–	64
Novembre	109	83	192	27	94	87	181	99	82	11	–
Décembre	100	71	171	15	93	73	166	81	85	5	–
Totaux	1097	893	1990	333	979	788	1767	891	876	330	107

Source : Dr.Merveilleux, « Notes sur la situation sanitaire du Sénégal pendant l'année 1909 (morbidité et mortalité, mouvement de la population, etc.) », *Annales d'Hygiène et de Médecine Coloniales, op. cit.*, p. 676-704, p. 676.

Dans la décade 1921-1930, la mortalité est singulièrement importante durant la saison des pluies avec des sommets en septembre (695 victimes) et octobre (808 décès). Le taux très élevé en juillet (760 morts) est à mettre à l'actif de l'épidémie de peste qui frappa la ville en 1929 et qui laissa de grands vides humains (252 décès) ; comparée aux autres années, 1929 est la plus meurtrière (1040 décès). Le creux de la vague est noté au cours de la saison sèche (février à juin), période durant laquelle sont enregistrés les taux de mortalité les plus bas.

En 1909, la même tendance se dégage dans les Quatre Communes. Le solde naturel est positif, hormis les mois de septembre et octobre, au cours et décours de l'hivernage, où sont notées des pertes qui s'élèvent respectivement à 43 et 64 décès. Au cours de ces deux mois, la mortalité infantile dépasse plus de la moitié du taux de mortalité général : 122 enfants décédés sur les 212 en septembre, sans compter les mort-nés qui s'élèvent à 45 ; 148 enfants décédés sur 213 enregistrés en octobre, compte non tenu des mort-nés évalués à 29.

Les mêmes tendances générales se dégagent dans la commune de Rufisque où, en 1909, les sommets de la mortalité infantile sont atteints en septembre et octobre avec respectivement, 27 et 30 décès. En octobre, la mortalité infantile représente 70 % de la mortalité générale. Sur le registre de cette forte mortalité, on peut, sans aucun doute, inscrire le paludisme. D'autant plus que la ville, parsemée de canaux à ciel ouvert, en proie souvent aux inondations durant la période hivernale, favorise le pullulement de la faune anophélienne et, ce faisant, l'infection paludéenne.

A Dakar, le taux de mortalité infantile fluctue durant l'année, comme du reste la mortalité générale ; aussi atteint-il son étiage les mois d'avril, mai, juin avec, respectivement, 40 pour mille, 41 pour mille et 44 pour mille, avant d'amorcer une remontée en flèche certainement imputable au paludisme au cours des mois d'octobre (96 pour mille en 1952) et de novembre (128 pour mille en 1943)[477]. De même, des observations faites dans la zone de Khombole entre 1964 et 1968 font état d'une mortalité saisonnière[478] avec des pics à la fin de la saison des pluies marquée par les effets de la soudure et la prolifération des moustiques, vecteurs du paludisme.

A Khombole, les taux les plus élevés sont observés en septembre, octobre et novembre avec, respectivement, 17, 18 et 16 %, alors que le creux de la vague est atteint entre mars et juin (entre 2 et 4 %).

Tableau 55: Mortalité saisonnière 1 - 4 ans PMI

Mois	1964	1965	1966	1967	1968	Total	Ensemble 1964-67	%
Janvier	7	2	5	7	3	24	21	7
Février	8	4	4	3	4	23	19	6
Mars	9	1	2	3	2	17	15	5
Avril	2	1	7	3	5	18	13	4
Mai	-	-	-	-	4	4	-	-
Juin	2	4	-	1	4	11	9	3
Juillet	9	3	5	2	5	24	19	6
Août	8	13	7	10	9	47	38	13
Septembre	12	14	10	10	7	53	46	16
Octobre	15	13	14	14	8	64	56	19
Novembre	7	3	14	8	5	37	32	11
Décembre	2	2	12	12	2	30	38	10
Total	81	60	80	73	58	352	296	100

Source : Cantrelle P., *Mortalité de l'enfant dans la région de Khombole-Thiénaba 1964-68,* ORSTOM, avril 1969.

Dans les villages couverts par l'Institut de Pédiatrie Sociale et le centre de santé rurale (Mbourouaye, NGoundiane, Diack, Niamar, etc.), les mêmes tendances se dégagent. Alors que les pointes sont observées en septembre (16 %) et octobre (19 %), les minima se dessinent entre avril et mai (3 à 4 %).

Outre les variations saisonnières, la mortalité infantile est soumise à des fluctuations d'une année à l'autre, ou d'une période de plusieurs années à l'autre.

[477] ANS 1H 102 (163).

[478] CANTRELLE P., 1969, *Mortalité de l'enfant dans la région de Khombole 1964-1968,* ORSTOM, 1968.

Tableau 56: Variations annuelles du taux de mortalité
à Khombole-Thiénaba 1 - 4 ans (pour 1000)

Année	Groupe PMI	Groupe témoin	Observations
1965	100	93	Année moyenne
1966	133	163	Sécheresse, déficits pluviométriques et alimentaires, soudure
1967	129	147	Fortes précipitations Recrudescence palustre
1968	103	83	Sécheresse exceptionnelle Peu de paludisme
1969	149	210	Disette liée à la mauvaise récolte de l'année précédente

Source : Cantrelle (P), « Mortalité du jeune enfant en Afrique intertropicale », *Les Carnets de l'Enfance*, Vol. N°15, p. 104.

Les variations climatiques soumettent la population infantile à un véritable dilemme. Alors que le déficit pluviométrique accentue l'insécurité alimentaire et augmente la mortalité infantile du fait de la malnutrition et des épidémies (rougeole), les fortes précipitations engendrent, à leur tour, une recrudescence palustre à laquelle le groupe des jeunes enfants est particulièrement vulnérable. En revanche, toute période de sécheresse – comme ce fut le cas en 1968 – amène un certain répit palustre en raison d'une raréfaction de la faune anophélienne. C'est durant cette année que le taux le plus bas est observé dans le groupe témoin. L'année précédente, les fortes précipitations s'accompagnent d'une recrudescence palustre et d'une forte mortalité aussi bien dans le groupe PMI (129 ‰) qu'au sein du groupe témoin (147 ‰).

En 1966, la conjugaison de deux facteurs explique les taux exceptionnellement élevés (133 ‰ dans le groupe PMI et 163 ‰ pour le groupe témoin) : l'insécurité alimentaire à laquelle s'ajoute la sécheresse.

b) Les variations géographiques

Le différentiel urbain/rural est discriminant s'agissant des niveaux de mortalité. Les écarts observés entre les niveaux de la mortalité urbaine et rurale résultent d'un ensemble de facteurs. Les villes disposent d'infrastructures sanitaires plus denses, plus diversifiées et concentrent les activités économiques, source et revenus. En milieu rural, en 1965, la mortalité est estimée à 170 ‰, contre 150 ‰ pour la mortalité globale ; à la même époque, elle s'élevait à 85 ‰ à Dakar[479]. Une telle situation résulte des « conditions de vie en brousse – et trop souvent de mort, - de l'enfant »[480].

En effet, selon M. Abdoulaye Ly, ministre de la Santé Publique et des Affaires Sociales du Sénégal, « on peut même affirmer que l'enfant est menacé avant que de naître. La morbidité maternelle, en particulier la stérilité, avec toutes ses répercussions psychiques et morales, ont déjà retenu l'attention de nos trop rares gynécologues et du fait que le nombre de dispensaires et de maternités ne couvre pas suffisamment le pays, trop de paysannes ne sont pas assistées ni par un médecin, ni même par un agent paramédical et les dystocies, comme les mortalités subséquentes, sont nombreuses. En brousse, l'enfant sénégalais vient au monde dans les conditions les plus difficiles »[481].

L'analyse comparée des données statistiques de 1942 à 1966 entre les villes et les campagnes permet d'apprécier à sa juste valeur le différentiel urbain – rural.

Tableau 57 : Mortalité périnatale et infantile au Sénégal

Localisation	Milieu	Période	Quotient de mortalité pour 1000 naissances vivantes			
			Mortinatalité	0 semaine	0 mois	0 ans
Dakar	Grand Centre	1942/1945				175
		1946/1946				145
		1951/1952				106
		1954/1956				106
		1959/1965	40			84
		1964/1965		19	34	89
Khombole	Petit Centre Baol	1962/1966*	27	16	25	67
Thiénaba (village témoin)	Rural Baol	1966/1967*		43	101	247
Palmarin - Fakao	Village	1943/1963		53	81	185
Paos Koto	Rural Saloum	1963/1965			45	129
Niakhar	Rural (Sine)	1963/1965			43	170
		1965/1966	40	33	53	233

* A partir du devenir des gestations

Source : Baylet R., Benyoussef A., Cantrelle P., 1972, *op. cit.*

Si la mortalité infantile a baissé sur l'ensemble du pays, c'est dans la presqu'île du Cap-Vert que sont enregistrés les niveaux les plus bas. Les

---

[479] LY A, ministre de la Santé Publique et des Affaires Sociales du Sénégal, allocution lors du colloque *Conditions de vie de l'enfant en milieu rural en Afrique,* CIE, Réunions et Conférences XIV, Institut de Pédiatrie Sociale, Dakar, février 1967, p. 11.

[480] *Ibid.*

[481] *Ibid.*

impacts de la polarisation et de la macrocéphalie entraînent une disparité des taux de mortalité entre l'urbain et le monde rural. En 1965, le taux de mortalité infantile est de 233 ‰ à Niakhar et 89 ‰ à Dakar, soit un écart de 144 points; aussi les chances de survie de l'enfant dakarois sont-elles 2,61 fois plus élevées que celui de Niakhar. A Thiénaba, à la même époque, cette proportion est de 2,77 par rapport à Dakar. En deux décennies, de 1945 à 1965, la mortalité infantile a baissé de moitié. La situation privilégiée de Dakar résulte des disparités socioéconomiques et de l'inégale répartition des infrastructures sur l'ensemble du territoire. L'agglomération dakaroise concentre le tiers des hôpitaux, plus des deux tiers des médecins et dispose d'une meilleure protection sanitaire.

La comparaison est beaucoup plus perceptible entre Khombole (petite ville) et Thiénéba (village) distants d'une dizaine de kms[482]. Ici, le taux de mortalité, en 1966/1967, est singulièrement élevé (247 ‰), contrairement à la première localité. Ainsi, les enfants de ce petit centre urbain ont 3,6 fois plus de chance de survie que ceux du village témoin[483]. Cependant, les bas niveaux observés à Khombole résultent, à n'en pas douter, d'une protection sanitaire des enfants et des mères (vaccination, campagnes de chimio-prophylaxie du paludisme, éducation sanitaire et nutritionnelle) assurée par la faculté de Médecine de Dakar (Université) depuis 1957.

Partout ailleurs, en zone rurale, les taux de mortalité s'avèrent très élevés : 247 ‰ à Thiénaba en 1966/67, 185 ‰ à Palmarin Fakao et 233 ‰ à Niakhar en 1965/66, certainement à cause de la sécheresse exceptionnelle qui a sévi au Sénégal durant la période, notamment en milieu rural. Des comparaisons entre le milieu urbain et la zone rurale où une enquête est menée des années font connaître annuellement la mortalité de 10.000 petits enfants villageois et celle de 800 enfants de l'escale de Khombole[484].

Sur 1000 enfants nés vivants vont mourir :

[482] CANTRELLE P., *Mortalité de l'enfant dans la région de Khombole – Thiénaba 1964-68,* ORSTOM, avril 1969.

[483] *Ibid.*

[484] SECK B., CANTRELLE P., NIANG I., BOUTHREUIL E. et SATGÉ P., « A propos de problèmes de l'enfance entre 0 et 5 ans dans un faubourg de Dakar », *Bulletin de la Société Médicale d'Afrique noire de langue française*, volume 9, 1969, p. 639-652, p. 650.

Tableau 58 : Mortalité différentielle au Sénégal dans les années 11960

	0 à 1 an	1 à 4 ans
En brousse	200 enfants	346 enfants
Escale Khombole	82	164
Pikine (1967-69)	70	80
France	20	1

Source : B. Seck, P, Cantrelle, I, Niang, E, Bouthreuil et P. Satgé, « Apropos de problèmes de l'enfance entre 0 et 5ans dans un faubourg de Dakar », *Bulletin de la Société Médicale d'Afrique noire de langue française*, volume 9, 1969, p. 639- 652, p. 650.

Une enquête menée à Pikine entre juillet 1967 et décembre 1969 indique que les infections respiratoires, digestives et la malnutrition sont les affections les plus fréquentes[485]. L'étude de la mortalité en 1967 sur l'ensemble de la population de 0 à 4 ans révèle un taux de mortalité infantile de 82 pour mille et une mortalité 1 à 4 ans analogue à celle de la première année. Ainsi, à Pikine, sur 1000 enfants nés vivants, 150 ont disparu à l'âge de 5 ans, alors qu'en zone rurale, les chiffres sont plus effrayants, plus de la moitié étant décimée avec 546 décès[486]. En somme, la densité médicale largement favorable aux zones urbaines et les milieux ruraux peu protégés au plan sanitaire impliquent des différences entre les niveaux de mortalité urbaine et rurale.

Pourtant, la corrélation entre urbanisation et baisse de la mortalité est fortement remise en cause du fait d'une recrudescence de la mortalité, notamment dans les milieux périurbains.

c) Les facteurs alimentaires

Une analyse de la situation nutritionnelle permet de saisir l'impact de l'alimentation sur la mortalité infantile. Celle-ci est fortement influencée par l'état nutritionnel qui, directement ou indirectement, intervient en facilitant l'installation des maladies infectieuses et parasitaires.

Une étude réalisée[487] dans le Sine et le Saloum (comparaison entre Niakhar et Paos Koto) fait ressortir une corrélation entre la surmortalité à Niakhar et la situation alimentaire. Le Sine, qui dispose, par rapport au Saloum, d'une densité médicale plus favorable, se particularise par une forte mortalité, alors qu'on aurait dû s'attendre à des niveaux relativement bas. Les enquêtes menées dans les deux zones relient un tel paradoxe à la production agricole.

---

[485] *Ibid.*
[486] *Ibid.*
[487] CANTRELLE P., 1980, *op. cit.*

Tableau 59 : Production agricole et superficie disponible

Production et surface agricole	Sine (Niakhar)	Saloum (Paos - Koto)
Superficie cultivable en ha/ht	1	2,5
Superficie cultivée	0,9	1,5
Production d'arachides en kg /ht	280	864
Production de mil et sorgho en kg/ht	334	573

Source : Cantrelle P., *op. cit,* 1980

Les superficies disponibles et les productions agricoles sont largement supérieures dans le Saloum. De plus, les activités pastorales et concomitamment les disponibilités protéiques sont plus importantes dans le Saloum où les Peulhs représentent 13,7 % de la population, contre 0,2 % dans le Sine[488].

A Saint-Louis, l'importance de la mortalité infantile et de la mortinatalité montre le rôle crucial du « péril alimentaire »[489]. En 1947, sur 672 enfants hypotrophiques dépistés, la plupart des cas sont liés à une alimentation disproportionnée avec l'âge de l'enfant. Un diagnostic des affections les plus fréquentes révèle une prédominance des maladies de carence : une hypotrophie, une athrepsie décharnée des premiers mois, des jambes grêles contrastant avec l'abdomen, un retard de croissance staturale, une peau sèche grisâtre, des cheveux éclaircis et une fréquence des stomatites hémorragiques.

L'évolution de ces troubles dégénérait, souvent, en une aggravation progressive qui se manifeste par la persistance de l'état dystrophique et par une croissance retardée, source d'une importante mortalité infantile. A l'hôpital de Saint-Louis, durant la même période, chez 42 enfants cachectiques à l'entrée avec une insuffisance pondérale de plus de 50 %, 21 décès furent enregistrés et seulement une dizaine d'améliorations.

Des observations faites dans la zone de Khombole en 1964-68 confortent ces constats[490]. La surmortalité observée en 1966 découle de l'insécurité alimentaire occasionnée par la sécheresse exceptionnelle qui a favorisé la propagation et la recrudescence des maladies infectieuses, en l'occurrence la rougeole. Les disponibilités alimentaires, notamment en zone rurale, résultent de la production agricole. Or, l'épuisement des terres, la déforestation massive, l'irrégularité des précipitations, en somme la dégradation des bases écologiques de la production compromettent fortement la production agricole et la sécurité alimentaire. D'autant plus que

---

[488] *Idem*, p. 667.
[489] AUBRY L., 1947, *op. cit.*
[490] CANTRELLE P., 1969, *op. cit.*

les tendances démographiques, l'accroissement naturel soutenu impliquent une diminution des disponibilités alimentaires par habitant et remettent en cause l'amélioration du niveau de santé.

d) Les facteurs sanitaires

Les principales causes des décès relevés dans les centres d'état civil et structures hospitalières se résument aux carences et aux infections.

Des relevés effectués à partir des circonstances de décès déclarés en 1927 indiquent les diarrhées et gastro-entérites, le paludisme et les affections de l'appareil respiratoire comme principales causes de la mortalité du nourrisson et du jeune enfant[491]. L'AMI, en effet, estime que la mortalité infantile « est due chez les enfants à l'absence totale d'hygiène, au tétanos ombilical par défaut de précaution à la section du cordon, à la diarrhée infantile par alimentation précoce vicieuse, à la broncho-pneumonie par insuffisance de précaution contre le froid, au paludisme par défaut de protection contre les moustiques »[492].

Un relevé statistique, somme toute lacunaire, élaboré par le Dr. Merveilleux, renseigne sur les maladies incriminées dans la mortalité générale.

Tableau 60 : Décès par maladies et par hôpitaux en 1909

Maladies	Saint Louis				Dakar		Gorée				Totaux	
	Hôp.colonial		Hôp.civil		Hôp.colonial		Ambulance		Hôp.civil			
	Eur	Ind.	Eur	Ind.	Eur	Ind.	Eur	Ind.	Eur	Ind.	Eur	Ind.
Mal. endémiq	–	–	1	–	5	–	–	–	–	–	6	–
Paludisme	–	–	–	–	5	2	–	–	–	–	6	2
Fièvre B H	2	–	–	–	10	–	–	–	–	–	12	–
Trypanosom.				1		1				1		4
Déribéri	–	–	–	–	–	4	–	–	–	2	–	6
Aut.mal. end.	2	1	–	8	2	–	–	–	–	2	4	11
Mal. sporadiques	6	5	2	17	9	22	–	–	3	18	20	63
Mal. chirurgic.	1	1	2	8	3	6	–	–	–	5	6	20
Syphilis	–	–	–	4	–	2	–	–	–	–	–	5
Aut mal. vénér	–	–	–	–	–	–	–	–	–	–	–	–
Gross accouch.	–	–	–	5	–	–	–	–	–	1	–	7
Aliénat.mentale						–				–		–
Total	11	9	5	43	35	37			3	29	54	118
	20		48		72		–		32		172	

Source : Dr. Merveilleux, 1909, *op. cit.*

Il est hors de doute que les données fournies concernent plus les Européens et la troupe que la population africaine. Le tableau nosologique, lacunaire, incrimine surtout les maladies sporadiques et les maladies

[491] ANS 1H102(163).

[492] ANS 1H25(26), Instruction sur le fonctionnement de l'AMI. Gouvernement général AOF, Gorée, 1927.

chirurgicales. Pourtant, la mortalité maternelle figure dans le régistre par une prise en compte des décès occasionnés par la grossesse et l'accouchement, au nombre de 8, dont l'essentiel en milieu africain (7 indigènes et 1 Européen). Il est certain que la nomenclature médicale a connu des évolutions durant la période coloniale. Sous le terme générique de « maladies sporadiques », se dévoilent plusieurs pathologies qui connaissent des allures épidémiques.

A une époque où prédominaient les théories pré-pastoriennes qui accordaient aux facteurs telluriques et climatiques un rôle fondamental dans la genèse de maladies tropicales, le tableau nosologique consistait « à mettre de l'ordre dans le chaos des fièvres des pays chauds »[493]. Quant aux maladies chirurgicales, elles réfèrent aux blessures (troupes).

Dans la décade 1920-1940, le tableau nosologique et la nomenclature médicale connaissent des évolutions. La classification des pathologies, plus précise, prend en compte désormais les maladies de l'enfant (rougeole, coqueluche) et d'autres atteintes qui affectent l'enfant : maladies respiratoires (affections de l'appareil respiratoire), diarrhées (appareil digestif de 0 à 10 ans, dysenteries), tétanos, paludisme, débilité congénitale, athrepsie. Ce qui est illustré par le tableau suivant.

Tableau 61 : Répartition de la mortalité générale et par causes de décès à Saint-Louis de 1923 à 1930

Causes de décès	1930	1929	1928	1927	1926	1925	1924	1923
Rougeole	15	–	–	–	–	97	–	–
Tétanos	10	16	20	31	37	60	32	24
Affections appareil respiratoire	162	224	140	94	74	116	74	
Tuberculose pulmonaire	20	15	19	35	50	33	27	116
Appareil digestif 0 à 1 an	57	53	32	33	35	24	–	33
Appareil digestif 1 à 3 ans	39	49	26	24	24	37	–	–
Appareil digestif 3 à 10 ans	10	29	13	44	28	16	–	–
Débilité congénitale, athrepsie	61	61	59	36	48	38	58	–
Dysenterie	26	5	3	1	–	–	–	60
Appareil circulatoire	41	26	26	58	25	19	7	23
Paludisme	20	9	21	28	50	15	48	82
Peste	–	224	–	–	–	–	–	–
Sénilité	29	35	20	48	52	59	74	73
Coqueluche	–	–	2	2	23	1	1	45
Appareil digestif	6	52	28	9	13	22	93	117
Grippe	–	–	–	–	–	–	22	–
Divers	140	222	219	230	249	230	217	171
Totaux	647	1040	628	673	708	777	653	744

Source : Lefrou G., Allard M., *op. cit.*

Les maladies respiratoires représentent 21,5 % des causes de mortalité en 1929 à Saint-Louis, contre 20,4 % des diarrhées dans la tranche d'âge de

493 Mathis C., *op. cit,*, p.3.

0 à 10 ans (appareil digestif et dysenteries) en 1930. En 1925, 97 décès par rougeole sont relevés sur les 777 enregistrés. Plus de deux décennies après, dans la même localité, les causes de décès avant et après sevrage chez les enfants de 0 à 7 ans sont illustrées par le tableau suivant :

Tableau 62 : Causes des décès avant et après sevrage sur les enfants de 0 à 7 ans

Syphilis congénitale	Enfants décédés avant la fin du sevrage		Enfants décédés après sevrage	
	Valeurs absolues	Taux	Valeurs absolues	Taux
	28	6,2	5 5	7,2
Causes digestives Dysenteries (fébriles ou non) Fièvre, maux de ventres ou vomissements sans dysenteries Gros ventres Ictère, anémie avec géophagie Sous-alimentation	 17 155 172	39,1	 9 17 26	37,3
Tétanos (ombilical sans sevrage)	27	6,1 %	3 3	4,5
Causes pulmonaires Angines Fièvre avec toux, grippes ou bronchites Fièvre avec otite Tuberculose	52 1 53	11,8 %	5 2 7	10,1 %
Paludisme Accès pernicieux ou palu aigu Palu + diarrhées	 31	7 %	12	17,2
Maladies infectieuses Rougeole Coqueluche Diphtérie	 16 12 4 22	5,4	 1 2 3	4,5
Infections cutanées généralisées Sous-aliment – insuffisance lactée	35	8 %	3 2 5	7,1
Kwashiorkor				
Divers Accident Obstétricaux et post-obstétricaux Malformation congénitale Hémorragie ombilicale Prématurés ou débiles Conjonctivites Méningites Amaigrissement Maux de tête + fièvre	 1 5 3 7 47 10 5 71	16,1 %	 7 1 8	5 11,5
Total	**439**	**100 %**	**69**	**100 %**

Source : Enquête Nourrissons, Hôpital Saint-Louis, 1947

Ces causes recueillies d'après l'interrogatoire des femmes des villages donnent des réponses plus descriptives que nosologiques. Ainsi des méningo-encéphalites ont pu être regroupées avec les tétanos ; des angines peuvent être diphtériques ; de même, des maux de tête qui peuvent s'associer au paludisme.

Avant la fin du sevrage, le taux de décès causés par la sous-alimentation s'élève à 39,1 %. Après le sevrage, 28,7 % des décès sont occasionnés par le paludisme (associé aux maux de tête et à la fièvre), devant la tuberculose (11,8 % des décès avant le sevrage et 10,1 % après le sevrage).

Dans la décade 1957-1967, la combinaison des enquêtes de la MISOES et de l'ORSTOM permet d'apprécier l'évolution des causes de décès.

Tableau 63 : Répartition des décès selon circonstances pour le groupe 1 – 4 ans (%)

Circonstances de décès	Vallée du Fleuve Sénégal 1956-57	Sine 1963	Saloum 1965	Khombole-Thiénaba villages-témoins 1965-1967
Accidents	3	0,4	0,5	
Rougeole	52	15	28	22
Variole	–	–	–	–
Diarrhée	14	19	13	35
Paludisme, fièvre	11	19	16	19
Jaunisse	2	0,3	1	
Toux	3	5	4	
Coqueluche	3	1	1	
Autres	9	16	14	
Indéterminé	3	24	22	24
Ensemble	100	100	100	

Sources : Enquête Nourrissons MISOES 1956 – 1957, Cantrelle P., 1969.

La rougeole figure à la première place des causes de décès dans la tranche d'âge de 1 à 4 ans. Dans la Vallée du Fleuve Sénégal, elle représente en 1956-57 plus de la moitié des circonstances de décès (52 %), contre 28 % dans le Saloum et 22 % dans la zone de Khombole. En 1965-67, dans celle-ci, la diarrhée occupe la première place des causes de décès (35 %), contre 19 % dans le Sine en 1963. Le paludisme figure à la troisième place des causes de décès : 19 % dans à Khombole et à Niakhar, contre 16 % dans le Saloum et 11 % dans la Vallée.

On ne saurait analyser ces données sans mentionner le pourcentage élevé des causes indéterminées de décès qui s'élèvent à environ au quart dans le Sine et la zone de Khombole.

A Dakar, en 1968, les mêmes tendances se dessinent hormis le paludisme qui, avec 6,3 %, est déclassé derrière les diarrhées (19,4 %), la rougeole (15,8 %), les carences (13,4 %) et les méningites (14,5 %).

Tableau 64 : Dakar 1968 – Décès 1 - 4 ans selon la cause déclarée

Rubrique	Nombre	%
Diarrhées	287	19,4
Tuberculose	15	1
Diphtérie	37	2,5
Coqueluche	40	2,7
Poliomyélite	4	0,3
Rougeole	234	15,8
Paludisme	93	6,3
Autres maladies infantiles et parasitaires	38	2,6
Tumeurs	8	0,5
Carences	199	13,4
Anémies	8	0,5
Méningites	215	14,5
Affections cardiovasculaires	10	0,7
Affections abdominales chirurgicales	76	5,1
Affections abdominales chirurgicales	3	0,2
Anomalies congénitales	6	0,4
Symptômes et états mal définis	103	7,0
Autres	92	6,2
Brûlures	17	1,2
Autres accidents	5	0,3
Total	1482	100

Source : Cantrelle P., 1969.

Les circonstances des décès déclarés confirment le classement étiologique élaboré par l'AMI depuis 1927 et montrent le rôle des maladies diarrhéiques (39,1 % à Saint-Louis en 1947, 32,6 % en milieu rural en 1959-60, 19 % dans le Sine en 1965-1967 et 19,4 à Dakar en 1968), des infections de la prime enfance comme la rougeole et la coqueluche (16,2 % en milieu rural en 1960, contre 52 % dans la Vallée du Fleuve trois ans plus tôt ; 28 % dans le Saloum en 1963-65 ; 22 % dans la zone de Khombole – Thiénaba en 1965-1967 et 15,8 % à Dakar en 1968). Les carences avec 13,4 % à Dakar en 1968 et l'affection palustre (19 pour mille dans le Sine et dans la zone de Khombole-Thiénaba) occupent une place importante parmi les causes de décès. Le taux de paludisme enregistré en 1968 à Dakar devrait être mis en relation avec l'année exceptionnelle de sécheresse qui a réduit la prolifération des agents vecteurs.

En définitive, l'établissement d'un diagnostic des affections les plus fréquentes, source de mortalité infantile, révèle, d'une part, une prédominance des maladies diarrhéiques et de carence et, d'autre part, des maladies infectieuses de l'enfance (rougeole, coqueluche) et parasitaires au premier rang desquelles figure le paludisme.

Les tendances épidémiologiques au début des années 1970 ne remettent pas fortement en cause le classement étiologique effectué depuis les années 1930, hormis la réduction significative des maladies infectieuses de la première enfance (coqueluche, rougeole), suite aux grandes interventions sanitaires par l'immunisation. En effet, l'analyse de la situation épidémiologique et des statistiques dans les hôpitaux et les centres de santé indique une prépondérance du paludisme qui représente la première cause de décès infantile dans les formations sanitaires avec 50 % des cas, et des maladies diarrhéiques avec 11 % des cas.

Inscrivons, dans le registre des facteurs de la mortalité infantile, les poussées épidémiques telles que le choléra, la fièvre jaune. L'épidémie de fièvre jaune qui a sévi à la fin de l'année 1965 dans la région de Diourbel a compté parmi ses 187 victimes, 179 enfants de moins de 15 ans, dont 177 ruraux et seulement 2 domiciliés dans la ville de Diourbel[494]. S'y ajoute la mortalité liée à la grossesse, à l'accouchement et à l'état puerpéral, comme l'illustrent ces statistiques recueillies à Dakar au début des années 1950.

Tableau 65 : Mortalité liée à la grossesse, à l'accouchement et à l'état puerpéral à Dakar

	1950	1951
Complication à la grossesse	48 décès sur 6147 cas traités	54 décès sur 8409 cas traités
Avortement	34 décès sur 3996	47 décès sur 5898
Complication de l'accouchement	141 sur 2942	240 décès sur 5818
Complication de l'état puerpéral	53 sur 1316	83 sur 599

Source : A NS 1H 102 (163)

Il est évident que les proportions doivent être sensiblement revues à la hausse dans le monde rural, compte tenu de l'inexistence d'infrastructures et de la faiblesse de la protection sanitaire, autant de facteurs qui exposent les enfants et les mères à une importante morbidité et mortalité. D'autres

494 Ly A., ministre de la Santé Publique et des Affaires Sociales du Sénégal, allocution lors du colloque *Conditions de vie de l'enfant en milieu rural en Afrique,* CIE, Réunions et Conférences XIV, Institut de Pédiatrie Sociale, Dakar, février 1967, p. 11.

variables comme l'instruction de la mère, l'âge de la mère et l'intervalle intergénésique peuvent être corrélées à la mortalité infantile. De même, les facteurs socioéconomiques (revenus, disponibilité en eau potable, etc.), le comportement vis-à-vis de la prévention des maladies de l'enfance, les soins prénatals, les vaccinations accroissent les chances de survie des enfants.

e) L'âge

L'âge représente un paramètre important dans la mortalité du jeune enfant. L'analyse des données indique une forte corrélation de la mortalité infantile à l'âge du fait d'une surmortalité et d'une recrudescence des décès observés entre 12 et 24 mois.

Graphique 44 : Taux de mortalité infantile à Saint-Louis de novembre 1903 à octobre 1904

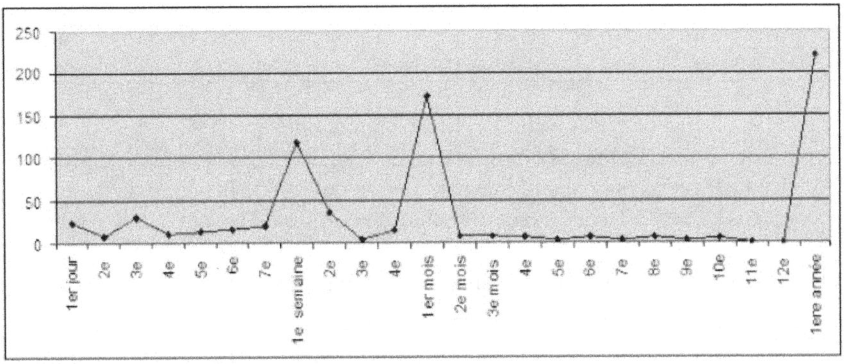

Source *:* Dr. Merveilleux, « Notes démographiques et protection de l'enfance à Saint-Louis », *Annales d'Hygiène et de Médecine Coloniales,* Tome IX, 1906, p. 132-139, p. 135.

La courbe, assez régulière jusqu'au 7e jour, amorce dès la première semaine une pente ascendante vite remise en cause à partir de la 2e semaine où elle s'écrase jusqu'à la 4e. A partir de là, elle suit une remontée qui atteint un pic dès le premier mois où 172 décès sont relevés avant de suivre une pente raide qui traduit une baisse sensible de la mortalité à partir du premier bimestre. Dès le 2e mois, le taux de mortalité amorce une chute notable qui se traduit par une tabulation de la courbe qui atteint son niveau d'étiage entre le 11e et le 12e mois ; puis elle monte brutalement pour atteindre le record pendant la première année avec 220 décès enregistrés.

Graphique 45 : Taux de mortalité à Saint-Louis de novembre 1903 à octobre 1904

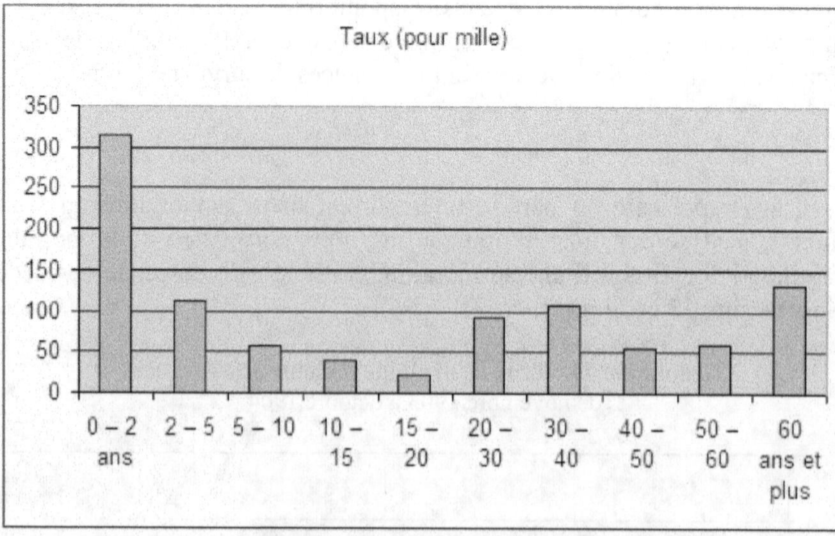

Source : Dr. Merveilleux, *op. cit.*

A St- Louis, la mortalité est considérable de 0 à 2 ans (268, soit 60 % des décès de 0 à 15 ans). Le graphique suit une pente raide qui reflète la baisse de la mortalité de 2 à 5 ans et de 5 à 10 ans avant d'atteindre le ressac de la vague de 15 à 20 ans.

Tableau 66 : Mortalité infantile annuelle par âge à Saint-Louis de 1921à 1930

Année	0 -3 J	4 -8 J	9-15 j	16j- 1 m	1 m	2 m	3 m	4 m	5 m	6 m	7 m	8 m	9 m	10 m	11 m	12 m	Totaux
1930	13	35	18	7	10	11	8	8	3	6	9	4	6	8	5	27	178
1929	8	28	18	2	3	10	15	9	10	8	4	7	1	8	2	25	158
1928	15	31	14	7	12	7	3	4	–	5	5	4	1	8	1	13	130
1927	13	30	8	6	9	8	5	4	3	6	7	5	5	5	2	20	136
1926	13	26	16	13	6	9	7	6	4	8	5	8	12	14	3	21	171
1925	12	32	16	7	4	3	7	6	3	4	6	2	12	6	2	24	146
1924	14	35	20	4	11	5	7	4	7	8	6	9	2	5	6	16	159
1923	26	40	15	10	13	10	13	7	11	7	8	8	7	6	8	18	207
1922	22	44	18	11	14	8	6	6	4	4	7	1	4	7	–	13	169
1921	27	46	13	12	10	6	7	6	7	6	8	4	8	12	9	28	209
Totaux	168	347	156	79	92	77	78	60	52	62	65	52	58	79	38	205	1563
%	9.8	20.8	9,3	4,7	5,5	4,6	4,6	3,6	3.1	3,7	3,9	3,1	3,4	4,7	2,2	12,3	–

Source : Lefrou G., Allard M., *op. cit.*

L'analyse des deux documents montre un taux de mortalité, particulièrement élevé de 0 jour à 1 mois (43,8 %). Le record de mortalité est atteint entre 4 et 8 jours, avec un taux de 20,8 % alors que le creux de la vague est noté au 11e mois (2,2%). La mortalité reste élevée dans la première quinzaine avant de fléchir jusqu'au 11e mois (environ moins de 5 %), période à partir de laquelle elle suit une tendance ascendante le mois suivant (12e mois).

D'une manière générale, l'analyse des données statistiques depuis la période coloniale indique des niveaux de mortalité infantile très élevés les premiers mois qui décroissent rapidement tout en restant importants avant de remonter pour atteindre un pic situé à des âges variables : vers la fin de la première année à Thiénaba et à Niakhar, 18 mois à Khombole et deux ans à Fakao[495]. En effet, le système immunitaire du nourrisson à la naissance diminue progressivement avant de devenir critique à l'âge de 6 mois, exposant ainsi la population infantile aux nombreuses agressions infectieuses du fait d'un déficit protéique, faute d'un supplément alimentaire adéquat.

Dans tous les cas, la diminution de la mortalité infanto-juvénile revêt une importante capitale en ce qu'elle permet la réduction de la mortalité générale, l'augmentation de l'espérance de vie à la naissance ainsi que la création de conditions favorables au recul de la fécondité. Cependant, tant que les taux de mortalité seront importants, la forte fécondité se maintiendra pour renouveler les générations. En fait, les niveaux de mortalité infantile particulièrement élevés expliquent certainement les comportements procréateurs des populations.

Par ailleurs, la mortalité maternelle constitue un facteur important de la mortalité infantile. La mortalité maternelle peut être définie comme le décès d'une femme survenu au cours de la grossesse ou dans un délai de 42 jours après sa terminaison, quelle qu'en soit la durée ou la localisation, pour une cause déterminée ou aggravée par la grossesse ou les soins qu'elle a motivés, mais qui n'est ni accidentelle, ni fortuite. En 1961, le rapport du ministère de la Santé Publique et des Affaires sociales dénombrait, sans pour autant que les causes soient indiquées, 193 décès maternels sur un total de 35 208 accouchements. Ce taux connaît d'importantes variations géographiques allant du simple au double, avec 950 pour 10 000 en milieu rural, contre 450 en zone urbaine.

La mortalité maternelle agit sur la mortalité infantile. En fait, la mort de la mère au cours de la grossesse ou 42 jours après sa terminaison dans certaines conditions cliniques engendre un risque probant de mortalité allant de 85 à 95 % pour l'enfant né dans ces circonstances.

Plusieurs facteurs associés influencent la mortalité maternelle Celle-ci est corrélée à la précocité de la première maternité, à la parité élevée, au mauvais état nutritionnel des mères (carences vitaminiques, déficit de fer, etc.). D'autres facteurs liés au sous-équipement, à l'insuffisance des infrastructures et personnels sanitaires contribuent aussi à l'élévation de la mortalité maternelle.

---

[495] Voir : CANTRELLE P., « Mortalité du jeune enfant en Afrique intertropicale », *Les Cahiers de l'enfance* N° 15, Juillet-Septembre 1971, p. 91-112.
CANTRELLE P., *Mortalité périnatale et infantile au Sénégal*, ORSTOM, Documents, 1969, p. 184.

Conclusion de la deuxième partie

Assez tôt, les questions sanitaires ont interpelé les autorités coloniales. Dès le XIXe siècle, celles-ci se rendirent compte que la rentabilisation des colonies passait nécessairement par la maîtrise des endémo-épidémies susceptibles de remettre en question le projet colonial. Dans les premières années de l'exploitation coloniale, l'action médicale fut centrée sur la nosologie et l'étiologie, la préoccupation majeure étant axée sur la maîtrise des redoutables maladies endémiques et épidémiques qui affectaient les différentes composantes démographiques, notamment la population européenne.

Les maladies de la prime enfance, malgré leur virulence, ne furent pas au centre des préoccupations sanitaires du fait de leur prévalence essentiellement en milieu africain. Ainsi, la prise en compte de la pédiatrie dans l'action sanitaire fut relativement récente. C'est lorsque les grandes maladies pestilentielles « exotiques » (fièvre jaune, choléra,...) qui décimaient la population furent assez maîtrisées que les maladies de l'enfance occupèrent le devant de la scène. Il faudra attendre les années 1930, mais surtout la fin du second conflit mondial, sous la pression de l'opinion internationale et face aux impératifs de mise en valeur coloniale, pour voir le secteur pédiatrique occuper le devant de la scène. En effet, la remise en cause du projet colonial par une forte mortalité infantile essentiellement induite par les infections épidémiques de la première enfance commandait la prise à bras le corps de la santé des populations indigènes, beaucoup moins d'ailleurs par philanthropie que par nécessité. Il s'agissait, dans l'optique du pouvoir colonial, « de développer les races indigènes en quantité et en qualité » aux fins de rentabiliser le capital humain et, ce faisant, faire fructifier le capital argent. L'intensification de la protection maternelle et infantile, les campagnes massives de vaccination à partir de 1953, bien que dictées par l'impératif de sauvegarde des intérêts coloniaux, ont permis la maîtrise progressive des épidémies et des maladies endémiques et contribué, à l'évidence, à diminuer la mortalité infantile au Sénégal. Ces actions furent poursuivies après l'indépendance grâce à l'appui des organisations internationales (OMS, UNICEF, etc.). Certaines maladies comme la variole furent même éradiquées.

La carte sanitaire, qui n'a pas connu de profondes reconfigurations, laisse apparaître un double visage. D'une part, la région de l'ouest au voisinage de Dakar bien équipée en centres de soins et en équipements sanitaires et, de l'autre, une zone délaissée, frappée par la malnutrition et les maladies. En 1960, les dépenses budgétaires pour l'agglomération dakaroise étaient estimées à 1600 F/an/ht. D'ouest en est, ce chiffre connaît une évolution négative : 400 F dans la zone arachidière, 160F/ht/an dans le Sénégal oriental, le Ferlo, la Moyenne et Haute Vallée du Sénégal. Après l'indépendance, ce visage n'a pas connu de modifications sensibles compte tenu d'une mauvaise distribution géographique des équipements et personnels sanitaires : près de 45 % du personnel sanitaire, 80 % du personnel privé et la moitié des lits d'hôpitaux sont localisés à Dakar. Cette polarisation sanitaire indique une baisse graduelle des niveaux de santé de la capitale à la périphérie où les enfants sont exposés à la malnutrition, aux carences et infections diverses.

Si la création du Service des grandes endémies dans les années 1950 a permis le contrôle, la maîtrise des grandes maladies, voire leur éradication, à partir des années 1970, le désengagement de l'Etat du secteur de la santé, la déshérence du service d'hygiène, le relâchement dans la prévention ont consacré le retour des endémies qui affectent surtout la population infantile.

Le problème majeur reste lié dans les grandes villes, en particulier Dakar aux incidences sanitaires provenant d'une mauvaise protection de l'environnement. Or, les maladies infectieuses tropicales sont fortement connectées à l'écosystème. Les virus, les bactéries, les champignons profitent de la moindre circonstance favorable à leur sortie et à leur prolifération (précipitations, insalubrité, poussière).

Une telle situation implique une modification de l'épidémiologie de nombreuses maladies surtout en ville, milieu et espace de densification humaine. Ce qui, certainement explique la récurrence dans les zones urbaines des maladies hors saison telles que le péril fécal (diarrhée, dysenterie, ascaridiose, choléra, etc.) dont la prolifération demeure liée à l'insalubrité, au péril excrémentiel et qui retentissent lourdement sur la population infantile.

A partir de 1970, le paludisme, la rougeole et la diarrhée représentent, dans les centres urbains, les principales causes de morbidité et de mortalité infantiles.

Le tableau synoptique réalisé par l'enquête CINAM-ORANA, qui fait état des syndromes pathologiques et infections affectant les enfants de 0 à 14 ans, met en évidence une précarité de leur situation sanitaire et de leur état nutritionnel. Durant toute la période, l'enfant est exposé aux pathologies et agressions diverses. La première période critique, située entre 15 mois et 2 ans, est marquée par une mortalité élevée liée à des carences nutritionnelles.

A partir de trois ans, les enfants sont soumis à rude épreuve par l'affection palustre qui, de façon synergique, se combine aux parasitoses et aux carences nutritionnelles pour créer les conditions favorables à l'infiltration des anémies et à la propagation des maladies infectieuses de la prime enfance (rougeole, coqueluche). A l'accalmie palustre observée à partir de six ans, répond une ascension sensible jusqu'à quatorze ans des carences vitaminiques (avitaminoses A et B) fortement corrélées à l'âge.

Face aux pathologies qui affligent les enfants, alimentent la morbidité et la mortalité infantiles, les autorités coloniales prirent un ensemble de mesures et d'initiatives destinées à protéger le couple mère-enfant.

TROISIÈME PARTIE

L'ENFANCE AU PRISME DES POLITIQUES : LA QUESTION DE LA PRISE EN CHARGE SOCIALE ET SANITAIRE

CHAPITRE PREMIER

ENFANCE ET SOCIÉTÉS TRADITIONNELLES

Il est question, dans ce travail d'histoire des enfants et de leurs mères, de leur santé et de leur alimentation en situation coloniale. Or, ces questionnements ont peu préoccupé l'historiographie africaine. En vérité, la place des enfants et de leurs mères dans l'histoire ont peu interpellé la réflexion historique. Dans le domaine des sciences sociales, les études sur les femmes et les enfants ont été pendant longtemps tributaires des recherches ethnologiques qui ont imprimé, dans ce cadre, leur démarche et leur vision. Ainsi, pour l'historien engagé dans la recherche sur les femmes et leurs enfants, il se pose un sérieux écueil relatif aux sources, documents et données largement dominés par les approches ethnographiques.

Les sociétés africaines, avant l'arrivée des Européens, sont souvent perçues comme statiques, figées, closes, voire fermées sur elles-mêmes, sans contact avec l'extérieur. L'approche ethnographique tend ainsi à idéaliser les pratiques « africaines » (en fait rurales et prémodernes) qui ne sont plus soumises à une approche inscrite dans le temps, alors que les temporalités s'avèrent déterminantes dans la recherche historique. Une telle approche, du reste très discutable, suggère une analyse beaucoup plus rigoureuse. Contrairement à une opinion souvent admise, les sociétés africaines ont été largement travaillées par des logiques et dynamiques « précoloniales » aussi bien internes qu'externes. Donnée permanente, les contacts avec l'extérieur (monde arabo-berbère, Soudan occidental, l'islam, etc.) ont imprimé, dans les sociétés sénégambiennes, des mutations et transformations qui furent à l'origine de la mise en place de nouvelles entités et formations politiques et sociales. Ces transformations au contact de l'Europe vont se poursuivre et se manifester dans plusieurs domaines. Il en est ainsi de l'intervention médicale porteuse de progrès qui se dévoilent dans les évolutions démographiques qui enregistrent des ruptures significatives.

Dans la troisième partie, sont abordées les modalités de prise en charge des enfants et de leurs mères. L'on se propose ainsi d'analyser cette thématique aussi bien dans les « sociétés traditionnelles » qu'en situation coloniale. L'analyse de plusieurs sociétés africaines, malgré leur diversité, indique une certaine convergence dans les représentations de la grossesse, de la naissance et de l'enfance. Dans les sociétés traditionnelles africaines, l'enfant est considéré comme une richesse, voire un patrimoine dont la préservation et la richesse incombent à toute la communauté. Plusieurs facteurs peuvent expliquer une telle attitude pro-nataliste. Dans une société où l'activité économique repose sur les travaux agricoles largement tributaires de la main-d'œuvre, l'on peut comprendre aisément l'importance accordée à l'enfant considéré comme un « trésor », un « bien », voire un « capital » précieux.

Par ailleurs, les sociétés rurales africaines, qui considèrent « l'homme comme le remède de l'homme », fonctionnent en réseaux sociaux sous forme de cadre de vie et de sécurité sociale. Ce faisant, elles accordent une importance considérable à la procréation d'autant plus que toute naissance est assimilée à un prestige, voire une richesse sociale. En outre, l'importance du principe de descendance de la société traditionnelle place l'enfant au centre de la continuité du groupe[496]. Assimilé à une graine (*doom* en wolof), un germe, l'enfant, dans l'imaginaire collectif, représente le symbole de la semence et de la prochaine récolte, l'élément de reproduction et de continuité à travers les prénoms et patronymes. Adulte en miniature, il est le pilier du groupe social, « la tige des descendants » dont il assure la pérennité des traditions[497] en même temps qu'il est porteur du renouvellement et de l'innovation. Aussi est-il respecté, voire déifié. Il représente aussi la raison d'être de la femme : enfanter. Ainsi, la valorisation de la femme est corrélée à la fécondité. Dans ce contexte, la stérilité, souvent attribuée à la femme, fait de celle-ci un sujet stigmatisé, frappé de mépris, voire de rejet, alors que la maternité confère déférence, prestige et considération de toute la communauté[498]. Ce qui explique l'importance accordée à la grossesse, à l'accouchement et à la naissance.

1. De la grossesse à l'accouchement

Cette section analyse les croyances, attitudes, pratiques ainsi que les représentations qui accompagnent la grossesse, l'accouchement et la naissance.

Dans plusieurs sociétés ouest africaines, la grossesse et l'accouchement sont culturalisés (rites, gestes, chants, formules, prières) avant d'être médicalisés. A l'image de l'accouchement, la grossesse représente un état qui, dans sa gestion, mobilise des réponses en phase avec les normes sociales et culturelles spécifiques à chaque société. Comment étaient gérés la grossesse et l'accouchement dans ces sociétés ?

En prenant l'accouchement comme point de repère, deux séquences temporelles se singularisent, liées à deux types de pratiques : les pratiques antérieures à l'accouchement et centrées sur la gestion de la grossesse, d'une

---

[496] Ly B., « Représentations de l'enfant et socialisation dans les sociétés africaines traditionnelles », *Cahiers Histoire et Civilisations*, N° 1, 2003, p. 31-37, p. 33.

[497] Diop B., « Un plaidoyer pour l'enfance », *Cahiers Histoire et Civilisations*, N° 1, 2003, p. 9-14, p. 9.

[498] M. F., entretien du 20/9/2005.

part, et, d'autre part, celles postérieures à cet événement et qui sont orientées vers les soins portés à l'accouchée et au nouveau-né.

a) De la grossesse à la préparation à l'accueil du bébé

La première grossesse est une période importante dans le cycle de la vie de la femme en ce qu'elle lui confère un nouveau statut social. Le temps de la grossesse implique des changements physiques, culturels et comportementaux. Dans une société où l'enfant est perçu comme un trésor susceptible de renforcer le groupe, la grossesse, considérée comme un événement heureux, implique une attention de la communauté. En fait, la période de grossesse s'entoure de toutes les précautions prévues par le groupe, l'ordre lignager. Aussi une attention particulière est-elle accordée à la femme. S'il est vérifié que les premiers mois de la grossesse s'entourent de mystère (même si la femme est consciente de sa grossesse, elle prend le soin de ne pas la manifester ni de la divulguer), la deuxième phase implique la prise en charge par des membres de la famille.

La discrétion et la pudeur qui entourent la première phase de la grossesse résultent d'un souci de prudence, d'un principe de précaution (peur de se tromper, retard de règles, annonce fallacieuse), mais peut aussi s'expliquer par des facteurs surnaturels (crainte des forces invisibles dévoratrices d'âmes, exposition d'une vie fragile comme l'embryon, du fœtus)[499]. La conception de la vie humaine s'entoure d'un silence. Ainsi, dévoiler le secret considéré comme un moyen de la vie naissante du bébé représente une agression contre la vie de l'enfant. La communauté donne du temps au corps de la femme qui doit, au fur du temps, révéler à partir de signes, l'événement de la grossesse[500]. Même quand l'état est connu, des locutions allusives sont employées par l'entourage[501] pour l'évoquer (*jigeenu werul*, *wann lor*[502]).

Si le secret et le silence protègent la première étape de la grossesse, l'entourage proche, qui doit prendre plus d'égards envers la future mère, intervient lorsque l'état est connu dans la communauté, quand la rondeur du ventre ne vient confirmer le bien-fondé de la grossesse. Dès lors interviennent, dans la gestion de la grossesse, un ensemble de coutumes, rites dans lesquels l'eau, symbole de fécondation, occupe une place de choix[503]. Ainsi, un ensemble d'obligations s'impose à la femme (interdits, observances) dont le non-respect risque de compromettre sa grossesse.

La gestion de celle-ci constitue un domaine réservé aux femmes âgées, expérimentées qui, en même temps, peuvent faire office de tradipraticiennes.

---

[499] A .A. D, entretien du 20/9/2005.

[500] ESCHLIMANN J-P., *Naître sur la terre africaine*, INADES – EDITION, 1982, p. 51.

[501] F. F, entretien du 17/10/2005.

[502] Expressions wolof qui veulent dire : femme mal portante, avaler un crachat

[503] Erny P., *Les premiers pas dans la vie de l'enfant*, L'Harmattan, p. 85 - 94.

Appelées *noumou-mousso* ou *Timéné mousso Koro* en pays bambara, jouissant d'une forte réputation dans la société, elles assurent l'assistance des femmes et, à l'occasion, savent pratiquer l'avortement utilitaire ou thérapeutique[504]. Capables d'appréhender les premiers signes de la grossesse, elles disposent, en pays bambara, de notions avancées des accouchements avant terme, connaissent l'état de mort apparente ainsi que la naissance d'un enfant dormant[505].

Les savoirs populaires des vieilles femmes interviennent tout au long de la grossesse ; elles assurent l'encadrement et la préparation psychologique de la femme enceinte autour de certaines vertus telles que le courage face à la future épreuve, la maîtrise de la douleur lors de la délivrance au risque de déshonorer la famille[506]. En cas de maux de ventre, elles interviennent en examinant l'emplacement du fœtus ; par attouchement, elles parviennent à déterminer la position de la tête, des pieds, s'il s'agit de jumeaux. Si l'enfant est mal placé, elles peuvent, par des massages, parvenir à le replacer correctement. Aussi, sont-elles, dans la société lébou par exemple, sollicitées dans la confection de décoctions, infusions à base de plantes riches en substances vitaminiques (feuilles de baobab, gombo), laxatives ou diurétiques (quinquéliba) et prises à petites gorgées quotidiennes jusqu'à l'accouchement. Ces plantes, réputées pour faciliter la délivrance, nettoient le fœtus tout en renforçant la vitalité du futur bébé[507].

Dans un souci de protection, talismans et amulettes sont sollicités pour conjurer le mauvais sort, le mauvais œil et les forces du mal invisibles. Ainsi, le ventre est aspergé chaque matin d'une décoction pour éviter la malédiction. Lorsqu'elle sent l'enfant bouger, un ensemble de signes, les vomissements et les envies s'accompagnent de coutumes locales et de rites. Cependant, aucune programmation ou préparatifs (achats d'habits, layettes) pour recevoir le futur bébé ne sauraient être envisagés, car il faut « laisser les événements venir »[508].

Plusieurs interdits alimentaires et de comportements vont façonner, durant toute la période de la grossesse, la vie de la future mère[509]. C'est sous ce registre qu'interdits alimentaires, lieux prohibés rythment la vie quotidienne de la future mère et procèdent par analogie. Ainsi, la consommation de chair, voire la vue d'animaux présentant des défauts physiques ou moraux est prohibée, strictement interdite, au risque de voir l'enfant affecté des mêmes défauts et tares : singe (laideur), oiseaux de malheur ou jaseurs (enfant

---

[504] Dr. PATENOSTRE, « Notes sur la médecine et l'obstétrique indigènes en AOF », *AMPC*, Tome XXIII, p. 332-339, p. 338.
[505] *Ibid.*
[506] N. M, entretien du 17/10/2005.
[507] Ndoye S.K., *Femmes lebou, maternité et protection de l'enfance sous la colonisation (1900-1960),* Mémoire de DEA, Département d'Histoire, FLSH, UCAD, 2007, p. 47.
[508] ERNY P., *op. cit*, p. 93.
[509] Voir ESCHLIMANN J-P., *op. cit,* p. 54-56.

maudit, bavard ou qui roucoule). La croyance que la consommation d'œufs rend l'enfant chauve alors que la consommation d'aubergine est source de nervosité pour l'enfant est largement répandue dans plusieurs sociétés sénégambiennes. De même, le thon noir provoquerait des affections oculaires tandis la murène serait facteur d'agressivité pour l'enfant[510].

Durant la grossesse, la femme observe certains interdits gestuels et certaines positions lui sont déconseillées : ne pas revenir sur ses pas pour ne pas retarder l'accouchement, ne pas se laisser enjamber les pieds, ne pas s'asseoir sur des sièges d'hommes[511]. Lorsqu'elle est couchée, ne pas rester sur le dos, car le fœtus qui serait placé au milieu du ventre se trouverait dans une situation de déséquilibre ; de même, les mouvements brusques de rotation sont décommandés.

En revanche, certains comportements alimentaires sont fortement recommandés, à l'image de la géophagie (argile, latérite, terre, *kew*). Les prescriptions alimentaires concernent le cœur ou foie de proies fauves offerts à la future mère par les chasseurs et capables de faire de l'enfant bambara un être courageux[512].

La grossesse, à l'image de la femme, doit être respectueuse des coutumes locales. Dès que le début de la grossesse est déterminé, la femme, dans plusieurs sociétés, passe autour de son bassin une ficelle sur laquelle sont fixées des perles, une bague en métal, des plumes rouges de perroquets ainsi qu'un cadenas qui, dans l'imaginaire, empêche l'enfant de tomber en même temps qu'elle ferme la femme à tout sortilège[513]. Pour faciliter la parturition, les activités physiques sont encouragées, car les travaux domestiques (pilage, cuisine) fortifient le fœtus[514]. A l'approche du terme de la grossesse, la femme doit s'adonner à des travaux pénibles (pilage, ramassage de bois) pour faciliter l'accouchement[515]. Pourtant, ces pratiques et usages sont largement contre- indiqués par la médecine moderne.

Chez les tribus maures du Tagant (Mauritanie), la femme absorbe une décoction de blé mélangée à de la viande séchée et à de la limaille de fer pour prévenir les hémorragies de la grossesse ou post partum[516]. Des prescriptions concernent aussi le mari qui sollicite les conseils de ses belles-sœurs et de ses grands-mères : interdiction de creuser des tombes (chez les Kosi), de tuer un serpent ou de regarder un crocodile (chez les Dogons) sous

---

[510] NDOYE S.K., *op. cit.*, p. 49-50.
[511] M. F. B, entretien du 27/09/2005.
[512] ERNY P., *op. cit.*, p. 92.
[513] Dr.GROSPERRIN, « Quelques coutumes Ewé (Territoire du Togo) en matière d'accouchement », *AMPC*, 1935, p. 823-827, p. 823.
[514] M. M, 83 ans, entretien du 20/09/2005.
[515] *Ibid.*
[516] Dr COMMÉLÉRAN M., « La grossesse, l'accouchement et l'avortement au Tagant et à Tidjikdja (Mauritanie).Mœurs et coutumes », *AHMC*, 1908, Tome XI, p. 200-213, p. 202.

peine de voir l'enfant handicapé physique (incapable d'observer la station debout) ou couvert d'écailles.

Comme pour la femme, plusieurs interdits et comportements doivent être observés par le mari. Ainsi, interdiction est aussi faite au mari de tuer une femelle pleine, de ne pas partir en guerre pour éviter de tuer ; de même, l'adultère et l'infidélité sont formellement proscrits. Dès le début de la grossesse, le cordon du pantalon desserré est minutieusement conservé par le mari jusqu'à l'accouchement pour faciliter la délivrance[517]. Dans certaines communautés, le mari, soigneusement, ferme un cadenas ou bouche une bouteille, pour éviter l'interruption de la grossesse[518]. Il est averti des caprices, humeurs, pleurs, désirs déraisonnables de sa femme qu'elle doit ménager avec patience. Ainsi, presque toutes les envies de la femme sont satisfaites au risque de compromettre le développement et la destinée du futur enfant (dégoût et allergie à certains aliments, tâches sur le corps). A longueur de journée, elle peut cuisiner selon ses désirs et tout individu disposant de viande ou de lait doit satisfaire ses sollicitations[519].

Pour présager du sexe du futur enfant, les mouvements à l'intérieur du ventre, les divinations et les rêves représentent autant d'indices qui permettent de s'en faire une idée. Ainsi, les mouvements de gauche présagent d'une fille alors que ceux de droite préfigurent d'un garçon. La divination par les cauris est aussi largement sollicitée, notamment chez les Sereers : la position des cauris (ventre contre ventre ou dos contre dos) constitue autant d'indices permettant de déterminer une naissance féminine ou masculine[520].

L'analyse des corpus de source met en évidence, d'une part, l'implication de la communauté dans la gestion de la grossesse et, d'autre part, l'importance de l'analogie dans les prescriptions. Dans un tel contexte, le discours colonial autour de la réticence des sociétés africaines (refus des femmes aux visites prénatales et postnatales, de faire consulter leurs enfants, etc.) à la médecine moderne est révélateur de l'ignorance tenace d'une civilisation autre. Elaboré dans un terrain largement travaillé par les religions traditionnelles et l'islam, ce discours ignore que dans les sociétés rurales, la grossesse représente une période qui s'entoure de discrétion, voire de mystère, sous peine d'exposer le futur enfant au mauvais sort. La femme enceinte doit éviter les regards indiscrets (mauvais œil) ainsi que les mauvaises langues susceptibles de rompe le cycle de la grossesse. C'est la raison pour laquelle est convoqué un ensemble de rites ou de pratiques

---

517 F. F., entretien du 17/10/2005.

518 Dr.Grosperrin, « Quelques coutumes Ewé (Territoire du Togo) en matière d'accouchement », *APMC,* 1935, p. 823-827

519 M. A., entretien du 22 août 2006.

520 Voir à ce propos le remarquable travail de Kalis S., *Médecine traditionnelle, religion et divination chez les Seereer Siin du Sénégal. La connaissance de la nuit*, Paris, L'Harmattan, 1997.

magiques pour invoquer les forces protectrices devant veiller sur la femme et son foetus[521].

b) L'accouchement : pratiques et usages

L'accouchement représente un dénouement, une délivrance ainsi qu'un détachement. A partir de signes du visage, de l'odeur corporelle et la position du fœtus, les vieilles femmes parviennent à déterminer le terme de la grossesse. Cinq jours avant la gestation, la matrone bambara *timéné mousso* se prépare déjà, de même que la femme à qui elle fait absorber des potions[522]. D'ailleurs, dès le début du « travail », elle absorbe des potions à base de plantes, de versets de Coran dans les sociétés islamisées et de l'eau de première pluie.

Dans la case qui fait office de chambre, la femme doit circuler (allers et retours jusqu'aux signes annonciateurs). Les lieux d'accouchement, variables selon les ethnies, sont localisés au sein de sa famille d'origine ou celle de son mari, dans les habitations ordinaires ou des cases spéciales affectées à la circonstance. L'importance de la symbolique et des interdits liés au sang explique que dans certaines sociétés (chez les Bambara par exemple), les lieux d'accouchement jouxtent les greniers et l'aire de battage où naissent les graines.

L'assistance est réservée le plus souvent aux femmes (matrone, mères du mari, de la femme et éventuellement des coépouses), alors que les hommes sont tenus à l'écart[523]. Dès que la femme entre en travail, elle s'entoure de vieilles femmes chargées de lui prodiguer l'aide et les soins indispensables, d'encadrer la parturiente (massage, réception de l'enfant)[524]. Les accoucheuses traditionnelles (matrones pour le pouvoir colonial) jouent dans les collectivités des rôles sociaux, assurent dans certaines sociétés l'initiation des jeunes filles et font office de tradipraticiennes.

A genoux, sur un tas de sable ou une natte, elle est assistée par l'accoucheuse qui, par des attouchements, essaie de dresser le fœtus dans la position idéale[525]. Dès les premiers cris du bébé, le cordon ombilical est sectionné avec des objets variables (roseau tranchant ou *xat*, couteau, lame de rasoir ou tesson de canari appelé *xandeer* chez les Wolofs)[526]. En l'absence de cris, la matrone tente de réanimer le nouveau-né en enlevant les éléments qui obstruent les voies respiratoires.

Les gestes, procédés et usages varient selon les sociétés. En fonction des sociétés et aires géographiques, diverses positions peuvent être adoptées

---

[521] Traoré D., *Médecine et magie africaines*, Paris, Présence Africaine, 1965.
[522] Dr. PADENOSTRE, *op. Cit.*, p. 334.
[523] M. F., entretien du 20 /9/ 2005.
[524] M. M., entretien du 20/09/2005.
[525] A.A.D., entretien du 20 /9/ 2005.
[526] N. M., entretien du 17/10/2005.

pendant l'accouchement : couchée, accroupie, à quatre pattes, à genoux, assise sur un tabouret ou sur les genoux d'une assistante[527]. Au Dahomey, la position assise est observée « sur une sorte de terme en terre de barre (banco) »[528] ; il en est de même au Tchad où le Dr. Branche estime, dans les années 1930, que « la position [assise] dans laquelle se trouve la femme indigène pour accoucher est plus favorable à un accouchement rapide que la position couchée adoptée en Europe »[529].

A l'approche de la délivrance, la parturiente se sépare de nœuds, talismans, colliers et vêtements. En pays *ewe*, dès les premiers signes de douleur, la femme enlève la ceinture de ficelle dans une direction de haut en bas (pour montrer la bonne direction à l'enfant) au moment où le mari s'empresse d'ouvrir le cadenas ou de déboucher la bouteille pour faciliter l'accouchement[530]. Gestes, chants, formules, prières, confessions sont utilisés pour accélérer la délivrance.

La parturiente, laissée d'abord seule dans une chambre, ne commence à recevoir l'assistance que lorsque démarre la perte des eaux[531]. Au Togo, alors qu'un morceau de pagne est solidement attaché autour de la poitrine pour empêcher la remontée de l'enfant, elle absorbe une décoction très gluante à base de feuille de kapokier dans un souci de faciliter le glissement de l'enfant dans les voies génitales[532]. Ce n'est qu'après que la femme est mise à genoux, le corps en extension, assistée par un homme qui, derrière elle, place les genoux contre les reins tout en la poussant. En cas de difficulté, la femme est sommée de pousser alors qu'une vieille redresse la position de l'enfant dans le ventre de sa mère. Un homme presse sa poitrine pour mieux pousser alors que la parturiente souffle dans une bouteille, aidée par l'assistance qui reprend le souffle en cœur[533].

Dans plusieurs sociétés, en cas de couches laborieuses, les médications pour délivrer la patiente réfèrent à des rituels autour de l'eau, de la calebasse, de la poterie et du serpent, quatre éléments qui, dans la symbolique, sont assimilés à l'enfant[534]. Aussi recueille-t-on dans une calebasse de l'eau versée sur un toit conique avant d'être absorbée par la parturiente[535]. D. Traoré évoque, pour accélérer la délivrance, l'usage, entre les jambes de la

---

[527] ERNY P., p. 107.
[528] Dr. BLIN G., « Un accouchement au Dahomey », *AHMC*, 1901, Tome IV, p. 134-140, p. 134.
[529] Dr. BRANCHE, « Pratiques de médecine indigène au Tchad », *AMPC,* 1936, p. 403.
[530] Dr. GROSPERRIN, « Quelques coutumes Ewé (Territoire du Togo) en matière d'accouchement », *AMPC,* 1935, p. 823-827, p. 824.
[531] A.A.D., entretien du 20 /9/ 2005.
[532] Dr. GROSPERRIN, « Quelques coutumes Ewé (Territoire du Togo) en matière d'accouchement », *AMPC,* 1935, p. 823-827, p.824.
[533] *Ibid.*
[534] ERNY P., *op. cit.,* p .111.
[535] TRAORÉ D., *op. cit,* p. 345.

patiente, de tessons de canari contenant des braises de charbon et des ossements de serpent[536].

Au Tchad, pour hâter la délivrance, une corde suspendue au-dessus de la tête, sur le toit, sert de point d'appui à la parturiente au moment des contractions[537]. En cas de persistance des complications, la matrone, après avoir fouetté sa patiente avec des sandales en cuir, enfonce l'extrémité d'un bâton dans la bouche afin de provoquer de fortes contractions des muscles du ventre[538].

Chez les Assaounas (Tchad), si l'enfant est trop volumineux et que l'accouchement risque d'être fatal à sa mère, il est découpé par la matrone à l'intérieur de l'utérus[539].

En 1916, à Lahou (Soudan français), pour abréger la prolongation d'une parturiente qui a duré deux jours, celle-ci « est suspendue par les pieds aux bambous de toit de sa case, élevée à bras, puis précipitée à bout de corde »[540]. L'accouchement devait rapidement intervenir suite à ces manœuvres dont l'objectif consistait à remédier à une dystocie de position (synclitisme)[541].

Le courage, la maîtrise de la douleur sont des attitudes fortement recommandées alors que les cris, pleurs et lamentations sont réprimandés[542]. Invité en 1901 à assister à un accouchement au Dahomey, le Dr. G. Blin constate, ébahi, que la parturiente « osait à peine manifester la souffrance qui la déchirait et la torturait, chaque cri qu'elle poussait procurant à la matrone l'occasion de l'invectiver ou de la menacer au lieu de la plaindre. Aussi se contentait-elle, le corps penché en avant, de contracter fortement ses deux genoux sur lesquels elle trouvait tout son point d'appui »[543]. La maîtrise de la douleur, la sérénité devant l'épreuve afin de ne pas déshonorer sa famille (ne pas faire honte aux siens) est perceptible dans toutes les circonstances de la vie où l'individu éprouve de la douleur (circoncision, tatouage, excision, etc.).

Toutefois, s'il est vérifié qu'une telle attitude est fondée sur des principes moraux (culte du courage devant l'épreuve, dignité et honneur à la famille, etc.), il n'en demeure pas moins qu'elle obéit aussi à des facteurs physiologiques objectifs, tout au moins dans la société bambara. Ainsi, aux dires du docteur G. Blin, la coutume consistant à empêcher la parturiente de soulager ses souffrances s'explique par le fait qu'« en enlevant à la femme qui est en mal d'enfant toute illusion de soulagement, on la force à se débarrasser d'autant plus rapidement de la cause de ses douleurs que celles-

---

536 *Ibid.*
537 Dr. BRANCHE, « Pratiques de médecine indigène au Tchad », *AMPC*, 1936, p. 403.
538 *Ibid.*
539 *Ibid.*
540 Dr. PATENOSTRE, « Notes sur la médecine et l'obstétrique indigènes en AOF », *AMPC*, Tome XXIII, pp. 332-339, p. 338.
541 *Ibid.*
542 M. M., entretien du 20/09/2005
543 Dr. G. BLIN, *op.cit.*, p. 135.

ci sont plus vives, c'est-à-dire à aider la nature et à pousser plus énergiquement, effort qui double avantageusement celui des contractions utérines »[544]. Pour accélérer la délivrance, la matrone introduit dans l'anus de la patiente auparavant oint de pâte rouge un bouchon d'herbes molles avant de plonger dans la bouche un bâton dont l'extrémité est enduite d'huile de palme[545].

De telles manœuvres accompagnées souvent de rites, considérées souvent à tort comme des pratiques barbares, peuvent présenter des avantages indéniables et constituer une thérapeutique empirique ou raisonnée. Ainsi, tout bien pesé, cette pratique, d'après le docteur Blin, repose sur des considérations physiologiques objectives et raisonnables. En vérité, « sans s'en douter, chacun de nous le met à profit quand, atteint de constipation, il ferme la glotte pour y prendre un point d'appui, en s'opposant ainsi à la sortie de l'air contenu dans les poumons et à la réduction des dimensions d'expansion de sa cage thoracique. Le diaphragme, obligé de s'abaisser, refoule toute la masse des intestins et favorise ainsi, en les comprimant, l'expulsion du bol fécal. Les Noirs n'ont donc fait, dans leur gros bon sens, qu'imiter, pour l'accouchement, ce que la nature incite à faire instinctivement »[546].

Si le bout du bâton utilisé dans la bouche, enduit d'huile de palme et de plantes au suc anesthésique engendre un « abolissement par contact du spasme involontaire ou réflexe du pharynx »[547], le bouchon anal, pour sa part, obéit à de rigoureuses mesures d'hygiène et de propreté à l'endroit du nouveau-né, de sa mère et de la matrone. Blin remarque que la « délivrance s'est déroulée normalement sans aucune rupture et le placenta, très volumineux et très gras, avait été expulsé avec toutes ses enveloppes et ses cotylédons »[548].

Après la délivrance, le cordon ombilical est sectionné à l'aide d'un roseau tranchant, d'un tesson de verre ou de poterie (et non avec un couteau qui risquerait de donner de mauvais instincts au nouveau-né) après le cri de l'enfant qui préfigure de la dure réalité de sa condition humaine. L'enfant est rapidement mis en contact avec la terre nourricière alors qu'en pays bambara, il est déposé sur de la paille. Pour solidifier les liens de la mère et de l'enfant, on touche le front, la poitrine ou la langue avec le bout placentaire.

Chez les Bambaras, Peyrot rapporte que la matrone *timéné mousso,* cinq jours avant la gestation, fait absorber des potions à la femme qui, à terme, est dépouillée de tous ses vêtements avant d'être étalée sur le sol. Après plusieurs massages sur le ventre et la partie supérieure de la cuisse, la *timéné*

---

544 *Ibid.*, p. 138
545 Dr. G. BLIN, *op. cit.*, p. 138.
546 *Ibid.*, p. 139.
547 *Ibid.*
548 *Ibid.*, p. 137

mousso, lorsque la vulve se présente, « s'accroupit entre les jambes écartées de sa cliente, et, réunissant les mains, les place à quelque distance du périnée pour recevoir le nouveau-né. Elle reçoit successivement toutes les parties du fœtus et, l'expulsion terminée, dépose le nouveau-né sur de la paille entre les cuisses de la mère »[549]. Après la section du cordon ombilical lié à du coton, les annexes expulsées sont enterrées avec des graines de mil, de coton et des haricots dans la cour de l'habitation[550].

Le placenta est analysé après l'accouchement par les vieilles qui en déchirent les « poches » car d'après certaines représentations populaires, elles renferment les futurs enfants ; enterrer le placenta sans déchirer les poches reviendrait à empêcher la naissance des enfants à venir. S'y ajoute que l'analyse du placenta est un élément pronostic pour certaines pathologies en même temps qu'elle permet de lire les signes et les requêtes adressées à la communauté[551]. Enduit de beurre de karité pour favoriser les prochaines procréations, le placenta est enterré près des toilettes afin de disposer de la chaleur et de l'humidité, facteurs essentiels pour la fécondité de la femme[552].

L'enfant, auparavant déposé sur la paille, est lavé à l'eau savonneuse tiède dans une calebasse neuve qui ne doit servir qu'à cet effet[553]. Le nouveau-né est enduit d'huile de palme, karité, sa tête massée à l'aide d'un chiffon pour éviter les bosses alors que sa mère, dans une douche, est lavée à grande eau très chaude, notamment dans les parties génitales qui, auparavant, reçoivent un grand massage (ventre, étirement des membres, etc.). Cette fonction peut être assurée par des tradipraticiennes différentes des matrones (comme les *yaye diabatt* chez les Lébous)[554].

L'ouverture et l'élargissement de l'espace thérapeutique consacrent une certaine concurrence du modèle traditionnel par la thérapeutique occidentale. Aussi l'accouchement s'effectue-t-il, progressivement, après la pénétration de la médecine occidentale, dans un environnement et des conditions modernes de la maternité au lieu de la case du village.

La purification du corps de la parturiente (bain chaud, massages du ventre à l'aide d'une calebasse remplie d'eau chaude et dont la partie convexe est pressée sur le ventre avec un mouvement rotatoire) participe de l'élimination des saletés et des boules de sang[555]. La sollicitation de la chaleur dans plusieurs sociétés aussi bien par les bains que l'alimentation constitue une constante, notamment au cours de la « quarantaine ». Tout semble indiquer

---

[549] Dr. PEYROT, « Us, coutumes, médecine des Bambaras », *AHMC*, Tome VIII, p. 456-473, p. 459.
[550] *Ibid.*
[551] CHIARA Alfieri, « Grossesse, accouchement et allaitement chez les Bobo Madare du Burkina Faso », Réseau Anthropologie de la santé en Afrique, *SHADIC*, Bulletin No 1, avril 2000, p. 17-25, p. 19-20.
[552] *Ibid.*
[553] Dr. PEYROT, « Us, coutumes, médecine des Bambaras », *AHMC*, Tome VIII, p. 456-473, p. 459.
[554] NDOYE S.K., *op. cit.*, p 53-54.
[555] CHIARA Alfieri, *op. cit.*, p. 20.

un usage prolongé de la chaleur pour réparer, normaliser les modifications physiologiques occasionnées par l'état de grossesse et l'accouchement. L'importance thérapeutique de la chaleur devrait être mise en relation avec la température du corps qu'il faudrait maintenir à un certain niveau.

Pour faire tomber rapidement le cordon, un pansement ombilical est confectionné à partir de « la poudre de cancrelats et d'araignées délayée dans de la salive »[556]. Chez les Wolofs, la suie de marmite et la poudre de tesson de canari accélèrent la cicatrisation du cordon alors que le karité est utilisé comme anti-infectieux[557]. Dans la société sereer, le nouveau-né, avant de pénétrer dans la case maternelle, est posé sur la paille recouvrant le toit, du mil et de l'eau déposés dans ses mains, alors que des brisures de mil mâché sont mises en contact avec ses lèvres[558].

Après l'accouchement, la femme observe un régime alimentaire souvent liquide (bouillie, potage). Des bains chauds, des soins autour du feu (écartement de jambes au-dessus du feu) constituent l'essentiel des soins postnataux chez les Wolofs[559]. Pendant huit jours, elle se retire dans sa case pour n'en ressortir que durant la cérémonie du baptême[560].

Chez les Songhaî de la vallée du Niger, les pratiques « post partum » sont considérées comme une quarantaine et une période de « réclusion » durant laquelle l'accouchée, qui fait l'objet d'une attention particulière, est déchargée de tous les travaux pénibles.

La reprise des relations conjugales et la durée du repos génital varient en fonction des sociétés. Alors que le repos génital est de trois mois chez les Toucouleurs, elle est de quarante jours en pays maure[561] et lébou ; en pays bambara, les relations conjugales sont conditionnées à la marche et à l'acquisition du langage (parler)[562].

La leçon que l'on pourrait tirer de ces témoignages et observations, nous l'empruntons au docteur Patenostre, lorsqu'il affirme : « nous sommes donc amenés à nous rendre compte que, venus instruits de nos pays, nous avons néanmoins à emprunter à l'indigène des connaissances en échange des procédés thérapeutiques et de prophylaxie que nous lui apportons ; et que, ces coutumes ne lui permettant pas toujours de saisir un bienfait dont le mode

---

556 Dr. GROSPERRIN, « Quelques coutumes Ewé (Territoire du Togo) en matière d'accouchement », *AMPC,* 1935, p. 823-827, p. 827.

557 N.M, entretien du 17/10/2005.

558 ERNY P., p. 111.

559 N.M, entretien du 17/10/2005.
F. F, entretien du 17/10/2005.

560 Dr. PEYROT, « Us, coutumes, médecine des Bambaras », *AHMC*, Tome VIII, p. 456-473, p. 460.

561 Dr. M. Comméléran, « La grossesse, l'accouchement et l'avortement au Tagant et à Tidjikdja (Mauritanie). Mœurs et coutumes », *AHMC*, 1908, Tome XI, p. 200-213, p. 202.

562 Dr. PEYROT, *op cit.*

d'application le déroute, il y a intérêt à agir en conformité avec elles lorsqu'elles ne sauraient nous choquer : puisque notre seul but est de lui être utile »[563].

2. Sens et signification de la naissance, place et statut de l'enfant

a) Sens de la naissance et statut de l'enfant

Les sociétés traditionnelles rurales perçoivent l'enfant comme un trésor susceptible de renforcer le groupe. Une telle conception épouse la vision d'une société où la vie représente une création continue. Ainsi comprise, la procréation représente un impératif naturel, voire une obligation morale : vivre, c'est procréer. Des actes religieux (invocations, libations, sacrifices) accompagnent souvent la naissance qui représente un grand événement pour la communauté. Aussi de nombreuses cérémonies (chants, danses, prières, réjouissances) sont-elles organisées pour célébrer la naissance d'un enfant[564]. Les noms de l'enfant, dans certaines sociétés, sont donnés en fonction des jours de naissance. Le nom du nouveau-né est connu le huitième jour où l'enfant est sorti pour lui faire faire quatre fois le tour de la maison[565]. Le même jour, l'enfant est circoncis chez les Maures[566].

Pour les sociétés occidentales, « l'enfant est un être qui croît (...). Il y a en lui une force progressive qui ébauche déjà le futur ; il est un élan, un mouvement en avant, (...). Il se trouve écarté, par la force des choses, des travaux réels, du monde sérieux des grands, et pourtant il cherche à s'y insérer de son mieux »[567]. Le caractère dynamique de l'enfance, bien qu'étant une donnée universellement partagée, épouse non seulement la temporalité dans laquelle elle s'inscrit, mais aussi les normes spécifiques à chaque société. En effet, dans les sociétés modernes occidentales largement tributaires des sciences exactes et de la biomédecine, les étapes du développement biologique et psychologique de l'Homme sont tributaires d'un temps linéaire biologique, d'une échelle temporelle qui, à son tour, détermine l'âge de l'enfance.

Au contraire, dans les sociétés africaines traditionnelles, appréhender l'enfant convoque une autre question. Ainsi, la question « qu'est-ce qu'un enfant ? » mérite d'être reformulée pour se demander « qui est l'enfant ? »[568]. Le facteur psychologique mis en avant dans les sociétés

---

[563] Dr. PATENOSTRE, « Notes sur la médecine et l'obstétrique indigènes en AOF », *AMPC*, Tome XXIII, p. 332-339, p. 338.

[564] Abbé BOILAT, *op. cit,* p. 322.

[565] *Ibid.*

[566] *Ibid*, p.377.

[567] ERNY P., *op. cit.*, 1968, p. 19-20.

[568] SAWADOGO N, *Problématisations de la maladie de l' enfant et concurrence dans l'espace thérapeutique à Lougsi ((Histoire sociale de l'usage de la maladie dans une société lignagère)*, Mémoire de DEA, Département de Sociologie, FLSH, UCAD, 2006.

occidentales n'intègre pas la dimension d'un problème aussi complexe que l'enfant dans les sociétés africaines qui fonctionnent sur la base du lignage, de la famille et du clan. C'est dans ce contexte qu'il faut comprendre que dans certaines sociétés, le premier accouchement s'effectue dans la maison d'origine de la mère, car c'est là que l'enfant va hériter. En effet, le premier enfant naît chez lui, dans son matrilignage pour ouvrir la voie à la lignée.

Il est admis que les « les cultures africaines attachent une énorme importance à la famille, au clan, au lignage, conçus comme des sortes de systèmes clos qu'il s'agit de perpétuer ; mais, d'autre part, elles sont aussi extrêmement sensibles à la proximité du divin qui se manifeste et communique avec les hommes de multiples façons.»[569]. Considéré dans certaines collectivités comme un « étranger qui vient d'ailleurs »[570], l'enfant intègre le cycle vital de l'individu qui comprend trois phases : la vie dans l'au-delà avant la naissance (phase invisible), le parcours terrestre de la vie (phase visible) et la survie dans l'au-delà des ancêtres après le trépas où la personne redevient ombre, revenant et ancêtre[571]. La phase terrestre s'entoure de deux parcours invisibles. Ainsi, la vie de l'individu, qui trouve ses fondements dans l'au-delà, monde des esprits et des morts, précède la conception et la naissance. Dans ce monde invisible qui précède la naissance, le bébé vit déjà une existence, phase importante dans le parcours terrestre.

C'est la raison pour laquelle la communauté est sommée d'assumer ses devoirs envers l'enfant. Ainsi, la maltraitance risque de soulever le courroux des ancêtres qui se manifeste par la maladie, voire la mort de l'enfant (récupération de l'enfant). Don de « Dieu », des « ancêtres et des morts », « des génies » et « divinités domestiques tutélaires », (les défunts, les ancêtres ne sont-ils pas réincarnés à travers les enfants ? La famille étendue n'est-elle qu'un ensemble de morts et de renaissances d'individus toujours identiques[572] ?), l'enfant est au cœur des préoccupations de la communauté villageoise.

Dans une telle perspective, l'attention portée aux enfants ne manqua de frapper les visiteurs européens. Ainsi dans *La randonnée de Samba Diouf*, Jérôme et Jean Tharaud décrivent la tendresse que les Africains ont pour les enfants. Pendant la discussion de Samba Diouf et de la jeune femme Yamina, l'enfant, après son réveil, frappait le dos de sa mère avec sa petite tête : « D'un mouvement plein de souplesse, celle-ci le fit tourner autour d'elle, le passa sous son doigt et lui donna le sein. C'était un grand garçon au teint clair, bien nourri et bien gras, la tête ronde et rasée de frais, qui tétait goulûment de ses fortes lèvres rouges, tout en regardant l'étranger avec de

[569] ERNY P., o*p. cit.*, p. 80.
[570] ESCHLIMANN J-P., *op. cit.*, p 24.
[571] *Ibid.*
[572] *Ibid.*, p. 88.

grands yeux blancs. Et cela émut chez Samba la tendresse naturelle qu'ont tous les Noirs pour les enfants »[573].

Dans la société africaine rurale, la définition de l'enfant, pour les ethnologues (P. Erny, J-P Eschlimann) s'inscrit dans la chaîne des générations ainsi que dans un dispositif de contrôle social émanant de la communauté villageoise, du lignage. Les anciens modes de contrôle social, les mécanismes de pouvoir favorisaient la reproduction de la structure lignagère. L'insertion des aléas de la vie individuelle dans les contraintes de l'ordre social mettait à la disposition de la structure lignagère les moyens de contrôler les pratiques susceptibles de remettre en cause sa stabilité relative, et justifiait également ses hiérarchies. L'emprise du groupe sur les mobilités matrimoniales répondait aux exigences lignagères d'assurer la continuité des générations.

Toutefois, avec le système colonial, l'intensification des appartenances individuelles, la monétarisation de l'économie, les dynamiques dans les modes de vie aboutissent à une fragilisation du contrôle lignager dans l'espace social. Ainsi, on saisit mieux le relâchement des anciens modes de contrôle social lignagers qui occasionne un affaiblissement du monopole de l'institution. Les conséquences de la fragilisation de l'emprise des instances anciennes sur les membres du lignage apparaissent décisives dans l'espace social et la prise en charge de la petite enfance. Ainsi, la modernité, l'urbanisation génèrent des processus d'individualisation dans l'espace social.

3. Pratiques de soins au bébé

Les soins de puériculture traditionnelle, à base d'herbes, de liquides ou poudres protectrices, reposent, d'une manière générale, sur les savoirs des grand-mères qui peuvent initier les futures mamans à la phytothérapie infantile. Le choix des petites et tendres feuilles (traitement non agressif) pour les soins des premiers mois résulte de la fragilité du nouveau-né. Après trois mois, on utilise d'autres feuilles plus épaisses pour rendre le corps plus dur, plus solide et éviter que le bébé grossisse trop et devienne mou[574].

Effectué après la naissance par les grand-mères ou les accoucheuses traditionnelles, le premier bain représente une composante essentielle des soins prioritaires du nouveau-né de même qu'il marque, de manière symbolique, son entrée dans la vie sociale[575]. Il débarrasse le nouveau-né des impuretés de la naissance. Les bains journaliers sont destinés à faire grossir l'enfant, à renforcer son corps. Des lavements internes sont effectués pour purger l'enfant, surtout si l'on soupçonne une affection ou lorsque les selles sont malodorantes, blanches ou décomposées.

---

[573] Jérôme et Jean THARAUD, *La randonnée de Samba Diouf*, Le Livre de Demain, Paris, 1926, p. 72.

[574] A.A.D, entretien du 20/9/2005.

[575] M.F.B, entretien du 27/09/2005.

Apanage des grands-mères, le massage réputé pour ses vertus préventives et thérapeutiques (en l'absence de massage, l'enfant se trouve exposé à des pathologies diverses) fait partie des soins prioritaires et quotidiens du nouveau-né dès après la naissance. Une telle pratique intensifiée durant le premier trimestre de la vie de l'enfant, tout en évitant le durcissement des articulations, des os et des muscles a pour but de travailler le corps de l'enfant durement éprouvé par la position fœtale[576].

Le massage, qui s'effectue suivant un axe vertical par rapport au corps de l'enfant, obéit à des modalités et à une direction en fonction du sexe. Aussi pour le garçon, le massage est-il pratiqué vers le haut pour développer le torse, la poitrine et les épaules même s'il faut éviter de le masser trop longtemps sous peine de rendre son corps mou semblable à celui d'une femme[577]. Quant à la fille, le massage s'opère vers le bas dans un souci de fortifier les hanches et les fesses. Cette différenciation du massage en fonction du sexe autorise à penser qu'il a pour but de développer la force musculaire du vigoureux travailleur de demain, alors que pour la fille, il s'articule autour de la préparation de son corps aux futures maternités[578].

D'une manière générale, les produits de massage utilisés sont fonction des ressources du milieu. Si, dans la Vallée du Fleuve Sénégal et dans la région sylvo pastorale, zones de pastoralisme, le beurre de vache et de chèvre servent de produits de massage, en Casamance sont utilisées l'huile de palme et l'huile de "*Tulukun*" (végétale)[579], alors qu'au Sénégal oriental, le beurre de karité est d'usage pour le massage du nouveau-né. En pays wolof, le massage, en sus de produits comme le karité, sollicite les produits végétaux et la phytothérapie locale à l'image de décoction de feuilles ("*xem-xem*", le "*jamal dana*" ou le "*pad-lepaam*")[580].

Conclusion

D'une manière générale, pour l'historien, l'approche ethnologique (P. Erny, J-P Eschlimann, Rabain, etc.), aussi intéressante soit-elle, mérite un regard et une analyse beaucoup plus serrés. D'une part, le regard ethnologique a tendance à figer l'Afrique dans un « pré-colonial atemporel » occultant les dynamiques et les processus, les transformations qui ont largement travaillé les sociétés africaines bien avant même l'implantation européenne (XVe siècle). En effet, les contacts et échanges avec l'extérieur (monde arabo-berbère, Soudan occidental, l'islam, etc.) ont abouti, dans les sociétés sénégambiennes, à des mutations qui se dévoilent dans de nouvelles formations politiques et sociales. Ces mutations et transformations se sont

[576] M. M, entretien du 20/09/2005.
[577] N. M, entretien du 17/10/2005.
[578] F. F, entretien du 17/10/2005.
[579] M.F.B, entretien du 27/09/2005.
[580] N. M, entretien du 17/10/2005.

poursuivies depuis le XVe siècle au contact de l'Europe consécutif au « triomphe de la caravelle sur la caravane chamelière » avant de s'accélérer avec la colonisation.

D'autre part, le regard ethnologique, en percevant les sociétés africaines de manière indifférenciée (entité homogène, globale), occultent, du coup, les contradictions et processus en œuvre dans les sociétés africaines. La vision d'une Afrique uniforme et sans évolution autre que l'islam ou la colonisation, largement discutable, oublie la pluralité, les catégories sociales en œuvre, leur logique dans les sociétés africaines. Sous ce rapport, l'analyse devrait plutôt insister, non seulement sur les dynamiques, mais aussi et surtout sur l'approche différenciée : famille royale, famille paysanne, famille rurale, famille urbaine. Chacune de ces entités peut avoir ses logiques et spécificités qui peuvent être différentes des autres. Au total, le regard ethnologique tendant à idéaliser les pratiques « africaines » et à figer les sociétés traditionnelles (en fait rurales et pré- modernes) souvent inscrites hors de la durée, dans un « pré-colonial atemporel » et socialement indifférencié, oublie que les sociétés africaines, qui s'inscrivent dans des temporalités différentes, sont non seulement travaillées par des dynamiques aussi bien endogènes qu'exogènes, mais aussi et surtout obéissent à des logiques plurielles et différenciées.

CHAPITRE II

ENFANCE ET ORDRE COLONIAL

1. Les grandes tendances de la politique sanitaire aux colonies

L'existence d'une politique sanitaire coloniale cohérente en AOF - avec des objectifs précis, des stratégies et des moyens bien identifiés – est une donnée relativement récente. L'œuvre sanitaire et l'action médicale se limitant pour l'essentiel, jusqu'aux années 1930, à la recherche d'une prophylaxie scientifique centrée sur la nosologie et la nosographie[581] des affections, la formulation d'une politique sanitaire resta assez modeste. Les progrès fort limités réalisés dans l'étiologie et l'épidémiologie, les résultats encore modestes de la microbiologie et de l'entomologie ont orienté les priorités sanitaires d'abord centrées sur la prévention et le développement de l'hygiène destinés au contrôle, à défaut de leur éradication, des grandes endémo-épidémies affectant, de manière permanente, l'ensemble des composantes démographiques de la colonie.

Dans les colonies de la fédération constituant l'AOF, c'est autour des années 1930 que progressivement se met en place une médecine de masse préventive et sociale intégrant les Africains dans les priorités médicales. En effet, il fallait, sous peine de compromettre gravement l'avenir démographique de la colonie et de remettre le projet colonial lui-même en question, prendre à bras-le-corps l'épineux problème de la santé de la population africaine. Cependant, l'analyse des pratiques de la médecine coloniale en AOF indique que dans la fédération, le système sanitaire constitue un indicateur d'enjeux multiples et complexes où se déploient non seulement des rapports de pouvoir, mais aussi des processus de différenciation mis en évidence par des inégalités de santé accusées aux niveaux social et spatial.

Ce chapitre expose d'abord le processus d'implantation de la médecine coloniale pour, ensuite, analyser la manière dont les autorités coloniales perçoivent la question de la santé maternelle et infantile, la politique mise en œuvre, ses motivations, les moyens déployés pour atteindre les objectifs avant de procéder à un bilan de cette politique.

---

[581] La nosologie est l'étude des caractères distinctifs qui permettent de définir les maladies. La nosographie est la classification méthodique des maladies.

a) L'implantation de la médecine coloniale au Sénégal

a-1 La médecine coloniale et les services de santé

Au Sénégal, l'analyse historique des pratiques de la médecine coloniale indique la mise en place de structures sanitaires dès le XIXe siècle. En effet, l'Ordonnance du 17 juillet 1835 et le décret du 14 juillet 1865 avaient déjà organisé le corps des médecins chargé d'assurer les services médicaux de la flotte et des troupes destinées aux expéditions lointaines. En fait, durant toute la période de conquête et d'occupation (1854-1895), l'action sanitaire fut liée aux intérêts de la conquête et à la préservation de l'élément européen. La transformation du ministère de l'Agriculture, du Commerce et de l'Industrie en ministère du Commerce et des Colonies en 1890 aboutit à la création du Service de Santé Colonial. Le décret du 7 janvier 1890 relatif au Corps de Santé des Colonies, en vertu de l'article 5, plaçait l'ensemble des services sanitaires coloniaux sous l'autorité de médecins militaires relevant du ministère des Colonies.

Il fallut attendre l'année 1892 pour voir le décret du 30 novembre déterminer les bases juridiques relatives à l'exercice de la médecine en métropole et dans les colonies. Le décret précise : « au commencement de l'année judiciaire et dans le mois qui suit la rentrée, les cours d'Appel, en chambre de Conseil, le procureur général entendu désignent, sur les listes de proposition des tribunaux de premières instances du ressort, les docteurs en médecine à qui elles confèrent le titre d'experts devant les tribunaux. Dans les colonies où il n'y a pas de cours d'Appel, la désignation des experts médecins est faite dans les mêmes formes par le Tribunal supérieur ou le conseil d'Appel »[582].

Quant à l'exercice de la pharmacie en AOF, il est règlementé par l'arrêt du 25 mai 1905 qui, en son article 1, stipule : « nul ne pourra exercer la profession de pharmacien en AOF, s'il n'est muni de diplôme de pharmacien délivré par le gouvernement français, à la suite d'examen subi devant les Facultés ou Ecoles de l'Etat. Le privilège de vendre des médicaments, reconnu par cet arrêté aux pharmaciens établis en AOF, ne saurait engager la liberté de l'Administration. Dans un délai de huit ans, à compter de la promulgation du présent arrêté, nul ne pourra ouvrir ou acquérir une pharmacie sans être pourvu de diplôme de pharmacie universitaire de première classe dans les conditions prévues par la loi du 15 avril 1898. Exception est faite pour les docteurs en médecine munis d'un diplôme délivré par le gouvernement français se trouvant dans les conditions prévues à l'article 8 du présent arrêté »[583].

---

[582] ANS, *Bulletin Administratif du Sénégal*, 1904, p. 553-561.

[583] Arrêté réglementant l'exercice de la pharmacie en A.O.F. (*J.O.A.O.F.*, 1906, 73 : 290 ; *B.A.S.*, 1906, 5 : 487).

Le transfert de la législation métropolitaine dans les colonies, sans tenir compte des réalités socioculturelles africaines, se manifeste par la lutte contre la médecine traditionnelle, les « marabouts, charlatans et guérisseurs » persécutés et souvent obligés de contourner le dispositif officiel en exerçant dans l'illégalité. Une autre conséquence majeure est la concurrence, voire la dualité thérapeutique entre la médecine officielle et la médecine traditionnelle. Un tel conflit retentit jusqu'à présent sur les problèmes sanitaires actuels.

Un dispositif répressif accompagnait l'arsenal règlementaire, car l'exercice de la médecine dans les colonies pour les civils est régi par un dispositif contraignant. En effet, tout médecin civil doit disposer de la nationalité française et être titulaire d'un doctorat en médecine et d'un brevet spécial délivrés par les instituts ou facultés métropolitains à l'image de Paris, Bordeaux, Marseille. L'article 2 précise les modalités d'installation de pharmaciens dans les colonies : « tout pharmacien ou médecin, avant d'ouvrir une officine ou d'entrer en possession d'une officine déjà établie, est tenu d'en faire la déclaration et de produire son diplôme au Lieutenant - Gouverneur de la colonie où il doit exercer, soit directement, soit par l'intermédiaire des maires administrateurs ou commandants de cercles, ainsi qu'au greffe du Tribunal duquel il doit exercer »[584].

La centralisation des services de santé d'outre-mer remonte au début du XXe siècle. En effet, si, à l'orée du siècle, plus précisément en 1900, le corps de santé des colonies et des pays de protectorat est remplacé par le corps de santé des troupes coloniales, la création de l'Inspection des Services Sanitaires par l'arrêté du 4 novembre 1903 marque la première phase d'organisation de la santé en AOF. En effet, au début du XXe siècle, alors que dans la métropole, la pasteurisation de la société est presque achevée, en AOF, démarre « l'humanisation » des colonies en dépit des « fléaux » tropicaux. Une telle entreprise commande la mise en place d'un environ-nement favorable à la santé. Le décret du 14 avril 1904 relatif à la protection de la santé en AOF détermine les mesures sanitaires générales ainsi que des mesures ayant trait aux immeubles[585].

Les mesures sanitaires générales dégagent les précautions nécessaires relatives à la prévention et à l'éradication des maladies transmissibles et les mesures d'isolement obligatoires des malades dans des locaux appropriés après la décision des autorités sanitaires[586]. Quant aux mesures relatives aux immeubles, les autorités municipales (maires) et administratives (administration et commandants de cercle) sont seules habilitées à délivrer les autorisations de construire après vérification de la conformité du projet de construction avec les conditions de salubrité prescrites par les règlements

---

584 *Ibid.*

585 *Bulletin Administratif du Sénégal*, p. 357-364.

586 *Ibid.*

sanitaires. La commission d'hygiène, en ce qui la concerne, pouvait prendre des mesures d'évacuation de tout immeuble jugé insalubre.

Toutefois, en dépit de ces dispositifs règlementaires, la tâche s'avère ardue face à la virulence des maladies endémiques et épidémiques, l'inexistence d'une véritable assistance médicale organisée, l'insuffisance du personnel et des moyens matériels. Le rapport établi par l'Inspecteur des Services Sanitaires présente un diagnostic sans complaisance de la situation sanitaire en AOF au début du XXe siècle. Les conclusions, présentées au conseil de gouvernement à la fin de l'année 1904, furent adoptées à l'unanimité. C'est sur la base des conclusions du rapport que Roume, Gouverneur général de l'AOF, prend un arrêté en date du 8 février 1905 créant en AOF un service d'Assistance Médicale Indigène (AMI)[587].

Le cahier des charges du nouvel organisme s'articule autour du traitement des maladies courantes, de la vulgarisation de la vaccine et de la lutte contre la forte mortalité indigène, notamment celle des enfants. Ainsi, avec la création du service de l'AMI par l'arrêté du 8 février 1905, une nouvelle impulsion fut donnée à la protection maternelle et infantile. Pour faire fonctionner l'AMI, le Gouverneur général fait appel à des médecins des Troupes Coloniales hors-cadres et à des médecins recrutés en France par engagement individuel.

Quatre mois après la mise en place de l'AMI, fut créé le service d'hygiène par l'arrêté du 5 juin 1905 qui l'institua dans chaque ville érigée en commune. Pour les autorités sanitaires de la colonie, l'hygiène constituait la réponse adéquate aux redoutables épidémies qui endeuillaient la colonie et compromettait sérieusement sa mise en valeur. En tournée au Sénégal au début du siècle, la mission médicale chargée d'évaluer l'état sanitaire dans la colonie estime que « c'est par l'hygiène que la race blanche fera véritablement la conquête de la zone tropicale. Qu'importe, en effet, la possession de vastes territoires dans les régions où la colonisation est impossible, où l'Européen ne peut ni développer son activité, ni faire souche, où sa santé est toujours précaire et sa vie continuellement menacée. L'hygiène seule peut rendre le domaine colonial habitable, accessible aux colons, seule, elle peut les mettre à l'abri de nombreuses maladies qui les y guettent et les empêchent de donner à leurs installations l'importance qu'elles mériteraient »[588].

Dans un contexte d'hygiénisme ambiant et face à la volonté affichée de pasteuriser les sociétés coloniales, le colon et les services sanitaires ont une vision et une image négatives de l'Africain, de son mode de vie qui défierait les principes élémentaires d'hygiène. Dans un tel contexte, la littérature coloniale stigmatise le colonisé assimilé au sauvage ou barbare. Ainsi, le mépris des Africains est perceptible dans le discours brassé et basé sur des

---

[587] *Journal Officiel du Sénégal*, Arrêté créant un service d'Assistance médicale indigène en AOF, 1905, p. 84.

[588] ANS H48, Mission sanitaire au Sénégal, Rapport partiel, février-mars 1901, p. 1.

certitudes inscrites. En effet, pour le colon, « le manque absolu d'hygiène commun à tous les Noirs constitue la raison la plus sérieuse de la mortalité ; les Noirs ignorent généralement ou pratiquent peu la propreté du corps et surtout celle de l'habitation. Si l'indigène vit au dehors pendant la journée et s'il est rare qu'il se surmène, il est par contre fréquent que cinq ou six personnes passent la nuit dans des pièces dont le cube d'air est à peine suffisant pour un seul individu. Ces chambres sont, de plus, aussi exactement calfeutrées qu'il est possible ; les expectorations de locataires, lancées sur les murs se dessèchent et polluent bientôt l'atmosphère de leurs poussières. C'est certainement là qu'il faut chercher une des causes principales de la propagation de la tuberculose, maladie très fréquente chez les Noirs »[589].

En 1909, l'Inspection des Services Sanitaires et Civils, créé en 1908 pour la prise en charge de l'AMI, des épidémies et de la vaccine, voit ses attributs s'élargir à l'hygiène et à la salubrité avant de prendre le titre d'Inspection des Services Sanitaires et Médicaux en 1913.

La Première Guerre mondiale eut des répercussions fâcheuses sur le fonctionnement des services sanitaires du fait des restrictions budgétaires et de la mobilisation du personnel. Après la Grande Guerre, l'œuvre sanitaire reçut une nouvelle impulsion avec la création, en 1918, à Dakar, d'une école de médecine dont la vocation première fut d'offrir un cadre à l'instruction des médecins, pharmaciens, infirmiers et sages-femmes africains destinés à servir comme auxiliaires dans le cadre de l'AMI en AOF.

La décennie 1930-1940 inaugure une nouvelle phase avec la mise en place d'une médecine de masse à côté de la médecine individuelle et curative. Cette période voit la création du Service Général Autonome de Prophylaxie et de Traitement de la Maladie du Sommeil (SGAMS) par l'arrêté général du 30 janvier 1939.

La Deuxième Guerre mondiale voit la réorganisation, le 18 juillet 1942, des services de santé de l'AOF désormais centralisés à Dakar, ainsi que la dissolution de l'Inspection Générale des Services Sanitaires Médicaux - dont les statuts n'étaient plus en phase avec les réalités de la guerre - transformée en Direction Générale de la Santé Publique. La même année, fut créée l'Inspection Médicale des Ecoles. Toutefois, la mise en pratique fut grandement compromise par l'état de guerre. Avant même que ne s'achevât le second conflit mondial, le SGAMS devient polyvalent, suite aux recommandations de la Conférence de Brazzaville, avant d'être transformé en 1945 en Service Général Autonome d'Hygiène Mobile et de Prophylaxie (SGHMP). Ce nouveau service, qui étend sa couverture sur les deux fédérations (AOF et AEF), voit ses domaines de compétence, outre la maladie du sommeil, s'élargir à la lèpre, aux tréponématoses ainsi qu'à l'immunisation de masse (vaccinations anti-varioliques et anti- amariles).

---

[589] ANS H 19, Comité supérieur et services municipaux d'hygiène.

Au lendemain du second conflit mondial, la santé devient une source et un enjeu des légitimités coloniales. Dans une telle perspective, les priorités sanitaires se recentrent sur la santé maternelle et infantile (vaccinations de masse, lutte contre la malnutrition et les maladies infantiles, notamment la rougeole et la coqueluche), sous la pression d'une opinion internationale sensible au sort des populations des colonies et remettant systématiquement en cause la politique coloniale en matière de santé infantile. Durant cette période, une impulsion fut donnée à la recherche, avec la création de structures telles que la Mission Anthropologique en 1945 remplacée en 1952 par l'ORANA. Quant à la lutte contre les grandes endémies, elle se renforce avec la mise en place, le 26 décembre 1957, de l'Organisation Commune de lutte contre les Grandes Endémies (OCCGE) qui se substitue, dans un contexte de morcellement territorial consécutif à la loi-cadre de 1956, au SGHMP.

Les institutions sanitaires, fortement centralisées dès le début du XXe siècle, sont placées sous la direction des hautes autorités administratives et sanitaires constituées par le gouverneur et le directeur de la santé. Le gouverneur de la colonie, chef suprême des services médicaux, est chargé de la vérification du fonctionnement technique et du contrôle de l'action du directeur de la santé qui centralise le service administratif. A côté des hautes autorités administratives et sanitaires, se trouvent des organes consultatifs concourant à l'exécution du service de santé. On peut citer parmi ceux-ci le conseil de santé qui est consulté sur les problèmes ayant trait à l'hygiène de la colonie, aux troupes, casernements, hôpitaux et annexes. Le décret du 31 mars 1897 prévoit la création de conseils de santé portuaires. Les membres du conseil de santé, composés d'administratifs, de militaires, de scientifiques sont nommés pour un an.

Les commissions sanitaires sont chargées de la surveillance de l'hygiène et de la police sanitaire, du règlement des congés de convalescence et du contrôle de la médecine[590]. Structures de contrôle en charge de l'exécution des règlements généraux relatifs à la politique sanitaire, les commissions de santé s'occupent de la protection de la colonie de l'importation des maladies épidémiques.

Les conseils d'hygiène publique et de salubrité examinent certaines questions relatives à l'hygiène publique : assainissements des localités et habitations, salubrité des établissements publics, mesures préventives et de lutte contre les maladies.

Ces structures, coiffées par le gouverneur et le directeur de la santé, sont chargées de l'application des mesures sanitaires. Toutefois, faute de moyens et confrontées à des contraintes multiples, ces structures, souvent lourdes et bureaucratiques, se révélèrent la plupart du temps inefficaces

---

[590] IMTSSA, Dossier 301 : Protection maternelle et infantile, Médecin Général Sanner, Directeur de la Santé Publique, « L'organisation de la santé publique et la protection de l'Enfance en AOF », Dakar, *Semaine de l'Enfance*, 5 mai 1954, p. 9.

quant à la mise en application des mesures sanitaires étrangères à des sociétés largement travaillées par leurs propres réalités socioculturelles.

Les infrastructures, qui recoupaient au début les préoccupations de l'action médicale centrée sur la médecine individuelle de soins, la préservation de la santé de l'élément militaire et des agents des services coloniaux, sont d'abord implantées dans le « Sénégal utile », c'est-à-dire l'espace mis en valeur. Elles sont composées par les hôpitaux maritimes militaires à Saint-Louis et Gorée destinés à l'origine aux officiers de la Marine et aux troupes. A ces hôpitaux maritimes militaires, s'ajoutent les infirmeries et camps de dissémination qui constituent plus des lieux d'isolement des troupes en cas d'alerte épidémique que de véritables structures sanitaires.

S'y ajoutent les postes de santé longeant la côte et le fleuve Sénégal jusqu'à Médine. La création de postes militaires ou garnison s'est accompagnée de la mise en place de postes médicaux placés sous la direction de médecins militaires. Les soins dispensés dans les garnisons, à l'origine destinés aux troupes, s'ouvrent, au fil du temps, aux populations africaines, notamment celles jouxtant les infrastructures sanitaires. Toutefois, la garnison, symbole de la présence militaire, de « l'ordre », de la conquête et de la pacification, espace de répression, pouvait constituer une entrave, voire une barrière difficile à franchir pour les populations africaines jugées souvent réticentes par les rapports officiels.

Au total, les infrastructures sanitaires, d'abord militaires et circonscrites dans le « Sénégal utile », s'élargissent avec des hôpitaux civils ou locaux à Saint-Louis et à Gorée qui, progressivement, s'adonnent à une œuvre d'assistance publique.

a-2 Analyse de la médecine coloniale : processus d'implantation, discours et réalités

L'analyse du processus d'implantation de la médecine coloniale en Afrique autorise à penser que celle-ci fut largement tributaire de l'installation européenne sur le continent africain. Il est admis que la médecine fut un pilier majeur du processus de colonisation. Aussi bien durant les phases de conquête et de pacification que de mise en valeur, le rôle du médecin colonial s'est fait ressentir. Avec la conquête, les autorités françaises se rendirent compte de l'importance stratégique de la connaissance profonde de la médecine tropicale, notamment après les désastres du corps expéditionnaire de Madagascar en 1895 et de celui de Saint Domingue avec le général Leclerc[591].

---

[591] PALÈS L., « Le rôle primordial du médecin dans la colonisation française », Conférence faite à Marseille le 26 mai 1942, La Quinzaine Impériale, *Médecine Tropicale*, 1942, 2, 7, p. 654-660, p. 658.

En effet, toutes ces expéditions furent arrêtées par le paludisme et la fièvre jaune. Aussi, l'importance du médecin, plus particulièrement de la connaissance de la pathologie exotique dans la colonisation, fit-elle dire à Lyautey que « sous les Tropiques, un médecin vaut un bataillon. »[592] Pendant la conquête et l'engagement des troupes dans les opérations militaires, s'imposait non seulement la connaissance de la pathologie exotique, mais aussi de la chirurgie, surtout celle de guerre qui impliquait la réduction des fractures, l'extraction des corps étrangers, l'arrêt des hémorragies ainsi que la pratique des amputations de nécessité[593].

a-2-1 Analyse du processus d'implantation de la médecine coloniale

D'une manière générale, trois étapes ont rythmé la constitution du Service de Santé Outre-mer[594]. Dans la première, qui couvre, pour l'essentiel le XIXe siècle, et qu'on pourrait dénommer « la stratégie primitive », il s'agissait d'abord, dans l'optique du pouvoir colonial, de faire face à une situation d'urgence du fait de l'ampleur des problèmes sanitaires. Aussi fallait-il contenir, à défaut de les éradiquer, les maladies pestilentielles (peste, choléra, variole, fièvre jaune). Cette période est marquée par la mise en place d'une infrastructure embryonnaire (ambulance, infirmerie, postes de santé) pour répondre aux besoins de la population européenne expatriée et des troupes en ce domaine. Cette période est marquée par le contraste entre le niveau des connaissances et savoirs médicaux et l'ampleur des besoins dans une phase d'exploration et d'explosion de crises sanitaires.

La deuxième étape (1905-1925) est axée sur la lutte contre les maladies endémiques (paludisme, lèpre, trypanosomiase, tréponématoses) qui, à coups redoublés, affectaient les composantes démographiques de la colonie. Le perfectionnement des infrastructures hospitalières et sanitaires, la formation du personnel médical et sanitaire local (médecins, pharmaciens, infirmiers, sages-femmes) constituent des repères importants qui rythmèrent la seconde phase inaugurée par la mise en place de l'AMI. L'arrêté du 8 février 1905 instituant l'AMI chargée, entre autres prérogatives, de lutter contre la morbidité et la mortalité infantiles représente une nouvelle orientation qui, bien que timide, impliquait une prise en compte progressive de la santé infantile. Toutefois, les objectifs de l'AMI furent grandement compromis par le manque de moyens et la Grande Guerre.

Pour le pouvoir colonial, il s'agit de promouvoir la gratuité des soins, d'améliorer le bien-être des populations indigènes, d'augmenter les effectifs du personnel médical (médecins et aides médecins), de promouvoir la

---

592 *Ibid.*

593 ROQUES J., « Histoire de la chirurgie », *Médecine Tropicale,* N° 2,1942, p.169-172, p. 169.

594 IMTSSA, Dossier 312 : Santé publique et nutrition, Rapport Santé Publique et nutrition en Afrique au Sud du Sahara, p. 2.

vaccine, de lutter contre les maladies vénériennes (syphilis) et épidémiques, l'alcoolisme et la mortalité infantile[595]. Les principales activités du service de l'AMI en AOF s'articulent autour de consultations gratuites, de la distribution de médicaments et de pansements dans les communes, escales et chefs-lieux de cercles.

La gratuité des soins proclamée par l'AMI devrait être bien relativisée au regard de la taxe aux taux assez dissuasifs pour les populations africaines. En dépit de la gratuité des soins proclamée par l'AMI, force est de reconnaître que dans les faits, cette profession rompait avec la réalité. En effet, l'institutionnalisation d'une taxe d'hygiène et d'AMI remettait grandement en question la gratuité proclamée des soins. A partir de 1930, la taxe d'hygiène annuelle était fixée à 10 F alors que la contribution personnelle d'AMI variait de 4 à 8 F en fonction des zones.

Tableau 67 : Taux de la taxe de l'AMI de 1933 à 1939

Cercles	**1933**	**1934**	**1935**	**1936**	**1937**	**1938**	**1939**
Podor	3 Frs	3 Frs	3 Frs	4 Frs	7 Frs	7 Frs	7 Frs
Matam	3 Frs	3 Frs	3 Frs	4 Frs	7 Frs	7 Frs	7 Frs
Bakel	3 Frs	3 Frs	3 Frs	4 Frs	7 Frs	7 Frs	7 Frs
Bas Sénégal	3 Frs	3 Frs	3 Frs	4 Frs	7 Frs	7 Frs	7 Frs
Louga	4 Frs	4 Frs	4 Frs	5 Frs	8 Frs	8 Frs	8 Frs
Thiès	4 Frs	4 Frs	4 Frs	5 Frs	8 Frs	8 Frs	8 Frs
Sine Saloum	4 Frs	4 Frs	4 Frs	5 Frs	8 Frs	8 Frs	8 Frs
Tamba	3 Frs	3 Frs	3 Frs	4 Frs	7 Frs	7 Frs	7 Frs
Kédougou	2 Frs	2 Frs	2 Frs	3 Frs	5 Frs	5 Frs	5 Frs
Ziguinchor	4 Frs	4 Frs	4 Frs	5 Frs	8 Frs	8 Frs	8 Frs
Bignona	4 Frs	4 Frs	4 Frs	5 Frs	8 Frs	8 Frs	8 Frs
Sédhiou	4 Frs	4 Frs	4 Frs	5 Frs	8 Frs	8 Frs	8 Frs

Source : Touré A, Touré A, *Un aspect de l'exploitation coloniale en Afrique : fiscalité indigène et dépenses d'intérêt social dans le budget du Sénégal 1905-1946*, Thèse de doctorat de 3e cycle d'Histoire, FLSH, UCAD, 1991, p. 200.

En six ans, de 1933 à 1939, la taxe d'AMI a doublé sur l'ensemble du territoire. Elle passe de 3 F à 7 F dans les régions septentrionales (Podor, Matam) et orientales (Bakel, Tamba), alors qu'au centre (Thiès, Louga, Sine Saloum), elle varie de 4 F à 8 F.

---

595 *Journal Officiel de l'A.O.F.*, 1905, p. 84.

Tableau 68 : Montant de la taxe d'AMI de 1930 à 1938 (en Frs).

Années	Prévisions	Recouvrement
1930	4 400 000	4 571 055
1931	4 445 000	4 481 758
1932	4 500 000	4 074 763
1933	4 575 000	4 662 681
1934	4 630 000	4 271 787
1935	4 540 000	4 350 432
1936	5 257 200	5 788 454
1937	7 850 200	8 706 628
1938	8 700 000	9 040 527

Source : Touré A, *op. cit.*, p. 202.

Pour l'essentiel, le taux de recouvrement dépasse, hormis les années 1932, 1934 et 1935, les prévisions. Même au plus profond de la crise économique des années 1930, lorsque le paysannat sénégalais est frappé de plein fouet par la chute des cours de l'arachide, le taux de recouvrement a dépassé 90%. Ces « performances » s'expliquent par les méthodes dissuasives utilisées pour recouvrer la taxe d'AMI (amendes, confiscations, humiliations, etc.).

Si, durant ces deux premières phases de la stratégie primitive, la médecine coloniale est axée pour l'essentiel sur une médecine de soins, individuelle et curative, dès le début des années 1920, s'amorce une troisième étape qui mit l'accent sur les problèmes sociaux. Cette médecine préventive et sociale, sans pour autant occulter les problèmes antérieurs, s'oriente davantage vers les maladies dites sociales, notamment la tuberculose, « l'alcoolisme », la malnutrition ainsi que la protection des groupes vulnérables tels que les femmes, les enfants et les travailleurs[596]. L'orientation des services médicaux vers le social à partir des années 1920 est dictée par la volonté affichée des autorités coloniales de promouvoir la protection sanitaire des Africains aux fins de rentabiliser les colonies. La médecine de masse marquée par une action médicale mobile dépasse la médecine hospitalière statique caractéristique des deux premières étapes de l'implantation de la médecine coloniale.

Les principes à la base de la médecine mobile ont été élaborés par Eugène Jamot à partir d'études menées sur la trypanosomiase en Oubangui-Chari. Dans ses cinq principes de base de la doctrine, Jamot soutient que :

---

[596] IMTSSA, Dossier 312 : Santé publique et nutrition, Rapport Santé Publique et nutrition en Afrique au sud du Sahara, p. 4.

« 1- Dans les territoires où la densité médicale est faible, les distances considérables, la population dispersée, on ne peut atteindre aucun résultat appréciable d'une médecine statique.

2- Aucun renseignement précis sur le taux d'endémicité ne peut être escompté de l'examen pratiqué dans les formations fixes, seules des enquêtes portant sur des tranches entières de population sont susceptibles d'apporter à cet égard des renseignements exploitables.

3- Condition nécessaire du succès, renseignement complet et pourcentage de présence élevé des populations.

4- Parmi les moyens de lutte possibles, on choisira ceux dont l'efficacité est établie et qui se prête à une exploitation sur une large échelle.

5- L'instrument de lutte sera un service spécialisé permettant de réaliser en milieu rural, à l'aide d'équipes mobiles, une prophylaxie de masse »[597].

C'est d'ailleurs sur la base de ces principes que fut conçue une structure polyvalente chargée des grandes endémies : le Service Général d'Hygiène Mobile et de Prophylaxie. Erigé sur les cendres du SGAMS chargé de la lutte anti-trypanique à la Conférence de Brazzaville de 1944, le S.G.H.M.P., polyvalent l'année suivante, va couvrir les deux fédérations (AOF, AEF). Les principes qui fondent la doctrine du S.G.H.M.P. reposent sur la médecine de masse, préventive et itinérante, orientée surtout vers le monde rural (« brousse »). La médecine mobile et foraine, déployée par le SGHMP, « l'assistance médicale en profondeur » dans le but d'atteindre les populations des zones les plus reculées, est basée sur les consultations de la population en dehors des postes fixes[598]. A l'opposé de la médecine curative, individuelle dispensée dans les structures sanitaires fixes, la médecine de masse vise à éradiquer les endémies meurtrières diffuses à travers de vastes contrées.

Pour atteindre ces objectifs, le S.G.H.M.P. procède à l'immunisation de masse systématique pour réprimer les pathologies les plus meurtrières (fièvre jaune, variole, maladie du sommeil, tréponématoses, trachome, lèpre, paludisme). Ses activités s'articulent autour du dépistage et du traitement prolongé des patients, la prévention, l'immunisation et la lodominisation des masses. Au premier secteur érigé à Podor en 1949, s'ajoutent progressivement ceux de Mbour, Sédhiou, Kolda et le secteur annexe de Kédougou. En 1956, 5 686 383 Africains ont été visités par le S.G.H.M.P[599].

La cohabitation entre les médecins des circonscriptions et subdivisions et ceux du SGHMP n'ont pas été toujours faciles compte tenu des « cloisons assez étanches »[600]. La doctrine du morcellement et du cloisonnement des

---

[597] IMTSSA, Dossier 312 : Santé publique et nutrition. Rapport Santé Publique et nutrition en Afrique au Sud du Sahara, p. 4.

[598] SANKALÉ M., PÈNE P., *op. cit.*, p. 80.

[599] RICHET, « Contribution quotidienne des S.G.H.M.P. de l'Afrique Française Noire à l'exercice de la PMI », *Bulletin médical de l'AOF*, numéro spécial, volume 3, Dakar, 1958, p.45-50, p. 46.

[600] *Ibid.*, p. 81.

différents services de santé a suscité un vif débat vers la fin des années 1950. En effet, la conception « d'Etats dans l'Etat » théorisée et recevable à l'époque où Jamot lançait le SGAMS pour la lutte contre la maladie du sommeil ne semble plus de mise au moment où les institutions internationales des plus avisées telles que l'OMS prônent la centralisation des structures sous une direction unique[601]. A la doctrine du morcellement des services sanitaires en cloisons étanches, devrait succéder, pour l'OMS, une direction unique de coordination des différents services placée sous la tutelle d'un ministère de la Santé.

Après 1960, un grand débat s'est posé autour de l'orientation de la politique sanitaire. Fallait-il mettre en avant la médecine de masse, préventive et sociale au détriment de la médecine individuelle et curative ? Devrait-on, au contraire, privilégier la médecine individuelle et curative ? En définitive, l'option semble privilégier la cohabitation de la médecine individuelle et curative aux côtés de la médecine de masse. Les deux doctrines, en principe, devraient être complémentaires au lieu de s'exclure l'une l'autre[602].

a-2-2 De la médecine coloniale : des discours et mythes aux réalités

L'implantation de la médecine coloniale en Afrique s'effectua non sans difficultés, avec des avancées, reculs et des valses hésitations, sous un terreau d'obstacles et de contraintes à la fois matérielles, pathologiques et sociologiques.

Aux premières étapes, se développa toute une construction d'une Afrique très mortifère, considérée comme le « tombeau de l'homme blanc »[603]. L'imaginaire construit autour des affres du climat, de la virulence de ces « étranges maladies »[604], a fait naître, chez les expatriés européens, la peur, des craintes et des préjugés sur le continent noir. On pourrait tout de même se demander pourquoi s'aventurer dans un continent aussi mortifère et qui, de surcroît, creuserait leur propre tombe. On peut supposer, à bon droit, que les intérêts économiques, les possibilités d'enrichissement, la volonté de puissance dans un contexte de rivalités coloniales accrues constituent autant d'arguments solides pour justifier la présence européenne « là-bas, sur les rives empestées de l'Atlantique »[605].

D'ailleurs, à la répulsion du continent noir, allait s'opposer, au fil du temps, un autre regard de l'Europe teinté d'attraction, de fascination et

---

601 *Ibid.*, p. 5-6.

602 SANKALÉ M., Entretien du 17 septembre 2007 à Marseille.

603 DOZON J-P, « D'un tombeau l'autre », *Cahiers d'Etudes Africaines,* XXXI (1-2), 121-122, 1991, p. 135-158, p. 136.

604 LAPEYSSONNIE, 1988, *op. cit.,* p. 38-67.

605 *Ibid.*

d'exotisme[606]. A la vérité, en fonction des intérêts de l'heure, du contexte et des circonstances, l'image du continent se transforme. Aussi l'Afrique devient-elle l'alliée décisive de la recherche médicale lorsqu'elle est érigée en laboratoire de recherche et d'application. Avec l'Afrique, des perspectives intéressantes s'ouvrent dans le champ des possibles. L'avenir de la médecine même et des professionnels de la médecine pourrait se jouer à l'intérieur du continent africain.

En effet, après la formation à la science microbiologique à l'Institut Pasteur, l'étape suivante, pour tout nouvel « initié » pastorien, consistait à l'application, en Afrique, des méthodes acquises relatives aux maladies des pays chauds. Selon Mathis, une fois « le cours et le stage terminés, bien au courant des règles pastoriennes de l'observation et de l'expérimentation et en possession d'une bonne technique manuelle sans laquelle on ne peut être qu'un mauvais expérimentateur, le Pastorien n'avait plus que le désir d'aller utiliser dans un laboratoire d'outre-mer les connaissances acquises »[607]. Sous ce registre, l'Afrique devient un enjeu intéressant dans un contexte de concurrence entre puissances européennes. Les ressources scientifiques disponibles (pathologie exotique, biologie végétale et animale) offertes par les périphéries coloniales africaines représentent, à coup sûr, un site pour l'expérimentation et la validation, voire un réinvestissement des découvertes en métropole.

La « domestication » de ces contrées réputées mortifères ouvre des perspectives pour les puissances en concurrence (possibilités de mise en valeur, occupations de vastes espaces), les laboratoires et instituts de recherche. Ainsi, dans une Afrique transformée en laboratoire *in situ*, dans des conditions difficiles, les pastoriens, médecins missionnaires souvent itinérants, aux premières étapes de l'implantation française, n'hésitent pas à « s'installer à l'ombre d'un fromager ou d'un caïcédrat géant, monter une table pour y placer le microscope, les instruments et réactifs nécessaires, rassembler autour de soi, bêtes et gens, dans le brouhaha d'une foule curieuse et jacassante, procéder aux prélèvements de sang et d'humeurs, aux examens et aux inoculations »[608].

Pour le chercheur déployé sur le terrain pour des prospections et investigations, outre le prestige et la renommée, s'offraient d'intéressantes perspectives de carrière après une riche moisson ou découvertes en dépit de conditions d'expérimentation difficiles, de l'inconfort et les affres du climat. Surtout que « l'espoir de faire une constatation intéressante faisait négliger l'inconfort de l'installation, de la chaleur accablante qui, à l'époque de la sécheresse, brûlait les muqueuses du nez et des lèvres et les faisait saigner. Et quand le soir était venu, apportant un peu de fraîcheur, c'était autour de

---

606 DOZON J-P., *op. cit.*, p. 136.
607 MATHIS C., 1939, *op. cit.*, p. 4.
608 *Ibid.*, p. 2.

soi, la ronde infernale de myriades d'insectes ailés, piqueurs et suceurs de sang »[609].

Espace idéal pour la recherche, les essais et investigations, la mise en application de théories et pratiques médicales[610], les territoires coloniaux constituent aussi, pour les pastoriens et médecins militaires, une opportunité de carrière professionnelle, de se déployer, de s'affirmer dans un cadre où la concurrence s'avérait moins accusée. D'ailleurs, au fil du temps, les périphéries coloniales purent fournir deux prix Nobel : Alphonse Laveran et Charles Nicolle.

La constitution de la pathologie exotique en tant que discipline dans la médecine renforce le rôle des pastoriens dans les colonies au début du siècle. A partir de 1903, suite à la convention entre le ministère des Colonies et l'Institut Pasteur de Paris, fut ouverte une formation, sous la direction de Félix Mesnil, de médecins de Troupes Coloniales, à l'étude des protozoaires pathogènes déterminants en pathologie tropicale. Leur implication progressive dans la lutte contre les maladies des pays chauds a certainement accéléré le processus de pacification et de domestication des contrées tropicales africaines car, « sans l'application de la méthode pastorienne et expérimentale à l'étude de la pathologie exotique tropicale, notre Empire colonial n'aurait jamais pu être assaini et d'immenses territoires intertropicaux seraient encore en friches »[611].

Dans cette optique, la révolution pasteurienne contribua grandement à la remise en ordre épidémiologique, à la pacification et à « l'humanisation » des périphéries coloniales africaines. A une époque où il fallait « mettre en ordre et discipliner les Tropiques »[612], la « pasteurisation des colonies »[613] participa non seulement à la protection et à la survie de l'élément européen (colons, armées coloniales), mais aussi à la mise en valeur des espaces coloniaux africains.

Il en est de même quand, au sortir de la Grande Guerre, dans un souci de mise en valeur des colonies compromise par une dénatalité jugée, par les autorités coloniales, de plus en plus inquiétante, la santé du « Noir » ravagé par les endémo-épidémies occupe le devant de la scène. Brusquement, l'Afrique, « tombeau de l'homme blanc », se transforme en « tombeau de l'homme noir » et les périls passent des Européens aux Africains et des puissances européennes au continent noir[614].

---

[609] *Ibid.*

[610] Voir à ce propos Latour B., *Les microbes guerre et paix suivi de Irréductions,* Paris, A-M. Métailié, 1984.

[611] MATHIS C., *op. cit.*, p. 4

[612] Voir BONNEUIL C., *Mettre en ordre et discipliner les Tropiques : les sciences du végétal dans l'empire français, 1870-1940.* Thèse de Doctorat d'Histoire des Sciences, Université Paris VII, 1997.

[613] Voir LACHENAL G., 2006, *op. cit.*

[614] DOZON J-P., *op. cit*, p. 144.

La recherche médicale embryonnaire, les limites dans l'étiologie et l'épidémiologie, la microbiologie et l'entomologie expliquent certainement, d'une part, l'impuissance du pouvoir colonial à endiguer les pathologies tropicales et, d'autre part, les confusions dans la symptomatologie. La méconnaissance des maladies tropicales est largement tributaire d'une époque où prédominaient les théories pré-pastoriennes autour des miasmes, facteurs telluriques et climatiques considérés comme déterminants dans la genèse des pathologies. Le tableau nosologique consistait à « mettre de l'ordre dans le chaos des fièvres des pays chauds »[615]. La nomenclature médicale de l'époque dévoilait des étiquettes confuses : fièvre bilieuse climatique, fièvres rémittentes gastriques ou gastro-bilieuses, fièvres pernicieuses ataviques, fièvres mixtes et proportionnées, etc. On peut deviner, dans un tel contexte, toute la difficulté « à se reconnaître devant une symptomatologie aussi confuse »[616].

L'œuvre sanitaire fut un élément essentiel de l'entreprise coloniale. Il s'agissait, pour le pouvoir colonial, de promouvoir une action sanitaire attractive susceptible de transformer les mœurs et mentalités africaines et, ce faisant, de créer les conditions de l'adhésion des colonisés[617]. L'œuvre sanitaire, tout comme l'école coloniale, sont souvent brandies par le pouvoir colonial pour justifier les bienfaits et résultats positifs indéniables de la colonisation française en Afrique.

Ainsi, s'inscrivant dans une perspective triomphaliste, Bernard Chenot, ministre de la Santé Publique de la République Française, présente le bilan élogieux de l'action sanitaire coloniale :

« Quand on jette un regard sur l'action accomplie depuis le début du siècle dans les pays d'Outre-Mer, comment ne point reconnaître la primauté constante conférée à l'œuvre sanitaire ? Un fait demeure : l'œuvre sanitaire réalisée dans les pays d'Outre-Mer, si elle a connu jusqu'ici des limitations dans ses moyens d'actions, s'avère en définitive grandiose dans ses résultats. La courbe des consultations n'a cessé de monter durant les trente dernières années, passant de 6 millions en 1929 à 29 millions en 1939 et à 77 millions en 1958…Elle a pour support un ensemble de 3000 postes sanitaires fixes répartis dans 41 hôpitaux, 593 centres médicaux, 2000 centres ruraux , 307 formations privées, plus de 60 maternités sans parler des établissements spéciaux et du travail gigantesque assuré par les équipes mobiles…Les programmes d'équipement de 1946 ont permis des réalisations spectaculaires (constructions d'hôpitaux, postes et centres de santé). Ces constructions demeureront comme de grands exemples et s'il fallait aujourd'hui dresser le bilan des réalisations sanitaires plantées dans l'ensemble des territoires

---

[615] MATHIS C., *op. cit,* p. 8.

[616] *Ibid.*

[617] DOZON J-P., « D'un tombeau l'autre », Cahiers d'Etudes Africaines, XXXI (1-2), 121-122, 1991, p. 135-158, p. 143.

africains depuis la guerre, on évoquerait un réseau impressionnant… Certaines épidémies n'évoquent que des souvenirs appartenant au passé »[618].

Un tel tableau élogieux, peint par un regard triomphaliste, nécessite une analyse plus raffinée. Il faudrait souligner d'abord que l'implantation de la médecine coloniale s'est accompagnée d'une « technologie de la santé » et d'une machinerie administrative (passeports sanitaires, carnets de vaccination, lois, décrets, arrêtés, tournées et expéditions de la santé, etc.) qui ont durement soumis les indigènes aux examens de dépistage, recensements épidémiologiques et à l'administration de traitements souvent imposés. Il est évident aussi que la mise en place des structures et politiques sanitaires participa grandement à la gestion administrative des colonies grâce à une « ingénierie sociale »[619] révélatrice d'une connexion de l'œuvre sanitaire au projet colonial. On est ainsi conduit à ne jamais isoler l'œuvre sanitaire du projet colonial. On peut supposer, dans une telle perspective, que les recensements épidémiologiques, les vaccinations, la « technologie de la santé » aient contribué au fichage, à la localisation des colonisés dans l'espace, au recensement et au recouvrement des impôts.

En tant que « savoir-pouvoir »[620], la médecine en contexte colonial joua activement sa partition dans l'administration des territoires coloniaux. Pouvoir d'Etat, elle fut, à travers les campagnes de masse, un indicateur de la mainmise administrative sur les populations africaines ainsi qu'une mesure d'adhésion des Africains à la politique coloniale. Pilier stratégique du contrôle social, la médecine, en contexte colonial participa aussi, à travers ses campagnes de masse, à la gestion autoritaire, voire « totalitaire » des Africains. Sous ce registre, la médecine coloniale, par sa structure, son fonctionnement militaro-étatique, représente, dans certains cas, une entreprise dont l'objectif s'articule autour du contrôle des populations africaines.

Pendant la période coloniale, les savoirs médicaux, à travers la médecine et l'hygiène, contribuèrent à la hiérarchisation des « races », à la « racialisation » de l'espace géographique, notamment dans certaines villes coloniales. Que l'on songe à la ségrégation urbaine à Dakar dont la conception, la mise en pratique et la justification convoquèrent des arguments sanitaires

---

618 *La communauté médicale d'expression française en Afrique noire et à Madagascar.* Présentation par Bernard Chenot, ministre de la Santé Publique de la République Française, p. 7-8.

619 Pour plus de details, voir l'ouvrage de Lyons M., *The Colonial Disease : a social history of Sleeping Sickness in Northern Zaire, 1900-1940*, New York, Cambridge University Press, 1992.

620 Pour plus de détails, voir les travaux de Foucault M., "Deux essais sur le sujet et le pouvoir", in Hubert Dreyfus et Paul Rabinow (eds.), *Michel Foucault, un parcours philosophique,* Paris, Gallimard, 1984, 297-321.
FOUCAULT M., *Histoire de la sexualité. 1. La volonté de savoir,* Paris: Gallimard, 1976.
FOUCAULT M., *L'archéologie du savoir,* Paris: Gallimard, 1969.
FOUCAULT M., "La technologie politique des individus", *Dits et écrits 1954-1988,* Paris: Gallimard, 1994, IV, 1980-1988, 813-828.

et hygiéniques. La peste, évoquée par les autorités sanitaires et politiques, ne fut qu'un prétexte pour justifier un fait déjà accompli[621].

Planche 1 : Rassemblement de populations

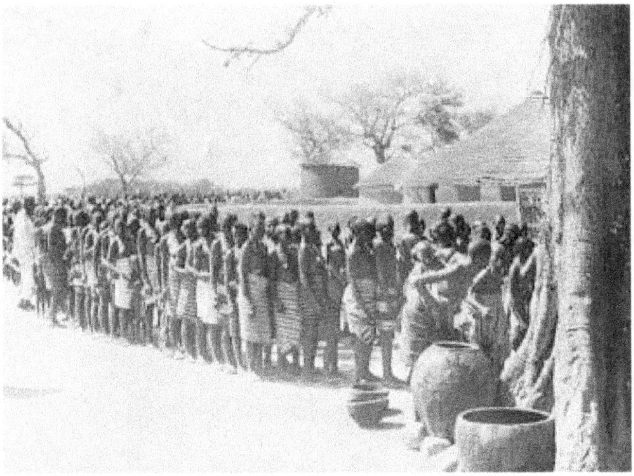

Source : ASNOM

Planche 2 : Consultation dans un dispensaire

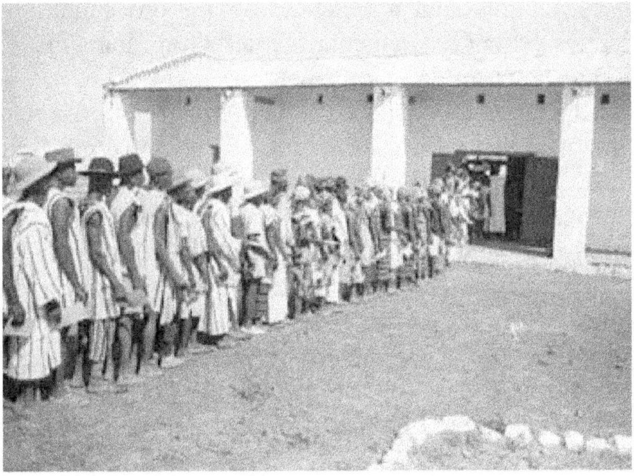

Source : ASNOM

[621] MBOKOLO E., « Peste et société urbaine à Dakar : l'épidémie de 1914 », *Cahier d'Etudes Africaines*, 1982, p. 13- 46.

Planche 3 : Vaccination par un infirmier

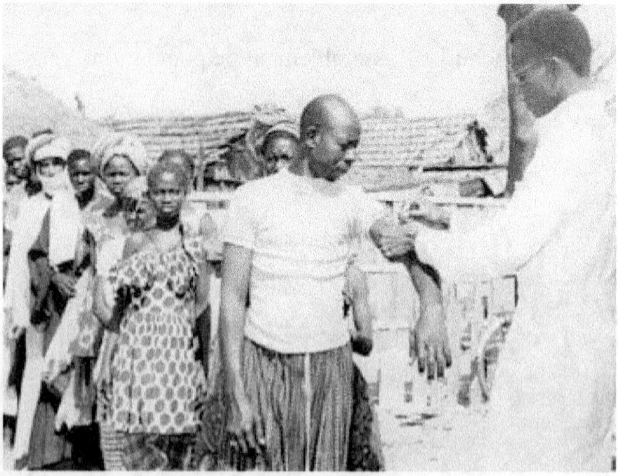

Source : ASNOM

Ces images appellent quelques commentaires. Elles mettent en évidence l'image et la perception de l'Africain. Pour le colon, les Africains, assimilés à une foule compacte, sont regroupés sous le soleil et les intempéries sans tenir compte des réalités de sociétés souvent hiérarchisées, compartimentées en classes d'âge et travaillées par le genre. Ainsi, hommes, femmes, personnes âgées, enfants sont « mélangés » dans des conditions arbitraires pouvant défier les principes élémentaires des droits humains. Les patients, venus pour la consultation dans le dispensaire, sont exposés à l'air libre en dehors de la salle d'attente et de la véranda pourtant libre. De telles pratiques signalent l'ignorance des sociétés africaines où la maladie, perçue comme le signe du mal, de la vulnérabilité devant l'ennemi et les forces occultes, est souvent gérée dans la discrétion.

D'autre part, il est prouvé que la politique des pouvoirs coloniaux, outre la déstructuration des systèmes thérapeutiques autochtones, provoqua des bouleversements épidémiologiques - crises sanitaires accusées et épidémies meurtrières – qui se traduisent par une mortalité élevée[622]. D'ailleurs, la phase d'implantation de la colonisation, souvent perçue comme le « temps de la mort », du « suicide collectif » et de la « décrue démographique » est marquée par des crises sanitaires et alimentaires spectaculaires[623]. A l'origine des crises sanitaires, les progrès des échanges (routes, chemins de fer) qui, à coup sûr, favorisèrent l'éclosion et la diffusion au galop de pathologies qui, jusqu'ici, évoluaient en vase clos.

---

[622] MBOBOKO E., 1984, *op. cit.*, p. 154.

[623] CURTIN P., *et al.*, *African History*, Londres, Longmann, 1978, p. 552-555.

L'on ne saurait occulter le travail forcé, les migrations volontaires et involontaires, l'alcoolisme, autant de facteurs qui créèrent les conditions d'une poussée des maladies endémiques (variole, lèpre, maladie du sommeil) et des pathologies vénériennes à l'origine d'une stérilité. Inscrivons, au registre de cette période considérée comme celle du « suicide collectif », les crises alimentaires liées à l'essor des cultures commerciales, au recul des cultures vivrières et à une fragilité biologique qui ouvre la porte aux endémo-épidémies meurtrières (malaria, tuberculose, etc.).

Avec un tel tableau, on est conduit à reconsidérer la vision apologique, voire manichéenne, consistant à réduire la période pré-coloniale africaine à un désastre épidémiologique, à la mort, à un chaos auquel la médecine coloniale apporta l'ordre, le progrès grâce à la maîtrise, voire l'éradication des crises pathologiques spectaculaires[624].

Par ailleurs l'analyse de la carte sanitaire indique de grandes disparités géographiques. Ainsi, le monde rural est marqué par une grande insuffisance des équipements sanitaires implantés pour l'essentiel en milieu urbain, un déficit accusé de personnel médical. En milieu rural, la densité médicale moyenne en 1954 s'élève à 1 médecin pour 60000 habitants. Les 27 docteurs en médecine et les 26 médecins africains en service au Sénégal en 1954 exercent pour l'essentiel en milieu urbain. La même année, Dakar comptait 83 médecins fonctionnaires auxquels s'ajoute une trentaine de médecins privés[625].

En outre, l'incohérence du système de santé colonial, notamment la législation sanitaire, fut même soulignée par les autorités sanitaires de la colonie. En effet, affirme le Directeur de la Santé Publique, la législation sanitaire « n'est pas une œuvre cohérente, conçue avec une logique rigoureuse, mais un kaléidoscope de textes résultant de circonstances qui ont laissé subsister, même après leur disparition, des habitudes administratives... Il constitue un assemblage hétéroclite.»[626].

L'implication de divers ministères dans l'application de la législation sanitaire, les conflits de compétence entre la multitude de structures s'occupant des questions sanitaires constituent une des failles du système[627]. Ainsi, environ une quinzaine de directions coiffées par plus d'une dizaine de ministères interviennent dans les questions sanitaires coloniales[628].

On peut admettre, par ailleurs, que dans bien des cas, l'histoire de la santé publique dans les colonies est plus le reflet de la conjoncture qu'une politique réelle avec une vision prospective ; elle procède par crises, par

---

624 MBOBOKO E., 1984, *op. cit.*, p. 157.

625 SANKALÉ M., PÈNE P., *op. cit.*, p. 83.

626 IMTSSA, Dossier 301 : Protection maternelle et infantile, Médecin Général Sanner, Directeur de la Santé Publique, « L'organisation de la santé publique et la protection de l'Enfance en AOF », Dakar, *Semaine de l'Enfance*, 5 mai 1954, p. 7.

627 *Ibid.*

628 *Ibid.*

successions d'à-coups. L'Etat colonial procède souvent par bricolage et colmatage de brèches. Les logiques décisionnelles, qui résultent le plus souvent de crises sanitaires, politiques ou économiques, rompent avec une politique d'anticipation, une approche prospective.

Evidemment, le rôle et l'impact de l'œuvre sanitaire coloniale dans l'amélioration des conditions de vie des Africains sont incontestables. On ne saurait nier par exemple les campagnes d'immunisation de masse qui permirent de contenir certaines endémo-épidémies, voire d'éradiquer de virulentes épidémies (peste, variole, etc.). Dans ce contexte, les résultats sont perceptibles au regard du recul de la morbidité et de la mortalité.

Toutefois, les politiques sanitaires des pouvoirs coloniaux révèlent des limites réelles liées, en partie, à l'ignorance des réalités socioculturelles, religieuses des collectivités africaines. Que l'on songe à la technologie administrative calquée sur le modèle métropolitain (textes législatifs, règlementaires) souvent en déphasage avec les réalités africaines.

b) Tendances et trajectoires des politiques de PMI

Malgré la création de l'AMI par l'arrêté du 8 février 1905 qui conféra au nouvel organisme, entre autres missions, la promotion de la protection maternelle et infantile, la prise en compte du couple « mère-enfant » par le pouvoir colonial dans la politique sanitaire fut, au Sénégal, relativement récente. En effet, l'analyse des pratiques de la médecine coloniale met en évidence la mise en place, à partir de 1930, d'une nouvelle politique sanitaire de prévention et d'intervention progressivement orientée vers la médecine de masse[629], ainsi que la prise en compte des jeunes enfants et des mères par les pouvoirs publics dans les priorités médicales (mise en place de services de puériculture, présence d'enfants aux consultations dans les dispensaires de puériculture).

Au lendemain du second conflit mondial et jusqu'à l'indépendance, les priorités sanitaires se recentrent sur la santé de l'enfant et de la mère (vaccinations de masse, lutte contre la rougeole, la malnutrition) sous la pression d'une opinion internationale de plus en plus sensible au sort des populations des colonies (mortalité et morbidité infantiles élevées, ravages de la malnutrition) et remettant en cause la politique coloniale en matière de santé maternelle et infantile.

---

[629] NDAO M., « Enfance et ordre colonial : la politique sanitaire au Sénégal. Discours et réalités (1930-1960) », *Revue* Sénégalaise *d'Histoire,* No 6, 2004-2005, FLSH, Dakar 2005, p. 186-201, p. 88.

b-1. 1905-1925 : Le temps de l'épreuve ou la genèse de la PMI

La mère et l'enfant, jusqu'aux années 1920, ont occupé une place modeste dans la politique sanitaire coloniale, même si l'arrêté du 8 février 1905, en créant l'AMI lui conféra la charge de dispenser, à titre gratuit, les soins médicaux aux populations africaines, des conseils d'hygiène, de répandre la vaccine et de promouvoir la protection maternelle et infantile. A sa création, son fonctionnement était assuré par les médecins des troupes coloniales hors cadre ou par des médecins civils recrutés en France. Sortis des Instituts de médecine coloniale à l'image de ceux de Paris, Bordeaux ou Marseille, les médecins de l'AMI sont placés sous les ordres de l'administrateur de cercle et assurent la gestion des postes de santé créés dans chaque ville ou chef-lieu de circonscription. L'insuffisance de personnel et la réticence des Africains face à la médecine moderne ont nécessité la création du corps des aides médecins africains par l'arrêté du 7 janvier 1906. Axée sur la médecine préventive et curative, l'action de l'AMI embrasse la lutte contre les maladies épidémiques, la propagation de la vaccine et le renforcement de la Protection Maternelle et Infantile. Après la Seconde Guerre mondiale, l'AMI devient l'AMA (Assistance Médicale Africaine).

Après la Grande Guerre et la participation active des Africains à l'effort de guerre, la métropole fut obnubilée par la reconnaissance d'une dette contractée en s'engageant à promouvoir le progrès économique et social. Aussi fallait-il protéger la population africaine contre la ruine, la maladie et la mort par la création de services sanitaires et le renforcement du personnel médical. D'autant plus qu'avec les ravages de la guerre (30.000 Noirs de l'AOF moururent pour la France), les poussées épidémiques (peste, méningite, typhus), les famines, la misère et l'apathie physiologiques, le déficit chronique de main-d'œuvre, il fallait, sous peine de remettre le projet colonial lui-même en question, « conserver et augmenter le capital humain pour faire fructifier le capital argent »[630].

C'est dans ce contexte que fut créée, le 14/01/1918, l'Ecole de Médecine de Dakar chargée d'assurer la formation d'un personnel médical et paramédical subalterne africain. L'œuvre sanitaire, particulièrement la santé maternelle et infantile, reçut une impulsion après la création de l'Ecole de Médecine dont la vocation première était d'offrir un cadre à l'instruction des médecins, pharmaciens et sages-femmes destinés à servir comme auxiliaires dans le cadre de l'AMI en AOF[631]. Lancée avec des sections de médecine et de sages-femmes indigènes, l'école s'attela à la vulgarisation d'actes médicaux simples (visites, vaccinations, établissements de fiches individuelles).

---

630 SARRAUT A., *La mise en valeur des colonies françaises*, Paris, Payot, 1923, p. 95.

631 NDIAYE A., 1997, « La formation du personnel africain de la santé en AOF », in Becker C., *et al.*, *op. cit*, p. 1193-1202.

A partir de ce moment, la fille indigène pouvait accéder à la section des sages-femmes et infirmières visiteuses même si son statut restait subalterne dans le corps médical, tous les médecins étant de sexe masculin. En vérité, le projet colonial de rentabilisation des colonies, la nécessité de disposer d'agents intermédiaires subalternes de l'administration, d'ouvriers et de bras solides et vigoureux marginalisaient à l'avance la fille et la femme indigènes confinées aux tâches des bonnes maîtresses de maisons (gestion de la cuisine, travaux domestiques, etc.).

Le recours à un personnel paramédical féminin était dicté par le refus des femmes indigènes de se faire consulter, notamment les parties intimes par les agents de santé européens. Dans les faits, les résistances face aux visites, à la consultation des parties intimes commandaient l'utilisation de relais locaux. Surtout que le projet de politique démographique (pronataliste) dicté par la mise en valeur coloniale impliquait, *a priori*, la gestion des parturientes, des femmes gestantes ou allaitantes aux fins de juguler l'épineux problème de la mortalité maternelle et infantile.

Ce survol historique montre que la prise en compte de la mère et de l'enfant dans la politique sanitaire fut relativement récente au Sénégal. Les épisodes infectieux de la prime enfance (rougeole, coqueluche), la malnutrition maternelle et infantile (anémies, goitre, avitaminoses, etc.), en dépit de leur virulence, ne furent pas une préoccupation majeure de la politique sanitaire coloniale du fait de leur prévalence essentiellement limitée à la population africaine.

b-2. Les débuts de la médecine de masse et la politique de régénérescence de la « race noire »

Bien avant la constitution de l'AOF, la France avait mis en place les bases d'une politique sanitaire dans les colonies pour répondre aux impératifs de conquête coloniale et de protection de l'élément européen. Les priorités médicales étant fort centrées sur la mise en place des structures sanitaires[632], le développement de l'hygiène, la prévention et le contrôle des grandes endémo-épidémies[633], la population infantile n'occupa qu'une place assez modeste dans la politique sanitaire coloniale. C'est d'abord à partir des années 1920, puis vigoureusement dans la décennie 1930 que la santé de la mère et de l'enfant fut inscrite parmi les priorités des autorités sanitaires de la colonie.

---

632 Diop A., 1997, « Les débuts de l'action sanitaire de la France en AOF : le cas du Sénégal », in Becker C., Mbaye S., Thioub I. (s.dir), *AOF : réalités et héritages. Sociétés ouest-africaines et ordre colonial, 1895-1960*, Direction des Archives du Sénégal, Dakar p.1212-1227, p. 1218 et s.

633 Domergue-Cloarec D., 1997, « La prévention dans la politique sanitaire de l'AOF » in Becker C., *et al.*, 1997, p. 1228-1240.

A la fin des années 1920, l'ébauche d'une nouvelle politique se fit jour. En 1926, les autorités politiques et sanitaires du ministère des Colonies et de l'AOF furent alertées sur les dangers d'une dépopulation – du fait des endémo-endémies – à la suite d'une étude menée par le médecin général inspecteur Alexandre Lasnet. Cette étude inaugure une nouvelle orientation dans les stratégies sanitaires avec l'introduction de la médecine préventive et sociale ou médecine de masse.

La nouvelle politique de régénérescence de la race noire devait faire pièce au « fléau démographique » alimenté par un avortement pathologique, une morbidité et une mortalité maternelle et infantile importantes, autant de facteurs nécessitant la prise à bras-le-corps des questions de santé des populations indigènes, beaucoup moins d'ailleurs par philanthropie que par nécessité. La réalisation du projet colonial impliquait, en vertu de la doctrine « faire du nègre », la rentabilisation des colonies. Quels sont les objectifs de cette vision politique ? La réponse, nous la tenons du gouverneur général Carde qui exprima clairement l'option en affirmant que « l'œuvre sanitaire et l'action médicale sont dictées par la nécessité de développer la race en quantité et en qualité »[634]. Aussi de nombreuses mesures furent-elles prises en faveur de la PMI.

Dès 1928, le docteur J. Legendre attire l'attention des autorités sanitaires de la fédération sur l'importance, pour la démographie, des statistiques qui doivent se fonder sur une base scientifique et ethnique. Pour Legendre, « le principal facteur de la faible natalité en pays noir réside dans la coutume qui limite la nuptialité en condamnant la mère à n'avoir un enfant que tous les trois ans. C'est l'application à la race du système de la jachère déjà usitée par les Noirs en agriculture. D'une haute moralité chez l'individu, cette coutume, forme africaine de malthusianisme, est nuisible à la collectivité et à la race »[635].

A l'initiative du gouverneur général Carde, plusieurs mesures furent prises dès les années 1920 allant dans le sens du renforcement de la protection de l'enfance et de la mère indigènes. L'ouverture, à partir de 1930, d'une section de formation à l'intention des infirmières visiteuses pour une durée de deux ans à l'Ecole de Médecine de Dakar répondait à la nécessité de créer une passerelle entre les structures sanitaires et la concession indigène afin de vulgariser la médication occidentale et de vaincre la réticence des populations. En fait, « la vraie fonction des infirmières visiteuses consiste à pénétrer dans les familles indigènes, à rechercher les futures mères et les nourrissons pour s'efforcer de les amener aux consultations »[636].

---

[634] ANS 1H102(163), Circulaire du 12 mars 1924 du Gouverneur général Carde. Instruction sur le fonctionnement de l'AMI, Gorée, Gouvernement général, 1927.

[635] Dr. J. LEGENDRE, *op. cit.,* p. 406.

[636] ANS 1H102(163).

La prise en charge des matrones dans le schéma de formation initié par les gouverneurs Carde et Brévié visait à « éviter le danger des manœuvres traditionnelles»[637] grâce à l'acquisition des normes de propreté au cours de l'accouchement et « de la notion de secours qui doit être réclamée à temps dans les cas de dystocie et d'infection puerpérale»[638]. Pour ce faire, des mesures incitatives furent prises sous la forme d'une prime de rendement calculée en fonction du nombre de nouveau-nés présentés en bon état alors qu'une bonne cicatrisation ombilicale était rétribuée à raison de trois francs par enfant[639].

Pourtant, ni l'autorisation d'une ligne de crédit par la loi du 23 février 1931 destinée à la réalisation d'un programme spécial de protection sanitaire et démographique (construction d'installations destinées à l'AMI, dotations multiples, hygiène générale, lutte contre les maladies infantiles, assistance à l'enfance indigène), encore moins la création à Dakar d'un Institut d'Hygiène Sociale (Polyclinique) doté d'un dispensaire de lutte contre la mortalité infantile (consultations de nourrissons et d'enfants) ne purent renverser les fortes tendances révélatrices d'une dégradation des conditions sanitaires de la population infantile, mettant ainsi en évidence un net divorce entre les résultats et les espoirs fondés.

La circulaire du 7 décembre 1934 relative au projet de rédaction d'une charte de l'enfance noire devant prendre en charge la protection prénatale et la préparation à l'entrée dans la vie active se concrétisa par la promulgation du décret du 18 septembre 1935 portant sur la protection de la mère et de l'enfant en AOF. Dans l'optique du pouvoir colonial, il fallait résoudre le sérieux problème de la santé materno-infantile sous peine de compromettre le devenir des colonies menacées par la dénatalité. L'enquête démographique prescrite par la circulaire du 2 août 1938 confirma la précarité sanitaire des populations africaines avec de forts taux de morbidité et de mortalité, laminant leur espérance de vie (moins de 1% atteignait l'âge de 65 ans, carences nutritionnelles diverses, 15 à 20% d'avortements, disparition avant l'âge de 15 ans de la moitié des enfants)[640].

[637] *Ibid.*

[638] *Ibid.*

[639] *Ibid.*

[640] ANS 1H25(26) : Instruction sur la lutte contre la malnutrition et la mortalité infantile mise à jour au 1/6/1940, Gorée, Imprimerie du gouvernement général, p. 7.

Tableau 69 : Enquête démographique de 1938. Modèles de tableaux dressés

Modèle 1 Type de population (formulaire)

	Type progressif	Type stationnaire	Type régressif
Enfants de 0 à 15 ans	40%	33%	20%
Adultes de 15 à 45 ans	50%	50%	50%
Au- dessus de 45ans	10%	17%	30%

Modèle II : Enquête sur la mortalité infantile (formulaire)

Groupe ethnique : 1) Nombre de femmes de 45 ans et au-dessus interrogées :
2) Nombre de femmes stériles (stérilité absolue, sans avortements) : Nombre de femmes non stériles :
3) Total des grossesses (arrivées ou non à terme) : Avortements : Mort-nés : [Garçons c) Naissances vivantes [Filles
4) Nombre d'enfants morts au cours de la première année : Nombre d'enfants survivants à l'âge de 15 ans

Le premier modèle de tableau suggère quelques observations. Les enfants (0 à 15 ans) considérés comme l'avenir démographique de la colonie du fait de leur future capacité productive suivent, d'après le modèle de tableau, des évolutions inverses, comparés aux personnes considérées comme âgées (plus de 45 ans) et dont l'impact dans le projet de mise en valeur est de moindre envergure. Quant aux adultes sollicités pour leur capital humain en vue de fructifier le potentiel économique, ils doivent représenter la moitié de la population. Le second modèle cible les facteurs à l'origine de la mortalité infantile. Le contexte est marqué par une crainte pour l'avenir démographique des colonies africaines du fait de la progression constante, d'après plusieurs rapports médicaux, des maladies vénériennes, notamment la syphilis considérée comme un danger social.

Les modèles de tableaux dressés (total des grossesses, avortements, mort-nés, naissances vivantes, nombre de femmes stériles) lors des enquêtes dévoilent les motivations et les préoccupations de l'administration devant la menace de dépopulation. Dès lors, comment déterminer les facteurs du mouvement naturel ? La circulaire précise : « si le type de population n'est pas nettement progressif, les principales causes seront à rechercher et à classer par ordre d'importance pour chaque groupe ethnique : sous-alimentation, endémo-épidémies, maladies sociales, manque d'hygiène et surtout mortalité infantile »[641]. Quel procédé utiliser pour atteindre cet objectif ? Le même document officiel dévoile la stratégie et indique plus loin : « par des interrogations de femmes ayant dépassé l'âge de procréation, il est possible d'arriver à connaître assez approximativement les taux de stérilité, de fécondité brute, d'avortements et, par voie de conséquences, leur répercussion sur le mouvement de population »[642].

Pendant le second conflit mondial, le discours officiel fut à nouveau dominé par le problème du dépeuplement imputable à une forte mortalité infantile. La campagne déclenchée contre le fléau de la « maladie démographique » trouva un puissant signal avec l'instruction sur la malnutrition et la mortalité infantile du 1er juin 1940 qui reconnut tout de même les limites et les carences de la lutte contre la mortalité infantile du fait de la défectuosité et de l'insuffisance des infrastructures (maternités, dispensaires) et de la distance des populations à l'égard de la médecine moderne[643].

De retour d'une tournée d'inspection en AOF, le directeur du service de santé des colonies insiste sur l'importance qu'il convient d'accorder avant toute mise en valeur aux problèmes démographiques. D'autant plus que le développement de la race noire reste conditionné par une réduction de la morbidité et surtout de la mortalité infantile évaluée à 30 % pour les enfants de moins d'un an[644]. Pour Vichy, les enquêtes démographiques attestent largement que l'accroissement des populations des colonies françaises d'Afrique est grandement entravé par la fréquence des avortements et la mortinatalité à laquelle s'ajoute l'importance de la mortalité infantile. On peut comprendre, dans ce contexte, que la protection de l'enfance indigène constitue, pour Vichy, la voie indiquée pour la rentabilisation des colonies.

La politique de régénérescence de la race noire s'inscrit dans les objectifs de l'Alliance Nationale contre la Dépopulation fondée en 1856[645]. L'association, reconnue d'utilité publique, placée depuis 1914 sous le haut patronage de la République française a inscrit dans ses priorités la

---

641 *Ibid.*
642 *Ibid.*
643 ANS 1H25(26).
644 IMTSSA Dossier 301 PMI, Lettre du Directeur du Service de Santé des Colonies Blanchard à M. Le Vice-Amiral Secrétaire d'Etat aux Colonies à Vichy, 10 avril 1942.
645 IMTSSA Dossier 301 PMI, Lettre du Ministre de la France d'Outre-Mer à MM. Les Gouverneurs généraux, Hauts Commissaires, Gouverneurs et Chefs de Territoires, Chefs de service 20 juillet 1949.

revitalisation des principes familiaux. Pendant le second conflit mondial, la collaboration de l'Alliance avec les pouvoirs publics se concrétise par l'adoption de textes législatifs et réglementaires pour aider les familles nombreuses et relever la natalité[646]. Le lancement de sa revue *Vitalité française* devait aider à la mise en place de sections locales dans les colonies.

Depuis la Grande Guerre, la « dégénérescence de la race », la hantise de la dépopulation des colonies, le contrôle, voire la promotion de la croissance démographique inondent le « récit social colonial » de l'époque. Ce discours du tuteur moral, au caractère obsessionnel des énoncés, renvoie, non seulement à des certitudes inscrites, mais aussi et surtout à une image abstraite[647].

Dans les sociétés rurales, le clan doit assurer la préservation et la protection de l'enfant contre tout phénomène susceptible de nuire, en premier lieu, la sorcellerie[648]. Ainsi, lorsque les services de PMI et les œuvres caritatives (Croix Rouge, Goutte de Lait, Berceau Africain), parrainées par les autorités coloniales organisent des concours du plus beau bébé, ils ignorent que dans plusieurs sociétés africaines, il faut éviter le mauvais œil, toute parole d'envie telle que les félicitations. Sous ce registre, parler de la beauté de l'enfant ou de sa force pourrait l'exposer à la jalousie, à la sorcellerie et au mauvais sort.

b- 3 L'après-guerre, une période de prise en charge de l'enfance

Après le second conflit mondial, les principes de générosité et de solidarité issus des enthousiasmes de la Libération furent mis en avant dans le discours des autorités coloniales. Au centre des priorités se trouvaient la mortalité des enfants et celle des adultes. Avant même que ne s'achevât la guerre, certaines autorités insistent sur la nécessité de centrer davantage l'action sanitaire sur la protection de la mère et de l'enfance. Pour le médecin A. Sice, « c'est à l'enfance, à sa sauvegarde, que doit aller la sollicitude du médecin : l'enfant est l'espoir, l'avenir du pays, il assure la relève des générations qui ont vieilli ; des villages sans enfants sont des villages frappés de mort »[649].

Devant les nécessités de développement économique et social, la protection sanitaire des ressources humaines constitua un impératif des services de santé. La mise en évidence des relations entre l'alimentation et la

---

[646] *Ibid.*

[647] VERDES-LEROUX J, « Pouvoir et assistance sociale : cinquante ans de service social», *Actes de la Recherche en Sciences Sociales*, 1976, vol. 2, No 2, p. 152-172.

[648] GRAVRAND R.P., « Aux sources de la vie humaine d'après les traditions sérer du Sine », *Psychopathologie Africaine.* Dakar, Vol. I, No 2, 1965, p. 286-304.

[649] SICE A., « Rôle social du médecin colonial en Afrique française », *Médecine Tropicale*, No 3, 1944, p. 185-193, p. 189.

santé modifia le discours colonial sur « l'indolence native et la paresse des Africains » qui, jadis assimilées à une déficience d'ordre racial, furent maintenant perçues dans ce nouveau contexte comme une résultante de l'état nutritionnel et de la situation alimentaire. Sur cette question, le docteur Léon Palès tranche en écrivant : « si cette déficience ne se manifeste pas par des troubles pathologiques visibles, on peut avancer que le développement du corps et de l'épanouissement mental, de même que le rendement de l'un et de l'autre, sont freinés par cet état »[650].

D'autant plus que « la difficulté ou l'impossibilité d'un effort soutenu comme une simple apathie semble relever de cet état organique et non d'un « caractère racial. »[651] Il rejoint ici Albert Sarraut qui, quelques années auparavant, insistant sur la nutrition comme facteur de promotion du capital humain, mettait en garde contre le cercle infernal de la malnutrition. Pour Sarraut, « l'indigène ne travaille pas assez parce qu'il ne mange pas assez ; il ne mange pas assez parce qu'il ne travaille pas assez ». Désormais, dans l'optique du pouvoir colonial, la fragilité biologique, l'apathie physique et intellectuelle, la vulnérabilité aux épidémies et, qui plus est, l'importance du taux de mortalité dérivaient des déséquilibres et carences alimentaires. Un tel contexte, pour l'autorité coloniale, suggère une assistance médicale accrue[652].

L'importance accrue prise par les questions alimentaires et les incidences socioéconomiques de la malnutrition justifièrent la création, le 9 juillet 1945, d'une nouvelle structure, l'Organisme d'Enquêtes pour l'Etude Anthropologique des Populations Indigènes de l'AOF (Alimentation Nutrition), plus connue sous le nom de Mission Anthropologique. Il s'agissait, pour le nouvel organisme, de déterminer l'état nutritionnel des populations, la composition des tables alimentaires, d'inventorier en quantité et en qualité les ressources alimentaires et leur valeur nutritive. Outre les études au sujet des lacunes sur les connaissances des habitudes alimentaires, les recherches nutritionnelles portaient sur les groupes vulnérables (enfants, femmes enceintes ou allaitantes). L'identification des troubles de croissance, des états de sous-nutrition, de malnutrition ou d'hypovitaminose au sein des groupes vulnérables devait leur assurer une alimentation rationnelle et équilibrée comportant tous les nutriments.

La réalisation de ces objectifs impliquait, au préalable, la mise en application d'un vaste programme d'éducation du public en matière alimentaire. Au plan sanitaire, le dépistage précoce par des tests adéquats des caractères pathologiques des maladies de carence fut complété d'études démographiques et statistiques sur la morbidité, la mortalité, la natalité ainsi que la fécondité dans les centres pilotes ouverts à cet effet à Popenguine et à Mont Rolland.

La mise en pratique des recommandations (lutte contre les maladies de carence, sécurité alimentaire des groupes vulnérables), la dissolution de la

---

650 PALÈS L., 1949, *op. cit*, p. 3.
651 *Ibid.*
652 SARRAUT A., *op., cit,* p. 394-400.

Mission Anthropologique transformée en ORANA s'accompagnèrent d'un vaste programme de lutte contre la malnutrition et la sous-nutrition dans les groupes vulnérables tels les jeunes enfants. L'axe principal des mesures prises par l'ORANA en matière de lutte contre la malnutrition a consisté à la création de centres expérimentaux à Popenguine et à Mont Rolland à partir de 1952, au renforcement des centres de Protection Maternelle et Infantile (PMI), aux essais dans les centres ruraux de séances de récupération nutritionnelle préconisées par l'OMS (supplément protidique destiné aux groupes vulnérables : nourrissons, mères, enfants).

La lutte contre les carences nutritionnelles se concrétisa, grâce à l'appui des organismes internationaux, par l'exécution d'un vaste programme de distribution de capsules vitaminées et de lait en poudre de 1957 à 1960 (50 millions de capsules vitaminées distribuées en AOF, dont 25 millions au Sénégal avec 11 millions délivrées dans les écoles, appoint de 50g de lait en poudre et une capsule quotidienne de1500 UI de vitamine A associée à la vitamine D)[653].

Graphique : 46 : Quantités annuelles de capsules vitaminées

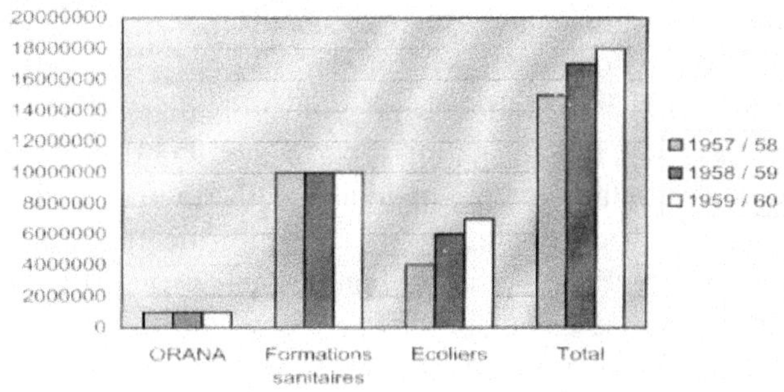

Source 1 H 95 (163)

Les sources archivistiques montrent une prise en compte assez tôt de la population scolaire dans la politique sanitaire. L'école, pilier majeur du projet colonial, devait assurer la diffusion des valeurs de civilisation occidentale et fournir des auxiliaires de l'administration. Le péril sanitaire risquant de compromettre sérieusement la mise en valeur coloniale, l'amélioration de l'état sanitaire et nutritionnel des élèves représentait un impératif à tout progrès et développement économique. L'introduction, dès 1913, de l'enseignement sanitaire dans le cours primaire répondait au souci d'utiliser les élèves comme relais pour la diffusion des principes d'hygiène. A partir de 1930, les élèves étaient soumis à des visites et contrôles fréquents ; une visite mensuelle de dépistage est effectuée et des campagnes de vaccination

[653] ANS 1H95 (163).

organisées dans les établissements scolaires. Après le second conflit mondial, le renforcement de la protection nutritionnelle et sanitaire des élèves se matérialisa par l'ouverture de cantines scolaires, le suivi nutritionnel, avec la distribution de capsules vitaminées.

L'assistance des organismes internationaux permit l'octroi d'importants crédits destinés à l'équipement matériel et l'exécution d'un vaste programme consacré aux problèmes médicaux et nutritionnels relatifs à la mère et à l'enfant. Pour « étudier les conditions d'application de la médecine sociale dans une zone de brousse et offrir la possibilité de stages fructueux au personnel médical et paramédical »[654], un centre d'enseignement de pédiatrie est ouvert en 1957 à Khombole, petite ville située à une centaine de km à l'ouest de Dakar.

L'axe principal des mesures prises contre la malnutrition a consisté à dispenser une éducation pour les mères dans les centres médico-sociaux et à transférer le volet nutritionnel à l'ORANA. Sur le plan sanitaire, les consultations prénatales, les consultations de nourrissons sains ou malades relevaient des maternités et des centres médicaux. Quant à la vaccination du BCG, elle était assurée par les services de maternité pour les nouveau-nés et par l'inspection médicale scolaire pour les élèves, alors que la gestion de la santé infantile et des endémies relevait du Service Général d'Hygiène Mobile et de Prophylaxie (SGHMP).

Au bilan, l'intensification de la protection maternelle et infantile, les campagnes massives de vaccination à partir de 1953, la mise en œuvre d'un programme d'alimentation supplémentaire des groupes vulnérables (enfants, femmes enceintes ou allaitantes), bien que dictées par l'impératif de sauvegarde des intérêts coloniaux, ont permis la maîtrise progressive des épidémies et des maladies endémiques et contribué, à l'évidence, à diminuer la mortalité infantile au Sénégal, comme du reste l'illustre le tableau suivant.

Tableau 70 : Protection maternelle et infantile en AOF

Années	Consultations prénatales (mères)	Accouchements	Consultations (enfants 0-5 a)	Nbre de services	Nbre de lits avec berceau
1945	195928	91152	1132114	132	1233
1950	182461	87796	836915	229	2644
1951	213953	88153	1231941	229	3634
1952	249378	100369	1455975	225	3971
1953	281516	119262	1729413	232	4301
1954	294898	129504	2066933	235	4365
1955	335325	143703	1464319	246	4511

Source : ANS 1H95 (163)

[654] ANS 1H25(26).

Toutefois, dans bien des domaines de la politique sanitaire et de l'œuvre médicale, le divorce est constaté entre les résultats et les espoirs fondés. Aux déficiences et déficits de formations sanitaires convenablement équipées, répond la pénurie de personnel qualifié. En outre, la politique sanitaire s'est heurtée à des difficultés autres que matérielles : obstacles socioculturels, réticences des populations à la médecine moderne. L'Instruction sur la lutte contre la malnutrition et la mortalité infantile du 1er juin 1940 constata la méfiance des populations à la médecine occidentale, notamment des « femmes refusant de se soumettre à des examens spéciaux »[655].

Conclusion

Au Sénégal, la prise en compte de la population infantile dans la politique sanitaire coloniale fut relativement récente. Ce n'est qu'après le second conflit mondial que le secteur pédiatrique et la lutte contre la malnutrition infantile occupèrent le devant de la scène. Cependant, la politique sanitaire, ou ce qui en tenait lieu, était plutôt le reflet de la conjoncture. Il s'agissait d'adaptations successives à des contextes défavorables. Il suffit que la pénurie de main-d'œuvre se fasse sentir ou que les flambées épidémiques se manifestent pour que les autorités coloniales se mobilisent pour faire face à la menace dans le court terme.

Aussi le bilan de la politique de santé infantile oppose-t-il des réussites indéniables en contraste aux progrès limités enregistrés dans d'autres domaines. Dans ces conditions, l'action médicale, bien que dictée par l'impératif d'exploitation des colonies, a participé sensiblement à l'amélioration de la situation sanitaire des populations qui s'est concrétisée par le contrôle et la maîtrise progressive des principales maladies de la prime enfance. L'intensification de la PMI, les campagnes massives de vaccination ont contribué, à l'évidence, à diminuer la mortalité infantile au Sénégal.

Toutefois, la politique sanitaire et l'œuvre médicale furent compromises par plusieurs facteurs. En fait, la politique sanitaire était contrecarrée par des difficultés budgétaires (insuffisance de moyens matériels, déficit du personnel médical) et des facteurs d'ordre socioculturel (réticences des populations). En outre, la complexité des questions alimentaires et sanitaires, l'absence de collaboration et de coordination entre les secteurs impliqués (santé, agronomie, enseignement, corps vétérinaire), les conflits de compétence entre les directions (ORANA, Direction de la Santé Publique, Ecole de Médecine, organismes internationaux) pour la gestion de certains projets donnent quelques indices qui permettent de se faire une idée sur les difficultés dans l'exécution des programmes.

La forte polarisation sanitaire à l'ouest du territoire indique une baisse graduelle des niveaux de santé de la capitale à la périphérie où les enfants

---

[655] ANS 1H 25(26)

sont exposés à la malnutrition, aux carences et infections diverses. D'ailleurs, comment aurait-il pu en être autrement au regard des fortes disparités ? Témoin, en 1960, les dépenses budgétaires pour l'agglomération dakaroise étaient estimées à 1600 F/an/habitant. D'ouest en est, ce chiffre connaît une évolution négative : 400 F dans la zone arachidière, 160 F/an/habitant dans le Sénégal oriental, le Ferlo, la Moyenne et Haute Vallée du Sénégal[656].

2. Acteurs et structures impliqués dans la politique de PMI

Dans les colonies constituant la fédération de l'AOF, et plus précisément au Sénégal, c'est après la Grande Guerre (1914-1918) que fut institutionnalisée la PMI[657], même si, à l'orée du siècle, l'AMI s'était assignée, outre la promotion de la vaccine, la protection de la mère et de l'enfant indigènes. La mise en œuvre de la politique de P.M.I. impliqua l'implantation d'un dispositif sanitaire basé sur un système hospitalier complété par les dispensaires, maternités, postes de santé et centres de PMI. Le fonctionnement des structures sanitaires impliquées dans la politique de PMI est assuré par un personnel médical (médecins européens et aides-médecins africains) appuyé par des paramédicaux : infirmiers, sages-femmes, infirmières-visiteuses et assistantes sociales.

a) La politique de Protection Maternelle et Infantile

A partir du milieu des années 1920, la protection des enfants et des mères commence à être inscrite parmi les préoccupations des autorités. L'ordonnance du gouverneur général Carde du 15 avril 1926, un des premiers textes administratifs relatifs à la protection de l'enfance indigène, constitue une étape décisive dans la création de la P.M.I. en AOF. Le document administratif insiste sur le rôle des sages-femmes qui « doivent aller dans les cases, surveiller la mère et le nourrisson et sur l'utilité de donner aux matrones des notions d'hygiène et de propreté afin d'améliorer leur pratique »[658].

A l'orée des années 1930, l'ouverture à Dakar de l'Institut d'Hygiène Sociale doté d'un dispensaire de puériculture s'inscrit dans la perspective du renforcement de la médecine de masse où la santé de la mère et de l'enfant figure parmi les priorités. Au niveau règlementaire, la circulaire du 30 mars 1934 expose les mesures administratives, législatives ou d'ordre privé relatives à la protection de l'enfance en AOF. Le document fait état du taux

---

[656] CINAM, 1960, *op. cit.*, p. 59.

[657] Voir DIAGNE P.E.A., *Les politiques de protection maternelle et infantile au Sénégal de 1905 à 1960*, Mémoire de maîtrise d'histoire, Département d'Histoire, FLSH, UCAD, 2006 -2OO7.

[658] IMTSSA Dossier 415 PMI, Protection de l'Enfance et de la Maternité en AOF, p. 4.

très élevé de la mortalité infantile dans les colonies d'AOF (60 %) et insiste sur l'enseignement, l'éducation et l'organisation de la surveillance sanitaire dans les écoles. Au milieu des années 1930, l'importance du capital humain et la nécessité du renouvellement des générations sont relayées par la presse médicale. En effet, dès cette époque, apparaissent les chroniques documentaires sur la protection de l'enfance et de la maternité indigènes dans la revue *Annales de Médecine et de Pharmacie Coloniales* puis dans *Médecine Tropicale*.

Pendant le second conflit mondial, l'option pro-nataliste des autorités de Vichy trouve un puissant signal avec l'Instruction du 20 mai 1940 du gouverneur général relative à la mortalité infantile. Le texte, après avoir reconnu le rôle déterminant des maternités, recommande la généralisation des consultations prénatales et de nourrissons, leur extension à tous les jours de la semaine avant d'insister sur la nécessité d'une formation pratique pour les matrones. Au sortir du second conflit mondial, sous la pression du système des Nations Unies et d'une opinion internationale préoccupée par le sort des populations colonisées, notamment des couches vulnérables (mères, enfants), une vigoureuse impulsion fut donnée à la PMI Ainsi, l'Ordonnance du 2 septembre 1945, sur la base des articles 146 et 147 du Code de la Santé, institua les centres de PMI[659].

a-1. Buts et tâches de la PMI

a-1-1 Les buts de la PMI

Le concept de « protection » réfère à un dispositif de prémunition et de prévention contre ce qu'on voudrait éviter. Partant de ce constat, la Protection Maternelle et Infantile peut être définie comme l'ensemble des dispositifs et mesures réglementaires ainsi que des moyens adaptant le système de santé aux objectifs de réduction de la morbidité et de la mortalité de la mère et de l'enfant.

Selon l'OMS, la PMI vise à :

- « Sauvegarder la santé des femmes au cours de la grossesse et pendant l'allaitement, leur apprendre les soins à donner aux enfants, leur permettre d'accoucher normalement et de donner le jour à des enfants sains ;
- « Faire en sorte que, dans toute la mesure du possible, chaque enfant vive et grandisse dans un foyer familial, qu'il se sente aimé et en sécurité dans un cadre sain, qu'il soit nourri convenablement, qu'on veille sur sa

[659] I IMTSSA, Dossier 301 P.M.I., Blanchard, L'organisation de la santé publique et la P.M.I., p. 18.

santé en lui donnant notamment les soins médicaux nécessaires et qu'on lui inculque les indispensables notions d'hygiène de vie »[660].

Une telle protection semble validée par la vulnérabilité du couple mère-enfant, car si la première est exposée « aux risques particuliers de la grossesse et de l'accouchement »[661], le second, quant à lui, se trouve confronté aux difficultés inhérentes à la croissance[662].

La sauvegarde de l'enfant depuis sa conception jusqu'à la puberté, but principal de la PMI, est mise en évidence dans cette définition :

« Sauvegarder la santé de la femme au cours de la grossesse et pendant l'allaitement, … leur apprendre les soins à donner aux enfants, … leur permettre d'accoucher normalement et de donner le jour à des enfants sains. … à faire en sorte que, dans toute la mesure du possible, chaque enfant vive et grandisse dans un foyer familial, qu'il se sente à l'aise et en sécurité dans un cadre sain, qu'il soit nourri convenablement, qu'on veille sur sa santé en lui assurant notamment les soins médicaux nécessaires, et qu'on lui inculque les indispensables notions d'hygiène de vie »[663].

Point n'est besoin de relever les nombreuses similitudes entre les services de santé généraux et la P.M.I. dans la mesure où, aussi bien les mères que les enfants profitent des mesures d'assainissement, de lutte contre les maladies endémiques et épidémiques et de la mise en place de soins médicaux. Toutefois, les impératifs de la procréation chez la mère, la croissance et le développement chez l'enfant requièrent des besoins et des possibilités particuliers qui appellent une considération spécifique. Toute pathologie chez la femme enceinte retentit non seulement sur sa propre santé, mais aussi sur celle de l'enfant qu'elle porte et sur la société, compte tenu des menaces qui pèsent sur ces deux vies.

Les risques inhérents à la grossesse et à la gestation, la vulnérabilité du nourrisson et de l'enfant, les troubles nutritionnels et métaboliques liés à la croissance de l'enfant appellent des mesures préventives et offrent de réelles opportunités éducatives. Le rôle accru de la puériculture s'insère dans le contexte global d'entre-deux-guerres marqué par l'émergence de la santé publique dont les piliers essentiels reposent sur la lutte contre la tuberculose et la protection materno-infantile.

Dans un contexte d'eugénisme social, les savoirs médicaux furent mobilisés pour une promotion de la race qui doit être développée aussi bien en quantité qu'en qualité[664]. La santé publique, conçue comme un moyen de reproduction d'une population saine cible la tuberculose et la mortalité materno-infantile. Facteurs d'une forte dénatalité, l'infection bacillaire et la

---

[660] IMTSSA Dossier 415 P.M.I. OMS, Rapport technique, 115, 1957.

[661] Sénécal J., *La place de la Protection Maternelle et Infantile dans la santé publique*, Journées Africaines de Pédiatrie, Dakar, 13-16 avril 1960 p. 81.

[662] *Ibid.*

[663] IMTSSA Dossier 415 P.M.I. OMS, Rapport technique, 1957, 115.5.

[664] BOLTANSKY L., *Prime, Education et Morale de Classe,*. C.S.E,. Mouton, Paris, 1969.

mortalité maternelle et infantile sont désignées comme de redoutables obstacles à la relance démographique[665]. Il s'agissait de « sélectionner la bonne graine » par un « élevage humain », celui des enfants qui devait être organisé et surveillé au plan médical. Sous ce registre, il est hors de doute que derrière les objectifs avoués d'ordre sanitaire, se dévoilent des préoccupations purement démographiques.

Il s'agissait aussi de mettre en place un dispositif préventif basé sur l'extension des pouvoirs du corps médical désormais chargé de « civiliser », en métropole, les familles des classes ouvrières[666]et, dans les colonies, les populations indigènes. Dans les colonies, le schéma fut transplanté dans un contexte de rentabilisation des ressources et de mobilisation des Africains.

a-1-2 Tâches de la PMI

Les principales activités qui sont l'apanage de la PMI s'articulent autour des consultations prénatales, des consultations de nourrissons sains ou malades, des consultations de pédiatrie, les vaccinations par le BCG à l'âge préscolaire. Il s'y ajoute le dépistage et le traitement des tréponématoses chez la mère et l'enfant ainsi que la diffusion des notions de puériculture auprès des femmes africaines. Les fonctions d'un centre de protection maternelle et infantile sont indiquées dans le schéma suivant :

Schéma 2 : Fonctions de la P.M.I

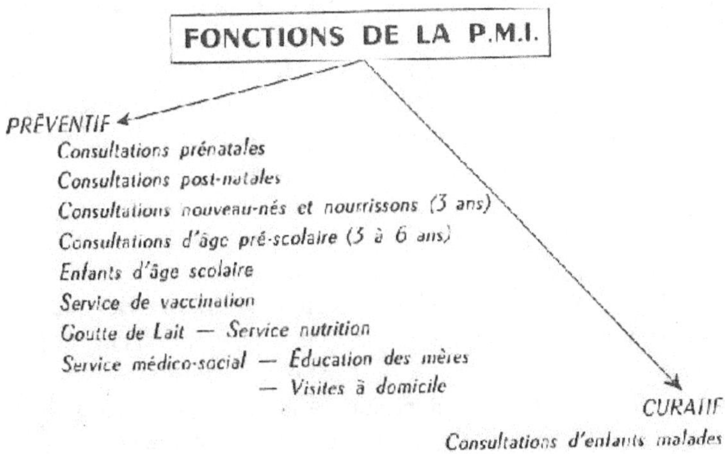

Source : Sénécal J., « Structure de la santé publique et place des services de protection de la mère et de l'enfant », *Bulletin médical de l'AOF*, numéro spécial, volume 3, Dakar, 1958, p. 32.

---

665 Ert F., « Emergence et devenir du système de prise en charge de la tuberculose en France entre 1900 et 1940 », *Société de Sciences Médicales.*, Vol. 16, p. 2073-2082, 1982.

666 *Ibid.,* p. 2074.

Si, en France, les activités de la PMI se limitent à la prévention, aux enfants de 6 ans, âge à partir duquel leur prise en charge est dévolue à l'inspection médicale scolaire, dans les colonies, en revanche, les tâches s'élargissent non seulement à la médecine de soins (aspect curatif), mais aussi jusqu'aux enfants de 14 ans[667]. Une telle option résulte du faible taux de scolarisation qui nécessité la prise en charge des enfants de 6 à 14 ans.

Les déficiences matérielles et humaines relevées dans les structures sanitaires des colonies (absence de services spécialisés) impliquent l'extension des activités de la PMI, regroupées au centre de protection maternelle et infantile, à la vaccination, la lutte contre la malnutrition et à l'éducation des mères[668].

a-1-2-1 Les consultations prénatales et postnatales

Piliers majeurs de la PMI, les consultations prénatales qui précèdent la naissance de l'enfant reposent sur une surveillance clinique, biologique et sociale de la femme enceinte pendant la grossesse[669]. Leur intérêt préventif est évident dès lors qu'elles permettent le dépistage précoce des tares héréditaires, la prévention de la dystocie et l'éducation sanitaire des mères (hygiène de la grossesse et du nourrisson). Les consultations prénatales appellent trois aspects : social, juridique et technique.

Il est permis de penser que la prise en compte de la dimension sociale par les autorités sanitaires découle du développement du discours autour des maladies dites sociales (tuberculose, pathologies vénériennes) et de la protection du couple mère-enfant, notamment durant et après la Grande Guerre. La prise en compte de ces deux pathologies implique une association, une liaison du médical et du social, surtout que les pathologies dites sociales, considérées comme des faits sociaux et non individuels, sont engendrées par la société qui, à son tour, se trouve menacée par ces maladies. Obstacles à la reproduction d'une population saine, les pathologies sociales menacent la mère et l'enfant et, ce faisant, sont source de dégénérescence de la « race noire ». Le développement de la puériculture et la mise en place d'un système préventif materno-infantile devraient être mis en relation avec le contexte d'après-guerre marqué par une eugénique sociale obnubilée par la dégénérescence de la race noire.

Après la Seconde Guerre mondiale, la prise en compte de plus en plus accrue de la dimension sociale, le glissement du médical vers le médico-social nécessitèrent la création de services sociaux au sein des structures de

---

[667] SÉNÉCAL J., « Structure de Santé publique et place des Services de la Protection de la mère et de l'enfant », *Bulletin Médical de l'AOF,* Numéro spécial, Volume III, 1958, Journées médico-sociales de Dakar 28, 29, 20 octobre 1957, p. 30-36, p. 33.

[668] *Ibid,* p. 34.

[669] LE CANNELIER R., CORREA P., LAUROY J., « Les consultations prénatales dans la presqu'île du Cap Vert », *Journées Africaines de Pédiatrie,* Dakar, 13-16 avril 1960, p. 84.

PMI. Il s'agit donc d'impliquer la famille, de connaître la société, l'environnement, en un mot de promouvoir le développement social, seul gage de la protection materno-infantile. Le service social, déployé au sein des structures de PMI, a pour objectifs, outre la surveillance et l'évolution de la grossesse, la prévention de la dystocie, le dépistage des tares héréditaires éventuelles, de promouvoir une éducation sanitaire axée sur l'hygiène de la grossesse et du nourrisson, la diététique et la puériculture[670].

L'action sociale, d'une manière générale, est axée sur l'identification des difficultés familiales, matérielles et morales à même de compromettre l'avenir de la mère et de l'enfant. L'aspect juridique est déterminé par l'Ordonnance 45270 du 2 novembre 1945 relatif au fonctionnement et à l'organisation de la PMI ainsi qu'aux conditions pour bénéficier des avantages de la sécurité sociale. Le dispositif juridique fixe pour les bénéficiaires les obligations : trois consultations prénatales et une postnatale (huit semaines au maximum après l'accouchement), suivies de consultations de nourrissons[671]. Sont déterminés, outre les primes et la gratuité des consultations pré et postnatales, les congés de maternité pour la mère (huit semaines), alors que pour le père, sont accordés trois jours.

Quant à l'aspect technique, il fixe les conditions d'agrément des consultations pré et postnatales. L'organisation et le fonctionnement des consultations prénatales, axées sur les examens médicaux (interrogatoire, examen général et examen obstétrical) relèvent du décret du 9 mars 1958[672]. Les consultations prénatales, à défaut d'être menées par un médecin, peuvent être dirigées par des sages-femmes et infirmières diplômées d'Etat. Toutefois, elles doivent être placées, du point de vue de son fonctionnement technique, sous la responsabilité d'un médecin-chef. Ces consultations, consignées dans des fiches réservées pour chaque patient, sont sanctionnées par un carnet de santé remis à la consultante.

Le suivi normal de la grossesse requiert trois consultations prénatales (au cours des 3e, 6e et 8e mois). La première consultation, selon le législateur, qui doit être effectuée par un médecin, comporte, en sus d'un examen général, un examen obstétrical ainsi qu'un examen complémentaire (radio, analyses de laboratoire) sanctionnés par l'établissement, suite à une enquête, d'une fiche sociale. La première consultation doit d'abord s'articuler autour d'un interrogatoire devant dresser les antécédents physiologiques, obstétricaux, pathologiques.

L'une des difficultés posées par un tel procédé découle des problèmes de communication (langues), des oublis s'agissant des dates et manifestations morbides. C'est après l'interrogatoire que sont effectués des examens

---

[670] *Id.*, p. 85.
[671] *Ibid.*, p. 87.
[672] *Journal Officiel du Sénégal*, 25 mars 1958.

cliniques et complémentaires, l'établissement d'un certificat de grossesse et des conseils à l'endroit de la consultante.

La seconde consultation, effectuée au cours du deuxième trimestre de la grossesse, a pour but de contrôler et de confirmer le diagnostic de la grossesse. La réaction sérologique systématique pratiquée durant la deuxième phase chez les consultantes a l'avantage de dépister une éventuelle syphilis avant le 5e mois de la grossesse et, du coup, de traiter la mère et le fœtus grâce à une injection unique de 2 400 000 unités d'Extencilline. Dans ce contexte, on saisit mieux comment la consultation prénatale facilite une lutte antisyphilitique efficace, pourvu que les structures sanitaires (maternités) disposent d'un laboratoire de sérologie. La troisième consultation est en quelque sorte un pronostic d'accouchement et doit comporter un bilan obstétrical, médical, radiologique et social ; il s'agit d'une préparation psychologique à l'accouchement accompagnée de conseils à la femme.

Après l'accouchement, les activités se prolongent avec les consultations postnatales qui clôturent la période gravido-puerpérale. Une consultation postnatale est obligatoire au maximum huit semaines après la grossesse.

A côté du dispositif fixe, existe un service ambulant de la PMI à Dakar dont la mission consiste à assurer une visite hebdomadaire dans chacun des dix dispensaires de la région. A côté d'une sage-femme assurant les visites prénatales, une assistante sociale de la Croix Rouge, en sus des visites à domicile, dirige l'action des infirmiers locaux, surveille le fichier, contrôle les enfants déficients, décide de l'évacuation des malades sur le centre de PMI ou l'hôpital.

Les consultations posent de sérieux problèmes inhérents aux déficiences matérielles. Ainsi, à Dakar, le nombre d'accouchements a triplé entre 1945 et 1959, alors que la capacité hospitalière n'a connu aucune évolution[673]. Une autre difficulté réside dans les contradictions entre les bonnes intentions, les grands principes énoncés dans les discours et les possibilités réelles.

L'autre écueil réside dans la dissociation de la mère et de l'enfant s'agissant de la prise en charge. En effet, la mère, par rapport aux réalisations en faveur de l'enfance, n'a pas bénéficié de la même générosité, ni des organismes internationaux, encore moins des pouvoirs publics. Or, la PMI ne saurait être dissociée de la mère, encore moins opposer les éléments (mère-enfant) qui constituent un tout indivisible aux plans génétique, biologique et sentimental. Dans ce contexte, les programmes de la PMI devraient intégrer aussi la lutte contre la stérilité et le cancer (cancer de l'utérus, cancer du sein).

L'une des autres failles posée par ces consultations relève de logiques biomédicales souvent en déphasage avec les réalités socioculturelles africaines. En effet, la médicalisation de la grossesse, alors qu'elle est d'abord culturalisée et entourée de discrétion dans les sociétés africaines,

[673] LE CANNELIER R., CORREA P., LAUROY J., *op. cit.*, p. 85

explique certainement la distance des femmes africaines face aux consultations tant déplorée par les autorités sanitaires.

Enfin, face à l'ampleur du déficit du personnel médical, notamment dans les colonies, surtout en milieu rural, on peut deviner l'écart entre le discours, les vœux des autorités sanitaires et les réalités. Ainsi, en 1953, les crédits octroyés à la Santé Publique s'élevaient à 197 F/habitant/an alors que la couverture sanitaire s'avérait dérisoire, avec un médecin pour 70 000 habitants, soit près de 100 fois moindre que la France[674].

a-1-2-3 L'éducation sanitaire des mères

L'importance de la femme dans la prise en charge de l'enfance n'est plus à démontrer. En sus des travaux domestiques dévolus aux femmes (cuisine, linge, nettoiement des cases et concessions), celles-ci s'occupent de la toilette, des soins corporels et autres soins dispensés aux enfants. Aussi la survie de l'enfant reste-t-elle intimement liée à la femme. Dans cette perspective, toute action concourant à la prise en charge de l'enfant de manière générale et plus particulièrement la P.M.I. ne saurait être dissociée de la femme. La survie des enfants reste intimement liée à l'éducation sanitaire de la femme. L'éducation de la femme africaine, liée à l'action sanitaire, peut être conçue comme l'action individuelle éducative menée auprès des mères avec le corps paramédical, c'est-à-dire les infirmières visiteuses, les infirmières, les sages-femmes et les assistantes sociales durant les consultations, pré et postnatales, les accouchements et les consultations d'enfants[675].

Il est hors de doute que les consultations constituent une opportunité pour le corps paramédical de donner des conseils à la mère. Si, lors des consultations prénatales, l'accent est mis sur les conseils d'hygiène générale, l'éducation alimentaire, les signes précurseurs de la gestation et les préparatifs de l'accouchement[676], en revanche, au cours des consultations de nourrissons, le message porte sur les notions élémentaires de puériculture, les conseils sur l'alimentation de l'enfant (compléments à l'allaitement naturel, variété de l'alimentation post-sevrage).

Toutefois, les limites des entrevues dans les structures sanitaires incitèrent les autorités à cibler, à Dakar, les familles en vue d'une plus grande portée de l'éducation sanitaire. Au sein des familles, l'influence semble plus durable et plus profonde, d'autant plus que les femmes se sentent plus à l'aise dans leur propre milieu, disposent de plus de temps pour discuter de leurs problèmes. L'éducation sanitaire au sein des familles,

---

[674] IMTSSA, P.M.I., Dossier 405, Médecin Général Directeur de la Santé Publique de l'AOF, L'organisation de la Santé Publique et de la PMI, 5mai 1954, p. 12.

[675] AUBRY L, « L'éducation de la femme africaine », *Journées africaines de pédiatrie,* (Dakar 12-16 avril 1960), Paris, 1960, p. 100-104, p. 100.

[676] *Ibid.*

surtout dakaroises, menée sous forme de visites à domicile par les services sociaux en rapport avec les services sanitaires semble limitée par l'insuffisance des moyens matériels et humains.

A la fin des années 1950, l'éducation sanitaire s'intègre dans le développement communautaire et embrasse des activités beaucoup plus larges (couture, puériculture, hygiène domestique, soins de l'accouchement, nutrition, assainissement, alphabétisation). Progressivement, elle déploie ses activités en milieu rural et s'insère dans l'animation rurale initiée par le président du Conseil, Mamadou Dia, et qui, à l'époque, constituait un enjeu stratégique pour le contrôle des masses paysannes. Les animatrices rurales, formées après l'indépendance, assurent la formation et l'éducation sanitaire des femmes.

Sont ciblés, pour opérer des changements de comportements, les groupes et associations (coopératives, mouvements de femmes et de jeunesse, etc.). Une telle approche qui privilégie le mouvement associatif, appliquée au Centre pilote de Khombole, offre un champ d'action plus propice aux essais d'éducation sanitaire[677]. Le modèle s'appuie sur la communauté et la solidarité de pensée du groupe pour véhiculer le message[678]. Les techniques privilégient l'approche participative du groupe autour de discussions, démonstrations, émissions radiophoniques en langues locales adaptées au public, didactiques ou récréatives, films ciblant les femmes et traitant d'hygiène, de puériculture, de concours, de prix.

En dépit des efforts déployés, les résultats restent fort limités. Une telle situation résulte de facteurs multiples : non implication des groupes, ignorance des coutumes africaines et surtout du contenu de plusieurs messages qui insiste sur la naïveté des Africaines, l'insalubrité et les mauvais traitements faits aux enfants. Ainsi, pour les autorités coloniales, il s'agira de propager « les notions simples servant de base à une prophylaxie individuelle et collective, à vivre dans des habitations spacieuses, aérées, bien tenues, à préparer et à manger leur nourriture avec plus de précautions, à éviter de s'exposer au froid, à se protéger contre les moustiques, les mouches et les insectes piqueurs par l'usage de moustiquaires, le nettoyage soigneux des villages et des maisons, on éduquera les mères, on encouragera la natalité et les soins aux enfants par des primes, des concours d'enfants, des secours aux familles nombreuses »[679].

Ces instructions, qui s'appuient sur le personnel paramédical, ignorent que l'efficacité et la portée des messages d'éducation sanitaire résultent d'une bonne connaissance des coutumes, traditions et culture des populations et la manière dont elles réagissent aux influences extérieures. L'efficacité des

---

[677] A. D, entretien du 22/2 /2007.

[678] M. N, entretien du 22/2 /2007.

[679] IMTSSA Dossier 301, Protection de la maternité et de l'enfance indigène dans les colonies françaises en 1943, p. 2.

messages suppose, au lieu de se focaliser uniquement sur la femme, l'implication de toute la communauté : hommes, élèves, chefs religieux, groupes de travailleurs et associations locales de jeunes. En outre, on pourrait bien douter de la portée des messages de l'éducation sanitaire pour l'essentiel limitée au milieu urbain au détriment du monde rural qui polarise l'écrasante majorité de la population.

a-1-2-3 Les vaccinations

Les vaccinations constituent un maillon essentiel du dispositif de la médecine préventive. Si les vaccinations antivarioliques et antiamariles sont obligatoires en AOF en vertu de l'article 5 du décret du 14 avril 1904 relatif à la protection de la santé publique (pour la variole) et l'arrêté ministériel du 10 décembre 1941 (pour la fièvre jaune), d'autres, en revanche, bien que pratiquées dans la fédération, ne sont pas obligatoires (tétanos, diphtérie). En AOF, la circulaire 219 du 11 janvier 1954 ajoute aux activités de la PMI, notamment dans le cadre des consultations postnatales, la vaccination des nouveau-nés et des mères, sous le contrôle d'un médecin[680].

Le BCG a été l'une des premières vaccinations destinées à la population infantile et qui, progressivement, fut rendue obligatoire. Dans la colonie, la vaccination au BCG a été pratiquée par Couvy dans les écoles de Dakar à partir de 1924. En 1931, fut créé, au sein de l'Institut d'Hygiène Sociale ouvert à la rue de Thiong, un centre de lutte antituberculeuse par le BCG buccal, avec un service de vaccination à domicile qui, en deux décennies (1924-1943), effectua 14600 vaccinations[681]. La vaccination par BCG en AOF est rythmée par trois phases. Si, de 1921 à 1940, a prévalu la méthode de Calmette basée sur l'administration par voie orale, dès 1940 et jusqu'en 1950, s'opère une innovation avec la mise au point de la vaccination BCG par scarification. A partir de 1950, l'application systématique du BCG en milieu scolaire fut facilitée par la mise au point par Boiron et Sorano à l'Institut Pasteur de Dakar d'un vaccin desséché, congelé et capable de conserver longuement, à la température atmosphérique, ses propriétés.

A la fin des années 1940, une vaste campagne de vaccination fut menée à travers les colonies de la fédération (AOF). Parallèlement, des études sont menées au sein de la population scolaire afin de déterminer l'index de tuberculisation. Sur un effectif de 150 000 élèves, les études ont mis en évidence un index de tuberculisation assez élevé avec un taux de 22%[682].

---

[680] IMTSSA, PMI, Dossier 405, Médecin Général Directeur de la Santé Publique de l'AOF, L'organisation de la Santé Publique et de la PMI, 5 mai 1954, p. 18.

[681] *Ibid.*

[682] ANS : 2G46/9, Rapport sur le fonctionnement du service de santé en AOF, année 1946, p. 80.

Tableau 71 : Pourcentage de tuberculose dans les collectivités scolaires

Elèves	Pourcentages
6-10 ans	18 %
11-15 ans	25,3 %
16 ans et plus	36,5 %

Source : ANS : 2G 46/9, p. 81

Le tableau indique des pourcentages de tuberculose élevés dans les collectivités scolaires. De 6 à 16 ans, les taux ont sensiblement augmenté et sont passés du simple au double (18 à 38,5). Les taux confirment d'ailleurs les tendances des premières enquêtes menées auprès des collectivités scolaires de la capitale fédérale dès le début des années 1920 par Marcel Léger. L'importance des pourcentages de tuberculose implique la mobilisation des autorités sanitaires par l'organisation de campagnes massives de vaccination BCG.

Au début des années 1950, un vif débat agite les milieux scientifiques autour d'une para-immunité conférée par le BCG à l'égard de la lèpre. Le Congrès international sur la lèpre organisée à la Havane en 1948 recommande d'ailleurs l'inoculation de BCG aux enfants en contact avec les lépreux.

Dans les faits, les campagnes de vaccination connurent des limites réelles liées aux problèmes inhérents aux conditions physiques et climatiques, en l'occurrence la conservation des vaccins du fait de la chaleur. En vérité, dès le début du XXe siècle, s'est posé, dans toute son acuité, le problème de la conservation des vaccins. Le docteur Houillon estime que la température reste la sérieuse équation pour la conservation des vaccins[683]. Si, de 20 à 25°, le vaccin se conserve bien, à partir de 30°, il devient sensible. Exposé entre 35 et 37°, il devient très vite inerte alors qu'entre 40 et 45°, il meurt rapidement[684]. Il s'y ajoute les effets désastreux des glacières, des voyages en plein air au soleil et au refroidissement nocturne.

Dès lors, comment conserver le vaccin ? La réponse, nous la trouvons dans une contribution du docteur Simond dès 1901 dans la revue *Annales d'Hygiène et de Médecine Coloniale*. Aux dires de Simond, le procédé, simple, consiste à « plonger le tube de vaccin dans l'eau d'une petite gargoulette en terre poreuse du pays qu'on fait porter, à la main, par un coolie, pendant les tournées de vaccin par terre, et que l'on suspend à l'air pendant les haltes ou à bord des bateaux. Si l'on veille à ce que l'eau ne

---

683 Dr. HOUILLON, « Variole et vaccine en AOF pour l'année 1903 », *AHMC*, Tome VIII 1904, p. 546-568.

684 *Ibid.*, p. 561.

manque jamais dans le récipient, le vaccin est maintenu à une température qui ne dépasse jamais 28° »[685].

En outre, les campagnes d'immunisation se heurtèrent non seulement à la dispersion de l'habitat dans certaines zones (Ferlo, Vallée du Fleuve Sénégal, Sénégal oriental), mais aussi et surtout à la méfiance des populations. La vaccination, mal perçue par les populations, était assimilée à des opérations de recrutement militaire et de levée de main-d'œuvre. Les scarifications, interprétées comme des marquages, étaient, dans certains cas, frottées pour faire disparaître les cicatrices. C'est là qu'il faut, certainement, trouver l'hostilité des populations durant les premières campagnes d'immunisation qui, d'ailleurs, se soldèrent par des échecs, surtout qu'elles furent suivies de réactions vaccinales (fièvre, éruption). A Pire, le marabout s'opposa à toute mission de vaccination et la situation demeurait identique dans les municipalités : Dakar, Gorée, Saint-Louis[686].

Un autre problème posé par la vaccination, notamment le BCG, est lié à l'accès aux soins pour le monde rural. Ainsi, jusqu'en 1954, le vaccin n'est pas encore inoculé en milieu rural. La section tuberculose du SGHMP, chargée des campagnes de vaccination en milieu rural, a une existence plus virtuelle que réelle. Une autre difficulté est liée au manque d'infrastructures radiologiques qui devraient dépister la tuberculose de la mère et, ce faisant, éviter la contamination souvent mortelle pour l'enfant.

a-2 L'organisation de la PMI

C'est l'ordonnance 42270 du 2 septembre 1945 qui détermine l'organisation et les conditions de fonctionnement de la PMI[687]. En France, les activités de la PMI, très larges, intègrent les pouponnières, les crèches, jardins d'enfants, consultations spécialisées pour enfants handicapés (moteurs, visuels, sourds, colonies de vacances, placement familial), ainsi que la lutte contre la stérilité conjugale. En revanche en Afrique où tout semble relever de l'urgence et devant l'ampleur des besoins, la PMI se limite au strict nécessaire, à ce qui pourrait être utile à l'enfant en contexte africain (consultations itinérantes ou fixes, vaccinations).

Au niveau organisationnel, un médecin, de préférence pédiatre, aidé d'une assistante sociale, assure la direction de la P.M.I., sous l'autorité du directeur de la Santé du territoire. Dans chaque chef-lieu, un centre de PMI assure les consultations pré et postnatales, en liaison avec les maternités (consultations d'enfants, service de vaccination) ; outre le service de vaccination, le centre dispose d'un service médico-social qui, de concert avec les œuvres caritatives, s'occupe de la consultation d'enfants malades en liaison

---

[685] Dr. SIMOND, « Conservation du vaccin », *AHMC,* Tome IV, 1901, Paris, Doin, p. 145.
[686] GALLAY H., 1909a, *op. cit.*, p. 3-4.
[687] *Journal Officiel du Sénégal*, 5 novembre 1945.

avec un service hospitalier. Dans les villes secondaires, des centres secondaires de PMI sont confiés à des médecins locaux ou à un personnel paramédical (assistantes sociales, infirmières, sages-femmes, aides médico-sociales).

La structure organique de la PMI intègre tous les niveaux de la politique sanitaire. En fait, l'amélioration de la santé de la population par des mesures sanitaires (assainissement, hygiène, lutte contre les maladies transmissibles, programmes alimentaire et nutritionnel, gestion d'état civil et de statistiques démographiques) a des impacts indéniables sur les mères et leurs enfants. Le professeur Sénécal, directeur de la chaire de pédiatrie et de l'Institut de Pédiatrie Sociale rattachée à la Faculté de Médecine de l'Université de Dakar, estime qu'il serait inopportun de créer des services spécialisés de PMI à côté des structures existantes, mais plutôt de promouvoir les activités en faveur des mères et des enfants dans les centres de santé déjà en place[688]. Dans cette optique, la PMI doit être assurée par le corps médical (médecins) et paramédical (sages-femmes, infirmières et auxiliaires) déjà existant et non par un personnel spécialisé.

Schéma 3 : Organigramme de la Protection Maternelle et Infantile

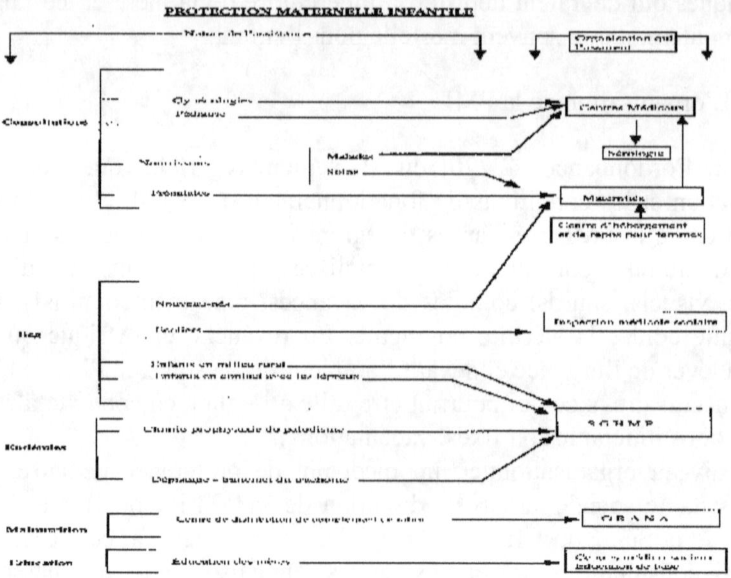

L'axe principal des mesures prises contre la malnutrition a consisté à dispenser une éducation pour les mères dans les centres médico-sociaux et à transférer le volet nutritionnel à l'ORANA. Sur le plan sanitaire, les consultations prénatales, les consultations de nourrissons sains ou malades

688 SÉNÉCAL J, 1957, *op. cit.*, p. 30-36.

relevaient des maternités et des centres médicaux. Quant à la vaccination du BCG, elle était assurée par les services de maternité pour les nouveau-nés et par l'inspection médicale scolaire pour les élèves, alors que la gestion de la santé infantile et des endémies relevait du SGHMP.

Schéma 4 : Les liaisons entre la protection maternelle et infantile et différents domaines de la Santé publique dans les années 1950

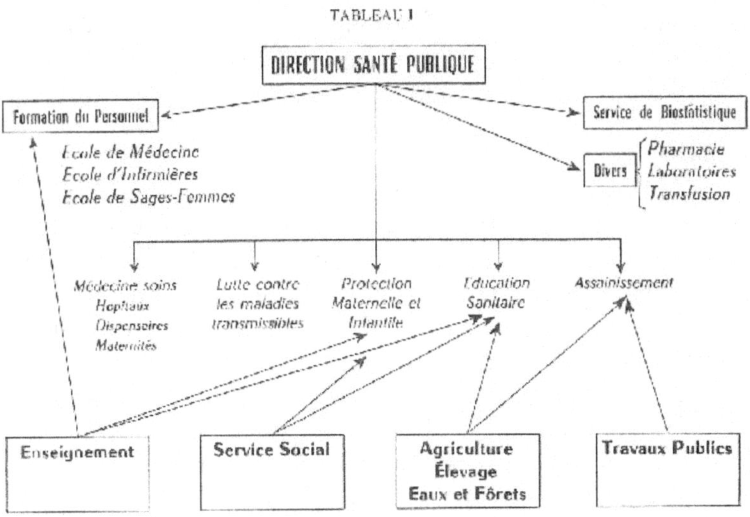

Source : Sénécal J., « Structure de la santé publique et place des services de protection de la mère et de l'enfant », in *Bulletin médical de l'AOF*, numéro spécial, volume 3, Dakar, 1958, p. 31

En dépit de son organisation, la PMI révèle de difficultés et limites. En effet, l'étendue des territoires, la dispersion de l'habitat et des populations aux densités faibles, la forte polarisation des structures, la concentration des moyens matériels et humains dans les villes en contraste avec les zones rurales, la réticence des populations aux « méthodes d'hygiène, de prophylaxie et de traitement qu'elles comprennent mal et qui souvent sont à l'encontre des coutumes »[689] constituent autant de facteurs et d'obstacles au succès de l'œuvre sanitaire de la France aux colonies. Ainsi, les voix des plus autorisées reconnaissent tout de même les limites du système sanitaire en AOF ; de sorte que « malgré toute la patience et le dévouement du personnel médical, la pénétration reste difficile et ne se fait que peu à peu »[690].

[689] I IMTSSA Dossier 301 PMI, Lettre du Ministre de la France d'Outre-Mer à MM. Les Gouverneurs généraux, Hauts Commissaires, Gouverneurs et Chefs de Territoires, Chefs de service 20 juillet 1949 PMI, p. 1.

[690] *Ibid.*

Surtout que les moyens matériels et humains dont dispose la PMI sont concentrés dans les grandes villes, particulièrement Dakar, en contraste avec le reste du territoire. Selon l'inspecteur Sorel, l'organisation du système de santé dans les colonies recèle des limites réelles qui retentissent sur l'efficacité de la PMI. Aux dires de Sorel, le service de santé de l'AOF est un système défensif. Sous ce rapport, son action qui « devait porter le développement économique du pays ne fait que s'opposer aux développements des grandes endémies... »[691]. Dans ce contexte, les moyens en personnel et en matériel du système de santé n'autorisent pas une action offensive contre les maladies endémiques, encore moins une efficacité contre la mortalité infantile, qui constitue un obstacle à toute croissance démographique[692].

b) Les infrastructures

Au Sénégal, la mise en place des structures sanitaires est consécutive à la conquête. Toutefois, l'organisation des services sanitaires est régie par le décret du 4 novembre 1903 qui définit les domaines relevant des services de la santé et de l'hygiène. La colonie est divisée en circonscriptions de taille variable superposables aux divisions administratives, cercles, provinces, subdivisions. Le dispensaire constitue la formation sanitaire de base placée sous la tutelle d'un infirmier et dotée d'une salle de pansement, d'un magasin et d'une pharmacie. L'ambulance ou infirmerie et le poste de santé représentent une formation intermédiaire et moyenne. Dans le chef-lieu de la colonie, est érigée la formation sanitaire la plus élevée, l'hôpital central qui, souvent, fait office de structure d'enseignement, d'instruction et d'application. Pour que l'énumération soit complète, ajoutons-y la médecine foraine, itinérante, déployée en milieu rural, avec les unités sanitaires mobiles (AMI, SGHMP).

Les dispensaires, les centres de protection maternelle et infantile, les hôpitaux, l'Institut d'Hygiène Sociale, les maternités, les structures hospitalières (l'hôpital de Saint-Louis, l'hôpital Principal, l'hôpital Central Africain), l'Institut Pasteur de Dakar constituent les principales structures engagées dans la protection materno-infantile.

b-1 Les structures hospitalières

L'implantation hospitalière dans la colonie du Sénégal remonte dans la deuxième moitié du XVIIe siècle, avec l'édification, par ordonnance royale[693] en son article 6, à Saint-Louis, d'un hôpital militaire dès 1681.

---

691 *Ibid.*
692 *Ibid.*
693 *L'Hôpital Régional de Saint-Louis,* p.2, Document anonyme non daté. Nous remercions l'archiviste de l'Hôpital régional de Saint Louis, M. Zayir Fall, qui a bien voulu remettre ce document à notre disposition.

Jusqu'au XIXe siècle, Saint- Louis et Gorée représentaient les deux premiers établissements hospitaliers de la colonie. En 1822, un grand bâtiment faisant office d'hôpital fut édifié sur la façade occidentale de Saint-Louis et, à l'orée des années 1830, le personnel médical, essentiellement européen, constitué par des médecins des Troupes Coloniales se composait d'un médecin chef, de deux médecins chirurgiens de 4e classe, d'un officier de santé de 1ère classe et d'un pharmacien de 2e classe[694]. Durant la seconde moitié du XIXe siècle, l'augmentation des effectifs de la troupe du fait de la conquête et de la pacification, l'arrivée d'expatriés européens (fonctionnaires, commerçants, etc.) nécessitèrent des aménagements et extensions de l'hôpital de Saint-Louis.

De la fusion de l'hôpital militaire et de l'hospice civil situé à la Pointe Sud va naître l'hôpital colonial qui, jusqu'aux années 1950, faisait office de structure de formation destinée aux infirmiers sanitaires. En 1863, l'hôpital de Saint-Louis disposait d'une capacité d'accueil de 300 lits alors que l'ambulance de Gorée ne dépassait guère la quarantaine. A l'époque où la politique sanitaire reposait sur la « stratégie primitive » axée sur la médecine individuelle et curative, les établissements hospitaliers, pour l'essentiel, étaient réservés aux fonctionnaires, militaires et civils européens, aux « originaires », « assimilés » ainsi qu'aux éléments appartenant à la troupe.

C'est entre la fin du XIXe siècle et le début du XXe siècle que démarre l'édification de la seconde génération d'établissements hospitaliers dans la presqu'île du Cap Vert. L'occupation de la presqu'île du Cap Vert, plus précisément de Dakar à partir de 1857, le déclenchement de la grande poussée impérialiste, les aménagements du port et le transfert de la capitale de l'AOF furent autant d'éléments qui décidèrent de l'édification de structures hospitalières. En vérité, l'idée de création d'un établissement hospitalier à Dakar remonte à 1863. L'exiguïté de Gorée, la faible capacité d'accueil de l'hôpital, la récurrence des violentes épidémies de fièvre jaune (1878) décidèrent d'abord de l'ouverture d'un hôpital secondaire vers Dakar, puis de la délocalisation en 1880, de Gorée vers Dakar, de l'ancienne ambulance[695]. L'édification en 1884 d'une nouvelle ambulance en bordure de l'anse Bernard ainsi que le démarrage de la construction d'un établissement hospitalier en 1890 jetèrent les bases du futur Hôpital Principal de Dakar.

Après la Grande Guerre, la mobilisation des autorités de la colonie autour de la protection de la mère et de l'enfant se concrétise par l'édification d'une maternité en 1922 dans l'enceinte de l'Hôpital Principal. Il disposait en 1933 d'une capacité d'accueil de 315 lits composé de 285 lits de traitement, de 20 lits d'enfants et de 10 berceaux pour la maternité[696].

---

694 *Ibid.*

695 CUISINIER-RAYNAL J-C, « L'Hôpital Principal de Dakar à l'époque de l'AOF de 1895 à 1958 », in *AOF : réalités et héritages*, *op. cit.*, p. 1188-1192, p. 1188.

696 A.N.S. 2G 33(19) : Rapport annuel de la Circonscription de Dakar et dépendances, année 1933.

Planche 4 : L'Hôpital Principal de Dakar

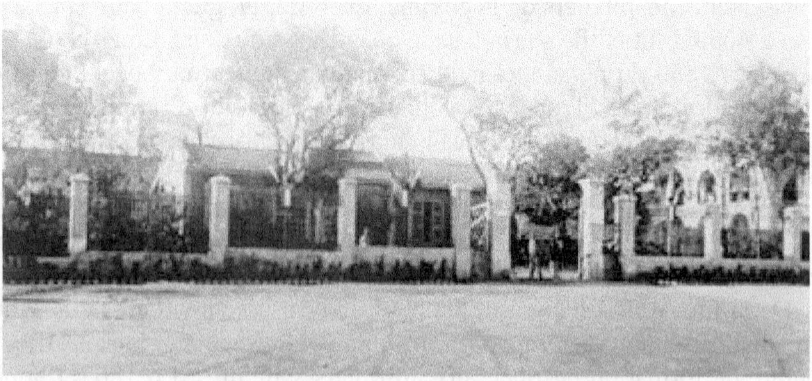

Source : http://www.asnom/fr/hopitaux_coloniaux.html

Pendant le second conflit mondial, les dysfonctionnements occasionnés par la guerre, la mobilisation et l'obsession vichyste autour de la protection de l'enfance et des valeurs de la famille constituèrent autant de facteurs à la base de la construction, en 1941, par le gouverneur général Brévié, d'une garderie d'enfants au sein de l'Hôpital Principal de Dakar.

A la veille de l'indépendance, la prise en compte de l'enfance se renforce avec l'édification d'un pavillon de pédiatrie d'une capacité de 67 lits[697]. Structure hospitalière dépendant du budget du ministère des Colonies, ne relevant pas de l'assistance médicale gratuite, réservée aux malades et blessés (fonctionnaires et militaires surtout), l'Hôpital Principal, à partir de 1958, voit ses fonctions et missions s'élargir suite à son érection comme établissement hospitalier chargé de la formation des médecins militaires sénégalais.

A côté de cette structure presque exclusivement réservée à la catégorie des « privilégiés », se trouvait l'Hôpital Central Indigène réservé, comme son nom l'indique, à ce groupe. Il recevait et assurait le traitement des malades habitant la ville, l'intérieur ou les colonies limitrophes envoyés par les médecins des postes de santé et dont l'état nécessitait une hospitalisation. Il fut réorganisé par l'arrêté n° 159 du 18 janvier 1924 pris par le Gouverneur Général Carde[698]. Ce texte stipulait en son article I que cette structure était destinée à l'hospitalisation, « gratuite ou payante et au traitement des Indigènes originaires des colonies du groupe (...) ; le régime tant à l'hôpital central qu'à la maternité (était) adapté uniquement aux coutumes locales indigènes »[699]. De plus, les admissions s'y faisaient (sauf urgence) lorsque le patient était muni d'un billet d'entrée « régulièrement établi » par les autorités. On peut comprendre, avec une telle disposition, que le malade ne pouvait décider, de façon délibérée, de se faire soigner dans cette unité de soins.

---

[697] CUISINIER-RAYNAL J-C., *op. cit.*, p. 1189.
[698] *J.O.-A.O.F.*, 1220, 28 janvier 1924, p. 60.
[699] *Ibid.*

Planche 5 : Hôpital central Aristide Le Dantec de Dakar

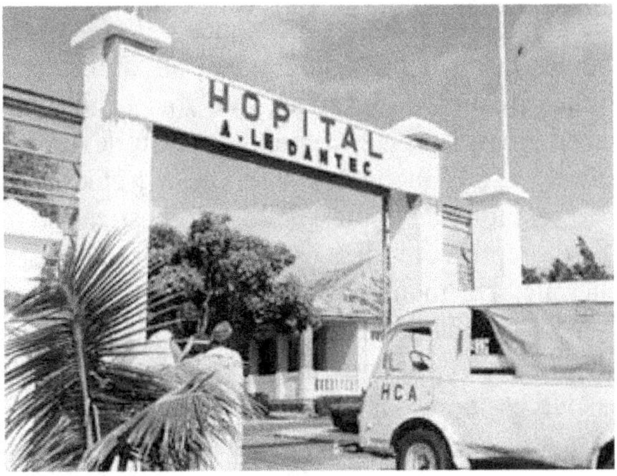

Source : http://www.asnom/fr/hopitaux_coloniaux.html

D'une capacité de 325 lits dont 60 pour les contagieux[700], l'hôpital disposait, en sus d'un laboratoire de bactériologie, d'un matériel de désinfection mobile et servait, avec l'Institut d'Hygiène Sociale, de centre d'instruction pour les élèves de l'Ecole de Médecine Jules Carde créé par le décret du 9 juin 1918. Devenu l'Hôpital Aristide Le Dantec, l'Hôpital central indigène, avec un statut de centre hospitalo-universitaire (CHU), servant de centre d'application à la Faculté de médecine, joua un rôle majeur dans le développement de l'enseignement médical à partir de la fin des années 1950.

Chaque hôpital, doté d'un laboratoire et d'une maternité, jouait un rôle important dans la protection materno-infantile. Les maternités des hôpitaux assurent les consultations prénatales, les accouchements et les consultations postnatales. La Conférence de Brazzaville et l'option de plus en plus affirmée des autorités coloniales après la Seconde Guerre pour la prise en charge de la population infantile donnèrent une impulsion aux investissements en infrastructure hospitalière, notamment avec le FIDES. A la fin des années 1950 sont érigés des secteurs pédiatriques au sein des structures hospitalières (1957 pour l'Hôpital Principal de Dakar[701]). Les services de pédiatrie des hôpitaux, dirigés par des professeurs agrégés tels que Jean Sénécal pour l'Hôpital Central Indigène, participèrent de manière significative au développement de l'enseignement médical.

[700] A.N.S. : 2G 31(25), Rapport annuel de l'Hôpital Central Indigène, année 1931.
[701] *Ibid.*

b-2 Les laboratoires : l'Institut Pasteur de Dakar et son service de BCG

Dès le XIXe siècle, les colonies africaines ont constitué un cadre idéal pour la recherche, les essais microbiologiques[702] et la mise en application des théories et pratiques médicales. En effet, une fois la formation terminée, à l'Institut Pasteur de Paris, l'espace colonial africain devient une opportunité pour « l'application … des méthodes acquises à l'étude des maladies des pays chauds »[703]. Il est hors de doute que la « domestication » de ces régions réputées mortifères représente des opportunités pour les laboratoires et instituts de recherche. De même, les colonies offrent des perspectives de carrière intéressantes comparées à la métropole où la compétition s'avère serrée. L'Afrique, ainsi, représente un terrain vierge, un laboratoire « in situ »[704] aux ressources inépuisables. Ce qui explique la mise en place de laboratoires dans les colonies africaines aux fins d'exploiter le vaste gisement offert par les contrées tropicales.

Au Sénégal, la création du laboratoire de microbiologie de Saint-Louis fondé en 1896 sous la direction de Marchoux marque une étape décisive dans la recherche biomédicale en AOF. Transféré à Dakar en 1913, il fut dénommé Institut de Biologie de l'AOF. Devenu à partir de 1920 un organisme du gouvernement général sous l'appellation d'Institut de Biologie Humaine et de Zootechnique, il est composé d'une section de microbiologie humaine, spécialisée dans l'étude des maladies infectieuses et parasitaires, d'une section de microbiologie vétérinaire et d'une section de chimie biologie. C'est à partir de 1924 qu'il fut rattaché à l'Institut de Paris. Situé entre l'ambulance du Cap Manuel et l'Hôpital Central Indigène, l'Institut Pasteur de Dakar participe à la formation des médecins africains chargés des services d'hygiène, de dépistage et de prophylaxie.

Le contexte d'érection de la filiale de Dakar est marqué au niveau international par une vive compétition entre instituts de recherche américains, cubains, anglais et français autour des pathologies tropicales, particulièrement la fièvre jaune. Aussi l'Afrique, cadre idéal pour l'étude des maladies relevant de l'arsenal de la pathologie exotique, au regard de ses paysages épidémiologiques, devient-elle un laboratoire de recherche et d'expérimentation. Du coup, les premières visions et images de l'Afrique « fabriquées » durant la période « proto-coloniale » se transforment : « du

---

702 Pour plus de détails, voir Latour B, 1984, *Les microbes guerre et paix* suivi de *Irréductions*, Paris, A-M. Métailié ; Lachenal G., 2006, *Biomédecine et décolonisation au Cameroun, 1944 –1994.Technologies, figures et institutions*, Thèse de Doctorat, UFR de Biologie. École Doctorale Savoirs Scientifiques. Université Paris VII.

703 MATHIS C., *op. cit.*, p. 1.

704 *Ibid.*, p. 2.

tombeau de l'homme blanc », le continent, brusquement plus attrayant, devient « l'alliée décisive de la recherche médicale »[705].

Alors qu'Anglais et Américains, appuyés par la fondation Rockefeller s'installent au Nigeria dans la banlieue de Lagos, il devenait impérieux, pour les Français, face à ses redoutables concurrents, de se déployer sur le terrain africain par la mise en place de laboratoires d'investigation et d'expérimentation (entomologie, recherche de vecteurs, vaccins, etc.). Sur fond de polémique, après plusieurs essais parsemés souvent d'échecs et d'erreurs (vaccin de Noguichy, vaccin Rockefeller), l'Institut Pasteur de Dakar réussit à mettre, en 1927, un vaccin antiamaril qui fut validé au niveau international à partir de 1945. La mise au point du « vaccin Dakar » constitue une avancée significative dans la lutte contre la fièvre jaune.

S'agissant de la lutte antituberculeuse, l'Institut Pasteur dispose d'un plateau technique conforme aux normes internationales avec un service de BCG, doté d'un appareillage destiné à la préparation du vaccin BCG desséché[706]. En AOF, les vaccins utilisés dans les campagnes de masse contre la tuberculose (vaccination par scarification) sont essentiellement fournis par l'Institut Pasteur de Dakar. Le Service de BCG assura la préparation d'un vaccin sec destiné à la prémunition des nouveau-nés africains. En plus de la lutte antituberculeuse, l'Institut Pasteur disposait de tous les procédés d'analyses sérologiques et humorales pour la lutte contre la syphilis.

Au second niveau, se trouvent les laboratoires des structures sanitaires (hôpitaux, Polyclinique Roume, etc.). A Dakar, l'Institut d'Hygiène Sociale dispose d'un grand laboratoire de sérologie antisyphilitique doté de réactions humorales les plus récentes (Border-Wassermann). De même, l'hôpital Principal est doté d'un laboratoire moderne (sérologie, syphilimétrie, etc.). A Saint-Louis, le laboratoire de Sor effectuait des analyses bactériologiques et des sérodiagnostics pour l'hôpital colonial, les dispensaires de la ville et des cercles avoisinants et les infirmeries militaires. Il fut transféré en 1936 dans le nouveau centre de vénéréologie de l'hôpital colonial après l'ouverture d'une section pharmaceutique destinée à la fabrication de médicaments antisyphilitiques (ampoules de salicylate de bismuth)[707]. Plusieurs dispensaires et centres de P.M.I. sont équipés de laboratoires sollicités lors des consultations prénatales (sérologie, urines, etc.).

b-3 Les postes médicaux et dispensaires

Composés de dispensaires, de postes médicaux et de maternités, les services de l'AMI représentent au Sénégal le pilier de l'armature sanitaire. Le premier maillon du dispositif sanitaire est formé par les dispensaires, les

---

[705] Dozon J-P., *op. cit.*, p.144.

[706] IMTSSA, PMI, Dossier 405, Médecin Général Directeur de la Santé Publique de l'AOF, L'organisation de la Santé Publique et de la PMI, 5 mai 1954

[707] A.N.S., 2G38/20, Rapport médical annuel des services sanitaires de la colonie du Sénégal, 1938.

maternités et les postes médicaux disséminés à travers les chefs-lieux de cercles et les escales de la colonie. Alors que les maternités assurent les consultations prénatales et postnatales, le réseau d'infrastructures sanitaires de premier niveau, particulièrement les dispensaires, cellules actives de « la défense sociale » dont la gestion était placée sous la responsabilité d'un médecin contrôlé par le commandant de cercle, interviennent dans les consultations générales, les soins, le dépistage et le traitement des maladies. En même temps que les dispensaires, les postes médicaux, créés dans les villes ou les chefs-lieux de cercle de la colonie par l'arrêté du 8 février 1905, assurent des consultations pour femmes enceintes et nourrissons.

Formation sanitaire de base, le dispensaire, placé sous la tutelle d'un infirmier, est doté d'une salle de pansement, d'un magasin et d'une pharmacie. Après la création de l'AMI, un réseau de dispensaires est disséminé progressivement à travers la colonie dans l'optique d'étendre les soins aux populations indigènes. En 1911, les services fonctionnent avec 26 dispensaires, mais deux ans après on n'en compte plus que 23[708].

Tableau 72 : Dispensaires et nombre de consultations au Sénégal en 1908

Saint-louis	Hôpital	3 035
	Sor	1 962
Dakar	N 1	12 444
	N 2	1 221
	Consultations infantiles	6 296
Gorée (dispensaire)		1 247
Rufisque		13 116
Thiés		3 265
Tivaouane		3 191
Louga		10 153
Fatick		4 369
Sédhiou		1 916
Ziguinchor		1 855
Bignona		898
Dagana		2 715
Podor		2 523
Bakel		2 389
Maka-coly bentan		4 822
Ouakam		161
Totaux		67 886

Source : H. Gallay, « L'AMI pendant l'année 1908 », I.S.S.C., Supplément au *J.O* de l'AOF, Rapport et document (10 juillet 1909, n°13)

708 DIOP A, *op. cit.*, p. 1221.

En 1908, trois années après la création de l'AMI, la colonie disposait d'une infrastructure sanitaire pour l'essentiel implantée à l'ouest. Le nombre de consultations qui, pour les autorités sanitaires, représentait un indicateur pour mesurer le nombre de « convertis » c'est-à-dire le degré d'adhésion à la médecine moderne, s'élevait à 67 886 dont 64 851 dans les dispensaires. A Dakar, le nombre de consultations infantiles effectué dans les deux dispensaires de la capitale fédérale est estimé à 6296. Les taux les plus élevés, hormis Dakar, sont enregistrés à Rufisque (13 116 consultations) et Louga (10153), villes dont l'expansion est impulsée par le chemin de fer et l'arachide.

Après la Grande Guerre, l'orientation de la politique sanitaire vers la médecine préventive et sociale, sous l'impulsion du ministre des Colonies, Daladier trouve dans les colonies de la fédération un puissant signal avec le gouverneur général Carde. Grâce au concours d'Alexandre Lasnet, directeur des services sanitaires de l'AOF, l'architecture sanitaire restructurée place, à la tête de chaque chef-lieu de colonie, un hôpital ordinaire suffisamment équipé avec des services de chirurgie, de radiologie, de bactériologie, un laboratoire et un magasin de ravitaillement. Par ailleurs, chaque circonscription administrative, dotée d'un état civil et des statistiques démographiques, doit être pourvue d'un dispensaire annexé d'une maternité. D'ailleurs, dès les années 1930, des dispensaires de puériculture sont implantés progressivement au Sénégal : Saint-Louis, Kaffrine, Boucotte à Ziguinchor.

Quant au poste médical, formation sanitaire élémentaire, il assure des consultations gratuites aux indigènes. Animé en principe par un médecin assisté d'infirmiers, il est doté d'un pavillon composé d'une salle de visite et d'une pharmacie, d'un cabinet pour le médecin, d'une chambre pour les infirmiers européens et d'un cabinet d'isolement composé d'un ou de deux lits destinés aux cas graves. Dans les faits, peu de postes sont pourvus de médecins. Ainsi, en 1900, seules les localités de Dagana, Podor, Rufisque, Thiès, Joal, Sédhiou[709] disposaient de médecins.

A l'origine militaire, les postes médicaux, destinés aux troupes, édifiés lors de la conquête au début de la seconde moitié du XIXe siècle, longent la frange côtière (Rufisque, Joal, Portudal) et le fleuve Sénégal (Richard Toll, Dagana, Podor, Saldé, Matam, Bakel). Après l'édification de la voie ferrée, le dispositif sanitaire pénètre progressivement l'intérieur de la colonie. Les postes médicaux échelonnés le long de la ligne du chemin de fer sont disséminés, au fil du temps, à travers le territoire.

Si, à l'origine, leurs prestations sont uniquement limitées aux soldats, progressivement, elles s'étendent aux populations africaines avec des objectifs bien précis. En effet, pouvoir d'Etat, la santé aux colonies est un indicateur du degré d'adhésion des indigènes à la politique coloniale en même temps qu'elle mesure le niveau de « conversion » des Africains à la médecine occidentale. Ainsi, la fréquentation des indigènes constitue un

[709] DIOP A, *op. cit.*, p. 24.

baromètre, voire un bon indicateur de la mainmise administrative sur les populations locales.

b-4 Les maternités

Erigés à Dakar et dans les centres urbains où elles sont rattachées aux hôpitaux, les maternités sont au cœur de la protection de la mère et de l'enfant. En effet, la politique de P.M.I. s'appuie sur les maternités, isolées ou rattachées aux hôpitaux (l'Hôpital Principal, l'Hôpital Central Indigène, l'Hôpital de Saint-Louis). Aux dires des autorités sanitaires, elles constituent « des centres d'eugénisme avec leurs trois éléments de base : consultations prénatales, accouchements, consultations de nourrissons »[710].

Dans le processus de « médicalisation » des naissances africaines, les maternités, qui devaient implanter les méthodes modernes, occupaient une place fondamentale. Il s'agissait, outre les consultations de femmes, de nourrissons et d'enfants, de promouvoir la lutte contre la mortinatalité, la protection des femmes enceintes et le dépistage des maladies vénériennes comme la syphilis, de pratiquer des accouchements « médicalisés », seul gage d'une lutte efficiente contre la mortinatalité et la mortalité materno-infantile.

Planche 6 : Maternité de l'Hôpital Principal de Dakar

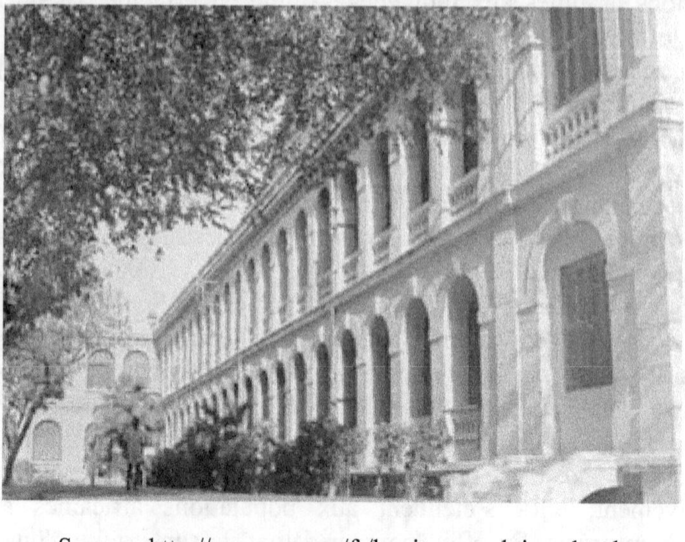

Source : http://www.asnom/fr/hopitaux_colniaux.html

---

[710] IMTSSA, Dossier 301, Protection de l'enfance et de la maternité en AOF en 1939.

Cette image montre la maternité de l'Hôpital Principal. Construite en 1922[711], elle dévoile une allure majestueuse avec un rez-de-chaussée et un étage et dispose d'un service d'accouchement et de plusieurs salles d'hospitalisation.

Dans les colonies, la mobilisation des autorités à la fin de la Grande Guerre autour de la lutte contre les maladies sociales et la protection materno-infantile se matérialise par un développement des infrastructures sanitaires. Dans ce contexte, l'extension du réseau des maternités se concrétise par un programme de construction dont la plus importante fut, sans aucun doute, la Maternité indigène. Erigée en 1919 dans un immeuble formé de quatre bâtiments à quatre étages se coupant à angle droit dans l'enceinte de l'hôpital Central Indigène, la Maternité indigène était composée de quatre unités (maternité, service de consultations prénatales, un service de consultation de nourrissons, un service de consultations gynécologiques) et d'une crèche en annexe[712]. Centre de formation et d'enseignement pour les élèves de l'Ecole de Médecine de Dakar, la maternité, animée par un médecin accoucheur, deux maîtresses sages-femmes européennes et une sage-femme auxiliaire, dispose d'une capacité d'accueil de 10 lits pour parturientes en fin de gestation et de 20 lits pour femmes accouchées[713].

A Dakar, les soins aux nourrissons débiles sont assurés par la Crèche où l'on isole systématiquement les enfants de moins de 2 ans. Edifiée en 1921 dans l'enceinte de la maternité de l'Hôpital Central indigène, la Crèche devait recueillir les nourrissons abandonnés, surveiller et garder, hospitaliser les nourrissons malades. Toutefois, son fonctionnement fut grandement perturbé par le placement exagéré d'enfants abandonnés le plus souvent attribué à des prostituées[714]. Perçue comme un refuge de nourrissons abandonnés, la Crèche, progressivement discréditée, ne répondait plus à l'attente des populations. L'autre problème rencontré par la Crèche était lié à l'allaitement artificiel, parfois source de décès[715] auquel s'ajoutait le manque de conscience professionnelle des nourrices du fait de leur absentéisme[716].

Au total, le maillage des maternités reste très sommaire et leur répartition se limitait aux grandes villes et chefs-lieux de cercle. Si, en 1934, seules treize maternités représentaient l'armature du dispositif principal de la politique de P.M.I.[717], après le second conflit mondial, un coup de fouet est donné à la construction de maternités à la suite de l'appui d'organismes

---

711 Cuisinier-Raynal J.-C., *op. cit.*, p. 1189.

712 Diagne E.P.A., *op. cit*, p. 50.

713 Lhuerre H., « Les œuvres de sauvetage de l'enfance à Dakar », *Bulletin de la Société de Pathologie exotique*, Paris, 1928, 21, p. 402.

714 Luherre, *op. cit*,, p. 410.

715 *Ibid.*

716 *Ibid.*

717 ANS 1 H102 (163) : Lettre n° 57 AP/1 du Gouverneur Général de l'AOF adressée au Ministre des Colonies, Dakar, le 30 mars 1934.

internationaux (UNICEF, OMS) et surtout de la mise en place du FIDES. Ainsi, en 1948, il existait au Sénégal 25 maternités ; l'année suivante, ce nombre est porté à 30[718].

Carte 9 : Les infrastructures sanitaires au Sénégal en 1930

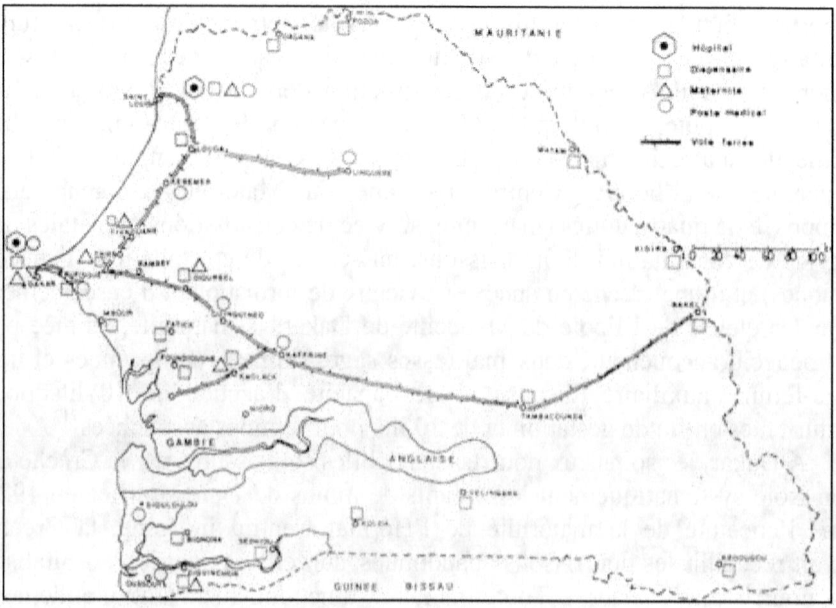

La carte dressée en 1930 indique le maillage sanitaire dans la colonie. A dire vrai, la pénétration semble assez modeste et inégale sur l'ensemble du territoire. Les maternités, à l'orée des années 1930, ne sont implantées que dans sept localités. Jusqu'à la fin du second conflit mondial, il n'existait, au Sénégal, hormis Dakar, qu'une douzaine de maternités (Saint-Louis, Thiès, Tivaouane, Louga, Mékhé, Diourbel, Kaolack, Fatick, Koungheul, Tamba, Ziguinchor et Sédhiou), avec une capacité hospitalière de 88 lits[719]. Il en est de même des hôpitaux érigés dans deux villes seulement (Dakar et Saint-Louis). Les dispensaires, une vingtaine environ, sont mieux répartis à l'échelle de la colonie.

La carte sanitaire, *grosso modo*, laisse apparaître une concentration des infrastructures sanitaires à l'ouest de la colonie considérée comme le « Sénégal utile ». Dans les faits, la ligne Dagana – Kaffrine – Sédhiou, qui concentre l'essentiel des infrastructures sanitaires, correspond à la région qui polarise les investissements et anime l'économie de la colonie.

---

[718] ANS 2 G 49(11) : Sénégal, Service de Santé, Rapport médical annuel, Saint-Louis, le 15/9/1950, p. 105.

[719] IMTSSA, Dossier 415 PMI, « Protection de la maternité et de l'enfance indigène dans les colonies françaises en 1943 », p. 3.

b-5 La Polyclinique

La création de la Polyclinique de l'Hôpital Central Indigène en décembre 1918 fut dictée, selon les autorités sanitaires, par la nécessité de faire face à « l'éloignement de l'hôpital des principaux groupements indigènes »[720].

Ouverte au public depuis juin 1921, la Polyclinique Roume fut inaugurée le 21 février 1933. Si l'éloignement de l'Hôpital Central Indigène des quartiers africains pouvait constituer une entrave pour les indigènes à l'accès aux soins, sa création dans un contexte d'après-guerre répondait au souci de « développer la race noire en quantité et en qualité » par une réduction de la morbidité et de la mortalité des Africains.

Planche 7 : Polyclinique Roume à Dakar

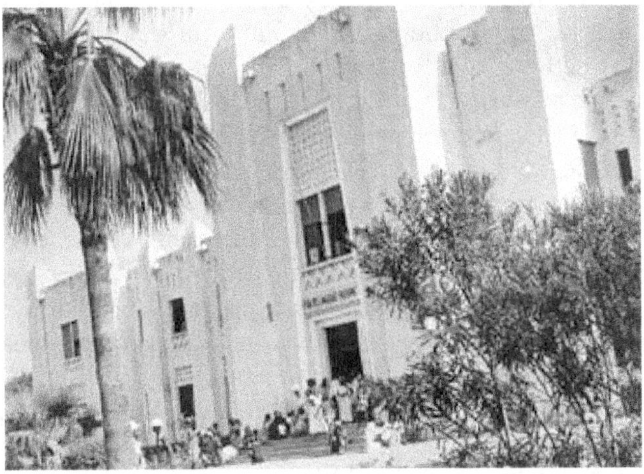

Source : http://www.asnom.org/640_protection_maternelle_infantile.html

Dotée de plusieurs services (médecine générale, oto-rhino-laryngologie, ophtalmologie, stomatologie, antituberculeux, antivénérien, douches pour les galeux, laboratoire de bactériologie, radiographie), la Polyclinique devait promouvoir une assistance médicale gratuite aux indigènes en même temps qu'elle représentait un baromètre de l'état sanitaire général de la population. Le service de radiographie mis en place en 1928 représentait un pilier essentiel de la lutte antituberculeuse. Transformée en 1953 en Institut d'Hygiène Sociale, la Polyclinique Roume, chargée de promouvoir la médecine sociale, comprenait une division de consultations générales et deux centres (PMI et phtisiologie). Toutefois, ce dernier, structure rattachée au dispensaire antituberculeux aux modestes moyens, n'était pas conforme aux normes et règlementations métropolitaines compte tenu des limites de

[720] A.N.S 2G 29(20), Rapport annuel de la Circonscription de Dakar et dépendances, année 1929.

son armement[721]. Quant au centre de PMI, elle était spécialisée dans les consultations gynécologiques, prénatales et de nourrissons. En effet, le développement de la race noire, voie indiquée pour la rentabilisation des colonies, passait par la protection de l'enfance indigène grâce à la réduction de la morbidité et de la mortalité infantiles.

Chargé de promouvoir l'hygiène sociale et l'assistance médicale aux populations africaines, l'Institut assurait en même temps la formation professionnelle des élèves médecins et des sages-femmes[722]. Les services fonctionnaient grâce aux étudiants de quatrième année ; chargés du contrôle, de l'inscription régulière des malades, de la tenue des fiches individuelles, ils devaient, en même temps, référer au médecin chef de la Polyclinique les cas compliqués et graves. De même, la section de pansements de plaies et ulcères destinée aux femmes et enfants du service de médecine générale, placée sous la direction d'une infirmière européenne diplômée, recevait les élèves sages-femmes de première année pour un stage d'une durée de deux mois.

Outre les activités de formation, l'Institut se chargeait de la visite médicale des élèves des écoles de la ville de Dakar qui disposaient d'un carnet médical où étaient consignées les informations relatives à leur état de santé. Le service antituberculeux, doté d'un petit laboratoire chargé de l'établissement du diagnostic bactériologique, s'occupait du traitement ambulatoire à domicile sous la direction des infirmières visiteuses européennes assistées de sages-femmes auxiliaires autochtones[723].

Quant au service antivénérien réparti en deux sections correspondant aux deux sexes, il assurait les traitements de patients par voies hypodermique, musculaire ou veineuse. Chargée de promouvoir la médecine sociale, la Polyclinique disposait, en sus d'un laboratoire de bactériologie, (examens sérologiques) d'un service de dermatovénérologie placé sous la direction d'un médecin spécialisé dans les MST et travaillant de concert avec les infirmières visiteuses chargées du suivi des malades à domicile. La tâche du service de dermatovénérologie concernait le dépistage et le traitement des malades atteints de MST. En 1932, elle a traité 1666 syphilitiques[724].

b-6 Les centres de Protection Maternelle et Infantile

L'implantation progressive des centres de PMI dans la colonie au milieu des années 1950 est consécutive à l'organisation de la santé publique

---

[721] IMTSSA, Dossier 301 : PMI.

[722] LHUERRE H., « Note sur le fonctionnement de l'Institut d'hygiène sociale de Dakar », in *Bulletin de la Société de Pathologie exotique*, Paris, 1928, 21, p. 329.

[723] *Ibid.*

[724] DIOP M., *La syphilis au Sénégal : discours et pratiques des autorités coloniales (1905-1960),* Mémoire de maîtrise, 2008, Département d'Histoire, FLSH, UCAD, p. 62.

et de la PMI[725]. Dans chaque colonie, est érigé un grand centre de PMI placé sous la tutelle d'un médecin chef chargé de l'établissement des directives techniques, du contrôle de l'exécution des tâches. Les centres de PMI constituent des organismes de traitement, de prévention, de recherche et de formation du personnel concourant au fonctionnement de la PMI. Ainsi, les centres de PMI assurent les consultations prénatales, postnatales, des soins curatifs, des activités sociales et éducatives.

L'érection des centres de PMI, sous l'impulsion des autorités, facilitée par la coopération internationale, s'est intensifiée à la fin des années 1950. Dans chaque centre, l'action médico-sociale est animée par l'assistante sociale de la circonscription avec l'appui des sages-femmes, infirmières et auxiliaires. Dans les activités médico-sociales, l'éducation des mères occupe une place centrale. Aussi les centres sont-ils dotés de salles de démonstration affectées à l'éducation sanitaire des mères[726]. Alors que des centres primaires sont érigés dans la capitale fédérale et dans les grands centres urbains, les centres secondaires sont logés dans des structures sanitaires de moindre envergure et qui, souvent, font appel à un personnel local[727].

A Dakar, le centre de PMI de la Médina, principal centre de la colonie du Sénégal, cohabitait avec trois autres centres de PMI[728] (Caisse de Compensation des prestations familiales à Colobane, Gueule Tapée et Ouagou Niayes). Les activités des centres secondaires, dépourvus de service social, se limitaient, pour l'essentiel, à la prévention et au dépistage.

Il faut attendre le gouvernement de l'autonomie interne pour voir une extension significative des centres primaires de PMI à l'intérieur du Sénégal. Entre 1957 et 1958, une dizaine de centres primaires a été construite grâce aux crédits FIDES[729]. Dotés d'une salle de consultation avec fichier à l'entrée contiguë à une salle de soins et d'un box destiné à l'examen gynécologique, les centres primaires disposent d'une salle de démonstration pourvue en outre d'un guichet de distribution de lait et d'aliments de complément.

b-7 Le centre de protection familiale rurale de Khombole

Créé à la demande du Pr. Debré, le centre de protection familiale rurale de Khombole représente une structure pilote d'enseignement, de démonstration et de recherche dans les domaines médical et de la santé publique. Petite ville d'environ 5000 habitants située à une centaine de km de Dakar,

---

725 IMTSSA, PMI Dossier 405, Médecin Général Directeur de la Santé Publique de l'AOF, L'organisation de la Santé Publique et de la PMI, 5 mai 1954, p.18.

726 WADE F., « Organisation de l'activité en faveur de la mère et de l'enfant au Sénégal », in *Journées africaines de pédiatrie*, Centre International de l'Enfance, 1961, p. 121.

727 WADE F., *op. cit.*, p. 122.

728 ANS : 2 G 59/34.

729 *Id.*, p. 3.

Khombole représente un site idéal du fait de la polarisation de plusieurs villages (40 000 hts) disséminés dans un rayon d'une vingtaine de km[730].

Le projet, émis par le Pr. Debré en tournée en Afrique en 1956, fut réalisé grâce à l'appui du CIE, du gouvernement général, avec l'octroi de crédits FIDES et du système des Nations Unies (FAO, FISE). Il s'agissait, pour Debré, de mettre en place, en milieu africain, un répondant du centre de Soisson en France où, chaque année, le CIE anime, à l'intention du corps médical et paramédical (médecins, sages-femmes, assistantes sociales, travailleurs sociaux), des cours, séminaires et conférences relatifs au bien-être et à la santé infantiles[731].

Si, au Sénégal, les cours de médecine sociale sont animés par le CIE à Dakar, en revanche, le monde rural, la « brousse africaine » était timidement prise en compte dans les programmes de protection de la mère et de l'enfance. Aussi s'imposait-il de préparer le personnel médical et paramédical aux dures conditions de travail en milieu rural, où les réalités sont souvent différentes de celles des connaissances livresques et des hôpitaux des centres urbains[732]. A l'origine, il s'agissait d'étudier les conditions de protection maternelle et infantile en milieu rural africain[733]. En effet, si les zones urbaines disposaient d'une certaine expérience dans le domaine de la PMI et commençait, au sortir du second conflit mondial, à appliquer le régime des allocations familiales, la brousse semblait exclue du système.

Progressivement, l'enseignement de la pédiatrie sociale ouvert aux étudiants de Dakar et d'Afrique venait s'adjoindre à la recherche pratique. Celle-ci, menée avec la participation de la population, a inscrit dans ses activités l'éducation sanitaire et l'assainissement. Le volet assainissement, pour sa part, met l'accent sur l'accès à l'eau potable, l'évacuation des ordures et eaux usées, la lutte contre le péril fécal et les animaux ou insectes vecteurs. L'importance de plus en plus accrue de l'assainissement dans la gestion des problèmes de santé publique nécessita, grâce à l'appui du système des Nations Unies (OMS, FISE), la création d'une école d'agents sanitaires chargée de la formation d'un personnel devant promouvoir l'assainissement au sein de la population.

Pour l'essentiel, les activités, en dehors du centre de Khombole, sont polarisées en milieu rural par quatre villages répartis en deux secteurs : Touba Toul et Piroumndari au nord, Kam Diack et MBoulouktène au sud. Les tournées dans les villages effectuées par les formateurs en présence des

---

[730] COLY F., médecin et maire de Khombole, Allocution aux *Journées Africaines de Pédiatrie*, Dakar, 13-16 avril 1960, p. 124.

[731] SÉNÉCAL J, « Le centre rural de protection familiale de Khombole », *Bulletin Médical de l'AOF*, Numéro spécial Volume III 1958, Journées médico-sociales de Dakar 28-30 octobre 1957, p. 7-11, p. 7.

[732] *Ibid.*, p. 8.

[733] SÉNÉCAL J., « Le centre de santé de Khombole », *Journées Africaines de Pédiatrie*, Dakar, 13-16 avril 1960 p. 123-128, p.123.

stagiaires sont axées sur le dépistage d'enfants malades, des consultations de femmes gestantes ou allaitantes, des séances d'éducation sanitaire. Le carré expérimental, initié dans ces villages, constituait un projet d'assainissement comprenant des cases, installations sanitaires économiques et un puits protégé contre les souillures extérieures.

Lors des séances de consultation de nourrissons à la maternité de Khombole (mercredi et vendredi matin), les activités des stagiaires (infirmières et sages-femmes) s'articulent autour de la tenue de fichiers, de la mise à jour de la fiche et du carnet de santé, de l'établissement d'une courbe de croissance pour les nourrissons. Les après-midi sont consacrés aux activités sociales (visites aux familles, cours aux écoliers, éducation sanitaire, causeries avec les mères, économie, cours de couture et démonstration de cuisine et de carré expérimental)[734]. Parallèlement aux activités d'enseignement, sont menées des recherches et enquêtes sur l'alimentation (I. de Garine avec la FAO, recherches sur le trachome, parasitologie avec MM. Sénécal, Larivière, Dupin, F. Coly).

Toutefois, ces initiatives, en dépit de leur portée indéniable, laisse apparaître des limites réelles. En effet, tester les programmes destinés à la brousse suppose, pour qu'ils soient réussis, l'élaboration d'un programme d'éducation sanitaire en phase avec les réalités socioculturelles du monde rural. La réussite des programmes en milieu rural nécessite la mise en place d'une équipe de proximité permanente en lieu et place de stagiaires certes motivés, mais dont les actions restent limitées par leur renouvellement hebdomadaire[735].

b-8 Le dispositif du service mobile

Au Sénégal, la médecine foraine, itinérante, assurée par les unités mobiles de l'AMI et du service des Grandes Endémies (SGHMP) intervient surtout en milieu rural. Dans la colonie du Sénégal, c'est à l'orée du XXe siècle que s'amorce, avec la création de l'AMI par l'arrêté du 8 février 1905, non seulement une politique sanitaire soucieuse d'étendre les prestations à la population africaine affectée par les endémo-épidémies, mais aussi une volonté affirmée de faire pièce aux fléaux sociaux (tuberculose, maladies vénériennes, alcoolisme) et à la mortalité infantile.

En effet, les conclusions de l'enquête présentée par l'Inspection des Services Sanitaires et Civils, validée par la circulaire du gouverneur général Roume en date du 5 avril 1905, aboutissent à un taux de mortalité très élevé[736]. Celui-ci résulte, d'après l'enquête, de deux principaux facteurs. D'une part, les maladies banales induites par la pauvreté, le manque d'hygiène,

---

[734] SÉNÉCAL J., « Le centre de santé de Khombole », *Journées Africaines de Pédiatrie*, Dakar, 13-16 avril 1960 p. 123-128, p. 123, Exposé de Collin de l'Hortet, p. 127.

[735] *Id.*, Exposé de Igor de Garine, p. 125.

[736] GALLAY H 1909, *Trois années d'assistance médicale aux indigènes et la lutte contre la variole : 1905, 1906, 1907*, Paris Larose, ISSC, Gouvernement Général de l'AOF.

l'insalubrité et, d'autre part, les pathologies parmi lesquelles émergent la tuberculose et les maladies vénériennes (syphilis) qui occasionnent une forte mortalité infantile. En outre, l'enquête incrimine, au second niveau, les maladies endémiques spécifiques au milieu : béribéri, lèpre, trypanosomiase, paludisme.

Pour le gouverneur Roume, en vertu des objectifs assignés lors de sa création, l'AMI doit « augmenter le bien-être des indigènes, multiplier les médecins, lutter contre la syphilis, l'alcoolisme et les maladies épidémiques, lutter contre la mortalité infantile, donner aux médecins des aides indigènes, faire participer le médecin à l'action sociale et administrative »[737]. A partir de ce moment, l'AMI fut chargée de prendre en charge les maladies vénériennes, les endémo-épidémies et la mortalité infantile considérées comme source de dénatalité dans les colonies. De 1905 à la fin de la Deuxième Guerre mondiale, les services de l'Assistance Médicale Indigène ont constitué l'essentiel du noyau de l'armature sanitaire de la colonie.

C'est à partir du début des années 1950 que les actions de l'AMI, limitées dans les hôpitaux et dispensaires, furent complétées par la médecine ambulatoire, mobile et préventive grâce au Service Général d'Hygiène Mobile et de Prophylaxie. Créé à la Conférence de Brazzaville, le SGHMP, structure polyvalente, se substitue au SGAMS dont les activités étaient essentiellement axées sur la prophylaxie et le traitement de la trypanosomiase. Le SGHMP ou Grandes Endémies institué par le décret du 15 juin 1944 et l'arrêté d'application 244/SP du 22 Janvier 1945 voit ses compétences s'étendre sur les deux fédérations (AOF et AEF).

Basé à Bobo Dioulasso et composé de plusieurs sections (paludisme, lèpre tréponématoses, tuberculose.), le SGHMP participa, de manière significative, à la protection materno-infantile, notamment en milieu rural. En effet, les unités sanitaires itinérantes du service des Grandes Endémies, grâce à la lutte contre les maladies endémiques, vénériennes, certaines maladies de l'enfance, mais aussi les vaccinations ont fait reculer la morbidité et la mortalité infantiles. Il est hors de doute que la lutte contre les endémies (maladie du sommeil, tréponématoses, paludisme), les vaccinations antivarioliques et antiamariles, contre la rougeole, pratiquées par le SGHMP ont un impact réel sur la morbidité et la létalité infantiles.

L'exemple de la lutte antitréponique pourrait à lui-même suffire pour montrer l'action du SGHMP. Après le second conflit mondial, il s'illustra dans le dépistage et le traitement des tréponématoses. Après la création du secteur spécial de Podor, la lutte antitréponique s'est étendue aux centres de Mbour, Bignona et Bakel. Trois années après les campagnes d'éradication massive (dépistage, prophylaxie) entreprise par le SGHMP, l'affection tréponique a reculé sensiblement en AOF. Sur la base de protocoles thérapeutiques standardisés, plus des trois quarts des patients en traitement furent guéris[738].

---

[737] *Ibid.*

[738] MASSEGUIN A., RIDET J., *op. cit.,* p. 45..

La collaboration du SGHMP avec l'Assistance Médicale Africaine (AMA) qui succède à l'AMI dans un contexte de libéralisation du système colonial se concrétise par des résultats probants. Ainsi, alors que l'AMA assurait les consultations et les traitements médicaux dans les formations sanitaires fixes, le SGHMP, pour sa part, avec ses équipes itinérantes, menait des consultations polyvalentes et des campagnes prophylactiques. Les actions du SGHMP s'articulaient autour de deux principales activités [739] : les vaccinations systématiques, le dépistage et le traitement des affections endémiques lors desquelles les cas graves sont référés dans les postes médicaux de l'AMA.

Toutefois, les résultats acquis par la médecine foraine et itinérante ne sauraient occulter sa forme militaro-étatique avec des équipes sanitaires mobiles dont l'objectif est de contrôler les populations. En vérité, le déploiement des structures et politiques sanitaires dans les colonies doit être mis en relation avec la gestion administrative de l'espace colonial[740]. La mise en place de la « technologie de la santé » (textes règlementaires, vaccinations), les tournées médicales soumettent les populations africaines non seulement aux examens de dépistage, à l'administration de traitement, aux recensements épidémiologiques, mais aussi au fichage. Du coup, la « machinerie administrative et sanitaire », en localisant les populations dans l'espace, représente un moyen efficace pour le recensement et le recouvrement de l'impôt.

Conclusion

A partir du milieu des années 1950, la réorganisation de la PMI se concrétise par la construction de structures (centres de P.M.I., maternités, dispensaires) qui, progressivement, étend ses tentacules à l'intérieur du territoire. Le nouveau maillage sanitaire a permis une meilleure prise en charge de la mère et de l'enfant qui se manifeste par une réduction de la morbidité et de la mortalité infanto-maternelles. Toutefois, le système de santé, plus particuliè-rement la PMI, tel que conçu et organisé, laisse apparaître des failles réelles.

Les difficultés de la PMI résultent de l'immensité des territoires à couvrir, l'éparpillement des populations aux densités faibles et la concentration des acteurs et structures dans les centres urbains. Un autre problème est lié à la réticence des populations aux méthodes de traitement,

---

[739] RICHET, « Contribution quotidienne des SGHMP de l'Afrique Française Noire à l'exercice la protection maternelle et infantile », *Bulletin médical de l'AOF*, Dakar, 1958, volume 3, numéro spécial, p. 45.

[740] Pour plus de détails, voir à ce propos Delauney K, « Faire de la santé un lieu pour l'histoire de l'Afrique : essai d'historiographie», *Outre-Mers,* 93, No 346-347, (2005), 7-46.
Lyons M, *The colonial disease : a social history of sleeping sickness in Northern Zaïre, 1900-1940,* Cambridge University Press, New York, 1992.

de prophylaxie et aux messages des autorités sanitaires souvent à l'encontre des coutumes. En effet, la logique sanitaire des autorités coloniales est souvent en conflit avec les populations locales qui ont leurs coutumes, traditions à prendre en compte dans toute œuvre médicale. Malgré le développement des infrastructures sanitaires et mobiles dotées d'un personnel souvent qualifié, les autorités reconnaissent la lente et difficile progression de l'action médicale[741].

La PMI, au lieu de centrer toutes les actions sur l'enfant, doit prendre en compte la mère à tous les niveaux. En effet, l'enfant ne saurait être opposé à la mère. Par ailleurs on pourrait tout de même douter de la portée de l'action médicale, particulièrement de la PMI au regard de la carte sanitaire. Celle-ci laisse apparaître une concentration des infrastructures sanitaires dans la partie occidentale de la colonie considérée comme le « Sénégal utile », au détriment du monde rural qui polarise l'écrasante majorité de la population. L'action de la PMI, pour l'essentiel, se limite aux centres urbains qui disposent de moyens matériels et humains, au détriment du monde rural.

c) Les acteurs impliqués dans la politique de P.M.I. : le personnel médical et paramédical

Faisant l'apologie de la P.M.I. dans les colonies françaises, les autorités sanitaires, sous la plume autorisée du médecin R. Beaudiment, estiment au second trimestre (avril, mai, juin) de 1937 que « l'organisation de la protection de la mère et de l'enfant en Afrique Occidentale Française est un modèle du genre. Formations spécialisées dans les capitales, maternités dans les chefs-lieux de cercle, équipes mobiles, infirmières visiteuses rurales et matrones éduquées échelonnent en profondeur l'action remarquablement étudiée de l'assistance médicale indigène »[742].

c-1 Les structures de formation

Les structures de formation comprenaient l'Ecole de Médecine de Dakar transformée à partir de 1944 en Ecole Africaine de Médecine et de Pharmacie

c-1-1 L'Ecole de Médecine de Dakar

Elle a été créée par le décret du 14 janvier 1918 dans un contexte d'après-guerre marqué par un déficit du personnel médical, ainsi que les

---

741 IMTSSA : PMI, Dossier 405, Médecin Général Directeur de la Santé Publique de l'AOF, L'organisation de la Santé Publique et de la PMI, 5 mai 1954, p. 18.

742 BEAUDIMENT R., « Chronique documentaire. Protection de la maternité et de l'enfance indigènes dans les colonies françaises en 1935 », *Annales de Médecine et de Pharmacie Coloniales*, avril- mai - juin 1937, Tome XXXV-33, p. 504-564, p. 511.

débuts de la politique de régénérescence de la race noire pour faire face aux effets démographiques néfastes induits par le conflit. Sa création tardive par rapport aux autres écoles de médecine coloniale (Pondichéry en 1882, Tananarive en 1896 et Hanoï en 1902) s'expliquait en partie par la vision du colon sur l'indigène, le « Noir » étant incapable de recevoir une formation poussée à cause de son insuffisance intellectuelle. Il s'agissait aussi d'empêcher la formation d'une élite indigène susceptible de contester et de remettre en question le projet colonial.

Planche 8 : Ecole de Médecine de Dakar (1930)

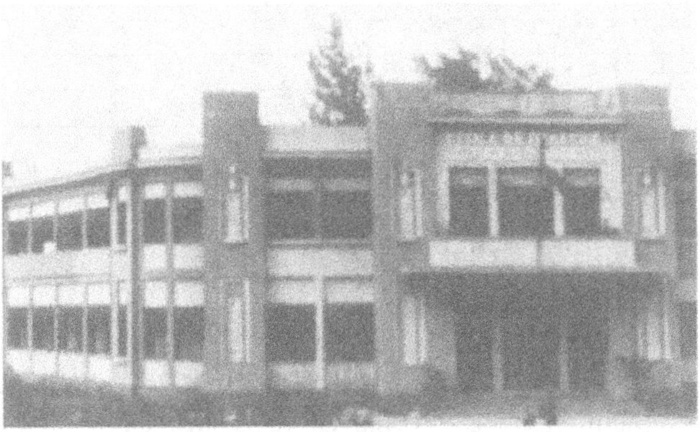

Source : http : //www.asnom/fr/320_ecole_medecine.html

Après la Grande Guerre et la participation active des Noirs à l'effort de guerre, la métropole fut obnubilée par la reconnaissance d'une dette en s'engageant à promouvoir le progrès économique et social. Aussi fallait-il protéger la population africaine contre la ruine, la maladie et la mort par la création de services sanitaires et le renforcement du personnel médical. C'est dans ce contexte que fut créée le 14/01/1918 l'Ecole de Médecine de Dakar chargée d'assurer la formation d'un personnel médical et paramédical subalterne africain tels que les aides médecins, sages-femmes auxiliaires, infirmières visiteuses destinés à l'AMI.

Tableau 73 : Nombre d'élèves sortis de l'Ecole de médecine de Dakar

Années	Médecins	Sages-femmes	Infirmières visiteuses	Pharmaciens	Vétérinaires
1921		15			
1922	8	13		2	
1923	7	10		2	3
1924	11	15		2	2
1925	13	10		2	
1926	10	18		2	
1927	14	18		2	
1928	18	11		1	
1929	7	23		1	
1930	9	17	12	1	
1931	11	12	6	2	
1932	12	12	4	1	
1933	14	7	6	1	
1934	14	11	10	2	

Source *:* Blanchard Dr., « L'Ecole de médecine de Dakar », *Annales de Médecine et de Pharmacie Coloniales,* Tome XXXIII, p. 90-111, p. 91-92, 1936

A l'orée des années 1920 et ce jusqu'en 1934, l'Ecole de Médecine de Dakar forme régulièrement des élèves dans les sections « médecins », « sages-femmes » et « pharmaciens ». Si la section pharmacie se singularise par des effectifs assez modestes avec des chiffres ne dépassant guère deux, les médecins et sages-femmes semblent avoir des effectifs plus importants et plus réguliers. Pour les médecins, le nombre d'élèves sortis varie entre 7, chiffre le plus bas (1923 et 1928) et 18 (pointe observée en 1928). Les promotions de sages-femmes sont plus importantes. Le pic est atteint en 1929, avec 23 élèves sortis, alors que le creux de la vague est enregistré en 1933 avec seulement 7 sortants. Quant aux infirmières visiteuses dont la formation démarre à la fin des années 1920, le nombre de sortants s'avère fort modeste, avec 12 en 1930, 4 deux années plus tard, 6 en 1933, et une dizaine en 1934. Notons enfin que pour la section de médecine vétérinaire, le nombre d'élèves sortis oscille entre 2 et 3 pour les seules années 1923 et 1924. Les totaux des sortants sont illustrés par le tableau suivant.

Graphique 47 : Totaux des sortants de l'EMD de 1921à 1924

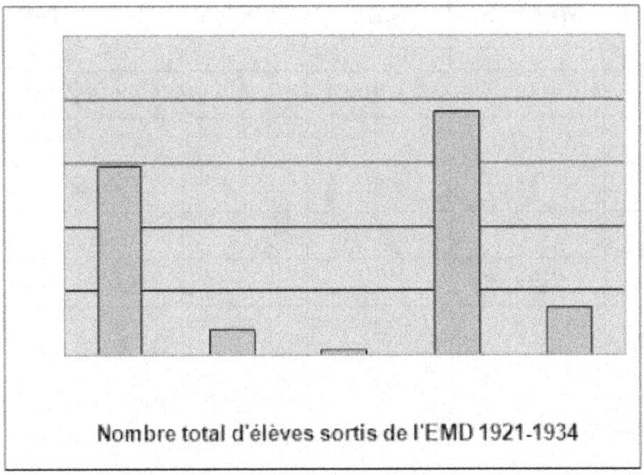

Source : Blanchard Dr., « L'Ecole de médecine de Dakar », *Annales de Médecine et de Pharmacie Coloniales*, Tome 33, p. 90-111, p. 95, 1936.

Les écarts entre les effectifs sortants s'expliquent par l'orientation des politiques sanitaires coloniales à partir des années 1920. Celle-ci met l'accent sur la médecine de masse avec une extension des services à la population africaine. Parmi les priorités, se dégage la protection de la maternité et de l'enfance indigènes, gage de régénérescence de la race noire et d'accroissement de la capacité productive des colonies. Ainsi, les effectifs des médecins, mais surtout des sages-femmes avec, respectivement, 148 et 191, dépassent largement ceux des pharmaciens et vétérinaires.

Les effectifs des infirmières visiteuses, relativement bas par rapport aux médecins et sages-femmes, s'expliquent par l'ouverture tardive de la section et son espace d'intervention qui reste, pour l'essentiel, circonscrit dans les grandes villes.

Tableau 74 : Répartition des élèves par colonie d'origine (1921 -1934)

Colonies	Médecins	Pharm.	Vétér.	S- F	Infirm.-visit.	Total
Sénégal	34	2	3	28	3	70
Soudan	36	7	2	41	3	89
Guinée	15	5	–	19	4	43
Haute-Volta	4	1	–	6	2	13
Côte d'Ivoire	22	1	–	19	8	50
Dahomey	34	4	–	73	18	129
Sierra-Léone	–	1	–	–	–	1
Libéria	1	–	–	1	–	2
Togo	–	–	–	2	–	3
Niger	2	–	–	2	–	4
Totaux	148	21	5	191	38	403

Source : Blanchard Dr., 1936, *op. cit.,* p. 90-111, p. 95.

La répartition des élèves par colonie d'origine laisse apparaître de grandes disparités. Le Dahomey émerge du lot avec 129 élèves sur un total de 403, soit environ le tiers des effectifs (32 %). La forte représentation du Dahomey s'explique par l'importance du taux de scolarisation qui découle surtout de la forte présence des missions catholiques. Ensuite, loin derrière le Dahomey, se détache le Soudan avec 22 % des effectifs, soit 89 élèves fournis, pour l'essentiel, par des écoles primaires laïques, privées ou de l'Orphelinat des métisses de Kayes transféré à Bamako. Le Sénégal, avec un effectif de 70 élèves, se situe à la troisième place, suivi par la Côte d'Ivoire (50 élèves) et la Guinée (43 élèves). Parmi les colonies constituant la fédération, la Haute-Volta et le Niger occupent la dernière place avec, respectivement, des effectifs de 13 et de 4 élèves. Les autres territoires pourvoyeurs, non inclus dans la fédération (AOF), se signalent par des effectifs fort modestes : Togo (3), Sierra Leone (1) et Libéria (2).

c-1-2 L'Ecole Africaine de Médecine et de Pharmacie

La création de l'Ecole Africaine de Médecine et de Pharmacie résultait des recommandations de la Conférence de Brazzaville qui prônait une nouvelle politique envers les colonies françaises d'Afrique. Instituée par décret du 11 août 1944, L'Ecole Africaine de Médecine et de Pharmacie, qui remplaça l'Ecole de Médecine de Dakar, avait comme prérogative la formation de médecins, de pharmaciens, de sages-femmes africaines devant servir dans les deux fédérations (AOF, AEF) ainsi que dans les territoires du Cameroun et du Congo. Le décret du 6 avril 1950 créait l'Institut des Hautes Etudes de Dakar rattaché aux Universités de Paris et de Bordeaux.

Quant aux sages-femmes, elles étaient désormais formées à l'Ecole des Sages-femmes africaines instituée en 1953.

Tableau 75 : Effectifs de jeunes filles admises et diplômées de l'Ecole de médecine de l'AOF (1918 -1957)

	1918 - 1937		1938 - 1957		Total	
	Entrées	Sorties	Entrées	Sorties	Entrées	Sorties
Section sages-femmes	388	273	482	360	870	633
Section Infirmières-Visiteuses	63	38	-	-	63	38
Total	416	336	482	360	896	696

Source : Barthélémy P., *op.cit.*

Depuis les années 1930, plusieurs promotions sont sorties des structures de formation médicales de l'A.O.F. Le tableau suivant fait état des effectifs admis et diplômes (filles) par territoire entre 1938 et 1957.

Tableau 76 : Elèves admises et diplômées de l'Ecole de Médecine par territoire (1938 -1957)

Territoire	Nbre d'élèves admises	Nbre d'élèves diplômées	Proportion diplôm. admises (%)
Dahomey	210	151	72
Côte d'Ivoire	52	41	79
Soudan	41	38	93
Dakar et Dépend.	37	35	95
Guinée	28	25	89
Sénégal	54	23	43
Togo	18	15	83
Haute-Volta	12	11	92
Niger	8	7	58
Cameroun	12	7	58
AEF	8	5	63
Mauritanie	1	1	100
Non précisé	1	1	_
Total	482	360	75

Source : Barthélémy P., 2004, *op. cit.*, p. 327.

Entre 1938 et 1957, le nombre d'élèves admises et diplômées (filles) s'élève respectivement à 482 et 380. Ces données indiquent un important taux de déperdition (25 % représentant le quart des effectifs). Le Sénégal se signale avec un taux de déperdition particulièrement élevé : plus de la moitié des inscrits (57 %) n'obtiennent pas leurs diplômes, ce qui est énorme. De même, le Togo et le Cameroun se signalent par des taux de déperdition élevés : 58 % des élèves sont admises à la sortie. A l'actif de ces importants taux de déchets, on peut incriminer les mariages, mais surtout les grossesses qui, la plupart du temps, se soldent par des abandons et des exclusions.

Les services hospitaliers de Dakar constituent des services d'enseignement, non seulement pour les étudiants en médecine, mais aussi pour les infirmières et les sages-femmes. Les déficiences relevées dans le fonctionnement des services hospitaliers (exiguïté, pénurie à divers niveaux) retentissent sur le niveau de formation du personnel. Les autorités sanitaires déplorent en 1954 la formation restreinte dispensée dans les services hospitaliers qui, au regard des conditions de fonctionnement actuel, ne peuvent fournir un enseignement correct. Ainsi, les sages-femmes sont habituées à ne voir les parturientes que pendant trois jours, les accouchées ne pouvant être retenues au-delà de ce temps très réduit du fait de la pénurie de lits. De telles lacunes relevées dans la formation du personnel ont des répercussions fâcheuses sur le fonctionnement des services sanitaires.

Jusqu'en 1955, le cycle des enseignements dispensés par l'Ecole de Médecine de Dakar était de trois ans. La formation accélérée équivalait à un niveau de licence destiné à des médecins auxiliaires[743]. La poursuite des études supérieures nécessitait le recours à une faculté de médecine française. Il faut attendre la rentrée de 1959 pour voir le cycle complet enseigné à Dakar. De sa création à sa fermeture, l'Ecole Africaine de Médecine de Dakar a formé 582 médecins et 87 pharmaciens[744].

Ces deux structures de formation ont joué un rôle déterminant dans la constitution des élites africaines.

c-2. Le personnel de santé

Les bases historiques et juridiques du corps médical colonial trouvent leurs origines dans l'Ordonnance du 17 juillet 1835 et le décret du 14 juillet 1865 créant puis organisant le corps des médecins exerçant dans les colonies et territoires d'Outre-mer. Si le Corps de Santé des Colonies fut créé en 1889 par décret du Président de la République française dans la colonie du Sénégal[745] (médecins militaires et infirmiers), il faut noter qu'avant 1890, le personnel médical exerçant dans les colonies provenait des Troupes de la

---

[743] SANKALÉ M., Pène P., 1960, *op. cit.*, p .89.
[744] SANKALÉ M., 1969, *op. cit,*, p. 39.
[745] *Bulletin Administratif du Sénégal* 1890 : 80 ; *Moniteur du Sénégal*, 1890, 1785 :123.

Marine. La séparation de la Marine et des Colonies déboucha en 1890 à la création d'un corps de santé des colonies et des pays de protectorat relevant directement du ministère des colonies. Une décennie plus tard, le corps de santé des colonies et des pays de protectorat fut remplacé par le corps de santé des troupes coloniales.

A l'origine, elle était constituée de médecins militaires provenant de Toulon, Rochefort, Brest et de la Faculté mixte de médecine et de pharmacie de Bordeaux après 1890. Médecins de la Marine, ils jouèrent un rôle stratégique dans le dispositif d'expansion, de conquête et de pacification européenne en assurant la couverture sanitaire et médicale des postes fixes et des colonnes d'exploration. S'y ajoutent les infirmiers militaires coloniaux dont le corps, créé en 1889, constitua un appui essentiel à la pénétration sanitaire.

Dans les colonies constituant la fédération de l'AOF, la création de corps paramédicaux et de médecins auxiliaires avec des diplômes reconnus officiellement par l'administration fut relativement tardive. Il faut attendre la fin de la Grande Guerre, notamment la réorientation progressive de la médecine aux colonies avec le passage de la médecine individuelle et curative à la médecine préventive et sociale, pour voir l'administration solliciter les auxiliaires africains comme intermédiaires dans le cadre de la médicalisation des Africains. Dans l'optique des autorités coloniales, compte tenu de l'insuffisance de l'effectif du personnel européen, la création d'un corps d'auxiliaires médicaux africains pourrait grandement contribuer au renforcement de l'Assistance Médicale Indigène dans le processus de médicalisation des sociétés indigènes considérées à l'époque comme méfiantes, voire répulsives à la médecine coloniale.

Toutefois, malgré le recours aux auxiliaires africains, durant toute la période coloniale, dans la colonie du Sénégal, les effectifs restèrent numériquement insuffisants.

c-2-1 Le corps paramédical

c-2-1-1 Les infirmières visiteuses

L'idée de création d'un corps d'infirmières visiteuses en AOF est évoquée dans les textes officiels dès le début des années 1920. Le contexte d'après-guerre, marqué par la mise en valeur, impliquait une exploitation économique plus soutenue ainsi qu'un contrôle plus solide de la société. La création d'un corps d'infirmières-visiteuses puis d'une section « infirmières visiteuses » à l'Ecole de Médecine de Dakar au milieu des années 1920 fut dictée par la nouvelle orientation de la politique sanitaire vers la médecine de masse axée sur la lutte contre la mortalité infantile et le dépistage des maladies sociales (dépistage, éducation à domicile, etc.).

A l'origine, il s'agissait de mettre en place un corps d'assistantes indigènes appelées « gardes nourrissons », dont les pouvoirs s'avéraient fort limités, car interdites de toute manœuvre chirurgicale. A l'époque, avait été émise l'idée de déployer, par les autorités locales de chaque colonie, comme « gardes nourrissons », des infirmières et sages-femmes ayant échoué à leur examen de sortie. Se posait, dès lors, l'épineux problème de la reconnaissance juridique de ce nouveau corps, d'autant plus qu'il n'existait pas de diplôme reconnu par l'administration. Avec la reconnaissance juridique à partir de 1926 et le début de la formation dans chaque territoire, le corps des « gardes nourrissons » disparaît pour céder la place à celui des infirmières visiteuses. Il fallut attendre 1930 pour voir la création d'un diplôme fédéral d'infirmières visiteuses africaines dans l'optique de concilier le médical au social.

Le profil des infirmières visiteuses africaines s'inspire du modèle métropolitain de la fin du XIXe siècle qui voit émerger la profession d'infirmières visiteuses à domicile et de « l'infirmière ménagère »[746]. Ces corps paramédicaux représentent des calques des Health Visitors américains (USA) et des modèles britanniques qui émergèrent dans un contexte d'hygiénisme consécutif de la fin du XIXe siècle[747]. Après la Grande Guerre, sous l'impulsion de la Croix Rouge et de la fondation Rockefeller, alors engagées dans la reconstruction de l'Europe dévastée par le conflit, le rôle et le prestige des infirmières visiteuses connurent une vigoureuse impulsion. Avec la création officielle d'un diplôme à partir de 1922, les infirmières visiteuses d'hygiène sociale furent déployées dans trois secteurs : la lutte antituberculeuse, la protection de l'enfance et la polyvalence[748].

Appelées d'abord infirmières de « garde » par la circulaire du 12 avril 1921 du gouverneur général Merlin, ce corps devait faire place aux infirmières visiteuses en 1926[749], compte tenu des impératifs de la politique de pénétration médicale qui devait lier la concession indigène aux structures de santé. Issues d'écoles primaires laïques, privées ou de l'Orphelinat des métisses de Kayes transféré à Bamako ou de celui de Grand Bassam[750], elles pouvaient aussi provenir des élèves sages-femmes ayant opté volontairement pour la section ou « dont l'aptitude a été reconnue insuffisante aux examens de passage annuels »[751]. Le déficit en personnel et les impératifs de la proximité ont rendu nécessaire la création de ce corps, « passerelle entre le dispensaire et la case indigène ».

---

[746] BARHÉLÉMY P., *op. cit*, p. 59.

[747] *Ibid.*

[748] *Ibid.*

[749] GUÈYE N., *Les sages-femmes du Sénégal de 1918 à 1968*, Mémoire de maîtrise d'histoire, UCAD, FLSH, 2003, p. 50-53.

[750] BLANCHARD Dr., « L'Ecole de Médecine de l'Afrique Occidentale Française de sa fondation à l'année 1934 », *Annales de Médecine et de Pharmacie Coloniale*, 1934, Tome XXXIII, p. 90-11, p. 93.

[751] *Ibid.*

La constitution du corps au Sénégal coïncidait avec l'institutionnalisation de la médecine préventive et sociale. Si, avant 1920, la médecine coloniale est axée, pour l'essentiel, sur une médecine de soins, dès le début des années 1920, s'amorce une nouvelle phase qui mit l'accent sur les problèmes sociaux. Cette médecine préventive et sociale, sans pour autant occulter les problèmes antérieurs, s'oriente davantage vers les maladies dites sociales, notamment la tuberculose, l'alcoolisme, la malnutrition, ainsi que la protection des groupes vulnérables, à l'image des femmes, des enfants et des travailleurs[752]. L'orientation des services médicaux vers le social à partir des années 1920 est dictée par la volonté affichée des autorités coloniales de promouvoir la protection sanitaire des Africains aux fins de rentabiliser les colonies. La médecine de masse, marquée par une action médicale mobile, dépasse la médecine hospitalière statique, caractéristique de la médecine coloniale depuis son implantation au Sénégal.

Planche 9 : Distribution de BCG par Madame Deboeuf, infirmière visiteuse, aux nouveaux-nés du village de la Médina

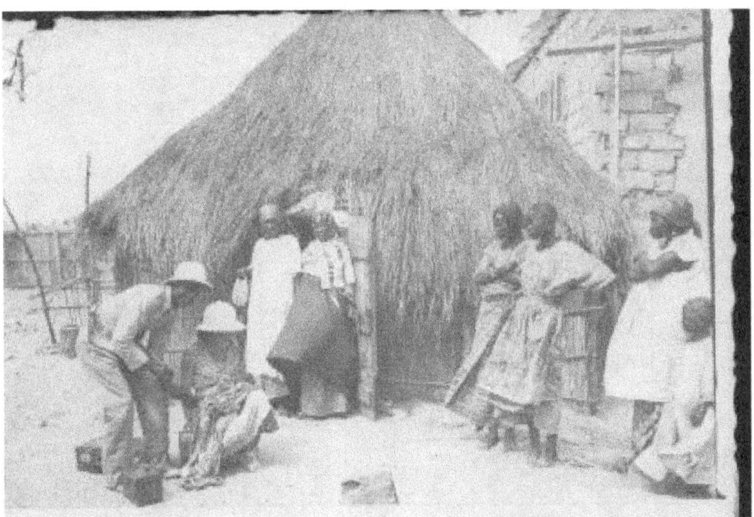

Source : ANS : 1H 86

L'ouverture, à partir de 1930, d'une section de formation à l'intention des infirmières visiteuses pour une durée de deux ans à l'Ecole de Médecine de Dakar répondait à la nécessité de faciliter les relations entre les structures sanitaires et la concession indigène afin de vulgariser la médication occidentale et vaincre la réticence des populations. Il s'agissait, pour les autorités sanitaires coloniales, d'assurer la médiation entre le médical et le

[752] *Ibid.*

social. En fait, outre la détection des maladies dites sociales (tuberculose, maladies vénériennes) et le suivi vaccinal, « la vraie fonction des infirmières visiteuses consiste à pénétrer dans les familles indigènes, à rechercher les futures mères et les nourrissons pour s'efforcer de les amener aux consultations »[753]. Placées sous la tutelle des sages-femmes et des médecins, les infirmières visiteuses, déployées dans la lutte antituberculeuse, sont chargées de la promotion des notions d'hygiène, de sauvegarde de la mère et de l'enfant auprès des femmes gestantes et des nourrissons[754]. Constituées d'abord d'Européennes, puis d'Africaines, elles devaient visiter les familles, assurer leur éducation sanitaire. Formées par les infirmières visiteuses européennes (comme d'ailleurs les sages-femmes africaines), leur première promotion date de 1930.

Graphique 48 : Elèves infirmières visiteuses admises à l'EMD de 1929 à 1937

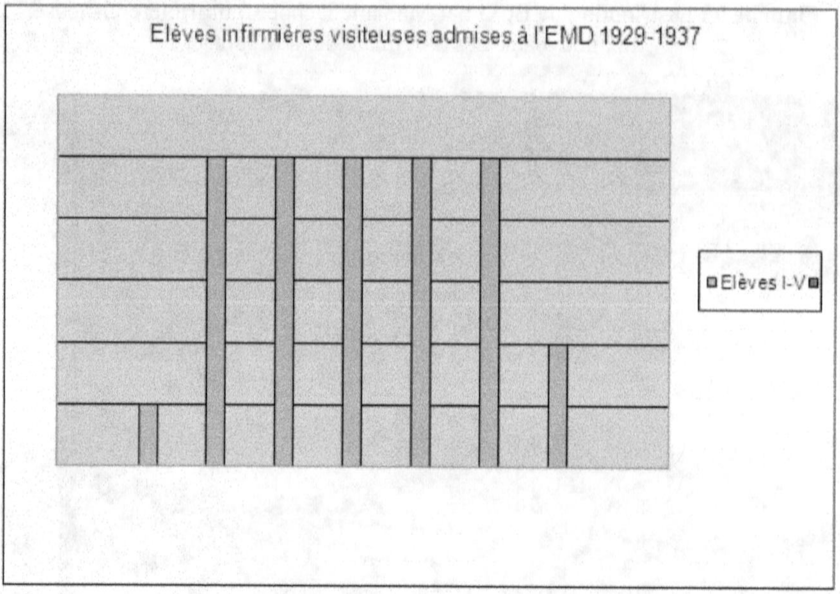

Source : Barthélémy P, *op. cit.,* 2004, p. 92.

Personnel mobile, support de la médecine préventive et sociale, elles devaient veiller à l'hygiène des femmes enceintes, vaincre les réticences des populations locales à la médecine moderne, appuyer les sages-femmes dans la P.M.I. ainsi que les médecins pour la collecte d'informations et dans la lutte contre les maladies sociales et épidémiques. Les autorités, pour anticiper les conflits de compétence avec les sages-femmes, définissent les

[753] *Ibid.*
[754] *Journal Officiel AOF*, 1926, p. 196.

prérogatives des infirmières visiteuses qui « doivent servir de trait d'union entre la maternité et la population, et ne jamais être transformées en auxiliaires pour les sages-femmes ; leur rôle est de pénétrer dans les familles indigènes, de rechercher les futures mères et nourrissons, pour s'efforcer de les amener aux consultations »[755]. Le docteur Laffont estime qu'avec la mise en place du corps paramédical féminin, s'amorce dans l'évolution de la médecine coloniale une seconde étape marquée par la mobilité qui succède au stade initial caractérisé par l'influence du médecin isolé dans son poste[756].

La durée d'existence de la profession ne dépassa guère deux décennies, du début des années 1920 à 1938, date à partir de laquelle la section fut supprimée au niveau fédéral. Le corps fut supprimé après l'ouverture de l'Ecole des sages-femmes en 1950 et le diplôme fusionné avec celui d'assistante sociale reconnu légalement en France à partir de 1932[757].

Agents de renseignements et d'exécution des prescriptions médicales, assistantes et rabatteuses, les infirmières visiteuses, déployées au cœur du dispositif médico-social colonial, participèrent, en dépit de la courte période d'existence de leur corps, à la politique de régénérescence de la race noire.

Leur impact dans la médicalisation des sociétés africaines semble assez modeste si l'on tient compte de leur effectif dérisoire par rapport à la couverture de l'immense espace colonial ouest-africain français. Leur rayon d'action, au Sénégal, pour l'essentiel, ne dépassa guère l'espace urbain, notamment la capitale fédérale, particulièrement certains quartiers indigènes, à l'image de la Médina. Parmi leurs fonctions, figurent le dépistage des tuberculeux, la distribution de crachoirs et des conseils aux familles sur les mesures d'isolement ou de désinfection.

Toutefois, l'une des difficultés des infirmières visiteuses est liée à l'adaptation des règles de prophylaxie antituberculeuse au milieu indigène, souvent vexé par les mesures d'isolement, de prévention générale, inadaptées à l'environnement et aux coutumes.

c-2-1-2 Les sages-femmes

Dès le début de la seconde moitié du XIXe siècle, le personnel médical, essentiellement militaire et masculin, participa activement à la conquête des territoires de l'ouest africain. A la fin du XIXe siècle, suite à la constitution de l'AOF, les autorités coloniales envisagent la création d'un corps d'auxiliaires médicaux africains pour accélérer le processus de médicalisation des sociétés indigènes[758]. Après la conquête territoriale et les débuts

---

755 IMTSSA : Dossier 415 PMI, Protection de l'Enfance et de la Maternité en AOF.

756 IMTSSA : Dossier 301 PMI, Discours du Dr Laffont au Congrès des obstétriciens d'Alger, avril 1935.

757 BARTHÉLÉMY P., *op. cit,* p. 61.

758 ANS : Fonds Sénégal Colonial, H 128, Lettre Ministre des Colonies, André Lebon à Gouverneur Général de l'AOF, le 14/01/1898.

de la pacification, l'expatriation d'Européens en Afrique à l'orée du XXe siècle et les impératifs de la mise en valeur des colonies commandent une réglementation ainsi qu'une prise en charge de l'accouchement dans les colonies. Après les infirmiers et les aides médecins formés dans les structures sanitaires de la colonie et sollicités pour le fonctionnement de l'AMI, le corps des sages-femmes fut officiellement institué après la Grande Guerre et une section ouverte en 1918 à l'Ecole de Médecine Africaine de Dakar.

Alors que les sages-femmes européennes représentent un personnel contractuel appartenant au cadre général des infirmières et sages-femmes coloniales, les Africaines, pour leur part, sont formées à l'Ecole de Médecine Africaine de Dakar.[759] La création de cette section était dictée par la nécessité de faire pièce à la mortinatalité et à la mortalité maternelle et infantile par la protection de la mère et de l'enfant dans un contexte d'après-guerre marqué par la « régénérescence de la race noire ». Celle-ci postulait l'accroissement démographique des colonies grâce à une conservation des naissances. Le recours à des femmes africaines permettait la réalisation de l'œuvre de médicalisation des sociétés et de la maternité indigènes par la diffusion des règles d'hygiène dans les familles, la propagation de l'œuvre médicale aux colonies, l'éducation des familles et la protection de l'enfant noir. La réalisation d'un pari aussi gigantesque commande le recours à des auxiliaires de santé africains pour réussir la médicalisation des sociétés indigènes. C'est dans ce contexte de médicalisation de la société et de la maternité en AOF que furent sollicitées les sages-femmes africaines.

En effet, pour développer les œuvres prénatales et postnatales, assurer les consultations des femmes gestantes ou allaitantes et des nourrissons, faciliter la médicalisation des sociétés africaines, il était impératif de faire appel à un personnel féminin indigène formé. Surtout que les femmes africaines se révélaient très réticentes aux consultations jusqu'ici assurées par les médecins européens et les médecins auxiliaires indigènes en nombre très insuffisant. Ainsi, en 1926, exerçaient en AOF, 133 médecins européens pour une population estimée à 14 millions d'habitants. Il s'y ajoute que le recours à des Africains comme auxiliaires et non aux Européens pourrait générer d'importantes économies.

---

[759] GUÈYE N., *op. cit.*, p. 14.

Graphique 49 : Elèves sages-femmes admises à l'EMD de 1938 à 1957

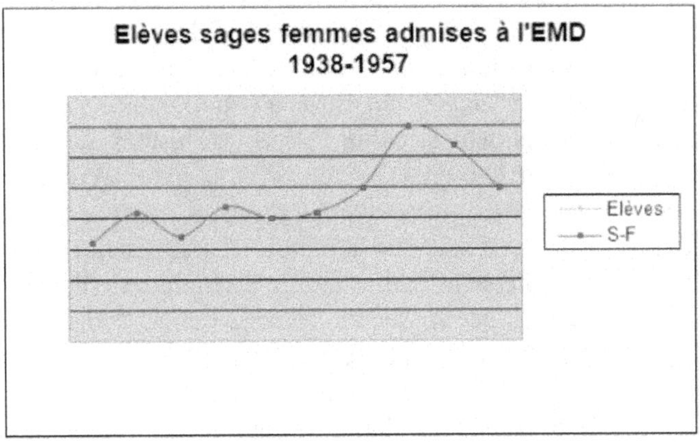

Graphique 50 : Elèves sages-femmes admises à l'EMD de 1941 à 1951

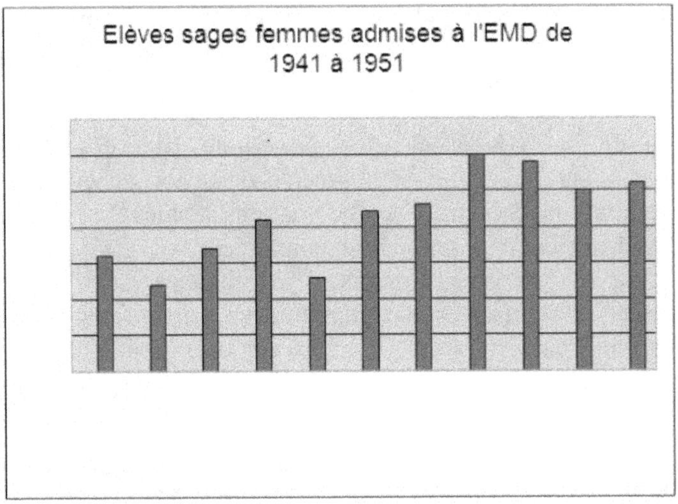

Source : Barthélémy P, *op cit.*, 2004, p. 316

Les autorités coloniales comptaient ainsi sur la connaissance du milieu, des langues et des « préjugés » des sages-femmes africaines pour convaincre les mères. Elles devaient gagner la confiance de celles-ci, des familles africaines afin de mettre fin à l'ignorance, à l'insalubrité et à certaines pratiques liées à l'accouchement, aux interdits alimentaires. En effet, « leur identité féminine, renforcée par la formation qu'elles ont reçue, leur permet de travailler en association avec les matrones et de gagner la confiance des femmes » africaines[760]. Agents de propagande de la médecine coloniale, elles devaient opérer une véritable révolution dans les mentalités africaines. Cependant, le décret du 27 mai 1925 réglementait les obligations professionnelles des sages-femmes auxiliaires qui devaient se limiter aux soins et petites interventions chirurgicales destinées à la population indigène.

Le curriculum comprenait la culture générale (histoire de la civilisation), des leçons sur les accouchements (obstétrique), la pharmacie, la préparation de médicaments, des cours de puériculture et d'hygiène. Les centres pratiques et d'applications étaient constitués par la maternité indigène (1919), la Crèche (1921), l'Institut d'Hygiène Sociale (1922), l'Hôpital Central Indigène de Dakar rattaché à l'Ecole de Médecine comme centre d'instruction. Après 1944, elles étaient formées à l'Ecole Africaine de Médecine et de Pharmacie puis, à partir de 1953, à l'Ecole des Sages-femmes africaines.

Les services de puériculture, domaine capital du système de santé, sont dirigés par les sages-femmes qui assurent les examens de nourrissons. Accoucheuses et auxiliaires médicales, les sages-femmes devaient assurer l'éducation des mères, la formation et l'encadrement des matrones.

c-2-1-3 Les matrones

Dès la fin du XIXe siècle, les plus hautes autorités de la colonie soulignent la réputation du reste appréciée des « accoucheuses woloffes » ainsi que leur influence auprès des populations locales[761]. Plusieurs études menées par des médecins européens concordent sur ces vieilles femmes respectées par les sociétés africaines[762], sollicitées dans la gestion de l'accouchement et de la grossesse. Dénommées *noumou-mousso* ou *Timéné mousso Koro* en pays bambara, les accoucheuses traditionnelles assurent

---

[760] BARTHÉLÉMY P., « Sages-femmes africaines diplômées en AOF des années 1920 aux années 1960, une redéfinition des rapports sociaux de sexe en contexte colonial », in *Histoire des femmes en situation coloniale. Afrique et Asie, XXe siècle*, s/d Hugon A., Paris, Karthala, 2004, p. 119-144, p. 121.

[761] ANS : H 128 Fonds Sénégal Colonial, Gouverneur Sénégal à Ministre des Colonies, Gabriel Hanotaux.

[762] On peut citer parmi ces études :
Dr. G., BLIN, « Un accouchement au Dahomey », *AHMC*, 1901, Paris, Doin, Tome IV, p. 134-140.
Dr. BRANCHE, « Pratiques de médecine indigène au Tchad », *AMPC,* 1936, Paris, p. 403.
Dr. GROSPERRIN, « Quelques coutumes Ewé (Territoire du Togo) en matière d'accouchement », *AMPC,* Paris, 1935, p. 823-827.
Dr. BRANCHE, « Pratiques de médecine indigène au Tchad », *AMPC* 1936, Paris, p. 403.
Dr. PATENOSTRE, « Notes sur la médecine et l'obstétrique indigènes en AOF », *AMPC*, Paris, Tome XXIII, p. 332-339.
TRAORÉ D, *Médecine et magie africaines*, Paris, Présence Africaine, 1965.
Dr. PEYROT, « Us, coutumes, médecine des Bambaras », *AHMC*, Tome VIII, p. 456-473, p. 459.

l'assistance des femmes et, en cas de besoin, peuvent recourir à l'avortement utilitaire ou thérapeutique[763].

Les accoucheuses traditionnelles (matrones pour le pouvoir colonial) interviennent tout au long de la grossesse : soins pour les maux de ventre, examen de l'emplacement du fœtus, attouchement, réajustement de la position de la tête, des pieds en cas de gémellité, massages pour replacer correctement l'enfant, initiation des jeunes filles. Leur proximité avec les populations locales leur permit de s'imposer comme éléments incontournables dans le dispositif sanitaire, notamment dans la protection de la mère et de l'enfant.

D'ailleurs elles furent intégrées progressivement dans le corps paramédical avec les gouverneurs Carde et Brévié et reçurent, dans ce cadre, des programmes de formation en gynécologie, hygiène et obstétrique. Elles furent utilisées comme relais pour vaincre les réticences locales face à la médecine coloniale. La circulaire 1024-P du 12 mars 1924 du Gouverneur Général Carde relative au fonctionnement de l'AMI préconisait la collaboration des indigènes et la formation des matrones. Pour Carde, il fallait leur inculquer quelques notions, non pas d'obstétrique, mais de simple propreté.

Deux années plus tard, le gouverneur général les considérait, dans sa circulaire du 15 février 1926 relative à la médecine préventive et sociale, comme des « dangers publics », car, du fait de leur âge, prestige, réputation dans la société, elles étaient des obstacles à la mobilisation des sociétés africaines ; il fallait, poursuit le gouverneur dans sa circulaire, les éduquer, les convaincre, transformer la concurrence et la rivalité en partenariat et surtout les utiliser pour vaincre le tétanos ombilical (primes spéciales) et les réticences des populations locales[764]. L'éducation des matrones dans les circonscriptions médicales fut préconisée par les autorités sanitaires au regard « des grands services qu'elles peuvent rendre dans les secteurs éloignés »[765].

Ce discours conciliant des autorités fut vite remis en question dès la fin des années 1930. Sous Vichy, la répression qui s'abat sur les matrones et les contraintes liées à la pratique de leur métier créèrent les conditions d'exercice de leur profession dans la clandestinité. Ainsi, l'Instruction du 20 mai 1940 du gouverneur général relative à la mortalité infantile insiste sur la formation pratique des matrones qui doivent subir un stage sanctionné par un examen, l'octroi d'une trousse d'accoucheuse et l'attribution d'une prime de rendement évalué sur la base de nouveaux-nés présentés en bon état, avec

---

763 Dr. PATENOSTRE, « Notes sur la médecine et l'obstétrique indigènes en AOF », *AMPC*, Paris, Tome XXIII, p. 332-339.

764 ANS : 1H 25 (26).

765 IMTSSA : Dossier 301, PMI, Lettre du Ministre de la France d'Outre-Mer à MM. Les Gouverneurs généraux, Hauts Commissaires, Gouverneurs et Chefs de Territoires, Chefs de service, 20 juillet 1949.

une cicatrisation ombilicale parfaite[766]. La gestion des cases de santé, de concert avec les sages-femmes, de même que l'exercice des matrones étaient conditionnés à un stage dans les maternités.

Après le second conflit mondial, avec les impératifs de la médiation et de la médicalisation des sociétés africaines, la création de services mobiles, les autorités sanitaires reconnaissent à nouveau brusquement l'utilité des matrones traditionnelles considérée comme « un instrument de pénétration des notions d'hygiène et de puériculture dans les milieux ruraux »[767].

Jusqu'à l'indépendance, le personnel sanitaire fut largement insuffisant, notamment les sages-femmes, pour assurer la couverture des 12725 villages sénégalais[768]. En effet, estime M. Sankalé, « il faudra encore des dizaines d'années, pour que… les sages-femmes soient en nombre suffisant pour pratiquer tous les accouchements dans les maternités dont le nombre devrait être décuplé »[769]. Dans ce contexte, on peut comprendre les recommandations de certaines autorités sanitaires pour l'éducation et le maintien des accoucheuses traditionnelles dans le système sanitaire[770].

c-2-1-4 Les infirmiers

C'est en 1889 que fut créé, dans la colonie du Sénégal, un corps d'infirmiers coloniaux par décret du président de la République française[771]. Moins d'une décennie plus tard, en 1897, fut institué un corps d'infirmiers indigènes. En 1898, le docteur Fontaine notait déjà le rôle appréciable des infirmiers indigènes. En effet, soutient-il, « le rôle des infirmiers indigènes, quoique plus modeste, n'en est pas moins considérable. Ils assurent le service dévolu en France à l'infirmerie d'exploitation, c'est-à-dire le service des salles et des malades, la garde de nuit et de jour, la confection de pansements. Ce sont là des auxiliaires précieux et indispensables »[772].

Répartis entre les infirmiers indigènes des hôpitaux à l'instruction très sommaire et les infirmiers indigènes de l'AMI souvent affectés aux côtés des aides médecins, ces corps jouèrent un rôle essentiel dans la médicalisation des sociétés africaines. Les arrêtés du 7 janvier 1906 complétant les missions de l'AMI prévoyaient l'utilisation et la formation d'infirmiers indigènes. Il s'agissait d'infirmiers supérieurs ou aides médecins.

---

766 IMTSSA : Dossier 301, PMI, Rapport du Médecin Général Directeur de la Santé Publique, L'organisation de la santé publique et de la PMI, Dakar, mai 1954, p. 18.

767 *Ibid.*, p.23.

768 SANKALÉ M., 1960, *op. cit.*, p.91.

769 SANKALÉ M., 1960, *op. cit.*, citation du Pr. Sénécal, p. 91.

770 *Ibid.*

771 *Bulletin Administratif du Sénégal*, 1889, 9 : 475.

772 Dr. FONTAINE, « Fonctionnement aux colonies des ambulances », *Annales d'Hygiène et de Médecine Coloniales*, Tome 1, 1898, p. 277-293, p. 284.

Assez tôt, la France a senti la nécessité de la mise en place d'un personnel auxiliaire indigène aux fins de suppléer au déficit du personnel médical européen et, ce faisant, disposer d'un effectif intermédiaire[773]. Seuls agents en contact direct avec la population africaine, l'administration coloniale mit à contribution leur proximité pour accélérer le processus de médicalisation des sociétés africaines, lutter contre les savoirs médicaux endogènes (charlatans, marabouts), participer aux campagnes d'éradication des endémo-épidémies (fièvre jaune, choléra, variole, etc.).

L'organisation et la formation du corps des infirmiers dans l'Ecole de Médecine de Dakar répondaient à la nécessité de mettre en œuvre la nouvelle politique de santé orientée vers la médecine de masse. En 1950, fut ouverte l'Ecole des Infirmiers et Infirmières d'Etat et en 1963, tous les anciens infirmiers (d'hygiène, sanitaires, du SGHMP) furent regroupés dans un nouveau corps des agents sanitaires.

c-2-1-4-1 Les infirmiers indigènes

Les premiers infirmiers indigènes devant servir dans les postes de santé furent recrutés à la fin du XIXe siècle, parmi le personnel subalterne africain (manœuvres, plantons, commis) sans formation préalable. Alors que les arrêtés de nomination étaient pris par les gouverneurs, le recyclage s'effectuait dans les hôpitaux. Le recours aux infirmiers indigènes au début du XXe siècle répondait aux impératifs de protection de la santé des Européens puis des Africains.

Le terme désignait la première génération d'infirmiers africains pour faire la distinction avec les infirmiers européens. Si la formation est inexistante au début, ils furent par la suite formés à l'hôpital de Saint-Louis. Il faut attendre 1912 pour voir la constitution d'un cadre local d'infirmiers et d'infirmières indigènes au Sénégal. Les enseignements théoriques et pratiques étaient axés sur les soins chirurgicaux, les soins d'urgence, des notions de pharmacie, le fonctionnement d'un service hospitalier. A la fin des années 1950, l'école des agents sanitaires de Saint-Louis fut chargée de la formation des agents sanitaires du Sénégal.

[773] MBAYE M., *Etude d'une profession de santé : les infirmiers du Sénégal de 1889 à 1968*, mémoire de maîtrise d'histoire, FLSH, UCAD, 2002, p. 12.

Planche 10 : Infirmiers itinérants

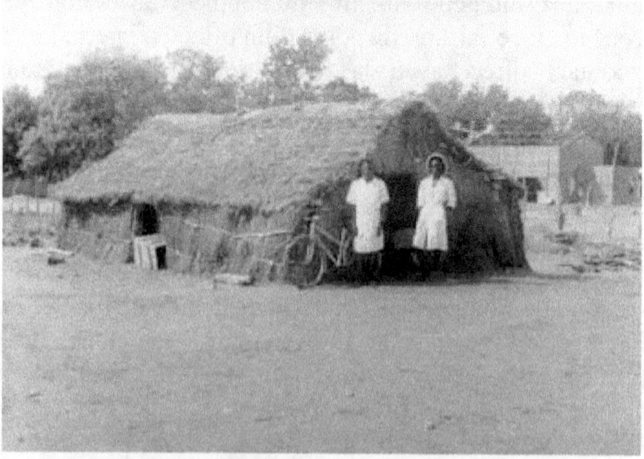

Source : ASNOM

c-2-1-4-2 Les infirmiers du S.G.H.M.P

Ce corps fut créé par l'arrêté 4831 du 28 février 1940 pour les besoins du Service Général Autonome de prophylaxie et du traitement de la Maladie du Sommeil créé en 1939. Formés à Bobo Dioulasso, ils constituent les premiers infirmiers véritablement bien formés et spécialisés. En vertu de l'arrêté 2400 SET du 31 mars 1955, leur spécialisation embrassait la bactériologie, la sérologie tréponématose, l'entomologie, la paludologie, l'ophtalmologie tropicale, la chimie et la pharmacie. La formation, reçue à l'Ecole Jamot, était en phase avec l'option de la polyvalence conformément aux recommandations de la Conférence de Brazzaville.

On distingue d'autres catégories d'infirmiers. Il s'agit d'abord des infirmiers d'hygiène qui ont remplacé les agents d'hygiène et s'occupent de l'hygiène et de la salubrité grâce à l'éducation et la sensibilisation. Ensuite, les infirmiers contractuels qui, recrutés lors des épidémies (fièvre jaune, peste, variole, etc.) pour appuyer les services de vaccination, étaient remerciés après la maîtrise des flambées épidémiques. Enfin, s'ajoutent à cette catégorie les infirmiers hors cadre qui sont détachés de leur service initial et mis à la disposition de l'AMI, de municipalités ou d'entreprises utilisant une main-d'œuvre importante. Quant aux infirmiers sociaux, ils interviennent plutôt dans le domaine de l'action sociale.

En 1926, tous les infirmiers du service de l'assistance et les vaccinateurs furent fusionnés dans un cadre unique appelé infirmiers sanitaires.

Après l'indépendance (en 1963), toutes les catégories d'infirmiers (infirmiers de soins, infirmiers du SGHMP, infirmiers d'hygiène, infirmières sociales) furent fondues dans le corps des agents sanitaires (corps unique) à côté du corps des infirmiers d'Etat du Sénégal.

c-2-2 Le corps médical

c-2-2-1 Les médecins européens

Les bases historiques et juridiques du corps médical colonial trouvent leurs origines dans l'Ordonnance du 17 juillet 1835 et le décret du 14 juillet 1865 créant puis organisant le corps des médecins exerçant dans les colonies et territoires d'Outre-mer. Le Corps de Santé des Colonies fut créé en 1889 par décret du Président de la République française dans la colonie du Sénégal[774] (médecins militaires et infirmiers.).

c-2-2-1-1 Les médecins militaires

Avant 1890, le personnel médical exerçant dans les colonies provenait des Troupes de la Marine relevant du service de santé de la Marine créé en 1689 par l'Ordonnance du marquis de Seignelay, secrétaire d'Etat à la Marine. La séparation de la Marine et des colonies se concrétisa en 1890 par le décret du 7 janvier qui créa un corps de santé des colonies et des pays de protectorat qui dépendait directement du ministère des Colonies. Une décennie plus tard, le corps de santé des colonies et des pays de protectorat fut remplacé par le Corps de Santé des troupes coloniales. En effet, à partir de 1900, les troupes sont rattachées au département de la guerre[775] alors qu'en vertu de la loi du 7 juillet 1900, le corps de santé des colonies et des pays de protectorat est transformé en corps de santé des troupes coloniales[776].

A l'origine, elle était constituée de médecins militaires provenant de Toulon, Rochefort, Brest et de la Faculté mixte de médecine et de pharmacie de Bordeaux après 1890. Médecins de la Marine, ils jouèrent un rôle stratégique dans le dispositif d'expansion, de conquête et de pacification en assurant la couverture sanitaire et médicale des postes fixes et des colonnes d'exploration. Le corps de santé militaire fut l'artisan de la pénétration sanitaire dans les colonies françaises d'Afrique. « Missionnaires médicaux, soldats de la médecine »[777], « perdus dans l'immensité désolée des terres d'Afrique »[778] réputées mortifères, à l'épreuve des terribles épidémies,

---

[774] *Bulletin Administratif du Sénégal* 1890 : 80 ; *Moniteur du Sénégal*, 1890, 1785 :123.

[775] DIOP A., *Santé et colonisation au Sénégal, 1895-1914*, thèse de doctorat de 3e cycle, Paris Panthéon Sorbonne, 1982, p. 11.

[776] *Bulletin administratif du Sénégal*, 1900, loi relative à la création du corps de santé des troupes coloniales p. 242-255.

[777] SANKALÉ M, *Médecins et action sanitaire en Afrique Noire*, Présence Africaine, Paris, 1969, p. 34.

[778] FABRE J, « L'œuvre des médecins coloniaux en Afrique Noire », Conférence faite à Montpellier, le 30 mai 1942, La Quinzaine Impériale, *Médecine Tropicale*, 1942, 2,7, p. 663-666, p. 664.

particulièrement la fièvre jaune[779], dont un grand nombre ont payé de leur vie, les médecins de la Marine et des Troupes Coloniales participèrent à la conquête, à la pacification et à l'organisation des colonies en tant que combattants, artisans de la pénétration et organisateurs sanitaires[780].

Aussi, avec une telle belle épopée[781], les médecins militaires, défricheurs de la colonisation, peuvent-ils se faire prévaloir d'une certaine légitimité historique. Dans ces contrées tropicales où un médecin équivaut à un bataillon[782], la connaissance profonde des maladies relevant de l'arsenal de la pathologie exotique et de la chirurgie de guerre sont d'une importance capitale. La médecine en contexte colonial, moyen pour la constitution de l'Empire, participa à la survie des Européens par la mise en place d'une technologie qui contribua grandement à la protection des marins, colons et troupes coloniales.

En effet, alors que la médecine tropicale assure la protection des troupes contre les redoutables endémo-épidémies tropicales, à l'image de la fièvre jaune et du paludisme, véritables « moissonneuses » de soldats, la chirurgie, grâce à la dispense de soins aux militaires blessés, permet de « réduire les fractures, extraire les corps étrangers, arrêter les hémorragies, pratiquer les amputations de nécessité »[783]. D'ailleurs, l'affectation du Corps de Santé de la Marine à la flotte et dans les colonies résulte de l'unification du corps des médecins et chirurgiens de la Marine Royale créé par Colbert en 1673 et celui des apothicaires fondé une décennie plus tard.

L'implication du ministère des Colonies et du département de la guerre dans la gestion du personnel du corps de santé des colonies ne va pas sans soulever des conflits de compétence. En vérité, écartelé entre deux ministères, le corps de santé des troupes coloniales semble vivre une situation d'hybridité. Si, en France, les équipements et approvisionnements relèvent du ministère de la Guerre, la situation est différente outre-mer où le personnel et les équipements sont placés sous la tutelle du ministère des Colonies. Le caractère hybride de ce corps ne manqua pas d'attirer l'attention d'observateurs qui, lors de la discussion du budget, n'hésitèrent pas à l'assimiler à un être amphibie[784]. En effet, « le corps de santé des troupes coloniales, institué en 1900, est un être amphibie, sur la vraie nature duquel on pourrait facilement hésiter. En théorie, il appartient au ministère de la Guerre ; mais, en réalité, la plus grande partie des officiers qui le composent se trouve détachée et confiée à l'administration des colonies »[785].

---

[779] *Ibid.*

[780] *Ibid.*

[781] *Ibid.*

[782] PALÈS L., 1942, *op. cit.*, p.648, la phrase est de Lyautey ; elle a été reprise par Léon Palès.

[783] ROQUES J., 1947, *op. cit.*

[784] DIOP A., *op. cit.,* p. 11

[785] *Ibid.*

Le personnel médical européen qui provenait avant 1890 des Troupes de la Marine relevait du Service de Santé des colonies et, pour l'essentiel, était militaire. Formés d'abord aux Ecoles de Toulon fondée en 1725, Rochefort en 1732 et Brest à partir de 1757, les médecins de la Marine, à partir de 1890, dépendent de l'Ecole principale du service de santé de la Marine rattachée à la faculté mixte de médecine et de pharmacie de Bordeaux. Le décret du 3 octobre 1905 créa l'Ecole du Pharo (Institut de Médecine Tropicale du Service de Santé des Armées), école d'application spécialisée dans la médecine tropicale.

En AOF, le fonctionnement des formations sanitaires antérieures à l'organisation de la santé publique, qui remonte au début du XXe siècle, a été assuré par des médecins de la Marine ou de l'Armée.

Certains d'entre eux furent choisis parmi les officiers de santé en exercice dans les ports et volontaires pour servir aux colonies. Désignés à l'époque sous le terme péjoratif de « chirurgiens » en référence aux « chirurgiens barbiers » du moyen âge, leur statut de non fonctionnaires titulaires, exclus des « entretenus » les confinait dans les bas grades[786]. En 1827, la fusion des médecins de la Marine et des médecins des Colonies se concrétise par la création d'un corps unique relevant d'un recrutement identique. Le décret du 7 janvier 1890 relatif au Corps de Santé des Colonies et Pays de Protectorat constitue l'un des premiers textes sanitaires complets qui, dans son titre 5, plaçait l'ensemble des services sanitaires des colonies sous l'autorité de médecins de statut militaire relevant du ministère des Colonies.

En dépit du statut militaire du corps de santé des troupes coloniales, des médecins militaires détachés, placés en position hors cadre, peuvent exercer des fonctions civiles (police sanitaire, service des épidémies, de l'hygiène ou de la santé publique, services des établissements locaux, municipaux ou spéciaux à l'image des maisons d'arrêt et de correction).

L'analyse des sources disponibles indique que sous le terme de médecin européen se cachent diverses catégories. En effet, une analyse fine laisse apparaître un système basé sur un triptyque.

c-2-2-1-2 Le personnel de direction et de contrôle

Il s'agit du personnel européen du cadre supérieur composé de médecins officiant dans la haute hiérarchie. Gestionnaires et administrateurs de la santé, ils occupent les hautes stations de responsabilité en charge de conduire la politique sanitaire. Ces médecins relèvent du personnel de direction et de contrôle placé sous la tutelle du gouverneur général (AOF) et/ou du gouverneur de la colonie. Ceux-ci représentent des autorités de direction et de contrôle les plus importantes et, ce faisant, disposent de

786 IMTSSA : Dossier 301, PMI, Rapport du Médecin Général Directeur de la Santé Publique, L'organisation de la santé publique et de la PMI, Dakar, mai 1954, p. 8.

pouvoirs étendus. Chefs suprêmes de l'administration et de tous les services de leurs territoires, ils ont en charge le contrôle, la vérification et le fonctionnement technique et administratif des services sanitaires. Ainsi, les gouverneurs inspirent et contrôlent la direction de la santé de la colonie qui centralise les services sanitaires.

Médecin chef en charge également de l'inspection du service sanitaire de la colonie, entouré le plus souvent de médecins militaires, le directeur de la santé applique les orientations des autorités coloniales en matière de santé, prend les actes relatifs au fonctionnement du service médical en même temps qu'il reçoit des directives de ses supérieurs hiérarchiques relatives à la santé publique. Entrent dans ses attributions les nominations par le gouverneur, sur sa proposition, du personnel sanitaire placé sous son autorité, l'exécution des lois, arrêtés et règlements relatifs à la santé publique, la soumission et la proposition d'avis susceptibles d'améliorer les services de la santé publique, les comptes rendus mensuels et annuels sur l'état sanitaire de la colonie, la centralisation des rapports périodiques, la police sanitaire, la délivrance de patentes ou de visas pour les navires, etc.[787].

Constitués de cadres supérieurs de la santé, souvent médecins et pharmaciens militaires, élitistes doublés d'un respect scrupuleux de la hiérarchie, ils assument les fonctions de direction et de contrôle des services sanitaires. De ces hautes autorités administratives et sanitaires déployées dans les directions (ISSC, Direction Générale de la Santé Publique) et organismes consultatifs, partent la technologie administrative, les directives (correspondances diverses, notes, circulaires, etc.) en direction des professionnels en exercice dans les structures sanitaires, en même temps qu'ils reçoivent les rapports et pièces périodiques de leurs subordonnés. Lieu de fabrication des discours et instance de déploiement de la technologie administrative, la direction de la santé, créée par le décret du 20 août 1844 assure le bon fonctionnement technique et administratif des services sanitaires tout en veillant à l'application de la législation en matière de santé.

Ensuite, viennent les médecins militaires, issus des Ecoles de santé comme le Pharo et dont certains sont pastoriens, disposent d'une expérience de la médecine mobile et de la brousse africaine à travers l'AMI. Dépositaires d'une certaine légitimité historique, ils furent les devanciers, les défricheurs de la médecine moderne dans les contrées africaines et payèrent de lourds tributs aux endémo-épidémies tropicales. L'épidémie de fièvre jaune de 1878 n'a-t-elle pas décimé les 22 médecins et pharmaciens militaires sur les 26 exerçant dans la colonie ?

---

[787] DIOP A., *op cit.*, p. 13.

c-2-2-1-3 Les médecins civils

La création d'un corps médical civil date de 1906 avec la mise en place de l'Assistance Médicale Indigène. Tant que la médecine coloniale, en phase avec sa stratégie primitive (médecine individuelle et curative), restait circonscrite autour de la dispense de soins pour les militaires et les expatriés européens, le Corps de Santé colonial, essentiellement militaire, pouvait pourvoir, bon an mal an, le personnel des services de santé. Mais, dès la fin de la conquête, du fait des impératifs de la pacification et de la mise en valeur des nouveaux territoires, l'extension des soins aux indigènes fut progressivement inscrite dans les priorités des autorités politiques.

Dans la vision du gouverneur général Roume, la réalisation de tels objectifs passait par la mise en place d'un service sanitaire mobile et permanent ainsi que la création de centres vaccinogènes[788]. Or, la mise en œuvre d'un programme aussi ambitieux impliquait le renforcement des effectifs du personnel de santé et le recours à un personnel sanitaire civil placé sous la tutelle d'une institution sanitaire civile qui, jusqu'ici, n'existait pas dans la colonie[789], d'autant plus que les médecins militaires des troupes coloniales ne pouvaient faire face à une telle sollicitation. Roume l'a si bien compris que dès 1903, suite à plusieurs demandes de médecins militaires non satisfaites, il prit l'initiative de recruter dans les facultés métropolitaines des médecins coloniaux civils destinés à exercer à l'intérieur de la colonie. Entraient dans leurs tâches la vulgarisation de la vaccine et de l'hygiène, la lutte contre les endémo-épidémies et la mortalité très élevée chez les Africains[790] et dont une part importante incombe aux « fléaux sociaux » : tuberculose, lèpre, alcoolisme, maladies vénériennes.

Malgré le bilan assez mitigé de la campagne de recrutement de Roume, la huitaine de médecins inscrits put démarrer, tant bien que mal, le service de médecine mobile. Renforcés par des médecins militaires en position de détachement hors cadre, les médecins civils assurent le fonctionnement du nouveau service de l'AMI.

Ainsi, avec la création de l'AMI en 1905, les effectifs des professionnels de santé se renforcent avec l'apparition de deux corps : les médecins civils et les médecins auxiliaires africains. Trois années après la création de l'AMI, Roume semble bien gagner son pari. Alors que ses prévisions ne dépassaient guère 89 médecins destinés à être les pionniers et défricheurs de la médecine en A0F, sur les 97 médecins faisant fonctionner les centres médicaux disséminés à travers la fédération, plus de la moitié sont des civils (52,5 % représentant 51 contre 47,5 %, soit 46 pour les militaires)[791].

---

[788] *J O du Sénégal*, n° 216, 16 février 1905Rapport au Gouverneur général de l'AOF, suivi d'un arrêté portant création d'un service d'assistance médicale indigène de l'AOF., p. 92-93.

[789] ANS : 2G4 (15).

[790] ANS : 2G6 (15).

[791] ANS : 2G8 (21) Fonds AOF, rapport annuel 1907.

Le bel élan de l'AMI fut vite ralenti cinq ans plus tard du fait d'une désaffection des médecins imputable, selon les autorités sanitaires, aux problèmes de discipline ainsi qu'aux modalités de recrutement. Le problème des statuts et du taux de rémunération ne semble pas étranger à la situation. En effet, la plupart du temps contractuels avant 1912, les médecins civils exercent dans les structures hospitalières civiles et peuvent relever des municipalités. D'ailleurs, un arrêté en date du 5 juillet 1912 fixe les conditions d'accès au corps et détermine un nouveau statut pour le corps des médecins civils qui intègrent la fonction publique et, ce faisant, deviennent des fonctionnaires locaux[792].

L'option et l'orientation du Front Populaire à partir de 1936 pour un « élan altruiste» de la médecine coloniale[793] (promotion de la santé publique et de l'assistance médicale sociale) se matérialise par un élargissement du maillage et de la carte sanitaires de la colonie. Ainsi, avant l'éclatement du second conflit mondial, la médicalisation des sociétés africaines enregistre au Sénégal des avancées significatives au regard de l'implantation de l'AMI qui réussit, bon an mal an, à disposer sur l'ensemble du territoire de 188 centres médicaux, 122 maternités, 38 infirmeries et 113 dispensaires[794]. Sous ce registre, il faut noter que la « conversion » ou la fréquentation des nouvelles structures deviennent une obsession pour les autorités sanitaires et l'AMI. Dans ce contexte, les statistiques doivent être perçues comme un indice et une mesure de l'adhésion des indigènes à l'œuvre de civilisation entreprise par le colonisateur.

Enfin, les médecins universitaires, qui peuvent être civils considérés comme les tard venus et qui, souvent, exercent dans les structures de formation et centres d'application (Ecole de médecine de Dakar, Centres Hospitaliers Universitaires). Dépeints comme réfractaires à la hiérarchie et à l'exécution des directives, certains sont épinglés dans les rapports pour leur insubordination aux autorités supérieures.

Il s'y ajoute les médecins civils en services dans les structures sanitaires chargés, comme les militaires et les universitaires intervenant dans les structures hospitalières, de la mise en œuvre de la politique sanitaire sur le terrain.

Evidemment, on ne peut pas établir une ligne de démarcation étanche entre ces différentes catégories perceptibles à l'intérieur d'un même corps dès l'instant où un médecin peut exercer en même temps deux, voire les trois fonctions. Tel fut le cas de Marc Sankalé qui fut militaire, universitaire, professeur et doyen de la Faculté de médecine, qui occupa de hautes

---

792 *J.O.* du Sénégal n° 601, arrêté n° 840 bis du 5 juillet 1912.
793 CAOM. Fonds ministériels, papiers d'agents, carton 7, dossier 167.
794 ANS : Sous-série 2G37(43).

fonctions au ministère de la Santé et qui, à un certain moment, dirigea les circonscriptions médicales de Kaolack et Tambacounda[795].

L'analyse de la littérature administrative coloniale laisse apparaître une certaine tension, à un certain moment, entre les autorités sanitaires (administrateurs) et des universitaires et d'autres médecins civils épinglés pour leur attitude jugée « réfractaire » aux directives de la hiérarchie et à la médecine sociale et, ce faisant, leur « insubordination ».

S'agissant de la PMI, se pose le problème d'un personnel qualifié concourant à l'application de la politique materno-infantile. En effet, il n'existe pas dans les colonies un cadre spécialisé de médecins se consacrant uniquement à la PMI. Dès lors, se pose, à partir des années 1950, le débat autour de la création de la spécialité avec l'organisation d'un concours d'entrée. A partir de novembre 1956, fut organisé à Dakar, par le CIE, un cours de pédiatrie sociale qui va jeter les bases d'un cadre idéal vers la spécialité.

c-2-2-1-4 Le problème de la formation des médecins en service aux colonies

La formation des médecins européens et l'efficacité de leur exercice aux colonies furent une préoccupation de certaines autorités sanitaires de la fédération. Tel fut le cas en 1954, lorsque le directeur de la Santé Publique souligne des limites réelles dans la formation des médecins qui ne sont pas préparés à la gestion des tâches administratives et qui, de surcroît, « individualistes par formation, dépourvus le plus souvent de sens juridique…, se montrent peu enclins à échanger contre un rond de cuir l'auréole du thérapeute »[796]. En outre, il déplore la portion congrue occupée dans les programmes par la médecine préventive au détriment de la médecine curative qui prédomine dans les études médicales pour l'essentiel menées dans les structures hospitalières. D'ailleurs, la médecine préventive, « parée de tous les prestiges... procure à ses adeptes des avantages matériels, des succès professionnels et des satisfactions d'amour-propre »[797]. Une telle conception des programmes peut retentir sur la prévention et l'efficacité de la santé publique qui « a un besoin pressant d'organisateurs et d'administrateurs ayant le don de la synthèse, le sens du possible, des vues claires sur le problème à résoudre et enfin une connaissance de nos institutions leur permettant de présenter des solutions sous la forme et suivant une procédure qui en assurent l'aboutissement »[798].

Pour le directeur de la Santé Publique, l'individualisme et les limites de la formation des médecins rompent avec la spécificité des colonies d'AOF qui ont « surtout besoin de médecins capables de penser *socialement,* en

[795] SANKALÉ M. Entretien du 17 septembre 2007 à Marseille.
[796] IMTSSA : Dossier 301 PMI. Rapport du Médecin Général Directeur de la Santé Publique, L'organisation de la santé publique et de la PMI, Dakar mai 1954, p. 1.
[797] *Ibid.*
[798] *Ibid.*

hygiénistes, dans l'acception la plus large du terme »[799]. L'approche sociale de la médecine semble étrangère à plusieurs médecins toujours attachés à une conception individuelle, indépendante et libérale de l'art alors qu' « il existe une manière d'aborder, de serrer et de négocier les problèmes sanitaires, [à l'image du] Public Health Approach des Anglais qui traduit une nouvelle façon de penser ces problèmes »[800]. Les autorités, tout en reconnaissant le mérite de la minorité de médecins fonctionnaires, militaires ou salariés, déplorent le manque de sens social très aigu, notamment au niveau de « l'élite professionnelle, celle de la fortune et des titres universitaires »[801].

L'analyse de plusieurs sources archivistiques indique un conflit entre les autorités sanitaires de la colonie (souvent militaires) et des universitaires souvent taxés d'insubordination.

Durant toute la période coloniale, les effectifs du personnel médical furent insuffisants. En 1953, les crédits pour la santé étaient estimés à 197 Frs / ht / an alors que le taux de couverture était de 1 médecin pour 70 000 hts, soit 100 fois moindre que la moyenne en France[802]. Dans un tel contexte, évoquer la médecine sociale en se défaussant sur l'attitude des médecins sans pour autant tenir des contraintes multiples (effectifs insuffisants, ampleur des tâches) semble relever d'une solution d'esquive. A la fin des années 1940, le Pr. Sénécal constate, amer, le déficit profond de personnel médical à l'Hôpital Central de Dakar où « un seul médecin européen était responsable de la totalité du service de médecine (plus de 250 lits d'hospitalisation)...Ces chiffres donnent une idée de la tâche écrasante qu'assumait le médecin chef de service (qui de plus était le directeur de l'hôpital) et les difficultés qu'il pouvait rencontrer pour arriver à porter un diagnostic précis sur les malades [tuberculeux] que, matériellement, il ne pouvait examiner lui-même et pour lesquels il ne pouvait demander les examens nécessaires. Tâche écrasante que nous ne pouvons qu'admirer »[803].

L'autre problème posé est relatif aux curricula dispensés dans les structures de formation. Par exemple, s'il est attesté que la tuberculose était prise en compte dans les curricula[804], il n'en demeure pas moins que la forte orientation de la formation vers les pathologies exotiques pouvait constituer un obstacle majeur à la prise en charge de l'infection bacillaire aux

---

[799] *Ibid.*, p.23.

[800] IMTSSA, Dossier 301 PMI. Rapport du Médecin Général Directeur de la Santé Publique, L'organisation de la santé publique et de la PMI, Dakar, mai 1954, p. 27.

[801] *Ibid.*

[802] *Ibid.* p. 12.

[803] SÉNÉCAL J., et *al.*, « La tuberculose chez l'enfant africain à l'Hôpital Central de Dakar », *Les problèmes de l'enfance dans les pays tropicaux de l'Afrique*. Colloque organisé par le Centre International de l'Enfance, Brazzaville, 8-12 décembre 1952, CIE, Réunions et Conférences, 1953, p. 200-208, p. 201.

[804] SANKALÉ M., Entretien du 17 septembre 2007.

colonies[805]. L'Union Internationale contre la Tuberculose reconnaît, dans sa réunion tenue à Paris en juillet 1955, des difficultés dans le diagnostic de la tuberculose en Afrique du fait d'une confusion souvent constatée dans une symptomatologie qui, la plupart, se réduit aux maladies tropicales, notamment le paludisme[806].

En AOF, plus précisément à Dakar, des professeurs de médecine des plus avisés reconnaissent, tout de même, la difficulté du diagnostic de la bacillose, notamment dans ses formes extensives ou formes généralisées miliaires. En effet, il est permis de supposer que « les mentions du billet d'entrée, purement symptomatique, [et, qui plus est] des plus diverses : hypothrepsie, pneumopathie aiguë, diarrhée, paludisme, etc. »[807] sont largement suffisantes pour attester de la méconnaissance, par les professionnels de santé, de la tuberculose dans certaines de ses formes. On peut deviner aisément, dans un tel contexte, toute la peine à se reconnaître devant une symptomatologie aussi confuse.

Autant de raisons suffisantes pour les professeurs Sénécal, Raoult A., Michel L. et Houssiaux J-P. pour reconsidérer la formation des médecins[808]. En vérité, « l'éducation de nombreux médecins est, en Afrique occidentale, à refaire à ce point de vue. Il est urgent d'orienter les élèves médecins africains, comme les médecins africains anciens venant en stage de fonctionnement, vers une formation radio-clinique qui les rendît capables de reconnaître l'affection »[809]. C'est compte tenu de ces suggestions que l'enseignement relatif au diagnostic de la bacillose dans ses diverses formes fut institué en 1951.

c-2-2-2 Les médecins africains

c-2-2-2 1 La première génération : les aides médecins

Le service de l'AMI, assuré par les médecins des troupes coloniales hors cadre et par des médecins civils recrutés en France par voie d'engagement individuel et chargés de l'encadrement, est renforcé, face au déficit du personnel, par les aides médecins africains. Le corps des aides médecins, créé par l'arrêté du 7 janvier 1906 du Gouverneur Général représente un élément d'exécution essentiel dans le nouveau dispositif sanitaire[810]. Pour les autorités sanitaires, l'action auprès des populations doit

[805] Union Internationale contre la Tuberculose 1955, *La Tuberculose en Afrique*. Résumé du Procès-verbal d'une réunion qui s'est tenue à Paris les 4 et 5 juillet 1955, p. 13.
[806] *Ibid.*
[807] Sénécal J., *et al.*, 1952, *op. cit.*, p. 203.
[808] *Ibid.*
[809] *Ibid.*
[810] *JO AOF*, 1906, Arrêté portant création d'aides-médecins indigènes de l'Assistance médicale indigène de l'AOF, 54 : 28 ; BAS, 1906, 1 : 44.

être incessante pour répandre l'hygiène, appliquer les méthodes de prophylaxie et lutter contre les maladies endémiques et sociales.

Henry Gallay, médecin Inspecteur des Services Sanitaires Civils, dans l'exposé des motifs qui ont présidé à la création de ce corps, cible le nombre insuffisant de médecins européens du fait de l'immensité du territoire ainsi que la nécessité de gagner la confiance des Africains et, ce faisant, répandre les notions élémentaires d'hygiène. En effet, pour Gallay, « les médecins européens devront toujours étendre leurs actions sur un territoire considérable, porter utilement ses soins dans tous les points où ils sont réclamés et, plus difficile encore, avec une existence mobile que celle qui est imposée, pénétrer dans la vie intime des indigènes, gagner leur confiance et acquérir sur eux l'influence sur laquelle nous comptons pour faire pénétrer parmi les populations noires les premières notions de l'hygiène. Dans ces conditions, il a paru qu'il serait utile à la bonne marche du service de l'Assistance Médicale Indigène de fournir à nos médecins des aides–médecins »[811].

Les compétences requises pour le personnel indigène sont précisées par Gallay qui souligne qu'il doit être capable de servir pour les médecins européens « d'interprètes, intermédiaires auprès des Noirs, d'aides pour leur service ordinaire et de suppléants au besoin dans les centres trop éloignés de leurs résidences pour être journellement visitées par eux » [812].

Auxiliaires utiles placés sous les ordres des médecins de l'AMI, employés comme aides dans les dispensaires ou gérants d'un poste médical secondaire, ils doivent disposer d'un statut honorable et jouir d'une réputation appréciée dans la société africaine. Ainsi, « désignés pour servir dans une circonscription, il appartiendra à chaque colonie de leur faire une situation qui leur permettra de mener une vie honorable dans un milieu indigène où ils devront être placés. Là, ces aides-médecins, qu'ils soient employés comme aides dans les dispensaires ou comme gérants d'un poste médical secondaire, ne manqueront pas de devenir, pour les médecins de l'AMI sous les ordres desquels ils serviront, des auxiliaires utiles »[813].

Agents de renseignements et de pénétration de la médecine moderne en terre africaine, ils devraient aider à contrecarrer l'action « médicale » et l'influence des marabouts auprès des indigènes. A ce propos, Gallay précise qu' « ils prendront part dans les soins à donner aux indigènes, serviront d'agents de pénétration et d'information précieux. Ils aideront leurs chefs à lutter contre les pratiques des marabouts ou des féticheurs, répandront leur influence et deviendront des propagateurs de premier ordre pour les idées civilisatrices que nous nous efforcerons de répandre en Afrique »[814]. Il

---

[811] ANS, *BAS* 1906, « Rapport au Gouverneur Général de l'AOF suivi d'un arrêté portant création d'aides médecins indigènes de l'AMI », p. 55-56.

[812] *Ibid.*

[813] ANS, *BAS*, 1906, « Rapport au Gouverneur Général de l'AOF suivi d'un arrêté portant création d'aides médecins indigènes de l'AMI », p. 55-56.

[814] *Ibid.*

s'agissait, pour les autorités de la colonie, de faire accepter la médecine occidentale par les Africains, de concurrencer, voire d'éliminer la médecine africaine locale, les guérisseurs et marabouts.

Leur niveau d'instruction doit être sommaire si l'on tient compte de l'avis de Gallay, car la mise en place, comme ce fut le cas ailleurs ( ), d'une structure de formation centralisée ou d'une faculté de médecine, n'est pas à envisager du fait de la diversité culturelle et religieuse de l'AOF. En effet, « les races qui peuplent l'AOF sont variées, leurs religions et mœurs trop diverses pour qu'il soit possible de songer à créer une école centralisée, ni rien qui ressemble à une Faculté de médecine noire »[815]. Dans ce contexte, « Le bagage scientifique qui leur est nécessaire doit être avant tout pratique. Ils peuvent l'acquérir en servant en qualité d'élève auprès des médecins de l'AMI dans les consultations et dans les dispensaires dont ceux-ci sont chargés »[816].

L'analyse des propos de Gallay fait ressortir, d'une part, le doute sur la capacité des Noirs à subir une formation aussi élevée et compliquée que la médecine ; d'autre part, elle laisse entrevoir la crainte, au sein des évolués, de la constitution d'une masse critique capable de contester et de remettre en question le projet colonial.

A la suite d' un examen spécial d'entrée au service de l'AMI, ils sont déployés dans les dispensaires ou les services hospitaliers indigènes pour l'apprentissage et la formation aux soins sous la direction d'un médecin européen chargé de leur instruction. Après deux ans de service, les élèves sont affectés pour un stage d'un semestre à l'hôpital principal de la colonie. A la fin du stage, la réussite à l'examen probatoire devant un jury de trois membres présidé par le chef du service de santé est sanctionnée par un diplôme qui leur confère le titre d'aide médecin indigène. C'est à partir de ce moment que les récipiendaires, placés sous les ordres du médecin de l'assistance médicale résidant au chef-lieu de la province, du cercle ou de la circonscription sont affectés comme aides auprès d'un médecin de l'AMI, ou chef de poste isolé[817].

D'abord constitué de médecins auxiliaires formés pour être opérationnels dans les postes médicaux de brousse ou aider les médecins européens, ce corps fut supprimé suite à la création de l'Ecole de Médecine et de Pharmacie de Dakar. La création du corps des aides médecins indigènes (arrêté du 7 janvier 1906) était dictée par la nécessité de faire face au déficit de personnel médical consécutif à la création de nouveaux postes de santé. Ce corps fut une étape intermédiaire dans la formation du personnel avant

---

[815] *Ibid.*

[816] ANS H12 : Rapport sur le cours des élèves aides médecins indigènes, H. Gallay, I.S.S.C.

[817] GALLAY. H, *Trois années d'AMI et de lutte contre la variole : 1905, 1906, 1907*, Paris, Larose, 1909 p. 74.

l'ouverture de L'Ecole de Médecine Africaine de Dakar et la formation des premiers médecins.

c-2-2-2-2 La seconde génération : les médecins africains

Le recrutement des médecins africains s'effectuait parmi les élèves du lycée Faidherbe de Saint-Louis et, pour l'essentiel, de l'Ecole William Ponty, dont la vocation est de former des instituteurs indigènes et de préparer des candidats à l'Ecole de Médecine[818]. Très sélectif, le recrutement devrait s'effectuer, aux dires du Dr. Le Dantec, au sein de l'élite scolarisée[819].

Assistants des médecins de l'AMI auprès desquels ils jouèrent les rôles d'interprètes et d'intermédiaires, ils furent utilisés pour parer à la médecine traditionnelle, aux marabouts et féticheurs.

Tableau 77 : Médecins diplômés de l'Ecole de Médecine de Dakar (1921-1934)

Année de sortie	Médecins diplômés
1921	
1922	8
1923	7
1924	11
1925	13
1926	10
1927	14
1928	18
1929	7
1930	9
1931	11
1932	12
1933	14
1934	14
Total	148

Source : Barthélémy P., 2004, *op cit.*, p. 100.

Même si les sages-femmes et les infirmières peuvent assurer les consultations pré et postnatales, celles-ci sont placées, comme les médecins

[818] Blanchard Dr., 1934, *op. cit.*, p. 91.
[819] Le Dantec A., 1920, *op. cit.*, p. 625.

africains, sous la responsabilité d'un médecin-chef qui doit, en principe, signer les certificats, feuilles de maladie et les ordonnances. Dans les faits, un dispositif restrictif réglementait les obligations professionnelles des médecins et sages-femmes auxiliaires diplômés de l'Ecole de Médecine de Dakar. Entrait dans ce cadre le décret du 27 mai 1927 qui stipule qu'ils ne « peuvent être autorisés à donner des soins médicaux et obstétricaux aux Européens [que] dans les localités dépourvues de médecins exerçant au titre français »[820]. Par ailleurs, ils ne pouvaient en aucun cas pratiquer des autopsies ou « pratiquer des opérations de petite chirurgie à l'exclusion des opérations de grande chirurgie qu'en cas d'extrême urgence et en l'absence de médecins français, sous condition d'en référer immédiatement au médecin de l'Assistance de la circonscription »[821].

Au cours de la décennie 1950, certaines autorités sanitaires déplorent le déséquilibre de la carte sanitaire avec un maillage centré à l'ouest et dans les villes. Le problème se trouve aggravé par l'option et l'attitude des médecins africains plus attiré par les centres urbains que les zones rurales ou «brousse »[822].

3. Les moyens sociaux et législatifs

a) L'action sociale

a-1 La mise en place du service social au Sénégal

La mise en place et l'évolution du service social au Sénégal sont largement tributaires du développement de l'assistance sociale en métropole. En France, la conception, le financement et la mise en œuvre de l'assistance sociale remontent vers la fin du XIXe siècle. Conçue par la bourgeoisie pour faire face à la poussée de la classe ouvrière, l'assistance sociale est, à l'origine, une « affaire de femmes » souvent célibataires issue de l'aristocratie et de la bourgeoisie[823]. A partir de 1910, sont créées les structures de formation impulsées par les religieux avec, en 1911, la fondation de l'Ecole Normale Sociale (catholique) et, l'année suivante, l'Ecole Pratique du Service Social (protestante). Derrière les cibles (femmes et enfants des ouvriers) et les activités (garderies, causeries, éducation ménagère), se profile une opération de « domestication des dominés »[824].

---

[820] Décret du 27 mai 1925 réglementant les obligations professionnelles des médecins et sages-femmes auxiliaires diplômés de l'Ecole de Médecine de Dakar, *Annales de Médecine et de Pharmacie Coloniale*, 1925, Tome XXIII, p. 490-492, p. 491.

[821] *Ibid.*

[822] SANKALÉ M., PÈNE P., 1960, *op. cit*, p .89.

[823] VERDES-LEROUX J., « Pouvoir et assistance sociale : cinquante ans de service social», *Actes de la Recherche en Sciences Sociales*, 1976, vol. 2, No 2, p. 152-172, p. 152.

[824] *Ibid*, p.155.

L'assistance sociale doit être distinguée de l'assistance publique dont les actions sont constituées de dons, de secours, de charité et de bienfaisance envers les indigents. Contrairement à l'assistance publique qui cultive la dépendance et l'oisiveté, l'assistance sociale appelle une grille d'appréhension et de réponse autre. En fait, l'assistance sociale estime que la correction de l'indigence et les inégalités sociales, résultat de processus socioéconomiques, relèvent, non pas de la charité, de la bienfaisance et de la bienveillance qui entretiennent la misère et reproduisent la pauvreté, mais d'actions (éducation, formation) répondant à des problèmes « personnels ». Il s'agit d'une assistance éducative conçue comme « une solution individualisée aux difficultés de chacun »[825].

Au Sénégal, l'analyse des sources d'archives indique, outre l'absence d'une législation et la création d'une structure centralisée de prise en charge de l'action sociale, une antériorité des œuvres sociales et d'assistance publique sur le service social. Dès le XIXe siècle, des œuvres sociales, basées sur une approche caritative axée sur les interventions ponctuelles (aides d'urgence, allocations d'entretien, etc.) ont été signalées dans la colonie du Sénégal, notamment dans les grandes villes. Ces œuvres de bienfaisance et d'assistance publique, destinées aux groupes vulnérables et personnes déshéritées, revêtaient un caractère ponctuel lors des sinistres ou des catastrophes (incendies, inondations, etc.).

En dépit de ces œuvres sociales, il n'existait pas, dans la colonie, une structure officielle et une législation prenant en charge l'action sociale.

L'option et l'orientation des œuvres sociales, outre l'absence d'une intégration des problèmes sociaux dans une vision plus large du développement économique et social, se caractérisaient par un éclatement et une certaine dispersion. L'éparpillement de l'assistance publique entre plusieurs services et organismes aussi bien publiques (enseignement, santé, Direction des Affaires Politiques, Services Economiques) que privés (missions religieuses, Croix Rouge, Berceau Africain, Goutte de Lait) représentait une entrave réelle au développement de l'action sociale.

Il faut attendre la Grande Guerre et ses implications sociales désastreuses (prise en charge de mutilés de guerre, veuves et orphelins) pour voir une certaine impulsion donnée aux œuvres d'assistance sociale avec un essor des associations privées ou publiques de bienfaisance[826]. La période de l'entre-deux-guerres (1920-1936) peut être considérée en France comme celle de la diversification de la fonction d'assistance, avec la création de nouveaux corps (infirmières-visiteuses, surintendantes d'usine, visiteuses contrôleuses des assurances sociales, assistantes polyvalentes familiales).

Dans la colonie du Sénégal, dès les années 1920, les infirmières visiteuses, bien avant la constitution du corps des assistantes sociales et leur

---

[825] *Ibid.*

[826] GUÈYE N, *op. cit.*, p. 7.

déploiement, assuraient les fonctions de l'assistance sociale. Les activités des infirmières-visiteuses, pour l'essentiel circonscrites à Dakar (Polyclinique de la Médina) s'articulaient autour de la lutte contre les maladies sociales (pathologies vénériennes, tuberculose), la promotion de la PMI, la lutte contre la mortalité infantile. Au cœur du dispositif d'investigation et d'intervention des infirmières-visiteuses se trouve la jonction entre le médical et le social. En effet, leurs activités, en rapport avec les médecins, sont axées sur la promotion de l'hygiène sociale et la lutte contre les pathologies sociales.

Avant même la fin de la guerre, dès le ralliement à la France Libre et la fin du régime de Vichy, furent mis en place, dans les colonies, des services sociaux avec la loi n° 664 du 19 novembre 1943 instituant le « Service des Affaires Sociales d'Outre-mer »[827] chargé de la promotion de l'assistance matérielle et morale en faveur des populations ressortissant de l'AOF. A la Conférence de Brazzaville, la protection de l'enfance fut inscrite au centre des débats au même titre que l'alimentation de l'enfant africain et la qualité du lait maternel. Une telle approche place le service social au cœur du dispositif de la protection de la mère et de l'enfant.

Au sortir de second conflit mondial, dans le cadre du plan quadriennal du FIDES, la protection de l'enfance occupa une bonne place avec l'inscription d'un projet de création d'un service de PMI. A partir des années 1950, la protection de l'enfance, préoccupation des autorités coloniales, est annexée au 4e bureau de la Direction Générale de la Santé Publique chargée de coordonner les subventions publiques relatives à l'assistance alimentaire et nutritionnelle.

A partir des années de transition vers la « sortie du système colonial » (1957-1960), les services sociaux intègrent les orientations « développementalistes » des plans de développement. Avec la création d'un ministère de la Santé et des Affaires Sociales, la politique sociale, dans une vision plus large, dépasse la dimension sociale pour intégrer le développement économique. Il s'agit, dans cette optique, de promouvoir le bien-être social des populations, d'assister les catégories sociales les plus défavorisées et de susciter leur participation au développement économique, social et culturel. L'atteinte des objectifs assignés à l'action sociale passe, outre l'organisation d'aides et de secours en faveur des indigents, par la lutte contre les fléaux sociaux, l'encadrement et l'assistance à l'enfance déshéritée.

A partir de 1960, l'inscription de l'enfance au cœur des préoccupations du législateur commande de nouvelles dispositions juridiques. Plusieurs d'entre elles sont destinées à protéger les catégories vulnérables, particulièrement les enfants. La lutte contre la déviance suppose la défense des enfants en rupture avec leur milieu familial et en situation de conflit avec la loi. A

---

[827] SANNER, L, HABAY, J. « L'organisation de la santé publique dans une fédération de la France d'Outre-mer », *Semaine médicale*, n° 40, novembre 1952, p. 6.

l'origine de ce phénomène, les mouvements migratoires provoquant une ruée de pauvres, un relâchement des liens traditionnels de solidarité et la fragilisation psychosociale de la masse des exclus.

Les enfants en stratégie de survie, notamment les talibés, sont exposés à la mendicité. Pour les autorités, le phénomène des talibés mendiants, enfants en guenilles, sillonnant les artères des grands centres urbains et tendant leurs sébiles à la recherche de nourriture aussi bien pour leur survie que pour l'entretien de leurs marabouts, revêt les allures d'un « fléau social ». La mendicité des talibés, phénomène essentiellement migratoire, semble liée à l'urbanisation et à la monétarisation de l'économie, des rapports sociaux induits par les bouleversements intervenus dans l'évolution socio-économique du pays.

Pour les autorités, le phénomène des talibés mendiants est alimenté par deux principales filières. La principale découle de l'exode rural saisonnier des marabouts qui, accompagnés de leurs talibés, regagnent les villes pendant la saison sèche à la recherche d'un revenu d'appoint (vivres, argent, etc.). La seconde source résulte de l'exode temporaire d'enfants envoyés par leurs parents dans l'optique de recevoir une éducation religieuse auprès des marabouts. Le Fouta représente la plus importante région pourvoyeuse[828].

La forte mobilisation des autorités autour des droits des enfants semble liée à la pression des institutions internationales dont la libération des financements, de plus en plus importante, semble conditionnée à la mise en place d'un dispositif juridique de prise en charge de l'enfance. Il s'agissait aussi, pour promouvoir la « destination Sénégal », de lutter contre les obstacles et facteurs limitant le développement du tourisme.

a-2 Les œuvres caritatives

Dans les colonies, le domaine de la santé, pendant longtemps, fut laissé aux soins des œuvres caritatives et de l'initiative privée. Il faut attendre la fin de la Grande Guerre avec la création en 1920 du ministère de la Santé Publique pour voir l'Etat prendre en main les questions sanitaires et surtout sociales. Dans les colonies, l'Inspection des Services Sanitaires et Civils et, plus tard, la Direction Générale de la Santé ont été « les bras séculiers » du ministère des Colonies en matière de santé. Outre l'élaboration de la politique sanitaire, ces services avaient pour mission la collecte et le traitement des informations sanitaires.

Les œuvres caritatives sont composées en partie d'associations d'assistance privées dont l'essentiel est créé lors de la Grande Guerre ou d'organismes d'envergure internationale (Croix Rouge, « Berceau Africain », CIE). Si, à l'origine, elles sont créées en France, elles ne tardèrent pas à

---

[828] Voir DIOP A.B., *Société toucouleur et immigration, enquête sur l'immigration toucouleur à Dakar,* IFAN, Dakar, 1965.

ériger des sections locales dans les colonies pour les besoins de l'élément européen. Aussi la prise en compte des Africains dans ces associations à l'image de Berceau Africain fut-elle, à l'origine, assez modeste. Ainsi, en 1892, la création de la première association de secours mutuel par Célestine Portet avait pour but d'assister les ressortissants de l'Ariège[829].

Ces associations sollicitèrent d'abord les communes puis l'administration pour la prise en charge des indigents ressortissants (aides, subventions, allocations) des Quatre Communes dans les hospices. C'est pendant la Première Guerre mondiale que nombre d'associations virent le jour pour venir en aide aux victimes de guerre, aux combattants et à leurs familles (Comité d'Assistance aux Troupes Noires créé en 1915, Œuvres de Secours aux Blessés de Guerre, Association amicale des Médecins Civils, etc.). Grâce aux subventions, dons, souscriptions, ces associations réussirent à octroyer des fonds aux hôpitaux indigènes et à prendre en charge les militaires africains mutilés, blessés, malades, réformés, prisonniers de guerre, aux familles des militaires envoyés à l'extérieur, aux veuves et aux orphelins.

Le CIE et la Croix Rouge, à travers ses antennes *Berceau Africain* et *Goutte de Lait*, se singularisèrent dans la protection de l'enfant et de la mère (lutte contre la mortalité maternelle et infantile). Elles interviennent dans le domaine de la puériculture, sous la direction des sages-femmes ou d'infirmières.

Organisation caritative laïque créée en 1926 par le ministre des Colonies André Hesse, « Berceau africain » avait pour but d'apporter une assistance sociale à la mère et à l'enfant indigènes des colonies d'AOF. Ainsi, sa mission était d'« assurer dans les colonies françaises de l'AOF la protection matérielle et morale des mères indigènes et de leurs nourrissons et de leur donner les secours de toute nature dont ils peuvent avoir besoin »[830]. C'est à la demande du ministre des Colonies, alerté des ravages de la morbidité et de la mortalité materno-infantile[831] que certains dirigeants du commerce colonial mirent sur pied « Berceau africain ». Ses principales activités consistaient, à travers ses sections de Dakar, Saint-Louis et Diourbel, en la distribution de dons en nature (lait, aliments, vêtements, etc.).

Quant à *Goutte de Lait*, ses œuvres de bienfaisance, basées essentiellement à Saint-Louis, Dakar, Thiès et Ziguinchor, sont axées sur l'ouverture d'un réseau de dispensaires sous la direction d'un personnel paramédical féminin, les Dames françaises de la Croix Rouge. Subventionnés par le gouvernement général de l'AOF, dotés en médicaments par le Service de Santé colonial[832], les dispensaires étaient spécialisés dans la prise en charge des mères et des

---

829 GUÈYE N, *L'action sociale au Sénégal, 1895 1960*, Mémoire de DEA, Département d'Histoire, FLSH UCAD, 2002 2003, p. 27.

830 *Ibid.*

831 ANS : 1 H102 (163), Gouvernement général de l'AOF, Inspection Générale des Services Sanitaires et Médicaux, Protection de l'enfance en Afrique occidentale française, 1932, p. 2.

832 ANS : 1 H102 (163), Sénégal-Mauritanie, Direction de la Santé Publique, extraits du rapport annuel de 1948, n° 1039/S-tech, Saint-Louis, 31 mars 1950, p. 15.

enfants (consultations de nourrissons et d'enfants, pesées, distribution de lait, d'aliments, de vêtements)[833].

a-3 Les œuvres confessionnelles : la médecine missionnaire

La présence des missionnaires au Sénégal, assez ancienne, restait circonscrite, pour l'essentiel, sur la petite côte (Mbour, Joal, Ngazobil, Popenguine, etc.). Les œuvres confessionnelles, d'une manière générale, sont composées de l'enseignement dispensé, pour l'essentiel, par les frères et de l'action médico-sociale assurée par les sœurs. Il existait au Sénégal plusieurs congrégations dont la plus ancienne, les Sœurs de Saint-Joseph de Cluny, s'est implantée depuis 1819, les Sœurs de l'Immaculée Conception (1848), les Filles du Saint-Cœur de Marie (1864). Entre 1948 et 1957, existaient dans la colonie neuf congrégations s'orientant vers la santé parmi les 15 présentes au Sénégal.

La rupture intervenue entre l'Etat et l'Eglise en France en 1904 - le rétablissement des relations diplomatiques entre le Vatican n'interviendra qu'en 1921- opère un réajustement dans l'orientation des congrégations qui érigèrent leurs propres structures de santé. La même année, sept dispensaires furent ouverts par les congrégations (Dakar, Oussouye, Thiadiaye, Kaolack, Thiès, Kolda). Les structures et activités médico-sociales des missions religieuses, souvent implantées dans des régions non couvertes par les structures sanitaires, peuvent être considérées comme une suppléance des carences de la carte sanitaire et du système de santé colonial. Les autorités coloniales, souvent, considèrent l'action des missions religieuses comme une bouée de sauvetage dans les zones dépourvues d'infrastructures sanitaires. Le ministre des Colonies, qui l'a si bien compris, suggère vivement aux autorités la collaboration avec le Service de Santé colonial ainsi que la dotation des dispensaires des missions religieuses en équipement matériel, médicaments et logistique[834].

Le premier réseau de dispensaires des missions catholiques animé par des religieuses s'étendait à Mont-Rolland, Joal, Ngazobil, Popenguine, Fadiouth (cercle de Thiès), Diohine (Kaolack), à Temento, Elana, Brin (Ziguinchor)[835]. Les missions protestantes, pour leur part, disposaient de dispensaires à Kounkané (subdivision de Vélingara) et à Dakar[836].

---

[833] ANS 2 G 46 (11), Sénégal, Service de santé, Rapport annuel de santé, 1946, Saint-Louis, 4 février 1948, p. 129.

[834] ANS 2 H 13 (26), Circulaire n°29-4/s du Ministre des Colonies aux Gouverneurs Généraux et aux commissaires de la République dans les territoires sous mandat, Paris, 7 novembre 1934.

[835] ANS 2 G 52 (13), Sénégal, Service de Santé, Rapport médical annuel, 1952, Saint-Louis, 22 juillet, p. 105.

[836] ANS 2 G 54(65), Sénégal, service de santé, Rapport médical annuel, 1954, Saint-Louis, 17 mai 1955, p. 80.

Si, à l'origine, les actions des missions religieuses se limitaient, pour l'essentiel à la prise en charge médicale de la mère et de l'enfant, elles s'orientent progressivement, dans une seconde phase, vers l'assistance sociale avec la création d'orphelinats et d'écoles primaires ou professionnelles qui vont polariser les activités sociales[837].

En milieu urbain, leur action est notée dans certains quartiers déshérités comme Rebeuss à Dakar où fut ouvert le dispensaire Saint Martin doté d'un laboratoire. Leurs activités embrassaient plusieurs domaines. Si, dans le domaine curatif, elles s'occupaient de l'accueil et des premiers soins aux malades, il ne faudrait pas oublier la sélection des malades et l'orientation des cas graves vers les hôpitaux, l'hospitalisation sur place des enfants. S'y ajoutent les activités de PMI (pesées, récupération nutritionnelle) ainsi que l'éducation sanitaire et la prévention axées surtout sur les femmes enceintes.

La diminution des ressources fut comblée en partie par l'intervention du Secours Catholique et Caritas grâce à la distribution de dons de médicaments aux dispensaires. A partir de 1956, fut ouvert à Dakar (Colobane), sous l'impulsion des protestants, un dispensaire privé dénommé *« Porte Ouverte »*[838], doté d'un laboratoire et orienté vers la protection de la mère et de l'enfance.

En dépit de ce tableau élogieux, l'action sociale fut, dans bien des cas, compromise par le pacte colonial caractérisé par l'exploitation des colonies et l'arbitraire à travers le travail forcé, les impôts, la ségrégation raciale, la discrimination. Ce qui est attesté par le caractère élitiste de ses actions le plus souvent limité aux fonctionnaires, aux Européens et assimilés. Aux projets souvent ambitieux de l'action sociale, s'oppose la réalité du terrain caractérisé par l'insuffisance de moyens matériels et financiers.

a-4 Les assistantes sociales

En AOF, les premiers jalons du service social fut initié par Cécile Brunschvicg (1877-1946), sous-secrétaire d'Etat dans le gouvernement du Front Populaire de Léon Blum[839]. Préoccupée des questions sociales, notamment le sort de la mère et de l'enfant, elle prit part, en 1917, à la mise en place de l'école des surintendantes d'usines qui constitua une étape décisive dans le développement du service social en France. Son réseau de relations, notamment ses relations avec Marcel de Coppet, gouverneur général de l'AOF et Marius Moutet, ministre des Colonies, fut décisif dans la constitution du service social en AOF[840].

---

837 ANS 2 H13 (26).

838 *Ibid.*

839 MABON A., *L'action sociale coloniale. L'exemple de l'Afrique occidentale française du Front Populaire à la veille des indépendances*, Paris, L'Harmattan, 2000, p. 19.

840 *Ibid.*, p. 21.

Sous le Front Populaire, une série de réformes sociales fut initiée en AOF, notamment au Sénégal (représentation syndicale, conventions collectives, augmentation des grilles salariales, diminution du temps de travail)[841]. La mise en place, à titre expérimental, d'un service social à la suite d'une tournée en Afrique était dictée, aux dires du ministre des Colonies, par la nécessité de promouvoir l'éducation rationnelle des mères, de vulgariser des notions de puériculture par des femmes « infirmières, hygiénistes et ouvrières sociales » chargées en même temps de la formation sociale des paramédicaux (sages-femmes, infirmières indigènes), de l'inspection des écoles et de toutes les œuvres privées impliquées dans la prise en charge de la mère et de l'enfant africains. Les missions assignées au service social gravitent autour de la lutte contre la morbidité et la mortalité materno-infanile, voie indiquée pour la relance démographique qui, seule, peut optimiser la mise en valeur des colonies[842].

Chargée de mener une enquête préliminaire, la surintendante Hélène Renaud débarque à Dakar le 11 décembre 1937[843]. Le rapport transmis au ministère des Colonies[844] en 1938, recommande la création d'un service social d'abord au Togo, puis dans la Circonscription de Dakar et, enfin, l'ouverture à Rufisque d'une l'école normale chargée de la formation de monitrices d'enseignement. Parmi ses recommandations, figure aussi la création d'un personnel composé d'assistantes sociales auxiliaires indigènes et d'assistantes sociales françaises sous la tutelle d'une conseillère technique en charge de l'organisation générale et de la liaison avec le gouvernement général. L'approbation des recommandations par les autorités coloniales se concrétise par l'envoi en 1939 de deux assistantes sociales, Yvonne d'Agout et Madeleine Marte[845]. Toutefois, le déploiement du service social dans les colonies fut, d'une part, compromis par la chute du gouvernement du Front Populaire et, d'autre part, l'hostilité de milieux coloniaux opposés à la constitution d'une masse critique (le service social) susceptible de contester et de remettre en question le pouvoir colonial.

En AOF, il faut attendre le ralliement à la France Libre et la fin du régime de Vichy pour voir la mise en place des services sociaux le 19 novembre 1943[846]. Les attributions du Service des Affaires Sociales d'Outre-mer, précisées par le décret du 26 juin 1951, s'articulaient principalement autour de la promotion de l'assistance matérielle et morale en faveur des populations ressortissant de l'AOF. Les assistantes et les auxiliaires sociales,

---

841 Voir, à ce propos, Bernard-Duquenet N., *Le Sénégal et le Front Populaire*, Paris, Karthala, 1982.

842 Mabon A., *op. cit*, p. 22.

843 *Ibid.*, p. 23.

844 *Ibid.*

845 *Ibid.*, p. 26.

846 Sanner L., Habay J., « L'organisation de la santé publique dans une fédération de la France d'Outre-mer », *Semaine médicale*, n°40, novembre 1952, p. 6.

pilier du service social, avaient un rôle d'orientation et leur action consistait à « dépister les problèmes sociaux et à indiquer ceux qui sont aux prises avec ces problèmes les moyens de les résoudre »[847].

L'importance des assistantes sociales dans le dispositif médico-social ainsi que leurs différentes activités ont été définies par le Journal Officiel du 16 juillet 1952. Support du service médico-social, elles devaient, grâce aux visites à domicile, assurer le suivi des malades à domicile, le dépistage de nouveaux, l'orientation des malades vers les services de médecine préventive (consultations, vaccinations) et surtout l'éducation des mères (alimentation des enfants). En effet, d'après les instructions officielles, « ce sont les Assistantes Sociales qui, à domicile, s'efforcent d'obtenir des mères de famille une meilleure observation des principes d'hygiène, et de puériculture, provoquent, le cas échéant, l'intervention médicale, persuadent les jeunes mères, si nécessaire, de conduire leurs enfants aux consultations de nourrissons; ce sont elles qui, à ces consultations, donnent aux médecins tous les renseignements utiles sur les conditions de vie de l'enfant dans son foyer; ce sont elles, enfin, qui veillent à ce que les conseils donnés par le médecin soient strictement suivis »[848].

Définissant les prérogatives et les fonctions des assistantes sociales, les autorités sanitaires estiment qu'il ne s'agit pas d'un cadre chargé de diriger un personnel médico-social techniquement inférieur (sages-femmes africaines et aides médico-sociales non diplômées). A la tête de l'architecture hiérarchique dégagée par les autorités, se trouvent les assistantes sociales qui coiffent les sages-femmes africaines, puis viennent les auxiliaires médico-sociales et, au bas de l'échelle, les aides sans connaissance technique précise. Un tel système a l'avantage de confier les tâches mineures à un personnel peu éduqué et d'accroître le rendement du personnel technique[849]. Aux Africaines, personnel d'exécution, reviennent les petites tâches, souvent de routine, alors que le personnel technique européen se charge de la conception et de l'orientation.

L'insuffisance de leur effectif en AOF et les impératifs de l'africanisation nécessitèrent « la mise en place d'auxiliaires sociales, de préférence africaines, parlant la langue et connaissant les coutumes du pays »[850]. Aussi fut-il envisagé la formation de quelques jeunes Africaines. Si l'affectation dans les colonies de la fédération pouvait être effective à l'issue d'un stage d'orientation à Dakar de 3 à 6 mois, les plus méritantes sont nommées assistantes sociales chefs, adjointes du médecin chef de la PMI.

---

[847] *Ibid.*

[848] *Journal Officiel* du 16 juillet 1952.

[849] IMTSSA : Dossier 415 PMI. Tâches et buts de la PMI en AOF.

[850] IMTSSA : Dossier 301 PMI. Rapport du Médecin Général Directeur de la Santé Publique, L'organisation de la santé publique et de la PMI, Dakar, mai 1954, p. 18.

Sous Vichy, les activités des assistantes sociales aux colonies sont vertement critiquées pour leur inefficacité en milieu indigène. En effet, les autorités sanitaires insistent sur les limites de l'activisme de l'assistance sociale à domicile en AOF, contrairement en Europe où la population est plus apte à comprendre les conseils d'hygiène. Les Africains, pour leur part, sont peints comme réfractaires au discours sur l'hygiène, de sorte qu' « ici [AOF] il serait vain de croire qu'il puisse en être de même et les assistantes sociales perdraient à peu près leur temps et gaspilleraient inutilement leur santé »[851]. Derrière ce discours, se dévoile toute la susceptibilité, voire la peur d'une assistance sociale porteuse d'idée émancipatrice dans un contexte de bâillonnement des libertés et de pensée unique.

Après la Seconde Guerre mondiale, la suppression du corps des infirmières visiteuses renforce le rôle des assistantes sociales dans le service ambulant de la PMI chargé d'assurer une visite hebdomadaire dans chacun des dix dispensaires de la région de Dakar. L'assistante sociale, à la tête de ce service, dirige l'action des infirmiers locaux, assure la surveillance du fichier, du contrôle des enfants déficients, décide de l'évacuation des malades sur le centre de PMI. ou l'hôpital, effectue les visites à domicile.

Au bilan, la portée du service social reste fort limitée. En ville, en dépit du travail de l'assistante sociale avec les structures de PMI, les petits cadeaux (bonbons, lait, sucre, riz) dispensés par les structures sanitaires et le service social en vue de stimuler la fréquentation des mères, fort peu accouchent dans les maternités et à l'hôpital. En effet, « seules viennent en fait les femmes de fonctionnaires (prime à la naissance) ou celles qui désirent percevoir un cadeau »[852]. En brousse, la situation, aux dires du Médecin-Capitaine Desprez, est plus qu'alarmante malgré les différentes stratégies pour attirer les femmes enceintes dans les structures sanitaires. Il constate, avec amertume, leur désertion par la femme indigène qui « ne voit pas la nécessité des consultations prénatales ; en dehors des centres, elle se laisse aller aux coutumes de préjugés locaux »[853]. En effet, poursuit-il, « elle dispose de leur médecin, un sorcier, et que le médecin blanc est un sorcier d'une autre espèce. Là où le premier ne réussit pas, le second ne peut réussir, et si la femme doit mourir, ni l'un ni l'autre des médecins n'y pourra quoi que ce soit »[854].

---

[851] IMTSSA : Dossier 301 PMI. Rapport du Médecin Lieutenant-Colonel Farinaud Médecin chef du Service d'Hygiène au Directeur de la Santé Publique, avril 1942.

[852] Médecin-Capitaine DESPREZ, « Les problèmes de l'enfance dans les pays tropicaux », Colloque organisé par le CIE, Brazzaville, 8-13 décembre 1952, in *Les problèmes de l'enfance dans les pays tropicaux*, CIE, Réunions et Conférences, 1953, p. .97-114, p. 101.

[853] *Ibid.*

[854] *Ibid.*

Par ailleurs, le volet social, notamment la santé et l'assistance constituent la portion congrue du budget colonial[855]. En effet, les sommes consacrées à la santé et à l'action sociale (assistance aux nécessiteux) représentent une part infime par rapport aux dépenses colossales mobilisées pour mettre en valeur la colonie même si, pendant les quatre décennies couvrant la période 1905-1946, les crédits alloués à la santé doublent les dépenses destinées à l'éducation[856].

b) Les allocations, la législation et la santé scolaire

b-1 Les allocations

L'Ordonnance du 2 septembre 1945 fixant l'organisation et les conditions de fonctionnement de la PMI, dans son titre III et la loi du 9 janvier 1946 déterminent les modalités de protection des parents. Il s'agissait en gros de mesures incitatives qui entrent dans le cadre d'une politique démographique pronataliste. Aussi les bénéficiaires des allocations familiales étaient-ils soumis à un certain nombre d'obligations comme celles relatives à la surveillance de la grossesse[857].

L'assurée était tenue de suivre trois consultations prénatales (au cours des 3e, 6e et 8e mois de la grossesse) et une consultation postnatale au cours des 8 semaines après la grossesse. Ces conditions satisfaites, l'assurée pouvait bénéficier d'un certain nombre d'avantages (gratuité des consultations et des examens de laboratoire, protection sociale, congés de maternité, congé de 3 jours pour le père, etc.) auxquels s'ajoutent des bénéfices en espèces relatifs aux allocations prénatales (5850 F), les primes à la naissance (3900 F versés à la mère et 7 800 F au père pour ses 3 premiers enfants issus du premier lit) et les allocations familiales (1950 F versés à la mère de 6 mois à 1an, 1950 F par trimestre au père à partir d'un an). Enfin, aux femmes gestantes étaient dispensées une éducation sanitaire assurée par les personnels médical et para médical ainsi que les assistantes sociales.

A la fin des années 1950, le régime des allocations connaît un réajustement. Les femmes des salariés bénéficient d'un traitement de faveur sous forme de protection matérielle et morale : sécurité sociale, primes (allocations prénatales, prime à la naissance, allocations familiales pour l'enfant jusqu'à 17 ans), comme du reste l'illustre le tableau suivant.

---

[855] TOURÉ A, *Un aspect de l'exploitation coloniale en Afrique : fiscalité indigène et dépenses d'intérêt social dans le budget du Sénégal 1905-1946*, Thèse de doctorat de 3e cycle d'Histoire, FLSH, UCAD, 1991, p. 215.

[856] *Ibid.*, p. 219.

[857] LE CANNELIER R., *et al.*, « Les consultations prénatales dans la presqu'île du Cap Vert », *Journées Africaines de Pédiatrie*, Dakar, 13-16 avril 1960, p. 84-92, p. 85.

Tableau 78 : Allocations et primes accordées aux femmes des salariés en 1958

	France	Sénégal
Allocations prénatales	27 000 F à raison de 3000 F par mois pendant les 9mois de la grossesse	5850 F
Prime à la naissance	35 000 F versés en 2 tranches 1 à l'accouchement et l'autre 6 mois après	3 900 F versés à la mère 7800 F versés au père pour ses 3 premiers enfants issus du premier lit
Prime d'assiduité	1000 F pour la femme 1000F Pour le mari lorsqu'ils sont soumis à des examens de laboratoire	Néant
Prime d'allaitement	2000 F/ mois si l'allaitement est entièrement au sein 1800 F/ mois si l'allaitement est mixte 1000 F/ mois si l'allaitement est artificiel	Néant
Allocations familiales	Variables ; environ 3000 F	Néant

Source : Le Cannelier R, Correa P, Lauroy J, « Les consultations prénatales dans la presqu'île du Cap Vert », *Journées Africaines de Pédiatrie*, Dakar, 13-16 avril 1960, p. 84.

Les primes d'assiduité, d'allaitement et les allocations familiales octroyées en métropole sont inexistantes au Sénégal. En outre, de larges écarts sont observés entre les taux octroyés en métropole et au Sénégal. Alors qu'en France, les allocations prénatales s'élèvent à 27 000 F, au Sénégal, elles sont de l'ordre de 5850 F, soit le cinquième. Il en est de même lorsqu'il s'agit de la prime à la naissance : 35 000 F en France, contre 11 700 F dans la colonie.

Malgré ces initiatives, force est de reconnaître que les bénéficiaires constituaient la portion congrue, comparée à l'immense majorité de la population africaine. De telles mesures s'inscrivent dans le prolongement des politiques pronatalistes de l'après-guerre en réaction contre la dénatalité occasionnée par le second conflit mondial. On pourrait bien douter de la portée de ces mesures du reste discriminatoires, au regard de l'écrasante majorité de la population non concernée par le régime salarié.

b-2 La législation relative à la protection de l'enfance

En AOF, l'Ordonnance du gouverneur général Carde en date du 15 avril 1926 constitue une étape décisive parmi les textes législatifs relatifs à la protection de l'enfance. Le document insiste sur le rôle des sages-femmes qui « doivent aller dans les cases, surveiller la mère et le nourrisson et sur l'utilité de donner aux matrones des notions d'hygiène et de propreté afin d'améliorer leur pratique »[858]. La réorientation de la politique des autorités sanitaires et l'impulsion de la PMI devraient être fortement corrélées au contexte de l'après-guerre marqué par l'eugénisme en France et, dans les colonies, son pendant axé sur le discours autour de la dégénérescence de la race noire. Dans les colonies africaines, l'amélioration de la race noire en quantité et en qualité postulait la « sélection de la bonne graine », l'organisation et la surveillance médicale de « l'élevage du jeune enfant noir ».

La décennie 1930-1940 voit la mise en place d'un système sanitaire préventif et social qui, de plus en plus, accorde une place importante à la protection de l'enfance. En atteste, dès 1934, la circulaire 57/AP/1 du 30 mars qui expose les mesures administratives, législatives ou d'ordre privé relatives à la protection de l'enfance[859]. Le document administratif, après avoir souligné le taux élevé de mortalité infantile qui, dans certaines zones, peut atteindre 60 %, insiste sur l'enseignement et l'éducation ainsi que l'organisation de la surveillance sanitaire dans les écoles. Trois années plus tard, sous le Front Populaire, fut créée en 1937 une section coloniale du Comité National de l'Enfance affiliée au Comité International qui, depuis son congrès de 1933, a inscrit dans son agenda la protection de la mère et de l'enfance indigènes[860].

Si un dispositif juridique dissuasif est mis en place avec, notamment, la création des établissements spéciaux destinés à recevoir les mineurs délinquants ou abandonnés, en AOF, il en va autrement lorsqu'il s'agit d'adapter certains aspects de la législation métropolitaine au contexte colonial, notamment le travail des enfants. Aussi note-t-on, une opposition, et non des moindres, d'une partie de l'administration coloniale pour la mise en place d'une nouvelle législation relative au travail des enfants. Même la protection de la petite enfance, pour certaines autorités coloniales, ne saurait être à l'ordre du jour. Dans une correspondance adressée au ministre des Colonies en date du 28 juin 1935, le gouverneur général dresse un tableau satisfaisant de la situation de l'enfant noir. Pour l'autorité fédérale, « la situation du tout jeune enfant dans le cadre de la société indigène est celle d'un privilégié…L'infanticide, l'abandon d'enfants sont presque inconnus de nos tribunaux indigènes. Partout, la coutume les réprime sévèrement. Des soins attentifs sont réservés au bébé noir, soins parfois maladroits, mais inspirés du plus affectueux souci des parents - le père et la mère – de traiter les tout petits avec tendresse. Le bébé est nourri au sein de la mère ou, celle-ci disparue, du sein d'une parente, d'une voisine qui le fait tout

[858] IMTSSA : PMI Dossier 405, Médecin Général Directeur de la Santé Publique de l'AOF, L'organisation de la Santé Publique et de la PMI, 5 mai 1954, p. 18.

[859] *Ibid.*

[860] ANS 1H 103 (163) : PMI.

naturellement. Le tout jeune enfant, qui n'est jamais frappé jusqu'à 6 ans est l'objet d'une attention particulière : on cède à tous ses caprices »[861].

Pour le gouverneur général, une telle situation, plus que reluisante, du jeune enfant noir autorise le maintien du statu quo. Il ne dit pas autre chose lorsqu'il affirme : « Il y a là une mystique de l'enfance qui rend presque inutile, pour le moment au moins, toute protection du petit Noir en bas âge contre ses parents. »[862] L'action sociale, pour le gouverneur, qui devrait plutôt être orientée en direction des parents nécessite de la patience compte tenu du niveau d'évolution des sociétés indigènes appelées à être apprivoisées »[863]. A une éventuelle réglementation, doivent se substituer des œuvres sociales d'assistance et de prévoyance. Quant au travail des enfants, l'autorité essaie de le justifier compte tenu du statut de l'enfant assimilé.

Durant le second conflit mondial, l'arsenal juridique se consolide avec l'Instruction du 20 mai 1940 du gouverneur général consacré encore à la mortalité infantile, suite à l'enquête démographique de 1938 attirant l'attention des autorités sur les menaces de dénatalité des colonies africaines du fait des taux très élevés de morbidité et de mortalité materno-infantiles. Le texte administratif insiste sur le rôle des maternités, prescrit la généralisation des consultations prénatales et de nourrissons et leur extension à tous les jours de la semaine[864]. Le même document attire l'attention sur la nécessité de former les matrones qui doivent être stimulées pour leur collaboration avec le système de santé formel.

Sous Vichy, l'option des autorités en faveur de la protection de l'enfance se renforce. De retour d'une tournée d'inspection en AOF au début de l'année 1942, le secrétaire d'Etat aux Colonies insiste sur le renforcement de la protection de l'enfance indigène, voie indiquée pour la rentabilisation des colonies[865]. Une telle recommandation semble dictée par les taux élevés de morbidité et de mortalité infantiles qui entravaient le développement démographique et la mise en valeur des colonies[866].

Il faudra attendre la fin de la Seconde Guerre mondiale pour que des mesures spéciales soient prises en faveur de l'enfance. Dans un contexte de pression internationale et de confrontation entre le local et le global, s'imposait une harmonisation des législations internationales relatives à l'enfance et leur abrogation en AOF. Trois années après la fin du conflit, la

---

861 ANS 1H 103 (163) : PMI, Lettre No 223 du 28 juin 1935, Gouverneur Général à M. le Ministre des Colonies. Direction des Affaires Politiques (1er Bureau) a/s Protection du Travail des enfants.

862 *Ibid.*

863 *Ibid.*

864 IMTSSA : PMI, Dossier 405, Médecin Général Directeur de la Santé Publique de l'AOF, L'organisation de la Santé Publique et de la PMI, 5mai 1954, p. 19.

865 IMTSSA : PMI, Dossier 301, Note N° 302 CAB. S, Secrétariat d'Etat aux colonies, 31mars 1942.

866 *Ibid.*

Déclaration Universelle des Droits de l'Homme adoptée le 10 décembre 1948 par l'Assemblée Générale des Nations Unies reconnaît tout de même que la maternité et l'enfance ont droit à une aide et à une assistance spéciales[867]. S'y ajoute, bien sûr, l'impérieuse nécessité, compte tenu de l'importance des fonds libérés par les organisations internationales, de se référer à l'article 73 (e) de la Charte des Nations Unies relatif à la protection maternelle et infantile.

b-3 L'Inspection Médicale des Ecoles

Le Service Général de l'Inspection Médicale des Ecoles, créé par l'arrêté No 3521/SSM du 7 octobre 1942[868], a en charge la surveillance médicale des maîtres et des élèves, l'alimentation, l'enseignement des règles pratiques d'hygiène, l'aménagement scolaire et le contrôle de l'éducation physique et sportive. Pour les autorités coloniales, l'école représente un vecteur pour la pénétration des valeurs occidentales et la propagation des règles d'hygiène[869]. Selon le gouverneur général Boisson, « l'école est le point d'impact de notre civilisation dans la société indigène ; par elle seulement, la médecine peut espérer faire brèche avec quelque efficacité dans la masse des préjugés opposés à sa diffusion »[870].

Dès 1913, fut introduit l'enseignement de l'hygiène dans le cycle élémentaire. Une décennie de retard, l'arrêté du 24 décembre 1903 relatif à la réorganisation de l'enseignement recommandait l'instruction des élèves aux règles d'hygiène. Les programmes relatifs à l'hygiène et à la santé appuyés par l'UNESCO à l'orée des années 1950 s'articulent autour de la médecine de soin, de l'hygiène personnelle et collective, de l'équilibre alimentaire, de la lutte contre l'alcoolisme, des avortements ainsi que de la mortalité infantile.

Les visites de contrôle médical (dépistage précoce des défectuosités) et les vaccinations sont aussi inscrites dans les prérogatives du SGIME. Après le dépistage, le SGIME, épaulé par les infirmières visiteuses dans les centres urbains, réfère les patients vers les structures sanitaires appropriées. Si les écoles urbaines sont bien couvertes par les activités du SGIME, il en va autrement s'agissant du monde rural souvent laissé à lui-même. Inscrivons au registre des limites du SGIME les évictions et licenciements d'élèves malades souvent exagérés[871].

---

867 IMTSSA : PMI, Dossier 405, Médecin Général Directeur de la Santé Publique de l'AOF, L'organisation de la Santé Publique et de la PMI, 5mai 1954, p. 18.

868 *JO AOF,* N° 2023 du 17 octobre 1942, p. 909.

869 Pour plus de détails, voir Coly I., *L'hygiène scolaire au Sénégal 1942 -1960*, Mémoire de maîtrise, Département d'Histoire, FLSH, UCAD, 2004 -2005.

870 ANS : O 4 (31) : Œuvres sociales. Assistance sociale. Correspondance du gouverneur général au Ministre des Colonies le 5 février 1942.

871 COLY I., *op. cit.*, p.79-84.

Au milieu des années 1950, l'inspecteur de l'hygiène scolaire de la fédération, Le Minor, constate, non sans amertume, de graves dysfonctionnements qui entravent la bonne marche du SGIME. En effet, « il n'est pas possible en AOF de respecter le nombre et la périodicité des examens prescrits par les règlements métropolitains. On fait ce que l'on peut au moment où l'on peut le faire, trop d'éléments intervenant pour perturber le programme soigneusement établi avant le début de l'année scolaire (manque soudain de moyens de transport, indisponibilité inopinée d'un nombre indispensable d'une équipe déjà squelettique, apparition d'une épidémie – variole par exemple – qui vient subitement revendiquer sa priorité dans l'ordre des urgences) »[872].

Au total, les activités du SGIME, orientées vers deux axes (la prévention, le contrôle médical et la formation) ont contribué à une amélioration sensible de la santé des élèves. Aux vaccinations qui protègent les élèves contre les maladies et réduisent la morbidité et la mortalité des écoliers, s'ajoute l'éducation sanitaire à travers un enseignement approprié des règles d'hygiène. Toutefois, la portée du SGIME est limitée par l'insuffisance des moyens matériels et humains à laquelle s'ajoute la concentration des activités dans les centres urbains au détriment des écoles rurales.

Planche 11 : Séance de dépistage de la tuberculose chez les enfants des Ecoles de Dakar par le docteur Ricou

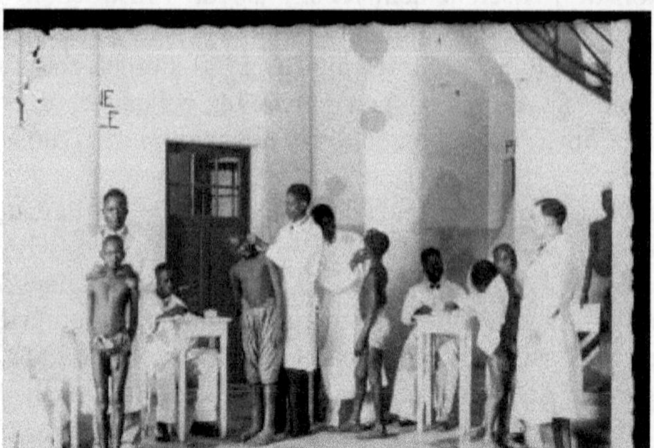

Source : ANS 1H 86

[872] ANS : 2G 55 (58) : Rapport annuel du SGIME 1954-1955.

c) La recherche

c-1 La pédiatrie sociale

La pédiatrie est une branche de la médecine spécialisée dans le traitement et la prévention des pathologies infantiles ainsi que l'étude du développement psychomoteur et physiologique normal de l'enfant, de la naissance à l'adolescence. Si, en 1907, apparaît le mot « pédiatre » dans le dictionnaire *Larousse*, il faut attendre la fin de la Grande Guerre pour voir se développer la pédiatrie en France, avec la création de l'École de puériculture de la Faculté de Médecine de Paris et le diplôme de visiteuse d'hygiène maternelle et infantile.

A la fin du second conflit mondial, la prise en charge et la protection des enfants connaissent une vigoureuse impulsion en France avec l'ordonnance du 2 novembre 1945 relative à la protection des enfants de moins de 6 ans, la généralisation du carnet de santé délivré à la naissance, et l'obligation de créer ou de développer les consultations prénatales ou de nourrissons. La même année, le professeur Robert Debré (1882-1978) met en place le premier service de pédiatrie basé sur des soins spécifiques et distincts de la prise en charge des adultes. La mise en place de ce service, avec du personnel infirmier, marque le début de la pédiatrie moderne et de la PMI en métropole.

Le développement de la pédiatrie fut facilité par le nouveau contexte mondial marqué par l'émergence d'institutions internationales telles que l'UNICEF, organisme spécialisé de l'ONU créé en 1946 et chargé de coordonner les programmes d'assistance à l'enfance. La pédiatrie estime que certaines pathologies sont spécifiques aux enfants du fait de la physiologie de l'enfant bien différente de celle de l'adulte. Quant à la pédiatrie sociale, elle s'inscrit dans le cadre de la médecine préventive et met l'accent sur l'action sociale.

Avec le concours du Centre International pour l'Enfance, une vive impulsion est donnée à la recherche, à la formation du personnel et à l'enseignement. A partir de 1956, démarre une série de cours de pédiatrie sociale, à l'instigation du Centre international de l'Enfance (CIE), sous la direction du Professeur Robert Debré[873]. Les conditions de vie de l'enfant en milieu tropical constituent une des préoccupations majeures du CIE. Raison pour laquelle les cours consacrés à l'enfant en milieu tropical sont complétés par des stages et enquêtes de terrains sanctionnés par des diplômes.

A la fin des années 1950, des unités de pédiatrie sont érigées progressivement au sein des structures hospitalières du Sénégal (Hôpital Principal, Hôpital Aristide Le Dantec, Hôpital de Saint-Louis) et à l'Institut d'hygiène sociale. Avec la création de l'Université de Dakar et de la Faculté de

---

[873] DEBRÉ R., « Présentation du cours de pédiatrie sociale », *Médecine d'Afrique Noire*, n° 2, du 16 au 31 janvier 1957, Dakar, p. 41.

Médecine, une impulsion fut donnée à l'enseignement de la pédiatrie au Sénégal suite à la création d'une spécialisation en pédiatrie. Dès 1960, le décret du 29 février crée l'Institut de Pédiatrie Sociale (IPS), institut universitaire placé sous la double tutelle du ministère de la Santé et de l'Université Cheikh Anta Diop et dirigé par un professeur de pédiatrie du Centre Hospitalier Universitaire de Dakar.

L'Institut de Pédiatrie Sociale dispose de deux antennes : une en milieu rural (Khombole) et une en milieu suburbain dans la banlieue dakaroise (Pikine-Guédiawaye). Le projet d'extension des services de P.M.I. à l'ensemble du Sénégal nécessita la création d'un centre de pédiatrie à caractère rural à Khombole, avec la subvention du FIDES (6 millions) et des organisations internationales (FISE, la Caisse d'Allocations Familiales et le Centre International de l'Enfance (3 millions)[874].

Créé en 1956, le centre de Khombole est un centre pilote d'enseignement, de formation, de démonstration et de recherche rattaché à l'Institut de Pédiatrie Sociale destiné à fournir un terrain de stage en milieu rural au personnel médical, paramédical et social en cours de formation ou de perfectionnement au Sénégal. En outre, le centre, placé sous la direction de Jean Sénécal, professeur agrégé de pédiatrie à l'Ecole de médecine, doit contribuer à la protection de l'enfant en milieu rural par l'étude des données biologiques essentielles au point de vue de la croissance, de l'infection et de la nutrition. Il s'agissait ainsi d' « étudier les conditions d'application de la médecine sociale dans une zone de « brousse » et d'offrir la possibilité de stages fructueux au personnel médical et paramédical venant d'AOF ou d'autres territoires étrangers »[875].

c-2 Le CIE et la recherche sur l'enfance africaine

Le Centre International de l'Enfance, organisme créé après le second conflit mondial, a pour mission de promouvoir, outre la recherche et l'organisation de réunions internationales relatives à l'enfance, le financement de programmes de formation. Avec son importante base de données relative à la pédiatrie (informations, publications, résumés relatifs à l'enfance), le Centre International de l'Enfance constitue une ressource importante pour la recherche et la formation pédiatriques.

Sa zone pilote, centre d'enseignement, d'application et de formation, basée dans la banlieue parisienne à Soissons, constitue un pôle destiné à l'organisation d'une série de cours annuels, séminaires, journées d'études sur des thématiques relatives à la santé et au bien-être de l'enfant [876]. La

---

[874] ANS 1H 103 (163) PMI.

[875] ANS : 1H 103 (163), Lettre n° 188 du Professeur Jean Sénécal adressée au Recteur Capelle, Directeur général de l'Education en AOF, Dakar, 7 décembre 1956.

[876] SÉNÉCAL J., « Le centre rural de protection familiale de Khombole », in *Bulletin médical de l'AOF*, Dakar, 1958, volume 3, numéro spécial, p. 9.

formation, destinée à un auditoire composé de stagiaires d'origines diverses (médecins, assistantes sociales, travailleurs sociaux), s'articulait autour de la médecine préventive et sociale. La formation, complétée par des voyages, enquêtes et études de terrain (Afrique subsaharienne)[877], était sanctionnée à la fin par des diplômes.

A partir de 1956, sous l'égide du Professeur Robert Debré, furent organisés à Dakar des cours de pédiatrie sociale à l'intention des médecins, sages-femmes, assistantes sociales et aides médico-sociales. Pour vulgariser la médecine préventive et sociale, notamment la pédiatrie sociale dans le monde rural, l'idée d'un « Soissons africain » en milieu rural fut concrétisée par l'ouverture du centre de formation familiale de Khombole[878].

Les cours et recherches menés par le CIE embrassent des domaines aussi variés que divers. Si certaines études sont axées sur la psychologie et le développement psychomoteur de l'enfant africain, l'éducation sanitaire, le fonctionnement des services sociaux, les problèmes familiaux en milieu africain, la déviance, la nutrition, d'autres portent essentiellement sur les pathologies tropicales affectant l'enfant. Il s'agit notamment des diarrhées, du parasitisme intestinal, du paludisme, de la tuberculose, des tréponématoses, etc.

Aux activités didactiques et de recherche, s'ajoute l'organisation de colloques et de conférences réunissant des sommités scientifiques internationales.

Sous l'impulsion des organismes du système des Nations Unies et du CIE, furent organisées, à partir des années 1950 des rencontres internationales et des journées médicales portant sur l'enfant africain. Ainsi, un colloque sur les problèmes de l'enfance en pays tropical africain s'est tenu à Brazzaville du 8 au 13 décembre 1952. Les axes de réflexion ont porté sur l'inventaire des questions intéressant l'enfant en Afrique tropicale. Il s'agit des problèmes médicaux (mortalité infantile, influence des maladies parasitaires et infectieuses), des questions relatives à la nutrition des enfants (carences alimentaires et leur importance dans le développement de l'enfant), des problèmes psychologiques axés sur l'enfance africaine et son adaptation à des formes sociales nouvelles, des études démographiques (fécondité et natalité, études néonatales, avortement, mortinatalité, mortalité infantile).

Un autre colloque consacré à la protection maternelle et infantile s'est tenu à Dakar du 28 au 30 octobre 1957 dans le cadre des journées médico-sociales sous la présidence du professeur Robert Debré. Avec l'implication de plusieurs ministères (Santé, Affaires sociales, Enseignement, Travail), des caisses d'allocations familiales, des comités anti-alcooliques et de représentants des territoires de l'AOF ainsi que du système des Nations Unies (INICEF, OMS FAO), la rencontre a revêtu un caractère international [879].

---

[877] *Ibid.*

[878] *Ibid.*, p. 7.

[879] *Cf.* Discours d'ouverture aux journées médico-sociales de Dakar de Jean Sénécal, *Bulletin médical de l'AOF*, Dakar, 1958, p. 3.

Parmi les thématiques abordées par les communications, figurent un projet de réforme des curricula de l'enseignement médical présenté par le professeur Robert Debré, les buts et les tâches de la PMI et sa place dans les autres structures de la Santé publique (Jean Sénécal), l'importance de l'hygiène scolaire dans la protection de l'enfance (L. Aubry), le rôle et l'impact du service social dans la protection maternelle et infantile (C. Faget), la portée de la lutte contre les maladies endémiques sur la PMI (le médecin général Richet). C'est durant le colloque que fut posée, le 28 octobre, la première pierre du centre pilote de Khombole.

Trois années plus tard, furent organisées à Dakar les *Journées africaines de pédiatrie* du 12 au 16 avril 1960 sous la présidence du Professeur Robert Debré. Le contexte de la tenue de ces journées, marqué par le passage des anciennes colonies du régime d'autonomie interne à la souveraineté internationale, interpelle les nouveaux Etats autour des questions relatives à la mise en place d'administrations nationales, au développement économique, à la modernisation agricole et industrielle, à la formation des cadres nationaux et surtout à l'éducation et à la santé. En effet, le développement économique passe par la qualité des ressources humaines elles-mêmes liées à la formation et à l'état sanitaire des populations.

Parmi les priorités des politiques de santé publique figurent les problèmes de l'enfance. Dans ce contexte, la pédiatrie devrait occuper une place de premier ordre dans la construction nationale. Raison pour laquelle furent organisés des « cours de perfectionnement » et de pédiatrie à l'intention du personnel médical ayant en charge la protection maternelle et infantile. Les thèmes abordés par la trentaine de communications présentées lors des journées traitent de domaines variés, mais tous relatifs à l'enfance : pathologies infantiles (diarrhées, infections diverses, parasitoses, paludisme, tuberculose, affections oculaires, etc.), carences nutritionnelles, vaccination par le BCG, l'éducation sanitaire, l'organisation des services sociaux, les rapports entre la PMI et la santé publique, les activités du centre pilote de Khombole, etc.

CONCLUSION GÉNÉRALE

Le présent travail, qui élargit l'horizon de connaissance de l'histoire médicale du Sénégal, a permis de mettre en relation et d'analyser l'alimentation et la santé du jeune enfant en situation coloniale. Notre approche a permis de suivre l'évolution de la médecine coloniale, quitte à sortir de l'espace médical et scientifique en privilégiant les politiques, leurs motivations, leur portée et limites dans des sociétés largement travaillées par leurs propres logiques socioculturelles.

Au Sénégal, l'analyse du régime alimentaire, avant la colonisation laisse apparaitre la prédominance des nourritures céréalières végétales. Cependant, avec l'introduction du système colonial, le régime alimentaire traditionnel, à base de mil, mais aussi de riz (Casamance) et de fonio à l'est va, progressivement, subir de profondes mutations. Les dynamiques et les changements de goûts alimentaires résultent d'une combinaison et de l'influence de plusieurs facteurs : essor urbain, rareté des céréales locales dans les centres urbains, progrès de l'arachide au détriment des cultures vivrières, monétarisation de l'économie, introduction du salariat, etc. Les dynamiques et mutations dans les habitudes alimentaires de la population africaine pendant la période coloniale résultent, à coup sûr, de la connexion de cette multitude de facteurs.

Les consommations alimentaires restent souvent compromises non seulement par les variations climatiques (sécheresse), mais aussi et surtout par les fluctuations saisonnières occasionnées par la soudure qui éprouve sensiblement les populations vulnérables, à l'image des femmes gestantes ou allaitantes et des enfants. L'alternance d'une période de récoltes (aisance relative) et d'un moment de carence en apports qualitatifs puis d'une étape de soudure se traduit par des déséquilibres et carences diverses (avitaminoses, malnutrition, sous-alimentation). Moment d'épreuve, voire de « disette saisonnière », la soudure retentit sur la santé des femmes gestantes et allaitantes, la croissance des nourrissons et l'état nutritionnel des jeunes enfants. Marquée par des carences quantitatives (sous-alimentation) et qualitatives (avitaminoses saisonnières), la soudure atteint son niveau plancher, notamment en milieu rural, au milieu de l'hivernage, avec des restrictions alimentaires accusées chez les jeunes enfants, cibles privilégiées de la malnutrition.

Toutefois, les apports du lait maternel, dans la plupart des cas, assurent au nourrisson, jusqu'au premier semestre de sa vie, un état nutritionnel normal. Cependant, à partir de six mois, du fait d'un déficit d'aliment de complément, peuvent apparaître des troubles nutritionnels (malnutrition fruste ou franche, dénutrition) qui se traduisent par un fléchissement de sa courbe de croissance.

Les troubles nutritionnels sont souvent accentués par le sevrage qui représente, la plupart du temps, une période délicate dans la survie de l'enfant. Etape critique, le sevrage peut occasionner des troubles nutritionnels aigus qui se manifestent par des signes de malnutrition. Dès lors, une forte corrélation peut être établie entre l'alimentation, le sevrage, l'état nutritionnel et la santé infantile.

Les pathologies nutritionnelles (kwashiorkor, les anémies nutritionnelles et les avitaminoses) susceptibles de compromettre la reproduction de la force de travail et le projet colonial vont focaliser, dès la fin du premier conflit mondial, les autorités coloniales obsédées par une éventuelle dénatalité des colonies africaines. Les initiatives prises pour lutter contre la malnutrition épousaient les objectifs des autorités coloniales axés sur la rentabilisation des colonies et la reproduction de la force de travail.

Au Sénégal, c'est assez tardivement, au décours des années 1920, que les autorités sanitaires intègrent les maladies de l'enfance (rougeole, coqueluche) dans les priorités. Après la Grande Guerre, obnubilées par la dépopulation des colonies africaines et la « dégénérescence de la race noire », les autorités coloniales déclinent un ensemble d'initiatives dont l'essentiel s'articule autour de la protection des femmes et des enfants afin de préserver l'avenir démographique des périphéries coloniales.

La mise en place des politiques de prise en charge de la mère et de l'enfance coïncide avec la période de l'ordre colonial (1900-1960) consécutive à la conquête. Cette séquence historique est rythmée par l'apparition, la diffusion, voire l'aggravation de crises sanitaires qui, souvent, peuvent prendre un caractère spectaculaire. En effet, l'introduction des cultures spéculatives, l'essor des échanges et des communications, les migrations forcées ou volontaires vont créer les conditions d'une fragilité biologique et d'une recrudescence de pathologies jusqu'ici limitées dans des espaces restreints, voire clos. Dans ce contexte, on peut comprendre que la première moitié du XXe siècle fut rythmée par de nombreuses crises sanitaires qui, sensiblement, éprouvent les différentes composantes démographiques de la colonie d'une manière générale et, plus particulièrement, la population infantile.

Parmi les autres pathologies alimentant la morbidité et la mortalité infantiles, figurent les maladies de l'enfant (surtout la rougeole), la variole, la poliomyélite, mais aussi les maladies parasitaires (paludisme, parasitoses intestinales et bilharziose). De toutes ces pathologies, le paludisme reste la moissonneuse de vies infantiles la plus redoutable. Maladie relevant de l'arsenal de la pathologie exotique, l'infection paludéenne alimente la morbidité et la mortalité non seulement chez les expatriés européens et les Africains, mais aussi et surtout parmi les enfants.

Outre les pathologies parasitaires, les maladies bactériennes comme le tétanos ombilical et la tuberculose représentent de redoutables infections qui soumettent à rude épreuve la population infantile. Dans les terres tropicales réputées tétanigènes, le tétanos ombilical est désigné par les autorités sanitaires comme un facteur déterminant dans le recul démographique des colonies africaines. A travers le discours autour du « péril tétanique » des années 1920, se profile la préservation de la main-d'œuvre indigène qui postule la protection des Africains dès leur naissance.

Quant à la tuberculose, sa particularité est de contribuer grandement à l'émergence des politiques de santé publique et surtout de protection maternelle et infantile aussi bien en métropole que dans les colonies. C'est dans ce cadre qu'il faut comprendre la mise en place de l'appareil antituberculeux et de nouveaux corps paramédicaux (infirmières visiteuses) chargés d'assurer la médiation entre le médical et le social. La forte tuberculisation observée à partir des années 1920 en AOF commandait la résolution de l'épineuse question du « péril tuberculeux ». Dans ce cadre, la prémunition contre la tuberculose par la vaccination BCG, notamment des enfants, fut inscrite, après la Grande Guerre, dans les priorités des autorités sanitaires.

Gardons-nous d'occulter certaines pathologies, à l'image des diarrhées, des infections respiratoires et oculaires, de la syphilis qui alimentent sensiblement la morbidité et la mortalité infantiles. Alors que les diarrhées, les infections respiratoires et oculaires sont liées à l'environnement, à l'hygiène et aux milieux de vie, la syphilis pour sa part, est ciblée par les autorités sanitaires coloniales comme élément déterminant des tares congénitales, de la stérilité, de la mortinatalité et de la mortalité élevées dans les colonies de la fédération. Pour faire pièce au « péril vénérien » accusé de compromettre l'avenir démographique de la colonie, bon nombre de mesures furent prises, allant de la lutte contre la prostitution aux campagnes de masses des équipes sanitaires mobiles, en passant par la mise en place d'un dispositif sanitaire fixe (dispensaires, postes de santé, hôpitaux, maternités, laboratoires) en charge d'assurer la « défense sociale ».

La « défense sociale » (lutte contre les maladies dites sociales pour la « relance démographique »), dans l'optique des autorités sanitaires de la colonie, passe par la médicalisation des naissances (la prise en charge de la mère et de l'enfant). Cette politique s'est traduite, d'une part, par la mise en place d'infrastructures, d'institutions et, d'autre part, par une législation, des mutations dans les professions de santé (infirmières visiteuses, assistantes sociales, médecine sociale).

Les initiatives des autorités sanitaires, en dépit de ses limites, se sont concrétisées par une amélioration de la santé des enfants et de leurs mères grâce à une réduction de la morbidité et de la mortalité materno-infantiles.

Si les initiatives en faveur de la mère et de l'enfant furent assez timides jusqu'au milieu des années 1940, il faut bien admettre qu'une vigoureuse impulsion fut donnée à la protection materno-infantile dès la fin du conflit dans le cadre des grands programmes de santé publique d'après-guerre. Bousculé par une opinion publique internationale sensible au sort des colonisés, notamment les couches vulnérables à l'image des femmes et des enfants, le pouvoir colonial initia de grandes réformes pilotées par le gouvernement médical des colonies (DGSP, AMA, SGHMP, etc.).

Toutefois, ces réformes, même poursuivies dans une large mesure après l'indépendance, s'inscrivent à contretemps de l'histoire, car initiées au crépuscule d'un système vivement secoué par des forces de plus en plus hostiles au colonialisme.

On peut comprendre, dans un tel contexte, que les programmes de la « médecine coloniale », « africanisés » par les nouveaux dirigeants, furent grandement poursuivis après l'accession à la souveraineté internationale, dans le cadre des relations post-coloniales.

L'analyse et l'évaluation des politiques de santé, en contexte colonial, plus particulièrement la PMI, laissent apparaître, au bout de notre réflexion, un visage assez contrasté. Au vrai, dans le domaine de la protection materno-infantile, l'action sanitaire coloniale révèle un double visage avec sa portée, mais aussi ses limites. Dès lors, quel bilan tirer de la politique de l'enfance ? Se pose dès lors l'épineuse question du bilan. Il est évident que l'action sanitaire est souvent convoquée et brandie comme élément indéniable pour dresser le bilan de la colonisation.

Il est certain que la construction d'infrastructures sanitaires, la formation de personnels, les grands programmes (immunisation de masse, grandes campagnes contre les endémo-épidémies) ont permis d'améliorer sensiblement les conditions sanitaires des populations colonisées. Dans le domaine médical, il est incontestable que la médecine coloniale fut porteuse de progrès qui se dévoilent par des évolutions démographiques et des ruptures significatives. S'agissant de la protection de l'enfance, les campagnes de vaccination, l'érection de structures sanitaires de prise en charge se concrétisent par une réduction de la morbidité et de la mortalité infantiles. L'œuvre sanitaire coloniale, ainsi présentée, a « libéré » les contrées africaines des redoutables endémo-épidémies qui, jadis, alimentaient la morbidité et la mortalité infantiles.

Loin de faire l'inventaire de la médecine coloniale en dressant un bilan colonial, le travail de l'historien devrait jeter un regard lucide sur les politiques de santé coloniale, leurs motivations, leur portée par rapport aux objectifs fixés. Il est certain que derrière les informations sanitaires coloniales, les statistiques dressées par les autorités sanitaires, se profile un « bilan positif » pour justifier l'œuvre civilisatrice de la métropole.

Au-delà du regard manichéen consistant à dresser les aspects positifs et négatifs de l'œuvre sanitaire, le travail de l'historien devrait plutôt s'articuler autour d'une « archéologie » des archives. Le bilan dressé par les archives est-il conforme à la réalité historique ? Quels sont ses motivations et silences ?

L'exploration des archives suggère, pour l'historien, la mise en contexte des données non seulement en se posant des questions, mais aussi en s'interrogeant sur les auteurs des rapports, données et informations, leurs relations, leur position et posture dans l'organisation administrative.

Dans ce contexte, la position et le rapport de l'auteur aux informations consignées dans une source sont aussi déterminants que les informations elles-mêmes. Dans cette perspective, le travail de l'historien consiste en une analyse des rapports en amont par une interrogation sur les motifs de leur élaboration ; en aval sont disséqués les mobiles de leur utilisation. Au-delà des informations, règlements ou statistiques, l'historien doit s'atteler à la genèse des documents, à leur contexte de production et aux argumentaires développés par les archives.

Sous ce registre, il est indéniable que derrière le discours moralisateur autour de la protection sanitaire des enfants et des mères, se profile l'objectif véritable de la politique de PMI : la relance démographique des colonies africaines pour leur rentabilisation optimale.

Par ailleurs, l'un des aspects de la politique de santé en situation coloniale, d'une manière générale et plus particulièrement de PMI est caractérisé, en sus des déclarations non réalisées, par un gap entre les moyens et réalités du terrain aux objectifs non réalisés. Aussi l'analyse de la politique de PMI indique-t-elle de profondes distorsions entre les aspirations et les réalisations.

Malgré les déclarations et intentions des autorités autour de la protection sanitaire des Africains, la pénétration médicale, à l'échelle de la colonie, reste fort modeste et inégale. Ainsi, sur l'ensemble du territoire, le maillage des maternités, très inégal, ne dépassait guère le cadre des grandes villes et chefs-lieux de cercle. Témoin, au milieu des années 1930, moins d'une dizaine de maternités implantées dans sept localités représentaient l'armature principale de la PMI. Jusqu'en 1945, celle-ci fut portée à une douzaine de maternités, avec une capacité hospitalière inférieure à une centaine de lits.

Quant au service hospitalier, il n'est érigé que dans deux centres urbains. Il en est de même des dispensaires, une vingtaine environ, disséminés dans la colonie dans les villes et chefs-lieux de cercle, au détriment de l'hinterland.

D'une manière générale, la carte sanitaire indique une forte polarisation des infrastructures sanitaires dans la zone occidentale considérée comme le « Sénégal utile » (situé à l'ouest de la ligne Dagana-Kaffrine-Sédhiou), le « moteur » qui polarise les investissements et anime l'économie de la colonie.

En outre, la portée du service social semble fort limitée par plusieurs facteurs dont les plus importants se résument à l'insuffisance des moyens (matériels et humains) et aux facteurs socioculturels. Dans les faits, le volet social, notamment la santé et l'assistance, représente la portion congrue du budget colonial.

Dans des communautés marquées par leur spécificité socioculturelle, on peut comprendre la « réticence » de la femme africaine face au projet de médicalisation des sociétés africaines. Comment concilier les savoirs médicaux endogènes et la médecine coloniale ? Même en milieu urbain, malgré les initiatives du service social, la fréquentation des structures de PMI reste assez timide et fort peu de femmes accouchent dans les maternités et à l'hôpital. En brousse, des autorités sanitaires des plus avisées signalent, non sans amertume, la désertion des structures sanitaires par la femme indigène nonobstant les différentes stratégies pour attirer les femmes enceintes.

Il reste bien entendu des points à comprendre et à documenter comme certaines pathologies, à l'image de la coqueluche, de la santé maternelle, du rôle et de l'impact de la pression internationale, la circulation du savoir médical en contexte colonial. Il en est de même de la période de « sortie du système colonial », notamment la transition (1957- 1960), période riche en initiatives et qui nous paraît assez biaisée. Un tel travail permettrait d'explorer la place de la PMI dans la nouvelle architecture de la santé publique, dans les premiers plans quinquennaux de développement, les reconfigurations professionnelles, la « sénégalisation » des corps, etc. Tous ces aspects à peine effleurés mériteraient un travail spécifique.

Notre travail, loin de clôturer le débat sur la prise en charge de l'enfant, ouvre des perspectives en laissant des domaines ouverts à la recherche et au questionnement historiques. Au total, nous osons espérer, avec ce travail, avoir comblé un vide de l'historiographie dans la problématique de l'enfance et, ce faisant, défriché ainsi des pistes de recherche nouvelles dans un domaine sans la maîtrise duquel le devenir de nos populations et des Etats africains risque d'être hasardeux.

ANNEXES

ENQUETE SANTE

ANNEXE I

GENCIVES – INFECTIONS

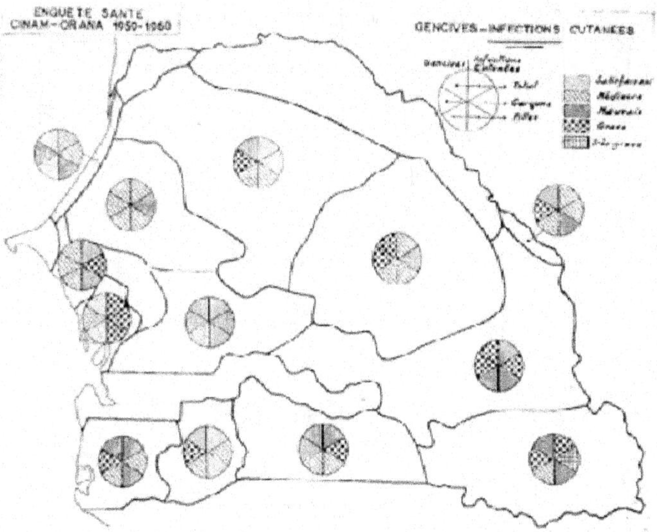

Annexe II

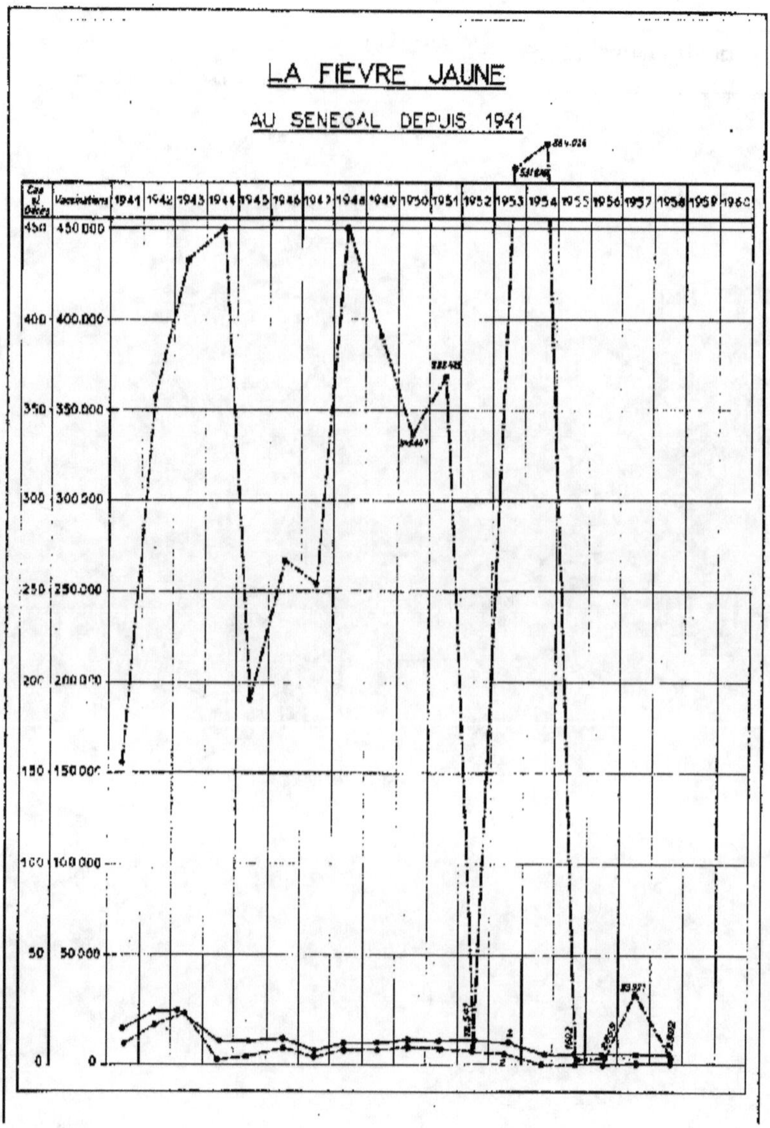

LA FIEVRE JAUNE
AU SENEGAL DEPUIS 1941
Cas et Décès
Vaccinations
1941
1942
1943
1944
1945
1946
1947
1948
1949
1950
1951
1952
1953
1954
1955
1956
1957
1958
1959
1960
450 450.000
400 400.000
350 350.000
300 300.000
250 250.000
200 200.000
150 150.000
100 100.000
50 50.000
0 0

Annexe III : *Décret n° 60-247 organisant la protection maternelle et infantile au Sénégal.*

Le Président du Conseil,

Vu la Constitution de la Fédération du Mali,

Vu la Constitution de la République du Sénégal,

Vu l'ordonnance n° 59-038 du 31 mars 1959, relative aux pouvoirs généraux du Président du Conseil des Ministres des Ministres ;

Vu le décret n° 59-077 s.g. du 10 avril 1959, réglant la répartition entres les Ministres des tâches et des compétences administratives ;

Vu le décret n° 60-107 m.s.a.s. du 9 mars 1960, portant réglementation du service de la Santé publique du Sénégal et notamment l'article 6 ;

Le Conseil des Ministres entendu le 12 juillet 1960,

Décrète,

Article premier : La protection maternelle et infantile au Sénégal est organisée dans les conditions fixées par le présent décret.

Article 2 : Placée sous l'autorité du Ministre de la Santé et des Affaires sociales (section PMI de la direction de la Santé publique), la protection maternelle et infantile comprend l'ensemble des activités sanitaires visant à :

- sauvegarder la santé des femmes au cours de la grossesse et pendant l'allaitement, à leur apprendre les soins à donner aux enfants, à leur permettre d'accoucher normalement et de donner le jour à des enfants sains ;
- garantir une surveillance sanitaire suivie et des soins médicaux pour tous les enfants depuis la naissance jusqu'à l'âge de six ans,
- assurer le bien-être de l'enfant dans son milieu familial.

Article 3 : la protection maternelle et infantile utilisera les méthodes de dépistage et de prévention des malades et d'éducation familiale mises au point par les services techniques.

Elle sera assurée par :

- les examens périodiques des femmes enceintes et des enfants dans les consultations publiques ou privées ;
- les mesures prophylactiques (telles que les vaccinations, chimio-prévention, diététique, surveillance de l'accouchement, etc.) ;
- les séances d'éducation collective.
- La surveillance à domicile.

Article 4 : Au Ministère de la Santé et des Affaires sociales, la section de la protection maternelle et infantile de la direction de la Santé publique est chargée de coordonner les activités médico-sociales.

Elle étudie les problèmes posés par la santé et le bien-être des mères et des enfants, analyse les statistiques et autres données démographiques et évalue l'efficacité des actions entreprises.

Elle fixe les normes auxquelles doivent répondre les moyens matériels mis en œuvre à l'intention des mères et des enfants.

Article 5 : Dans le cadre des régions administratives, les activités de la protection maternelle et infantile relèvent du chef de la région sanitaire. Une assistante sociale de la PMI la seconde pour coordonner les activités médico-sociales du personnel coucourant à l'application du présent décret.

Article 6 : Chaque chef-lieu de région est pourvu d'au moins d'un centre primaire de PMI comprenant :

- consultation pré et postnatale ;
- consultations d'enfants sains ;
- services de vaccination ;
- service de diététique ;
- service social d'éducation des mères.

Les soins aux enfants malades doivent être assurés dans un local distinct. Une maternité reçoit les parturientes. Un laboratoire effectuera les examens nécessaires.

Des visites à domicile seront assurées pour les femmes enceintes et les familles dont l'état sanitaire ou la situation matérielle ou morale nécessite une protection particulière.

Article 7 : Les autres institutions recevant des femmes enceintes ou des enfants de moins de six ans (dispensaires, hôpitaux, cliniques, pouponnières, jardins d'enfants, orphelinats, etc.) fonctionneront avec le centre de protection maternelle et infantile et assureront éventuellement pour leurs bénéficiaires tout ou partie des services médico-sociaux prévus au présent décret.

Ces institutions seront soumises au contrôle technique du médecin-chef de la PMI.

Pour tous les organismes dépendant d'établissements industriels, la surveillance s'exerce en accord avec les représentants du Ministère du Travail.

Article 8 : Le réseau de protection maternelle et infantile est organisé dans chaque région, compte tenu de la dispersion de la population et de l'équipement sanitaire. Chaque agglomération de plus de 10000 habitants sera pourvue d'un centre de protection maternelle et infantile.

Dans les localités où il existe une formation sanitaire publique ou privée, un centre secondaire de protection maternelle et infantile sera équipé pour assurer les mêmes services. Si le personnel local est insuffisant, les tournées périodiques du personnel qualifié compléteront son action et assureront les contrôles nécessaires. Des consultations itinérantes pourront s'y ajouter.

A titre transitoire, dans les localités dépourvues de personnel qualifié, une matrone convenablement éduquée pourra être dépositaire du matériel nécessaire aux accouchements. Un contrôle périodique sera assuré par le personnel sanitaire.

Article 9 : Les centres primaires et secondaires de protection maternelle et infantile seront pourvus du matériel technique nécessaire. Des fiches d'un modèle réglementaire seront établies par chaque consultante.

Le carnet de santé destiné à l'enfant sera délivré gratuitement à la mère dès la première consultation prénatale, ou à défaut à la maternité, ou lors de la déclaration de naissance au bureau de l'état civil. Les enfants présentés dans les consultations, s'ils n'ont pas encore reçu ce carnet, en seront pourvus par les soins de ces organismes.

Article 10 : Un secours social pourra être accordé au titre de la protection maternelle et infantile pour les femmes enceintes ou aux mères nécessiteuses.

Article 11 : Le bénéfice des avantages (prestations familiales, secours que la République peut accorder à certaines personnes) leur sera retiré si elles ne se soumettent aux obligations d'examens périodiques et des mesures préventives fixées par le présent décret.

Article 12 : la protection maternelle et infantile utilise les services d'un personnel sanitaire et social techniquement qualifié et du personnel auxiliaire.

La préparation et le perfectionnement de ces différentes catégories de personnel seront assurés ou complétés par des cours spéciaux et des réunions périodiques.

Article 13 : L'éducation des jeunes filles en matière d'hygiène et de puériculture sera assurée dans le cadre de la protection maternelle et infantile par des cours et stages dont les modalités seront fixées par arrêté.

Article 14 : L'ouverture d'un quelconque établissement privé recevant à titre onéreux ou gratuit des femmes en état de grossesse ou des enfants de moins de six ans sera soumise à l'agrément du Ministre de la Santé et des Affaires sociales.

Dans un délai de six mois à partir de la publication du présent décret, tous les établissements de ce type actuellement en fonction devront présenter une demande d'agrément.

Article 15 : Les chefs de région médicale adresseront chaque année au Ministre de la Santé et des affaires sociales un rapport sur les activités de la PMI.

Article 16 : Toutes dispositions antérieures à celles du présent décret et relatives à la protection maternelle et infantile sont abrogées.

Article 17 : Le Ministre de la Santé et des Affaires sociales, le Ministre de l'Intérieur, le Ministre du Travail et de la Fonction publique sont chargés, en chacun ce qui le concerne, de l'application du présent, qui sera enregistré, publié et communiqué partout où besoin sera.

Dakar, 13 juillet 1960

Le Président du Conseil

Mamadou Dia

Source : *Journal Officiel de la République du Sénégal (JORS)*,
Décret n° 60-247 portant création de la protection maternelle et infantile au Sénégal, n° 3388, 50e année, 2e semestre, 16 juillet 1960, p. 757-759.

Annexe IV : *Les superstitions et l'hygiène en AOF [extrait]*

En Afrique occidentale française l'indigène non évolué, il est (…) incapable de penser par lui-même répète comme un perroquet ce qu'on lui a dit lorsqu'il était enfant. Il éprouve les mêmes inquiétudes, les mêmes craintes ou les mêmes terreurs que ses ancêtres parce que sa pensé n'est pas libre et comme il n'a jamais vérifié les dires, il reste crédule comme un jeune enfant de France. C'est un esclave asservi non à un maitre mais à de multiples tyrannies forgées non seulement par sa propre imagination mais également par celle des ancêtres .Les superstitions règnent en maître sur toute l'ignorante et naïve AOF et elles sont si fortement enracinées chez l'indigène que de bons élèves sortis de l'école française avouent modestement qu'ils n'en sont pas entièrement affranchis. Une élève studieuse et intelligente de l'Ecole Normale écrit qu'on ne doit pas faire la vaisselle après le diner, c'est une bien méchante action mécontentant les morts dont l'habitude est de revenir le soir lécher les restes ; elle affirme avec grande conviction que son frère vient chaque soir depuis sa mort manger ce qu'on lui prépare sur une table dressée à son intention. Une autre aussi crédule prétend que des ensorceleurs ont l'idée démoniaque de remplacer par des assiettes, des bouteilles, un embryon d'enfant dans le ventre de sa maman et ajoute- elle (il y'a toujours évidement un exemple à l'appui des dires) dans mon pays au cours d'une opération faite, on a trouvé dans le ventre d'une femme enceinte non un enfant, mais un bol et une assiette en miniature. C'est une vengeance de féticheur à qui cette femme, marchande de vaisselle, n'avait point consenti un rabais lors d'un achat fait chez elle.

Il [l'indigène] est joint dans la main des génies invisibles, il est soumis aussi au terrible jugement de ses ancêtres qui le puniront ou le récompenseront suivant qu'il aura enfreint ou respecter la tradition. L'indigène ne fait pas sa vie, il n'a pas de vie propre avec des forces neuves prises dans son être, il vit la vie que ses ancêtres lui ont préparée, dans laquelle ils l'ont placé ; il n'est souvent que leur réincarnation. **(…)**

Comment des lors marcher vers le progrès ? Comment développer l'esprit d'initiative en AOF ? Voilà des milliers d'années que des peuplades vivent la même vie.

Le plus lointain de leurs ancêtres pourrait revenir dans bon nombre de villages de brousse, sans avoir sujet de s'étonner, il trouverait les cases dans l'état même où ils les ont laissées **(…)**.

Ce qui est terrible dans cet état de choses, c'est que la plupart des superstitions indigènes sont un obstacle à l'observation des règles d'hygiène c'est-à-dire à la vigueur, au développement harmonieux du corps, à la belle santé. **(…)**

Avant même sa naissance, l'enfant est pour sa mère et pour toute sa famille un objet d'inquiétude. Ne mourra- t-il pas si elle s'oublie jusqu'à donner une poignée de main à une autre femme enceinte ? Ce contact entre ces 2 femmes, entre ces deux embryons peut amener l'enfant fort à tuer l'enfant faible. Si la femme enceinte pleure, qu'elle veille à ce que ses larmes ne tombent pas sur son ventre, son petit naitrait idiot ; des larmes sur le ventre, cela suffit pour agir sur un cerveau de bébé. Pauvres femmes enceintes! Impossible pour elle de manger de la tète de mouton, leurs petits auraient les oreilles décollées, si elles apercevaient un singe, il aurait un visage simiesque. Si elle mangeait beaucoup de fruit, les enfants naitraient avec un fruit pendu au corps.

Que d'interdictions! Il lui faut déployer une ruse incroyable pour arriver à mettre au monde des enfants normaux. **(…)**

Vivra-t-il- ce pauvre être si malmené dès son arrivée sur la Terre cet être auquel on a coupé le cordon ombilical avec le premier couteau venu, un tesson de bouteille un débris de brique ou avec les ongles tout simplement. S'il vit, il ne faut pas qu'il pleure, la nuit surtout, la nuit est divine, elle appartient aux génies et non aux petits d'homme ; si tu la trouble par tes cris pauvre petite chose criarde, les génies te rendront muet pour toujours. Pour éviter malheur, la mère étouffe les cris de son enfant en lui donnant le sein à toute heure. **(…)**

Faut-il que les superstitions soient fortes pour amener une mère à accepter de donner à son enfant les noms de *Toufoué* (ordure) ou de *Beibulo* (jetons-le) quand les génies invisibles entendront nommer ainsi l'enfant, il n'auront pas l'idée de l'enlever à sa mère car les djinns n'aiment que les beaux enfants. Les noirs essayent de ruser avec les esprits. (Ces noms se donnent aux enfants qui naissent après plusieurs fausses couches de leurs mamans).

Source : ANS : O212(31), Les superstitions et l'hygiène en AOF

Annexe V : *Conférence de puériculture faite aux femmes de Dakar (extrait)*

Au cours de la période de grossesse, pendant que la femme porte l'enfant dans son sein, il ne faut pas croire que tout va toujours se passer très bien. Vous savez combien il y a de femmes qui ont des avortements, combien il y en a qui ont des enfants qui naissent avant terme, et combien sont nombreux, également, les enfants qui naissent morts ou qui meurent très vite après qu'ils sont nés. Les observations faites à la maternité nous montrent que sur 100 accouchements il y a 10 avant terme ; que sur 100 enfants nés, il y en a 15 qui naissent morts ou meurent dans les premiers jours, et qu'il y en a encore 8 à 10 qui meurent en cours de la première année.

C'est donc vous dire combien il y a d'enfants qui devraient vivre et qui nous manquent.

Ces accidents peuvent être très diminués sinon supprimés.

Ils sont dus surtout :

1/ à des malformations de la femme ou à des difficultés qui empêchent un accouchement normal et qui tuent l'enfant ou la mère, quelque fois les deux ;

2/ à la syphilis et au paludisme qui tuent l'enfant dans le sein de sa mère ou le fait naitre sans aucune santé et très souvent avant terme ;

3/ à des maladies diverses que le médecin ou la sage-femme peuvent reconnaitre- et qui tuent l'enfant et quelque fois la mère. Vous connaissez cette maladie qui commence par du gonflement des jambes et se termine par des crises de convulsion et la mort.

Que doit-on faire pour que l'enfant qui n'est pas encore né ne soit pas atteint dans sa santé et vienne à terme ? Il faut se faire examiner souvent pendant le cours de la grossesse, cela vous le faites ; mais, et cela vous le faites moins, il faut écouter et suivre les conseils qui sont donnés pour être assurées que tout se passe normalement, et pour que, à la moindre alerte, il soit possible d'éviter des accidents. – il faut accepter d'entrer le plus souvent à la maternité où le repos est assuré et où les soins nécessaires sont donnés par un personnel expérimenté. Quand l'accouchement est prévu difficile, il faut également accepter d'aller à la maternité assez tôt pour que l'on puisse intervenir à temps, de façon à sauver la mère et l'enfant, il ne faut pas attendre, en effet le moment où matrone et parents ne savent plus quoi faire ; dans ces conditions, il n'est possible de sauver que la mère ou l'enfant et, trop souvent, il n'est possible de sauver ni l'une ni l'autre. Quand, au cours de ces visites médicales, le paludisme, la syphilis, ou d'autres maladies sont découvertes, il faut se prêter au traitement de ces affections.

D'autrefois, un traitement commencé se montre efficace il apporte une amélioration ; on se croit guéri et l'on ne revient qu'au moment de l'accident ; c'est-à-dire quand il est trop tard et le bénéfice gagné est tout à fait perdu.

C'est pour ces raisons que nous constatons autant d'accouchements avant terme et que nous voyons naitre des enfants déjà malades et qui meurent si rapidement.

Vous comprendrez facilement combien il est triste pour nous médecins ou sages-femmes, de voir que nos efforts pour faire venir des enfants de bonnes qualité restent sans effets suffisants ; alors que, partout où les futures mamans suivent scrupuleusement nos conseils, les résultats sont excellents.

Supposons que les conseils aient été suivis et que beaucoup de bébés soient venus au monde – le rôle de la mère est loin d'être fini. Le petit de l'homme, vous le savez, est tout nu, il est incapable de marcher, il est incapable de parler, il ne voit pas pendant encore longtemps ; il est donc exposé à toutes les misères possibles, si l'on ne s'occupe pas de lui, sous peine de le perdre très vite.

La première maladie qui guette le nouveau-né dans ces pays, c'est le tétanos ombilical.

Vous connaissez tous cette maladie, l'enfant a des convulsions, il serre ses mâchoires, il ne peut plus téter, il devient raide au point qu'il est impossible de plier ses bras, ses jambes, de fléchir sa tête. Cette maladie fait à Dakar, chaque année, 175 à 200 victimes. On en porte à la maternité à peu près 75 à 80 chaque année ; mais nous en guérissons à peine 15 à 20, et encore, à la condition absolue, qu'ils soient apportés dans quelques heures qui suivent le moment où le mal s'est déclaré.

Le tétanos n'est pas dû à des maléfices quelconques. Il est provoqué par un petit germe que l'on ne peut voir qu'avec des instruments spéciaux, et qui se trouve dans tout ce qui est sale.

Les personnes qui coupent le cordon de l'enfant avec quelque chose de sale – morceau de roseau, morceau de verre, couteau ou ciseaux malpropres- et qui font le pansement de ce cordon avec également quelque chose de sale – sont la cause du tétanos parce qu'ils déposent sur la plaie le germe du mal.

Il faut le dire et le répéter partout, il n'y aura plus de tétanos le jour où les personnes qui font les accouchements auront bien lavé leurs mains avec du savon et de l'eau bouillie, auront fait bouillir l'instrument qui doit couper le cordon et le lien qui doit le lier – et, enfin, lorsqu'elles mettront chaque jour, sur la plaie, un chiffon et une bande qui auront également été bouillis, et que le grand soleil aura séché.

Ce n'est pas difficile à faire, cela ; et pourtant, même parmi les matrones auxquelles nous donnons des ciseaux, des pinces, de l'alcool, des pansements et des bandes propres, il y en a qui provoquent le tétanos.

A certains, nous avons enlevé les instruments, elles continuent néanmoins, à faire des accouchements, elles continuent à provoquer du tétanos et elles empêchent même l'infirmière visiteuse qui surveille les nouveaux nés de vérifier la plaie ombilicale et de refaire le pansement, comme cela s'est vu encore la semaine dernière à 2 reprises.

Je ne saurais trop vous conseiller à vous-même et vous demander de dire partout que toute matrone qui a eu un cas de tétanos, doit être abandonnée, on ne doit plus l'appeler. Elle ne doit plus faire d'accouchement ; elle doit être considérée comme une criminelle.

Je ne saurais trop vous conseiller à vous-même et vous demander de dire partout qu'il ne faut rien mettre dans le pansement dans une plaie ombilicale, autre que quelque chose de très propre. A cette condition, et à cette condition si facile, il n'y aura plus de tétanos.

C'est uniquement ce que l'on fait à la maternité et il n'y a jamais eu un cas de tétanos.

C'est ce que font deux excellentes matrones qui écoutent ce que nous leur demandons de faire, qui ont la confiance des femmes et des familles et qui n'ont pas de tétanos, et c'est cette simple question de propreté qui, partout ou, elle est appliquée, dans le monde entier, a fait disparaître le tétanos ; c'est qu'en effet, il n'y a pas que Dakar où cette maladie risque d'atteindre les nouveaux-nés. Quand l'infirmière visiteuse passe pour voir les nouveaux nés, acceptez qu'elles soignent les plaies avec les pansements qu'elles apportent, demandez-lui de le faire, même si une matrone, mal intentionnée et présente, en manifeste du mécontentement.

Cet enfant nouveau-né, que vous aurez ainsi préservé du tétanos est encore susceptible de contracter beaucoup d'autres maladies ; l'une d'entre elles cause une mortalité assez sévère au cours des 2 premières années de la vie; elle reste cachée pendant 15 à18 ans, puis elle se déclare et à ce moment elle tue très vite le sujet qui en est atteint ; je veux parler de la tuberculose.

Cette maladie qui est un véritable fléau, tue chaque année un très grand nombre de gens. Elle est extrêmement dangereuse parce que les malades en toussant, en crachant, quelquefois même en parlant, répandent partout la cause du mal. Ceux qui sont autour des malades peuvent ainsi le contracter, et les tous petits y sont très sensibles.

Depuis bien des années, les médecins ont cherché des moyens qui seraient susceptibles de prévenir cette maladie, et après bien des expériences et plus de 20 ans d'observation, un savant français de l'Institut Pasteur, le professeur Calmette et un de ses élèves le Dr Guerin ont trouvé un vaccin dont l'efficacité est reconnue. Ce vaccin se donne dans les premiers jours de la vie de l'enfant sous la forme d'une petite quantité de liquide à boire à 3 reprises. Tous les enfants nés à la maternité boivent ce vaccin ; et c'est ce vaccin que les infirmières visiteuses portent à domicile aux enfants nés en ville.

Or si la grosse majorité des femmes accouchant en ville, acceptent que leurs enfants soient vaccinés, si quelques matrones intelligentes interviennent quelques fois pour faire accepter cette excellente mesure de protection, il y a encore des femmes qui refusent.

Quelques-unes refusent parce qu'elles comprennent mal l'intérêt qu'il y a à protéger leur enfant ; certaines y sont incitées par des matrones, d'autres croient et combien à tort, malgré toutes les raisons données que ce vaccin donne le tétanos, d'autres enfin, en refusant le vaccin ont l'air non seulement de refuser le vaccin, mais de refuser toute oeuvre d'assistance ; il y en a en effet, qui sont allées jusqu'à dire qu'elles étaient seules maîtresses de savoir ce qu'elles avaient à faire de leur enfant et qu'elles n'avaient de compte à rendre à personne et de conseils à recevoir de personne.

Il y a actuellement 13 ans que l'on a commencé cette vaccination à Dakar ; le médecin général Couvy, qui l'a étendu largement a montré qu'au cours des deux premières années de la vie, le nombre des enfants décédés est de :

·– 36 à 40%chez ceux qui ne sont pas vaccinés,
·– 16 à 18% chez ceux qui sont vaccinés.

C'est donc un gain de 20 enfants tous les ans.

L'influence heureuse de cette vaccination a été remarquée par des indigènes eux-mêmes.

Je vous demande donc instamment, vous toutes qui m'écoutez de bien comprendre que ce vaccin qui est donné à la MATERNITE, ou qui est porté à domicile est un moyen de préserver vos enfants. Je vous demande de le dire, afin qu'il soit accepté par tous, et je souhaite même que, non seulement ce vaccin soit pris par tous les nouveau-nés mais encore, que les mamans réclament une nouvelle vaccination pour leurs enfants vers l'âge de 1 an ½. Cette vaccination consoliderait la première et protégerait ainsi plus efficacement le bébé contre le terrible mal qu'est la tuberculose.

J'ajouterai qu'à cette mesure une autre doit être réalisée, ne pas laisser les enfants approcher les gens malades - même si ces gens sont des parents - et éviter de les faire coucher dans la même pièce où des malades prennent leurs repos. Je vous dirai simplement, pour vous faire comprendre combien cette affection est répandue dans Dakar, que plus de 100 personnes meurent chaque année à l'hôpital et que, en six mois, j'ai pu reconnaître à la polyclinique, plus de 450 hommes ou femmes capables de répandre le mal. C'est vous dire s'il faut veiller avec soin et se défendre contre une telle maladie ; et si nous faisons notre part, tout ce qui est possible de faire, il serait très désirable que la population de Dakar veuille bien nous y aider ; je compte sur vous pour répandre la bonne parole.

Mais si c'est beaucoup d'obtenir la suppression du tétanos et la protection contre la tuberculose, ce n'est pas encore suffisant, il reste, en effet, d'autres dangers qui menacent le tout petit enfant. Nous allons rapidement voir lesquelles et comment on peut essayer de les éviter ou de diminuer leur gravité. D'abord - les fautes commises dans la nourriture donnée aux enfants.

L'enfant ne doit prendre que le lait de sa mère - et lorsque le lait de celle-ci commence à diminuer il ne faut pas donner du riz, ou des bananes, pris dans le plat commun, comme on le fait trop souvent, il faut donner quelque chose qui est très bon et qu'il y a partout ici, c'est la farine de mil que vous appelez *Rouïl.* Donner de la farine de riz également mais pas de grains de riz.

Ce n'est qu'à la deuxième année, quand l'enfant a des dents, que vous pouvez commencer à donner l'alimentation ordinaire. Ne donner pas à l'enfant quelque, chose à sucer, ou à porter à la bouche ; c'est toujours sale, et c'est comme cela que commencent les diarrhées.

Ne donner pas en particulier de fruits verts (mangues) et ne donner pas sans y avoir été préparés des biberons ...qui sont traînés dans les poches ou par terre, qui sont souillés et qui, en outre, contiennent du lait souvent mal bouilli, et trop souvent mélangé à diverses saletés, même à des mouches.

Dès que la diarrhée ou les vomissements commencent, il faut diminuer les tétées de l'enfant ou arrêter son alimentation et aller demander conseil au médecin ou à la sage-femme ; il faut surtout faire exactement ce qu'il vous demande de faire, et même, au besoin accepter d'aller à la maternité voir comment on fait pour préparer un biberon, pour préparer une bouillie, pour administrer les médicaments conseillés.

Il meurt à Dakar, chaque année, environ 45 à 50 enfants de ces fautes d'alimentation.

Une autre maladie très grave chez les nourrissons, c'est celle qui se manifeste par une grosse fièvre, l'enfant tousse, il vomit souvent ce qu'il a pris, il respire avec difficulté et souvent hélas il meurt dans une crise d'étouffement. Pour préserver l'enfant de cette maladie, il faut l'habiller pendant la saison fraîche surtout et il faut lui éviter toutes les causes de refroidissement.

Ils meurent, en effet, chaque année 60 enfants de ces affections pulmonaires.

Et j'en arrive à une maladie que tous les habitants de tous les pays contractent souvent dans les premiers jours de leur vie et qui, à certaines périodes de l'année, s'attaquent aux enfants avec un acharnement qui la rend, peut-être plus grave que toutes les affections ; je veux parler du paludisme qui est surtout caractérisé par de la fièvre très forte, des vomissements, quelques fois des convulsions et souvent une grosseur dans le côté gauche. Cette maladie est déjà cause d'avortements, elle est cause d'accouchements prématurés ; non contente de s'attaquer à la mère pendant la grossesse, elle s'attaque aussi aux nourrissons dès leur naissance. Si je vous dis qu'en 1935 année exceptionnellement mauvaise, c'est vrai, il y a eu plus de 400 enfants décédés de cette maladie, qu'en 1936, il y en a eu plus de 300, c'est vous faire comprendre avec quel soin il faut s'en prévenir.

Je rappellerais ici que 600 enfants de 0 à 10 ans meurent chaque année à Dakar.

Pour résumer ce que je vous ai dit rappelez-vous :

·– Qu'une femme enceinte doit souvent voir la sage femme ou le médecin et qu'elle doit se soumettre aux divers traitements ou régimes qui lui sont conseillés pour conduire sa grossesse à terme, même si ces traitements sont longs et ennuyeux.

·– Que si l'accouchement est prévu difficile, il faut aller à la maternité assez tôt, - pour qu'une intervention efficace puisse être faite en temps voulu et permettre d'avoir toutes les chances de faire naître un enfant vivant ;

·– Qu'à la naissance de l'enfant, il faut couper le cordon avec un instrument très propre et protéger la plaie avec un pansement très propre pour éviter le tétanos.

·– Qu'il faut refuser l'assistance d'une matrone qui a déjà eu des cas de tétanos;

·– Qu'il faut accepter la visite de l'infirmière qui vérifie la plaie ombilicale, donne le vaccin contre la tuberculose et vous donne aussi des quantités de petits conseils utiles ;

·– Que vous devez veiller à prendre des précautions nécessaires pour bien alimenter votre enfant, pour le tenir propre, pour le protéger contre le froid et contre les moustiques, qu'il faut le laisser au repos au lit s'il est malade ;

·– Que vous ne devez pas hésiter à le porter aux consultations pour qu'il soit traité sans retard dès que vous avez une inquiétude.

Quelques-unes d'entre vous conduisent leurs enfants très régulièrement 1 fois ou 2 par semaine soit à la pesée des dames de la croix rouge, soit à la consultation voisine du médecin. C'est une excellente méthode pour prévenir le mal ; cela est mieux que de nous demander de le guérir, car, si nous guérissons des malades, nous ne pouvons tous les sauver.

Evidemment, tout ne deviendra pas parfait ; les médecins tout comme les autres hommes ne sont pas des dieux tout puissants, qui peuvent arrêter les maladies et guérir les mourants. Mais, l'expérience a montré que si les conseils qu'ils donnent et qui sont le fruit de longues années d'observation et de recherches, sont suivis, il est possible tout de même d'améliorer le sort des races en augmentant le nombre et la qualité de ceux qui les constituent.

Si vous le faites, vous aurez des enfants plus nombreux et en meilleure santé et c'est une richesse qui en vaut bien une autre.

Source : ANS : 1H102(163), Conférence de puériculture
faite aux femmes de Dakar.

Annexe VI : *Consultations pré et postnatales au Sénégal en 1960*

Régions	Mères				Enfants			
	Consultations prénatales		Consultations postnatales		0 à 1 an		1 à 4 ans inclus	
	consultantes	consultations	Consultantes	Consultations	Consultants	consultations	consultations	consultations
Cap-vert	6869	10347	6541	13015	14844	25205	24066	66149
Fleuve	4563	10205	1013	4727	2912	1062	579	15434
Casa Manse	4945	53989	2602	15026	-	-	-	-
Sine Saloum	14236	34829	848	4181	62111	196741	54508	163113
Diourbel	4716	11965	3171	23816	9229	23549	4516	11694
Thies	2168	40601	2224	8854	7934	26371	8137	25852
Sénégal Oriental	179	1821	77	349	882	2275	2387	5157
Total	37726	132737	16379	79168	97913	264703	99461	286449

Source : ANS : 2G 60/3, République du Sénégal, Ministère de la santé et des affaires sociales, rapport sur l'activité du service de santé de la république du Sénégal pendant l'année 1960, Dakar, le 26 janvier 1962, p. 42.

Annexes VII : *Mortalité générale indigène de 1921 à 1930 à Saint-Louis (pour 1000 hts)*

Année	Nombre de décès
1921	43,3
1922	43,33
1923	41,3
1924	36,2
1925	43,2
1926	39,9
1927	37,2
1928	34,8
1929	57,7
1930	35,9

Source : Lefrou G., Allard M, « Une décade démographique (1921-1930) à Saint-Louis du Sénégal. Natalité, mortalité générale, mortinatalité, mortalité infantile », Annales de Médecine et de Pharmacie Coloniales 1932, Tome XXX, p. 406-427, p. 413

Annexe VIII : *Mortalité générale indigène de 1921 à 1930 à Saint-Louis (pour 1000 hts)*

Année	Nombre de décès
1921	43,3
1922	43,33
1923	41,3
1924	36,2
1925	43,2
1926	39,9
1927	37,2
1928	34,8
1929	57,7
1930	35,9

Source : Lefrou G., Allard M, « Une décade démographique (1921-1930) à Saint-Louis du Sénégal. Natalité, mortalité générale, mortinatalité, mortalité infantile », *Annales de Médecine et de Pharmacie Coloniales*, 1932, Tome XXX, p. 406-427, p. 413

Annexe IX : *Mortalité à Dakar : morts- nés pour 1000 déclarations de naissance*

Année	Nombre de décès
De 1899 à 1908	171
De 1909 à 1918	155
1919	129
1920	108
1921	122
1922	126

Source : Lefrou G., Allard M, « Une décade démographique (1921-1930) à Saint-Louis du Sénégal. Natalité, mortalité générale, mortinatalité, mortalité infantile », *Annales de Médecine et de Pharmacie Coloniales,* 1932, Tome XXX, p. 406-427, p. 413

Annexe X : *Taux de Mortalité à Dakar de 1902 à 1922 (peste déduite)*

Années	**Pour 1000 hts**
1902 à 1913	34,5
1914	29
1915	42,7
1916	38,9
1917	43,6
1918	64,1
1919	34,7
1920	41,6
1921	47
1922	25,5

Source : Heckenroth et Bergonier, Renseignements démographiques sur Dakar en 1922, *Bulletin de la Société de Pathologie Exotique*, 1923.

Annexe XI : *Registre d'état civil dans les 4 communes de 1906 à 1909*

Communes	*Natalité*				*Mortalité*				*Bén.*	
	Sexe		Total	Mort nés	Sexe	Total	Enf.	Adult		
	Masc.	Fémin.			Masc.	Fémin.				
1905	956	874	1330	237	1035	774	1809	905	904	21
1906	1029	913	1942	320	1053	755	1810	888	922	132
1907	958	896	1354	309	1072	748	1820	856	964	34
1908	1134	1046	2180	302	1029	724	1753	827	926	427
1909	1097	893	1990	333	979	788	1767	891	876	223

Source : Dr. Merveilleux, « Notes sur la situation sanitaire du Sénégal pendant l'année 1909 (morbidité et mortalité, mouvement de la population, etc.) », *Annales d'Hygiène et de Médecine Coloniales,* p. 676-704, p. 676.

Annexe XII : *Maladies à l'origine des entrées*

Maladies	Saint Louis				Dakar Hôp colnial		Gorée				Totaux	
	Hôp cinl		Hôp civi				Ambulance		Hôp civil			
	Eur	Ind.	Eu	Ind	Eur	Ind	Eur	Ind.	Eur	Ind	Eur	Ind
Mal endémiq	4	5	1	6	19	43	-	-	-	-	24	54
Paludisme	220	3	15	8	789	29	128	13	16	20	1168	73
Fièvre B H	7	-	2	-	33	-	2	-	-	-	44	-
Trypanosom	-	8	-	2	-	2	-	-	-	2	-	14
Ver de Guinée	-	6	-	-	-	12	-	-	-	1	-	19
Beriberi	-	1	-	-	-	26	-	-	-	4	-	31
Aut mal end	102	47	4	20	79	83	17	16	2	27	204	193
Mal sporadiqu	120	74	18	140	225	392	29	22	9	97	401	725
Mal chirurgic	127	80	16	152	184	212	8	18	2	114	337	576
Blessur guerre	-	7	-	-	-	-	-	-	-	-	-	7
Syphilis	10	17	-	40	13	11	2	4	-	3	25	75
Aut mal vénér	60	15	4	37	110	65	5	14	4	10	183	141
Mal cutanées	7	14	2	9	24	52	2	38	1	24	36	137
Gross accouch	8	-	10	24	25	-	-	-	1	2	44	26
Aliénat mental	-	-	-	20	-	-	-	-	-	-	-	20
En observation	22	16	4	8	-		-	-	-	-	26	24
Total	687	293	76	466	1501	927	193	125	35	304	2492	2115
,	980	542	2428	318	339	4607						

Source : Dr. Merveilleux, « Notes sur la situation sanitaire du Sénégal pendant l'année 1909 (morbidité et mortalité, mouvement de la population, etc.) », *Annales d'Hygiène et de Médecine Coloniales,* p. 676-704, p. 676.

Annexe XIII : *Morbidité hospitalière en 1909*

Mois	Gorée		Ouakam		Rufisque	Thiès		Diourbel			Tivaouane	
	Cons.	Malad	Cons	Malad	Cons	Malad	Cons	Malad	Cons	Malad	Cons	Malad
Janvier	171	[illegible]	-	-	937	349	2157	318	-	-	1585	251
Février	117	76	61	25	930	413	1822	285	-	-	1525	260
Mars	167	68	58	42	1675	829	2276	333	-	-	1815	324
Avril	850	318	66	45	805	182	2216	330	430	76	1792	317
Mai	700	280	68	47	713	980	2491	390	450	109	2496	318
Juin	300	153	81	53	1823	370	2271	437	732	206	1791	281
Juillet	35[illegible]	182	86	57	1935	472	2342	393	1303	259	1672	314
Août	338	181	85	53	1955	533	2831	378	1835	288	2098	335
Septembre	298	171	71	49	2204	692	3585	537	1945	290	1981	411
Octobre	205	115	65	42	920	570	3320	584	2130	302	2185	387
Novembre	381	182	62	43	773	540	305	454	1910	285	2408	356
Décembre	508	220	64	46	1553	807	968	350	2113	288	2725	375
Total	4389	2032	770	502	16223	7067	27061	4789	12866	2103	21076	3959

Source : Dr. Merveilleux, « Notes sur la situation sanitaire du Sénégal pendant l'année 1909 (morbidité et mortalité, mouvement de la population, etc.) », *Annales d'Hygiène et de Médecine Coloniales,* p. 676-704, p. 701.

Annexe XIV : ***Morbidité hospitalière en 1909***

Mois	Louga		Dagana		Podor		Matam		Bakel		Fatick	
	Cons	Malad	Cons	Malad	Cons	Malad	Cons	Malad	Cons	Malad	Cons	Malad
Janvier	2207	987	890	210	443	58	_	_	911	755	1321	571
Février	2658	1042	885	210	371	70	_	_	1183	1119	1823	51
Mars	3406	1620	1451	266	501	66	_	_	1182	1114	1336	436
Avril	3185	1529	1187	280	646	82	_	_	1950	1866	1124	331
Mai	3160	1516	1105	307	579	75	876	654	1535	814	417	341
Juin	1914	336	966	287	574	122	1839	836	1638	343	392	179
Juillet	206	457	1132	348	758	335	1165	459	1204	285	922	390
Août	2436	486	983	396	695	275	1369	387	1283	283	843	303
Septembre	2390	435	1130	301	951	254	1769	467	1658	311	991	471
Octobre	1555	314	970	248	1122	363	1469	474	1862	409	1013	436
Novembre	1539	356	995	266	1062	232	1823	605	2117	437	764	314
Décembre	1968	497	825	207	1250	244	2085	662	2113	411	1075	402
Total	28624	9575	12519	3226	8952	2076	12395	4544	18636	8147	12021	4625

Source : Dr. Merveilleux, « Notes sur la situation sanitaire du Sénégal pendant l'année 1909 (morbidité et mortalité, mouvement de la population, etc.) », *Annales d'Hygiène et de Médecine Coloniales,* p. 676-704, p. 702

Annexe XV : ***Morbidité hospitalière en 1909***

Mois	Maka		Kédougou		Ziguinchor		Bignona		Sédhiou	
	Cons	Malad	Cons	Malad	Cons	Malad	Cons	Malad	Cons	Malad
Janvier	_	_	_	_	978	204	172	73	730	148
Février	1514	1278	_	_	767	237	223	104	_	_
Mars	_	_	1086	969	905	237	268	114	701	135
Avril	_	_	1138	916	735	220	258	129	619	140
Mai	_	_	1155	873	1172	247	_	_	585	147
Juin	795	169	_	_	1145	229	251	106	489	147
Juillet	419	268	358	215	1180	268	213	110	791	212
Août	793	446	410	290	1040	279	241	124	852	203
Septembre	760	571	_	_	992	231	272	155	706	186
Octobre	617	360	_	_	992	300	284	155	943	266
Novembre	276	174	_	_	966	252	277	159	1052	266
Décembre	189	103	_	_	1011	219	315	178	690	206
Total	5363	3369	4147	3263	11883	2923	2774	1407	8158	2056

Source : Dr. Merveilleux, « Notes sur la situation sanitaire du Sénégal pendant l'année 1909 (morbidité et mortalité, mouvement de la population, etc.) », *Annales d'Hygiène et de Médecine* Coloniales, p. 676-704, p. 70

Annexe XVI : Morbidité dans les 5 formations sanitaires de la colonie : total des journées d'hospitalisation.

Années	Européens	Indigènes	Total
1905	36469	30898	67367
1906	38421	37232	75653
1907	35434	45942	81376
1908	39839	55554	95393
1909	43833	54088	97921

Source : Dr. Merveilleux, « Notes sur la situation sanitaire du Sénégal pendant l'année 1909 (morbidité et mortalité, mouvement de la population, etc.) », *Annales d'Hygiène et de Médecine Coloniales*, p. 676-704, p. 691.

Annexe XVII : ***Répartition de la mortalité générale et par causes de décès à Saint-Louis de 1923 à 1930***

Causes de décès	1930	1929	1928	1927	1926	1925	1924	1923
Rougeole	15	–	–	–	–	97	–	–
Tétanos	10	16	20	31	37	60	32	24
Affections appareil respiratoire	162	224	140	94	74	116	74	
Tuberculose pulmonaire	20	15	19	35	50	33	27	116
Appareil digestif 0 à 1 an	57	53	32	33	35	24	–	33
Appareil digestif 1 à 3 ans	39	49	26	24	24	37	–	–
Appareil digestif 3 à 10 ans	10	29	13	44	28	16	–	–
Débilité congénitale, athrepsie	61	61	59	36	48	38	58	–
Dysenterie	26	5	3	1	–	–	–	60
Appareil circulatoire	41	26	26	58	25	19	7	23
Paludisme	20	9	21	28	50	15	48	82
Peste	–	224	–	–	–	–	–	–
Sénilité	29	35	20	48	52	69	74	73
Coqueluche	–	–	2	2	23	1	1	45
Appareil digestif	6	52	28	9	13	22	93	117
Grippe	–	–	–	–	–	–	22	–
Divers	140	222	219	230	249	230	217	171
Totaux	647	1040	628	673	708	777	655	744

Source : Lefrou G., Allard M, « Une décade démographique (1921 – 1930) à Saint Louis du Sénégal. Natalité, mortalité générale, mortinatalité, mortalité infantile », *Annales de Médecine et de Pharmacie Coloniales 1932, Tome XXX,* p. 406- 427, p. 419

Annexe XVIII : ***Vaccinations au Sénégal***

Mois	Nombre de Vaccinations	Résultats		
		Positifs	Négatifs	Inconnus
Janvier - février	12362	9214	1196	1952
Mars	10329	7674	920	1735
Avril	6154	4576	1120	458
Mai	4674	3360	886	428
Juin	4204	3483	370	351
Juillet	20	–	20	–
Août	723	1	654	68
Septembre	657	4	–	653
Octobre	791	49	79	663
Novembre	2662	–	–	2662
Décembre	11229	4381	829	6019
Total	53805	32742	6074	14989

Source : Dr. Merveilleux, « Notes sur la situation sanitaire du Sénégal pendant l'année 1909 (morbidité et mortalité, mouvement de la population, etc.) », *Annales d'Hygiène et de Médecine Coloniales,* p. 676-704, p. 704.

Annexe XIX : Morbidité dans les 5 formations sanitaires de la colonie : total des entrées

Années	**Européens**	**Indigènes**	**Total**
1905	2029	1259	3288
1906	2386	1329	3715
1907	2020	1568	3588
1908	2294	2095	4389
1909	2492	2115	4607

Source : Dr. Merveilleux, « Notes sur la situation sanitaire du Sénégal pendant l'année 1909 (morbidité et mortalité, mouvement de la population, etc.) », *Annales d'Hygiène et de Médecine Coloniales,* p. 676-704, p. 691.

Annexe XX *:* Mortalité dans les 5 formations sanitaires de la colonie : total des entrées

Années	Européens	Indigènes	Total
1905	38	86	124
1906	46	100	146
1907	49	103	152
1908	38	123	161
1909	54	118	172

Source *:* Dr. Merveilleux, « Notes sur la situation sanitaire du Sénégal pendant l'année 1909 (morbidité et mortalité, mouvement de la population, etc.) », *Annales d'Hygiène et de Médecine Coloniales,* p. 676-704, p. 692.

Annexe XXI : ***Maladies endémiques dans les hôpitaux civils et militaires du Sénégal : morbidité et mortalité (Saint Louis)***

Années	Nombre de journées			Nombre de cas			Nombre de décès		
	Europ.	Indig.	Total	Europ.	Ind.	Total	Europ.	Ind.	Total
1905	327	219	546	12	20	32	2	_	2
1906	681	182	863	19	10	29	5	_	5
1907	443	199	642	17	19	36	1	_	1
1908	284	246	530	15	16	31	2	_	2
1909	696	1096	1792	25	54	79	6	_	6

Source : Dr. Merveilleux, « Notes sur la situation sanitaire du Sénégal pendant l'année 1909 (morbidité et mortalité, mouvement de la population, etc.) », *Annales d'Hygiène et de Médecine Coloniales,* p. 676-704, p. 692.

Annexe XXII : ***Maladies endémiques dans les hôpitaux civils et militaires du Sénégal : morbidité et mortalité***

Années	Nombre de journées			Nombre de cas			Nombre de décès		
	Europ.	Indig.	Total	Europ.	Ind.	Total	Europ.	Ind.	Total
1905	16667	3113	19780	1017	228	1245	21	21	42
1906	20720	4161	24881	1484	217	1701	21	20	41
1907	15316	4482	19798	1043	195	1238	28	15	43
1908	18649	5791	24440	1228	278	1501	16	23	39
1909	19955	6986	26941	1478	339	1817	22	23	45

Source *:* Dr. Merveilleux, « Notes sur la situation sanitaire du Sénégal pendant l'année 1909 (morbidité et mortalité, mouvement de la population, etc.) », *Annales d'Hygiène et de Médecine Coloniales,* p. 676-704, p. 693.

Annexe XXIII : ***Fièvre bilieuse dans les hôpitaux civils et militaires du Sénégal : morbidité et mortalité***

Années	Nombre de journées			Nombre de cas			Nombre de décès		
	Europ.	Indig.	Total	Europ.	Ind.	Total	Europ.	Ind.	Total
1905	356	_	356	22	_	22	5	_	5
1906	693	_	693	44	_	44	6	_	6
1907	547	_	547	27	_	27	5	_	5
1908	803	57	860	50	_	50	8	1	9
1909	557	_	557	45	_	45	12	_	12

Source : Dr. Merveilleux, « Notes sur la situation sanitaire du Sénégal pendant l'année 1909 (morbidité et mortalité, mouvement de la population, etc.) », *Annales d'Hygiène et de Médecine Coloniales,* p. 676-704, p. 693.

Annexe XXIV : ***Maladies sporadiques dans les hôpitaux civils et militaires du Sénégal***

Années	Nombre de journées			Nombre de cas			Nombre de décès		
	Euro.	Indig.	Total	Europ.	Ind.	Total	Europ.	Ind.	Total
1905	8033	6443	14476	611	353	954	12	49	61
1906	6111	3289	9400	450	435	885	18	53	71
1907	7531	9545	17076	472	476	948	13	51	64
1908	7564	11937	19501	501	599	1100	17	67	84
1909	7268	15395	22663	424	754	1178	20	63	83

Source : Dr. Merveilleux, « Notes sur la situation sanitaire du Sénégal pendant l'année 1909 (morbidité et mortalité, mouvement de la population, etc.) », *Annales d'Hygiène et de Médecine Coloniales,* p. 676-704, p. 696.

Annexe XXV : ***Natalité et mortalité mensuelles à Dakar***

Mois	Natalité				Mortalité				
	Sexe		Total	Mort-nés	Sexe		Total	Enf.	Adult
	Masc	Fém			Masc	Fém			
Janvier	20	24	44	5	21	12	33	12	21
Février	24	15	39	11	18	16	34	14	20
Mars	24	26	50	7	26	13	39	16	23
Avril	28	20	48	12	25	16	41	18	23
Mai	23	25	48	5	23	18	41	14	27
Juin	23	25	48	5	23	18	41	14	27
Juillet	25	18	43	10	24	20	44	25	19
Août	31	18	49	8	29	34	63	33	30
Septembre	21	21	42	15	57	26	83	48	35
Octobre	18	30	48	6	51	47	98	74	24
Novembre	30	24	54	13	36	43	79	46	33
Décembre	32	12	44	5	44	29	73	38	35
Totaux	299	258	557	102	377	292	669	352	317

Source : Dr. Merveilleux, « Notes sur la situation sanitaire du Sénégal pendant l'année 1909 (morbidité et mortalité, mouvement de la population, etc.) », *Annales d'Hygiène et de Médecine Coloniales,* p. 676-704, p. 67.

LISTE DES TABLEAUX

LISTE DES GRAPHIQUES

LISTE DES CARTES

LISTE DES SCHEMAS

LISTE DES PHOTOS

INDEX ALPHABETIQUE

SOURCES ET RÉFÉRENCES BIBLIOGRAPHIQUES

I. OUTILS DE RECHERCHES ET INSTRUMENTS DE TRAVAIL

BEAUD, M. (2006). *L'art de la thèse*. Paris : La Decouverte, 202 p.

BECKER, C. & COLLIGNON, R. *Répertoire des textes législatifs et réglementaire relatifs à l'histoire de la santé au Sénégal de 1822 à 1960.*

BECKER, C. & COLLIGNON, R. (1989). *Santé et population en Sénégambie des origines à 1960 : Bibliographie annotée.* Paris : INED.

CISS, M. O. (née Dadou). *Répertoire des documents relatifs à la Santé élaborés au cabinet du gouverneur de la colonie du Sénégal (1817-1947).*

CISS, E. B. & NDIAYE, A. (1996). *Répertoire série H. Santé et assistance publique. Fonds Sénégal colonial, 1817-1960.* Dakar : Direction des Archives du Sénégal.

DIEDHIOU, A. A. (1980). *Catalogue collectif des mémoires soutenus devant l'université de Dakar et les écoles nationales supérieures du Sénégal.* Dakar : UCAD.

GARNIER, M. & DELAMARE, V. (1980). *Dictionnaire des termes techniques de médecine.* Maloine S.A, 20e édition.

GRÜNFELD, J.-P. (1998). (Sous la direction de). *Dictionnaire de Médecine Flammarion*. Paris : Médecine-Sciences Flammarion, 1030 p.

MANUILA, L. & al. (2001). *Dictionnaire médical*, Paris : Masson, 678 p.

MAUREL, J. A. & TENDENG, A. (1977). *Répertoire de la série H (Santé AOF), sous-séries 1H et 2H.* Dakar : Archives du Sénégal.

MBAYE, S. (1990). *Guide des archives de l'Afrique Occidentale Française*. Dakar : Archives du Sénégal.

NDIAYE, A. G. (1978). « Répertoire de la sous-série 2G : Rapports périodiques ». *1ère tranche (1895-1940) et 2° tranche (1940-1960)*. Dakar.

SAMB, D. (1999). *Manuels de méthodologie et de normalisation,* IFAN Ch. A. Diop, Dakar, 298 p.

SEGEALON, G. « Répertoire des textes applicables en AOF ». Mise à jour 1953.

II. SOURCES

1. Sources d'archives

A) Archives nationales de la république du Sénégal

a) Fonds AOF

1) Série H (Santé)

2) Sous-série 2 G : Rapports périodiques.

Santé (Sénégal)

3) Série O : L'enseignement dans les colonies de l'AOF

b) Fonds Sénégal Colonial

Série *H (Santé)*

B) Institut de médecine tropicale du service de sante des armées (le pharo), Marseille, république française

Dossiers 277 ; 270 ; 81 ; 351 ; 291 ; 290 ; 301 ; 415 ; 425 ; 312

C) centre des archives diplomatiques de Nantes ministère des affaires étrangères de la république française

1) Fonds AOF Ancien

Carton 120 : Affaires sociales et Code du travail (1950-1953).
Carton 174 : Démographie (1946-1950).
Carton 195 : Politique indigène et coloniale.
Carton 239 : 1er Plan Quadriennal AOF.
Carton 269 : Plan Quadriennal AOF (1953-1957).
Carton 302 : Recensement.
Carton 402 : Protection de l'enfance.
Carton 403 : Enfance délinquante.

2) Fonds AOF Dakar

Carton 143 : Recensement démographique du Sénégal.
Carton 148 : 3e Plan Quadriennal 1958-1962.
Carton 259 : Enquête sur le budget moyen d'une famille africaine.
Carton 721 : FISE (Fonds des Nations Unies pour l'Enfance) 1964-1973.
Carton 784 : Journées Médicales de Dakar 1965-1969.
Carton 785 : Journées Médicales de Dakar 1975-1985.
Carton 809 : Réunion sur les maladies tropicales 1978.

3) Fonds Dakar

Carton 312 DE 1.10 : Réflexion à propos du futur Code sénégalais de la femme en tant qu'émancipation de la femme.
Carton 324 DE 7.1 : Recensement démographique de Dakar 1955
Carton 324 DE 8.3 : Salaires Sénégal.
Carton 516 AR 5.2.1 : OCCGE.
Carton 641 I.9 : Code de la Famille.
Carton 677 : Population sénégalaise. Recensement. Femmes.
Carton 678 : Sante. Journées Médicales.
Carton 683 : Action sociale.

D) Centre des archives Outre-mer (Aix-en-Provence)

Archives du Sénégal

Sénégal XI : 30 à 35
Sénégal XI : 49 à 51
Ecole de Médecine de l'AOF
2G 21. 23 ; 2G 30. 58 ; 2G 32. 36 ; 2G 34. 17 ; 2G 40. 27 :

Fonds ministériels
Papiers d'agents, 28 pa, carton 7, dossier 167.

III. RÉFÉRENCES BIBLIOGRAPHIQUES

a) Sources primaires

ABBATUCCI, S (1931). « La maternité en Afrique noire ». Outre-Mer, 3, 4 : 420-435. 1932 *Rev. Hyg. Méd. prévent.*, 54, 2 : 95.

ABLART, (1883). « Dysenterie parasitaire ». *Arch. Med. nav.*, 40 : 450-454.

ACCT. *Plan d'action francophone pour la survie, la protection et le développement de l'enfant (1994- 2003).* Dakar 1993.

ADAM, P. & HERZLICH, C. (1994). *Sociologie de la maladie et de la médecine.* Paris : Nathan, 128 p.

ADAM, M. (1929). « Le paludisme à la consultation des nourrissons indigènes de Dakar ». *Bull. Soc. Path. exot.*

AFFRE, M. (1924). « Le paludisme dans les suites de couches ». *Bull. Soc. Path. exot.*

AFFRE, M. (1925). « Sur la possibilité d'utiliser au Sénégal le lait d'ânesse dans l'alimentation des nourrissons malades ». *Bull. Soc. Path. exot.*, 28, 6 : 507-509.

AGETIP (1994). *Etude de base préparatoire du Programme de Nutrition Communautaire (PNC).* Document de synthèse.

AKRÉ, J. (1989). *L'alimentation infantile : bases physiques.* Supplément au Volume 67, *Bulletin OMS.*

ANONYME [chronique : documentaire] (1936). « Protection de la maternité et de l'enfance indigènes dans les colonies françaises en 1934 ». *Ann. Méd. Pharm. colon.*, 34 : 89-133.

ANONYME [chronique documentaire] (1937). « Protection de la maternité et de l'enfance indigènes dans les colonies françaises en 1935 ». *Ann. Méd. Pharm. colon.*, 35 : 504-564.

ANONYME [chronique documentaire] (1940). « Protection de la maternité et de l'enfance indigènes dans les colonies françaises en 1938 ». *Ann. Méd. Pharm. colon,* 38, 1 : 46-94,.

ANONYME (1960). « Le centre de santé de Khombole ». Journées africaines de pédiatrie. (Dakar, avril 1960). Paris : CIE. (Centre de pédiatrie sociale. Université de Dakar/CIE), p. 123-128.

ANONYME (1941). « Renseignements épidémiologiques », *Méd. Tropicale* n° 6.

ANTOINE, Ph. & DIOUF, P. D. (1988). « Un exemple de mesure des différentiels de mortalité en milieu urbain : Pikine », Communication au congrès de l'AIDELF Montréal, Juin 1988.

ANTOINE, Ph. & DIOUF, P. D. (1987). « Urbanisation, scolarisation et mortalité des enfants ». Communication au séminaire "Mortalité et société en Afrique sub saharienne" 19-23 Octobre 1987 - Yaoundé, 27 p. multigr.

ARON, J. P. (1991). « Biologie et alimentation au XVIII siècle et au milieu du XIXe siècle ». *Annales* n°3, mai-juin 1961. *Enquêtes ouvertes. Bulletin* n°1, p. 971-976.

ARMENGAUD, M., LOUVAIN, M., FRAMENT, V. & DIOP, I. M. « La mort dans la rougeole en pays tropical ». *B.S.M.A.N.L.F*, Vol. VII, 1er trimestre 1962, p. 197-220.

ARMENGAUD, M., LOUVAIN, M. & DIOP, I. M. « Etude portant sur 448 cas de paludisme chez l'Africain de la région dakaroise », *Bulletin de la Société Médicale d'Afrique Noire de Langue Française*, Vol. VII, 2e trimestre 1962.

ARQUIÉ, E. (1945). « Les données actuelles du traitement de la syphilis », *Médecine Tropicale,* n° 1.

AUBRY, Mme L. (1958). « Rôle de l'hygiène scolaire. Sa place dans la protection de l'enfance ». *Bull. méd. AOF*, (n.s.), 3 : 37-40 (n° sp. : Colloque sur la PMI en AOF 29 oct. 1957).

AUBRY, L. (1960). « L'éducation de la femme africaine ». *Journées africaines de pédiatrie,* (Dakar, avril 1960). Paris : CIE : 100-104.

AUBRY, L. (1949) « Alimentation, nutrition et santé dans la première enfance (0-7 ans) à Saint-Louis (Sénégal) en 1947 ». Communication à la conférence inter africaine pour l'alimentation et la nutrition (CIAN) de Dschang (Cameroun) du 3 au 9 octobre 1949.

AUFRET, C. & TANGUY, F. (1949). « Dépistage des états de carences ou subcarence chez les Africains de la région de Dakar Vitamine C dans le lait des femmes africaines de Dakar Note 30 ». Communication à la CIAN de Dschang.

AUFFRET, C. & TANGUY, F. (1950). « Note sur la teneur en protides et lipides du foie chez quelques enfants atteints de Kwashiorkor ». *Bul. méd. AOF*, 7, 1 : 43 46.

AUGE, M. (1986). « L'anthropologie de la maladie », *L'Homme* 99-98, janv-juin 1986, XXVI (I-2), p. 81-90.

AUGE, M. & HERZLICH, C. (1984). *Le sens du mal. Anthropologie, histoire, sociologie de la maladie*. Paris : Archives Contemporaines.

AUGE, M. (1984). « Ordre biologique, ordre social ; la maladie, forme élémentaire de l'événement », *in* : AUGE M., HERZLICH C. *Le sens du mal. Anthropologie, histoire, sociologie de la maladie.* Ed. Archives Contemporaines, p. 35-91.

ARETAS, R.-E. (1959). « Effet d'une supplémentation protidique contrôlée sur une population infantile ». *Bull. Soc. méd. Afr. N. Lang. fr.*, 4, 4 : 400-405.

AZOULAY, G. & DILLON, J-C. (1993). *La sécurité alimentaire en Afrique*. ACCT – Karthala, BA T. L. 1995. *Etat nutrition.*- Pharmacie UCAD.

BADO, J. P. (1997). « La santé et la politique en AOF et à l'heure des indépendances (1939-1960) », *in* : *AOF : réalités et héritages Sociétés ouest africaines et ordre colonial, 1895-1960,* p. 1243-1259, sd Becker C, Mbaye S, Thioub I, D.A.S.

BADO, J. P. (éd) (2006). *Les conquêtes de la médecine moderne en Afrique*. Karthala

BARGY, Dr. « L'Atoxyl dans le traitement de la syphilis en AOF ». *AHMC.*

BARROUX, P. (1954). « La gynécologie en milieu africain à Dakar ». *Essor méd. soc. Union fr.*, 6 : 9-17.

BATRHELEMY, P. (2004). *Femmes africaines, et diplômées : une élite auxiliaire à l'époque coloniale : sages-femmes et institutrices en Afrique Occidentale Française 1918-1957).*- Thèse de doctorat d'histoire : Univ Paris 7, Denis Diderot.

BAUDET, H. (1936). *Extension actuelle de la syphilis dans les pays de nouvelle civilisation*. Paris : A. Legrand.

BAUJEAN, Dr. (1921). « Dysenterie balantidienne à 'Balantidium coli' observée à Dakar ». *Bull. Soc. méd. chir. fr. Ouest afr.*, 14 : 52-54.

BAYLET, R. J. (1959). « Note sur la lambliase à Dakar ». *Bull. Soc. méd. Afr. N. Lang. fr.*, 4, 3 : 346-348.

BAYLET, R. (1969). *Note sur l'incidence et la prévalence de la rougeole en Afrique de l'Ouest Dakar.*

BAYLET, R., BENYOUSSEF A., & CANTRELLE, P. (1972). « Recherches sur la morbidité et la mortalité différentielles urbaines - rurales au Sénégal », *in* : *La croissance urbaine en Afrique noire et à Madagascar* Paris, Tome 1, p. 317-337.

BAYLET, R. « Incidences des tréponématoses sur les avortements et la stérilité de la femme voltaïque », *Bulletin Médical de l'AOF* 1952, T. IX Fasc.1.

BEAUDIMENT, R. (1938). « La protection de la maternité et de l'enfance dans les colonies françaises en 1936 ». *Ann. Méd. Pharm. colon.*, 36 : 148-240.

BEAUDIMENT, R. (Chronique documentaire). « Protection de la maternité et de l'enfance indigènes dans les colonies françaises en 1935 », *Annales de Médecine et de Pharmacie Coloniales*, avril mai - juin 1937, Tome XXXV-33.

BECKER, C. & COLLIGNON, R. (1998). « Epidémies et Médecine coloniale en Afrique de l'ouest », *in* : *Cahier Santé,* p. 411-416.

BECKER, C. (1997). « Tempo d'une épidémie sur quarante ans en Afrique Occidentale : la rougeole », *in* : *AOF :* réalités *et héritages*. Dakar : DAS.

BECKER, C., MBAYE, S. & THIOUB, I. (I997 sd). *AOF : réalités et héritages Sociétés ouest africaines et ordre colonial, 1895-1960*. Dakar : DAS.

BEEP/SANAS (1985). *Enquête sur l'alimentation, l'état nutritionnel et sanitaire des populations de la Basse Casamance.*

BENEFICE, E. (1983). *Dimensions de la malnutrition au Sénégal*, Dakar : ORANA.

BERGERET, C. (1948). « Un syndrome de dénutrition maligne de l'enfant noir. Le kwashiorkor ». *Bull. méd. AOF*, 5, 2 : 257-269.

BERGERET, C. (1951). « "Le kwashiorkor" un syndrome de l'enfant dans la zone intertropicale ». *Sem. Hôp*., 27e année, 47 : 2036-2041.

BERGERET, C. (1948). « Notes sur les formes cérébrales du paludisme de l'enfant », *Bul Méd. AOF*, Tome V, Fasc. 2, p. 281-283.

BERGERET, C. & ROUSTAING, M. (1946). « Note sur la tuberculose pulmonaire à Dakar », *Bulletin Médical de l'AOF*, Tome III, Fascicule 2.

BERGERET, C. (1946). « Les convulsions infantiles en milieu indigène ». *Bull. méd. AOF*, 3, 2 : 253-256.

BERGOUNIOU, J. L. (1951). « Malnutrition et sous-nutrition à Kaolack et Fatick (Sénégal). Nourrissons et jeunes enfants de zéro à quatre ans ». *Bull. méd. AOF,* 8, 2 : 201-219.

BERGOUNIOU, J. L. (1952). « Malnutritions et sous-nutritions chez les jeunes enfants de la Presqu' île du Cap Vert (en dehors de Dakar) ». *Bull. méd. AOF*, 9, 1 : 51-70.

BERGOUNIOU, J. L. & RAOULT, A. (1952). « Quelques aspects iconographiques du kwashiorkor ». *Bull. méd. AOF*, 9, 1 : 71-79.

BERGOUNIOU, J. L., MASSEYEFF, R., PEQUIGNOT, G. & TREMOLIERES, J. (1953). « Le kwashiorkor et ses rapports avec la cirrhose nutritionnelle et le cancer du foie ». *Sem. Hôp*., 29, 7 : 324-334.

BERGOUNIOU, J. L. & TREMOLIERES, J. (1952). « Contribution à l'étude de la dégénérescence graisseuse du foie chez le jeune enfant noir (kwashiorkor). La place de cette affection dans les cirrhoses nutritionnelles. Ses rapports avec les cirrhoses de l'adulte et le cancer primitif du foie ». *Bull. Soc. Path. exot*., 45, 1 : 113-144.

BERGOUNIOU, J. L. (1952). « Kwashiorkor et cirrhoses de l'adulte ». *Bull. Soc. Path. exot.*, 45, 2 : 242-260.

BERGOUNIOU, J. L. (1951). *AOF : problème alimentaire et nutritionnel*. Dakar, ORANA.

BERGOUNIOU, J. L. (1952). « Malnutrition et sous-nutritions observées chez les jeunes enfants de la presqu'île du Cap-Vert ». Communication de la CIAN de FAJARA (Gambie) du 19 novembre au 02 décembre 1952.

BERGOUNIOU, J. L (1957). *L'alimentation dans la presqu'île du Cap Vert*, ORANA.

BERNARD, P. M. (1957). « Le paludisme, problème de santé publique », *Médecine Tropicale* No 2, p.224-228.

BERTHE, M. (1954). « Histopathologie des lésions cutanées du kwashiorkor ». *Malnutrition in African Mothers, Infants and Young Children*. London : HMSO.

BEZON, A. (1958). « Essai dans le Kwashiorkor d'un régime supplémenté par le sel de calcium de l'ester choline phosphorique ». *Bull. méd. AOF*, 3, 4 : 439-444.

BLANCHARD, Dr. (1936). « L'Ecole de médecine de Dakar », *Annales de Médecine et de Pharmacie Coloniales* Tome 33, p. 90-111.

BLEIBERG-DANIEL F., WADE, S., BOREL, E., LE MOULLAC, B., GOUACHE, P., BIOU, D., GAUTHIER, F., & LEMONNIER, D. (1988). « The influence of Intestinal Bilharziosis (Schistosoma Mansoni) on serum thyroxine-binding prealbumin (TBPA) in rat ». *Nutr. Res.*, 8 : 57-64.

BLIN, G. (1901). « Un accouchement au Dahomey », *AHMC*, Tome IV : 135-140.

BLEIBERG, F., WADE, S., LEMONNIER, D., DARDENNE, M., MOSSE, A., LUBETZKI, J., FLAVIGNY, H., CHAPUIS, P. & ROCHE, D. (1984). Protein profile and thymic function in protein-energy malnutrition without surimposed infections : anorexia-nervosa. *In* : Marker Proteins in Inflammation, Vol. 2, Ed. P. ARNAUD et al., p. 461-4.

BLEIBERG-DANIEL, F., WADE, S., BOREL, E., BIOU, D., GAUTHIER, F., LE MOULLAC, B., GOUACHE, P., LEMONNIER, D. (1986). Influence de la bilharziose intestinale (Schistosoma mansoni) sur le taux circulant de la préalbumine chez le rat. *In* : « Les malnutritions dans les pays du Tiers-Monde », Ed. D. LEMONNIER, Y. INGENBLEEK, Vol. 136, Série Coll. INSERM, p. 363-70.

BLEIBERG-DANIEL, F., WADE, S., LE MOULLAC, B., DIAHAM, B., MBOW, & BODIAN, D. (1952). « A reconsideration of the pathogenesis of poliomyelitis ». *Am. J. Hyg.*, 54 : 414-438.

BOIRON, H., SÉNÉCAL J. (1953). « Sur la fréquence des manifestations ganglionnaires chez l'enfant africain ». *Bull. Mém. Ecole Méd. Dakar*, 1 : 202-203.

BOIRON, H. (1958). « Considérations sur la valeur des épreuves sérologiques de la syphilis ». *Bull. méd. AOF*, (n.s.), 3, 4 : 415-419.

BOIRON, H., BASSET, A., LINHARD, J. & DAGUET, G. (1959). « Etude comparée des différentes réactions sérologiques de la syphilis à Dakar ». *Bull. Soc. fr. Derm. Syphil.*, 66, 4 : 466-473.

BOIRON, H., CASTETS, M. & PLAGNOL, H. (1958). « Résultats de recherches effectuées sur la sérologie de la syphilis et la protidémie chez les Africains de Dakar ». *Bull. Mém. Ecole Méd. Dakar*, 6 : 202-211.

BOULAY, A., LHUERRE, H. & MITARD, L. (1928). « Sur le passage de la quinine dans le lait maternel ». *Bull. Soc. Path. exot.*, 21, 6 : 466-472.

BOURRET, G. & DUFOUGERE, W., (1912). « Notes sur le paludisme à Saint-Louis du Sénégal en 1910-1911. *Ann. Hyg. Méd. colon.*, 15 : 46-55.

BOUTILLIER, J. L., CANTRELLE, P., CAUSSE, J., NDOYE, L. T. (1962). *La Moyenne Vallée du Sénégal (Etude socio-économique),* PUF.

BOUVET, C. *et alii* (1941). « Le trachome dans les écoles de Dakar en 1955-56. Fréquence, épidémiologie, traitement ». *Médecine Tropicale,* n° 6.

BRANCHE, Dr. (1936). « Pratiques de médecine indigène au Tchad ». *AMPC.*

BOUCHE-OSOCHOWSKA, M. (1983). *Alimentation et nutrition du petit enfant au Sénégal. Situation actuelle et évolution en rapport avec les changements socio culturels et économiques.* Rapport de l'UNICEF/Dakar, 65 p.

BRIEND, A. & NDIAYE, A. (1983). *Malnutrition infantile : des solutions.* ORANA.

BRIEND, A. (1978). *Croissance périnatale de l'enfant dakarois.* ORANA.

BROCK, J. F. & AUTRET, M. (1952). *Le kwashiorkor en Afrique.* Rome : FAO. (Etudes de Nutrition de la FAO, n° 8).

CAMAIN, R. & PIERCHON, M. (1952). « Lésions pancréatiques dans le syndrome de dénutrition maligne ». *Bull. méd. AOF*, 2 : 317-320.

CANONNE, J. P. (1978). *Rapport final de l'enquête de consommation alimentaire* ORANA, Dakar.

CANTRELLE, P. (1969). *Etude démographique dans la région du Sine Saloum (Sénégal). Etat Civil et Observation démographique, 1963-1965.* Coll Travaux et documents de l'ORSTOM, n°1 Paris : ORSTOM.

CANTRELLE, P. (1969). « Connaissance de la rougeole par les populations africaines ». *Médecin d'Afrique noire,* n° spécial.

CANTRELLE, P. (1969). *Mortalité de l'enfant dans la région de Khombole-Thiénaba (Sénégal) 1964-1968.* Dakar : Orstom.

CANTRELLE, P. (1997). « Tempo d'une épidémie sur quarante ans en Afrique Occidentale : la rougeole », in Ch. BECKER, S. MBAYE, I. THIOUB (s.dir.*), AOF, réalités et héritages. Sociétés oust-africaines et ordre colonial, 1895-1960.* D.A.S. Dakar, p.1240-1241.

CANTRELLE, P. (1968). *Enquête fécondité Sénégal Dakar.* ORSTOM.

CANTRELLE, P. (1971). « Mortalité du jeune enfant en Afrique intertropicale ». *Les Cahiers de l'enfance,* n° 15, Juillet-Septembre 1971, p. 91-112.

CANTRELLE, P. (1964). *Mortalité et morbidité par rougeole dans les pays francophones de l'Ouest africain (méthodes d'enquête et résultats Séminaire du Centre International de l'Enfance.* Paris 15-17 juin 1964). Extrait de : Archiv Für Die Gesamte Virusforschung, Band XVI, 1965.

CANTRELLE, P. (1964). *Calcul des taux bruts de natalité et de mortalité à partir d'observation démographiques répétées dans une zone pilote.* Dakar : Centre ORSTOM, 10 multigr.

CANTRELLE, P., DIAGNE M., RAYNAUD, N., VIGNAC, B. (1969). « Mortalité de l'enfant dans la région de Khombole - Thénaba (Sénégal) 1964/1968 (Etudes de facteurs de mortalité) ». Paris : *Cahiers ORSTOM*, Série Sc. Hum Vol VI, n°4.

CANTRELLE, P. (1959). *L'alimentation de la population sédentaire.* MISOES.

CANTRELLE, P., LERIDON, H., & LIVENAIS, P. (1980). « Fécondité ; allaitement et mortalité infantile : différences inter-éthniques dans une même région : Saloum (Sénégal) ». *Population* n°3, Mai-juin 1980, p. 623-647.

CANTRELLE, P. (1964). *L'Etat Civil et les autres sources de renseignements sur l'évolution démographique au Sénégal.* (Rapport de fin de mission Nations Unies), Dakar, mai 1964, multigr.

CANTRELLE, P. (1968). « Mortalité par rougeole dans la région du Sine Saloum (1963-1965) ». *L'enfant en milieu tropical*, n°52, p. 37-40.

CANTRELLE, P., REY, M. (1967). *Campagne de vaccination contre la rougeole en milieu urbain Association avec la vaccination antivariolique Pikine, 8 juin-6 juillet 1967.* Rapport préliminaire, Dakar, 9 p. multigr.

CANTRELLE, P. (1972). « Recherche sur la morbidité et la mortalité différentielle urbaine-rurales au Sénégal », *La croissance urbaine en Afrique noire et à Madagascar,* Tome 1, CNRS, Paris.

CAMARA, F. (2008). *Histoire d'une maladie infantile en milieu rural : la rougeole dans la zone de Khombole (1956-1970).* Mémoire de maîtrise FLSH, Département d'Histoire, Année universitaire 2007/2008.

CASTETS, M. (1958). « La sérologie de la syphilis chez les Africains de Dakar ». *Bull. méd. AOF*, (n.s.), 3, 4 : 381-398.

CASTETS, M. (1958). *Sérologie de la syphilis et protidémie chez les Africains de Dakar.* Paris : Libr. Arnette (Travail du labo. de bactériologie de l'Ecole de Médecine de Dakar et du labo. de chimie de l'Institut Pasteur de l'AOF).

CAZANOVE, Dr. (1930). « Considérations sur les évaluations vénériennes et les procédés de la lutte anti-vénérienne aux colonies ». *Rev. Méd. Hyg. trop*, 22, 2 : 49-58.

CAZANOVE, Dr. (1933). « Les enseignements de deux années de lutte antisyphilitique au Port de Dakar ». *Arch. Inst. Prophyl.*, 5, 1 : 32-42.

CAZANOVE, Dr. (1936). « L'alimentation des indigènes en Afrique occidentale française ». *Afr. fr.*, 46, 5 : 288-293 ; 6 : 339-342 ; 7 : 383-387.

CAZANOVE, J. L. F. (1936). « La question du lait dans les colonies africaines ». *Africa,* 9 : 227-236.

CHAMBAS, G. (1991). « Politique d'éducation et de santé face à l'ajustement : le cas du Sénégal ». Communication au Colloque *Etat et Société au Sénégal : crises et dynamiques sociales.* Bordeaux.

CHAPUIS, Y. *et alii* (1967). « Pathologie du sevrage », Les premières journées médicales d'Afrique noire d'expression française, *Médecine d'Afrique noire.* CHARBIT Y, NDIAYE S 1994, *La population du Sénégal.* Paris, DPS/CEPAA.

CHARMOT, G., CAUSSAIN, J. & LE HENAND, F. (1951). « Note préliminaire sur le traitement des toxicoses du nourrisson par la cortisone ». *Bull. méd. AOF*, 8, 2 : 255-260.

CHARMOT, G., CAUSSAIN, J., LE HENAND, F. & MATIEU, P. (1952). « Résultats du traitement par la cortisone de vingt neurotoxicoses du nourrisson ». *Bull. méd. AOF*, 9, 1 : 93-96.

CHARMOT, G. & LE HÉNAND, F. (1952). « Dix observations d'amibiase hépatique traitée par la terramycine ». *Bull. méd. AOF.*, 9, 2 : 259-269.

CHARMOT, G., LE HENAND, F. & GIUDICELLI, P. (1953). « Traitement de l'amibiase intestinale aiguë en A.O.F. par le Bis (P. Arsenophénylamino) -1, 2, Ethane ». *Bull. méd. AOF*, 10, 1 : 41-43.

CHARMOT, G. *et al.* (1953). « Note sur les maladies présumées à virus neurotropes », *Les problèmes de l'enfance dans les pays tropicaux de l'Afrique.*, Colloque organisé par le Centre International de l'Enfance, Brazzaville, 1952, CIE.

CHARMOT, G., LE HENAND, F., MATHIEU, P., SYLLA & OUEDRAOGO, Y. (1952). « Premiers résultats du traitement de l'amibiase intestinale aiguë en A.O.F. par le 4482 R. P. ». *Bull. méd. AOF*, 9, 1 : 97-101.

CHAULIAC, M., RAIMBAULT (1989). « Etat nutritionnel : interprétation des indicateurs », *L'enfant en Milieu Tropical*, n° 181/182, CIE, Paris.

CHIARA, A. (2000). « Grossesse, accouchement et allaitement chez les Bobo Madare du Burkina Faso », Réseau Anthropologie de la santé en Afrique, *SHADIC, Bulletin* n° 1, avril 2000.

CIE (1953). *Les problèmes de l'enfance dans les pays tropicaux de l'Afrique.* Colloque organisé par le Centre International de l'Enfance, Brazzaville 8-12 décembre 1952. CIE, Réunions et Conférences.

CINAM-ORANA (1960). Rapport sur les perspectives de développement du Sénégal. Rapport Hygiène-Santé. ORANA, Dakar.

CLARAC (1898). « Notes sur le paludisme observé à Dakar ». *Ann. Hyg. Méd. colon.*

CLERC, S. & BERGERET, Ch. (1947). « Quelques observations d'aspects chirurgicaux de l'amibiase intestinale ». *Bull. méd. AOF*, 4, 4 : 415-420.

COLY, I. (2005). *L'hygiène scolaire au Sénégal 1942-1960.* Mémoire de maîtrise Département d'Histoire, FLSH, UCAD, 2004-2005.

COLY, AN., MILET, J., DIALLO, A., NDIAYE, T., BENEFICE, E., SIMONDO, F., WADE, S., SIMONDO, KB. (2006). « Preschool Stunting, Adolescent Migration, Catch-up Growth and Adult Height in young Senegalese Men and Women of rural Origin ». *J Nutr*;136 : 2412-2420.

COMMLERAN, Dr. M. (1908). « La grossesse, l'accouchement et l'avortement au Tagant et à Tidjikdja. Mœurs et coutumes ». *AHMC*, Tome XI, p. 200-212.

COOPER, F., STOLER, A. L. (1997). « Between metropole and colony : rethinking a research agenda", in Cooper F, Stoler A.L (eds), *Tensions of e empire: colonial culture in a bourgeois world.* University of California : Press Berkeley, London.

CORREA, P. (1957). « L'éclampsie à la Maternité Africaine de Dakar ». *Bull. méd. AOF*, (n.s.), 2, 1 : 129-132. En 2 ans et demi (janvier 1954-juin 56).

CORREA, P. (1959). L'accouchement des gros enfants". *Méd. Afr. N.*, 6, 20 : 461-463.

COULIBALY, S. (1970). *Formation clinique de la sage-femme au Sénégal : exemple de la maternité de l'hôpital Aristide Le Dantec de Dakar.* Dakar : CESSI.

COURBIL, L.-J., (1958). « Sur deux cas de Hernie congénitale de l'ombilic ». *Méd. trop.*, 18, 6 : 943-944.

COUVY (1931). « Formation morale et technique des médecins indigènes », *Hyg. soc*, 4, 63, p. 1199-1200.

CRESTE, L., BRETEAU, H. *La poliomyélite à Dakar. Epidémie de mars-août 1954. Bref aperçu de l'affection en AOF.* Rapport non publié.

CROSNIER, R. (1958). « Poliomyélite, maladie d'actualité », *Méd Trop.*, vol. 18, n° 2.

CROZAT (1931). « Formation et rôle des sages-femmes », *Hyg. soc.*, 4, 63, p. 1201-1202.

CROZAT (1931). « Protection de l'enfance en A.O.F.» *Hyg. soc.*, 62 : 1172-1174.

CUISINIER-RANAL, J.-C. (1997). « L'Hôpital Principal de Dakar à l'époque de l'AOF de 1895 à 1958 », *in* : BECKER C., Mbaye S., Thioub I. I997 sd. *AOF : réalités et héritages Sociétés ouest africaines et ordre colonial, 1895-1960.* D.A.S. : Dakar.

CUSSET & GUEYE, S. (1934). « Note clinique à propos d'un adéno-phlegmon chez un vénérien, dans une région à endémicité pesteuse ». *Bull. Soc. Path. exot.*, 27, 1 : 99-100.

DANFA, M. (1973). *Contributions à l'organisation du travail de l'infirmier chef de poste en milieu rural : description du poste médical de Diembering en Casamance.* Université de Dakar, CESSI.

DARRASSE, H., DUPIN, H. & CORREA, P. (1954). « Rôle des *Escherichia coli* dans les gastro-entérites du nourrisson en pays tropical ». *Bull. méd. AOF*, 11, 2 : 225-240.

DAVIN, R. (1955). *Contribution à l'étude électrophorétique du sérum sanguin chez l'enfant africain normal et dans les états de malnutrition (kwashiorkor).* Travail de l'Ecole Préparatoire de Médecine et de Pharmacie de l'IHE de Dakar. Bordeaux : Union française d'impression.

DEBRÉ, R. (1962). *Malnutrition et sous-alimentation : Etude critique solutions concrètes*. Paris.

DEBRÉ, R. (1957). « Présentation du cours de pédiatrie sociale », *Médecine d'Afrique Noire*, n° 2, du 16 au 31 janvier 1957, Dakar.

DE GARINE (1961). *Budgets familiaux et alimentation dans la région de Khombole (Sénégal).* Orana, Dakar.

DEJOU, L. (1943). « Considérations sur le tétanos tropical ». *Médecine Tropicale*, n° 4, p. 245-263.

DEJOU, L., ROUSTAING « Note sur le tétanos à Dakar ». *Bulletin Médical de l'AOF*, T. III, Fasc. 2, p. 209-214.

DELAUNEY, K. (2006). « Faire de la santé un lieu pour l'histoire de l'Afrique : Essai d'historiographie ». *Outre-Mers*, t. 93, n° 346-347, p. 7-46.

DELAUNEY, K. (2007). « Vers une socio-histoire de la lutte contre la tuberculose au Sénégal ». Séminaire Département d'Histoire, UCAD, 6/12/.2007.

DELAHOUSSE, J., MULET, M. & PAILLET, R. (1959) « Note sur le paludisme de l'européen observé à l'hôpital Principal de Dakar ». *Bull. Soc. méd. Afr. N. Lang. fr*, 4, 1 : 33-36.

DELAHOUSSE, J., PAILLET, R. & LABEGORRE, J. (1958). « Pneumopathies bulleuses extensives du nourrisson et du jeune enfant ». *Bull. méd. AOF*, 3, 3 : 255-261.

DELBREIL (1923). « Notes sur le paludisme à Kaolack ». *Bull. Soc. Path. exot*, 16, 4 : 272-275.

DELOM, P. (1943). « Tétanos post sérique chez l'indigène », *Médecine Tropicale*.

DE LOURDES VERDERESE, M. & TURNBULL, L. M. (1975). *L'accoucheuse traditionnelle dans la protection maternelle et infantile et la planification familiale : guide pour son instruction et son utilisation*. Genève : OMS, Publication Offset n° 18, 125 p.

DESPREZ, Médecin-Capitaine (1953). « Les problèmes de l'enfance dans les pays tropicaux ». Colloque organisé par le CIE (Brazzaville, 8-13 décembre 1952, *in* : *Les problèmes de l'enfance dans les pays tropicaux*, CIE, Réunions et Conférences.

DEVAUX, Dr. E. (1898). « Contribution à l'étude des accès pernicieux palustres ». *AHMC*, tome I, p. 326-328, Paris : I.N.

D'HOTEVILLE (1908). *Les âges de la vie, l'enfant*. Paris : Hachette.

DIAGNE, Papa El Hadji Amadou (2007). *Les politiques de protection maternelle et infantile au Sénégal de 1905 à 1960* Mémoire de maîtrise FLSH, Département d'Histoire, Année Universitaire 2006/2007.

DIAHAM, B, *et al.* (1985). « Disponibilité des denrées alimentaires et mode de consommation en milieu rural sénégalais : cas de Khombole », *in* : *Les carences nutritionnelles dans les pays en voie de développement* s/d Lemonier D, Karthala.

DIAW, A. B. (1991). *Les stratégies de survie des jeunes et enfants de la rue (approche psychosociologique).* UCAD FLSH, (mémoire de maîtrise de philosophie).

DIAWARA, M. A. (1997). *Contribution à l'histoire des maladies dites sociales au Sénégal : La tuberculose à Dakar (1914-1945).* Mém. Maîtrise Hist, UCAD.

DIENG, M. M., *Les épidémies au Sénégal au XIXe siècle. (méthodologie et perspectives de recherches)*. Dakar, D.E.A, FLSH, Université de Dakar, 1984.

DIENG, M. M. (2003). « Maladies des enfants et initiatives du pouvoir au Sénégal XIX-XX°», *in* : Diop B. (dir.), *Les Cahiers Histoire et Civilisations*, n° 1, FLSH et Forut Média Centre de Dakar, p. 75-83.

DIOP, A. (1982). *Santé et colonisation au Sénégal, 1895-1914*. Paris : Université de Paris I, thèse, doctorat 3e cycle.

DIOP, A. (1997). « Les débuts de l'action sanitaire de la France en AOF, 1895-1920 : le cas du Sénégal », *in* : C. Becker, S. Mbaye et I. Thioub (s.dir), *AOF : réalités et héritages. Sociétés ouest-africaines et ordre colonial, 1895-1960*. Direction des Archives du Sénégal, Dakar, p. 1212-1227.

DIOP, Mar I, *et al.* (1969). « Le tétanos à Dakar, problème de santé publique ». *Bulletin de la Société Médic. d'Afr. Noire de Langue Française*, vol. 9, 1969.

DIOP, Magatte (2008). *La syphilis au Sénégal : discours et pratiques des autorités coloniales, 1905-1960*. Mém. maîtrise FLSH, Département d'Histoire.

DIOP, M.-C. (1992). *Sénégal Trajectoire d'un Etat*. Série des livres du CODESRIA.

DIOP, M.-C. « L'administration sénégalaise et la gestion des fléaux sociaux . L'héritage colonial », p. 1128-1150, p. 1129, *in* : BECKER C., MBAYE, S.

THIOUB, I. (eds) (1997). *AOF: réalités et héritages : sociétés ouest africaines et ordre colonial, 1895-1960*; Dakar, Dir. des Archives Nationales du Sénégal.

DIOP, E.I., DOSSOU, N.I., BRIEND, A., YAYA, M.,A., NDOUR, M.,M., WADE, S. (2004). Home-based rehabilitation for severely malnourished children using locally made Ready-to-use Therapeutic Food (RTUF). *In* : Pediatric Gastroenterology, 2nd World Congress of Pediatric Gastroenterology, Hepatology and Nutrition July 3-4,.p. 101-5.

DIOUF, Yves Mbar (2008). *Accoucheuses traditionnelles et personnels sanitaires féminins au Sénégal de 1918 à 1968*. Mém. maîtrise FLSH, Départ. d'Histoire.
Direction de la planification 1996, *Programme national de Lutte contre la pauvreté Stratégies et éléments de programmes d'actions*. Dakar.

Direction de la Prévision et de la Statistique (DPS), Ministère de l'Economie, des Finances et du Plan 199. *Recensement Général de la Population et de l'Habitat de 1988 (RGPH 88) : Rapport National*. Dakar, Sénégal.

DIOUM, A., GARTNER, A., CISSE, A. S., DELPEUCH, F., MAIRE, B., WADE, S., SCHUTZ, Y. (2005). « Validity of impedance-based equations for the prediction Of Total body water as measured by deuterium dilution in African women ». *Am. J. Clin. Nutr*, 81, 81-604.

DIOUM, A., GARTNER, A., MAIRE, B., DELPEUCH, F., WADE, S. (2005). "Body composition predicted from skinfolds in African women: a cross-validation study using air displacement plethysmography and black specific equation". *Br. J. Nutr,* 93, 973-979.

Direction de la Prévision et de la Statistique 1993, *Enquête sénégalaise sur les Priorités (ESP). Résultats préliminaires*. Dakar 120 p.

Direction de la Statistique 1981, *Enquête Sénégalaise sur la Fécondité de 1978 (ESF 1978). Rapport national d'analyse*. Dakar.

DOMERGUE-CLOAREC, D. (1997). « La prévention dans la politique dans la politique de l'AOF », *in* : C. Becker, S. Mbaye et I. Thioub (s.dir), *AOF : réalités et héritages. Sociétés ouest-africaines et ordre colonial, 1895-1960*. Direction des Archives du Sénégal, Dakar pp 1228-1239.

DUFOUR, V. & GOURRY, N. (1934). « Les troubles de suralimentation du nourrisson indigène en A.O.F. Etude clinique et chimique des laits maternels ». *Ann. Méd. Pharm. colon.* 32 : 493-545.

DUPIN, H., N'DOYE, Thianar & DAN, V. (1960). « Diarrhées nutritionnelles ». (174-185) Journées africaines de pédiatrie. (Dakar, avril 1960). Paris : CIE.

DUPIN, H., RAIBAULT, M., (1978). *Les troubles nutritionnels chez la mère et l'enfant Epidémiologie et prévention.* Ed Saint-Paul, Yssy- Les Moulinaux.

DUPIN, H., MASSE, L. et CORREA, P. (1962). « Contribution à l'étude des poids de naissance à la maternité africaine de Dakar ». *Courrier* 12 : 237-254 et 317-328.

DUPIN, H., PHILLE, G., RAOULT, A., SAYERSE, C., SENECAL, J. (1955). *Traitement des malnutritions protidiques chez l'africain, le problème de l'alimentation complémentaire.* Congrès de Strasbourg 17 juin 1955.

DUPIN, H., PLANCADE, G., PHILLE, G., SENECAL, J. (1956). « Les échéances électrolytiques au cours de la dénutrition azotée dans le kwashiokor », *Société Médicale de l'AOF,* 05 janvier 1952.

DURIEUX, C., ARQUIE, E. (1941). « Essais de prémunition antituberculeuse sur des sujets de race noire à l'aide du vaccin BCG inoculé par scarification », *Médecine Tropicale*, n° 1.

ESCHLIMANN, J.-P. (1982). *Naître sur la terre africaine*, INADES – EDITION.

ESCUDIE, A. & ABONNENC, E. (1958). « Sur le comportement de quelques anophèles de la région de Thiès (Sénégal). En zones traitées par les insecticides à effet rémanent ». *Méd. trop*, 18, 2 : 286-303.

ERNY, P. (1968). *L'enfant dans la pensée traditionnelle de l'Afrique Noire*. Paris : Le Livre africain, 200 p.

ERNY, P. (1999). *Les premiers pas dans la vie de l'enfant*, L'Harmattan.

ESQUIER, A. (1921). « La formule hémo-leucocytaire dans le paludisme dakarois ». *Arch. Méd. nav.*, 111 : 227-229 ;1921, *Bull. Soc. Path. exot.*, 14, 1 : 70-72.

EZEMBE, F. (2003). *L'enfant africain et ses univers*, Karthala.

FAGET, Mlle C. (1958). « Le service social dans la Protection Maternelle et Infantile ». *Bull. méd. AOF*, (n.s.), 3 : 41-43 (n° sp : la PMI en AOF, 29 oct. 1957).

FAGET, Mlle C. (1958). « Enquête familiale dans 226 familles de la "Medina" de Dakar ». *Bull. Mém. Ecole Méd. Dakar*, 6 : 86-91.

FALADE, Solange (1955). *Contribution à une étude sur le développement de l'enfant d'Afrique noire. Le développement psycho-moteur du jeune africain originaire du Sénégal au cours de la première année.* Paris : R. Foulon.

FALADE, S. A. (1955). *Contribution à une étude sur le développement de l'enfant en Afrique noire,* Imprimerie R. Foulon, Paris.

FAO (1994). *Aperçu nutritionnel Sénégal.*Dakar, ESN.

FAO (1957). *Nutritions et alimentation tropicale*, Rome.

FAO (1960). *Rapport du séminaire sur les problèmes d'alimentation et de nutritions en Afrique au Sud du Sahara*, Rome.

FAO/OMS (1991). *La nutrition : un défi à relever*, CIN.

FAO/OUA (1982). *La Famine en Afrique : Situation, causes, prévention, lutte*. Rome, Italie.

FARINAUD, M. E. (1935). « La lutte contre le paludisme dans les colonies françaises ». *Ann. Méd. Pharm. colon.*, 33 : 919-969.

FASQUELLE, A., FASQUELLE, R. (1971). « A propos de la lutte contre la variole dans les pays d'Afrique ». *Bulletin de Pathologie exotique*, Filiales.

FAUCHER, M., 1946, *L'alimentation chez le Lébous*, Mission Anthropologique, Rapport n° 1, p. 51.

FREIDSON, E. (1984). *La profession médicale*, Paris, Payot, 369 p.

GALLAY, H. (1904). *Rapports de documents concernant l'AOF. Variole et vaccine* Paris, Imprimerie F. Didot.

GALLAY, H. (1909a). *Campagnes antivarioliques pendant l'année 1909*. I.S.S Gorée. Imprimerie du Gouvernement général.

GALLAY, H. (1909b). *Trois années d'assistance médicale aux indigènes et de lutte contre la variole 1905, 1906, 1907*. Paris : Larose.

GARENNE, M. (1981). *The Age pattern of Infant and Child Mortality in Rural West Africa*. Philadelphia : Population Studies Center, University of Pennsylvania.

GARNIER, *Souvenirs médicaux du poste de Sédhiou*. Thèse 1888, Montpellier

GAYE, M. (1964). « La protection de l'enfant de 0 à 6 ans ». *In : Sénégal Documents*, n°5 septembre -octobre, p. 32-42.

GAYE, P. A. (1997). « Discours sur le microbe et santé publique en AOF : le cas du Sénégal », *in : AOF : réalités et héritages*, p. 1164-1174.

GAYE, P. A. (1997). *La diffusion institutionnelle du discours sur le microbe au Sénégal au cours de la troisième république française* (1870-1940), Th. 3ème cycle, Université de Paris 7, 311 p.

GEERTZ, C. (1986). *Savoir local Savoir global : les lieux du savoir*. Paris : Puf.

GILLES, H. M. (1957). « The Development of Malarial Infection in Breast-Fed Gambian Infants ». *Ann. trop. Med. Parasit.*, 51, 1 : 58-62.

GIORDANI, J. (1942). « La protection de la maternité et de l'enfance indigènes dans les colonies françaises en 1939 ». *Méd. trop.*, 2, 7 : 538-582,.

GOROKHOFF, T. (1932). *L'influence de l'alimentation sur les maladies dans les pays tropicaux*. Paris : Le François, 52 p. in-8. (Th. méd. Paris 1932, n° 202).

Gouvernement du Sénégal/UNICEF (1993). *Analyse de la situation de l'enfant et de la femme au Sénégal*, 172 p.

Gouvernement Général AOF (1904). Rapports et documents concernant l'AOF, *Variole et vaccine* 1903. Paris : Imprimerie F. Didot.

Gouvernement Général de l'AOF (1925). Instructions sur les mesures à prendre pour combattre l'insuffisance alimentaire des indigènes de l'Afrique occidentale française. Gorée : Impr. du Gouv. Gén., 15 p.

Gouvernement Général de L'AOF(1926). Instruction relative à l'orientation et au développement des Services d'Assistance Médicale Indigène, Gorée.

Gouvernement Général de l'AOF (1931). L'assistance médicale indigène en AOF. Paris : Agence économique de l'AOF, 27 p., 5 pl. h.t. in-8.

Gouvernement Général de l'AOF/DGSP (1954). « Tâches et problèmes de la santé publique en AOF », *Bull. méd. AOF*, n° sp., janv. 1954, 59 p. + IX pl. statist. & géogr., pl. photogr. (X à XXIV).

Gouvernement Général de l'AOF/DGSP (1954). « Tâches et problèmes de la santé publique en AOF », *Bull. méd. AOF*, n° sp., novembre 1954, 169 p.

GOUZIEN, P. (1925). « Faits épidémiologiques en Afrique Occidentale Française et accords sanitaires particuliers », *Annales de Médecine et de Pharmacie Coloniales (AMPC)*, n° 23, p. 66-79.

GRALL, Médecin A. (1943). *La mortalité infantile dans la Circonscription de Dakar et Dépendances*. Dakar, ANS.

GRALL, A. (1950). La « pellagre infantile de l'enfant noir ». *Bull. méd. AOF*, 7, 1 : 27-31.

GROSPERRIN, Dr. (1935). « Quelques coutumes Ewé (Territoire du Togo) en matière d'accouchement », *AMPC,* p. 822-827.

GUEYE, M. (1999). *Les thérapeutes africains dans la gestion des épidémies de fièvre jaune et des MST à Dakar entre 1900 et 1970 : critique des sources et perspectives de recherche*, Mémoire de DEA Dakar, Université C A Diop,

GUEYE, M. (1995). *Etude des épidémies à Dakar (1900-1945. Les mesures sanitaires, leurs préventions et leurs conséquences démographiques* », Mémoire de Maîtrise d'histoire, Université Cheikh Anta Diop, Dakar.

GUEYE, N. (2003). *Les sages-femmes du Sénégal de 1918 à 1968*. Mémoire de maîtrise d'Histoire, UCAD, FLSH,.

GUEYE, N. (2003). L'action sociale au Sénégal, 1895 1960. Mémoire de DEA, Département d'Histoire, FLSH UCAD.

GUICHARD, Eugène-Louis-Joseph (1919). *Le paludisme à bord des navires de guerre « Kléber » et « Dupleix » (Côte occidentale d'Afrique 1916-1917).* Angoulème : Impr. C. Hellmy & Cie,

GUIGNARD, J., MARTIN, M. (1957). « Traitement de la variole », *Médecine Tropicale*, n° 3, p.40-43.

GUIRO, A. T, DIOP, B. & BOUCHE-OSOCHOWSA, M. (1990). *Evaluation de la situation alimentaire et nutritionnelle du jeune enfant sénégalais (0-5 ans) Influence des facteurs socio-économiques et culturels.* Rapport de l'Unicef Dakar.

GUIRO, A. T., WADE, S, DIAHAM, B., LEITE, N. (1992). *Situation nutritionnelle de l'enfant au Sénégal.* Contribution à la rencontre africaine préparatoire de la CIN. Dakar.

HAMET (1919). « Le paludisme à Dakar ». *Arch. Méd. nav.*, 107 : 40-52.

HAMET (1920). « Le paludisme à Dakar dans le personnel du point d'appui de la Marine ». *Arch. Méd. Pharm. nav.*,109, 6 : 401-437 ; 110, 1 : 5-33.

HAMZA, B. (1960). « Les diarrhées infectieuses », Journées Africaines de Pédiatrie, Dakar, Avril 1960.

HECBERG (1990). « Les anémies par carence en fer et en folates ». *L'enfant en milieu tropical*, n° 186, Centre International de l'Enfance, Paris.

HECKENROTH & *al.* (1922). « Mesures capables d'enrayer le paludisme à Dakar », *Bull. Soc. Pathol. Exot*, 10, p. 1024-1032.

HENRY, P., LEMONNIER, D., GRIFFON, M., HANROT, P., WADE, S. (1979). *Recherches sur la politique de la recherche. Qualité des produits alimentaires et nutrition : les consommateurs et la recherche*. Publication D.G.R.S.T, Paris.

HERZLICH, C. (1984). « Médecine moderne et quête de sens : la maladie signifiant social », *in* : Augé M, Herzlich C., *Le sens du mal. Anthropologie, histoire, sociologie de la maladie*. Paris : Editions des archives contemporaines, p. 189-215.

HESSE, A. (ministre des colonies) (1925). « Décret réglementant les obligations professionnelles des Médecins et Sages-femmes Auxiliaires diplômés de l'Ecole de Médecine de Dakar », *Annales de Médecine et de Pharmacie Coloniales (AMPC),* n° 23, p. 490.

HOLSTEIN, M. H. (1951). « Note sur l'épidémiologie du paludisme en AOF ». *Bull. OMS*, 4 : 463-473.

HOUEL, J. E. & EZES, H. (1952). « La lutte contre la dystocie en Afrique Française ». *Bull. Fédér. Soc. Gynécol. Obst.*, 4, 1 bis : 317-360.

HOUEMAVO, Aimée Grimaud (1979). *Les Médecins africains en AOF : étude Socio historique sur la formation d'une élite coloniale*. Mémoire de Maîtrise Dakar, UCAD.

HUCHARD, G.-L. (1922). « Quelques considérations sur l'emploi du "Trépol" dans le traitement de la syphilis ». *Bull. Soc. Path. exot.*, 15, 5 : 364-369.

HOUILLON, Dr. (1904). « Variole et vaccine en AOF pour l'année 1903 », *AHMC*, Tome VIII.

HOUSSIAUX, Jean-Pierre (1953). *Syndromes malnutritionnels chez l'enfant africain*. Bordeaux : Impr. Sammarcelli.

HUGON, A. (dir.) (2004). *Histoire des femmes en situation coloniale. Afrique et Asie, XXe siècle*. Paris : Khartala, 240 p.

INGENBELC, Y. (1985). *La malnutrition - calorique de l'enfant de bas âge : répercussion.* IOM Nutrition during Pregnancy Institute of Medecine, National Research Council, National Academy Press, Washington DC,

JEANNES, M. B. (1996). La rougeole en Afrique de l'Ouest francophone, 1930-1970. Thèse de Doctorat en Histoire, Université Paris VII.

JEANNES, M. B. (2001). « Traditions et thérapies comparées d'une maladie universelle : la rougeole, à partir d'une étude réalisée en Afrique de l'Ouest d'expression française », *in* : de *Histoire et devenir l'Afrique noire au XXe siècle.* Cahiers d'Afrique noire, n° 19-20 (s. dir.) C. Coquery-Vidrovitch, O. Goerg, C. Tshimanga. Paris : L'Harmattan, p. 163-189.

JONES, E., SHERWOOD & MCGREGOR, I. A. (1954). Processes in Disease. V. « Blood Physiology of Gambian Children infected with *Plasmodium falciparum* ». *Ann. trop. Med. Parasit.*, 48, 1 : 95-101.

KALIS, S. (1997). *Médecine traditionnelle, religion et divination chez les Seereer Siin du Sénégal. La connaissance de la nuit*. L'Harmattan.

KANE, M. (1993). *Evaluation de l'état nutritionnel des enfants âgés de 0 à 59 mois dans l'arrondissement de Sakal (district de Louga).* Thèse Médecine UCAD.

KERMORGANT, A. (1906). « La tuberculose dans les colonies françaises et plus particulièrement chez les indigènes d'après les documents fournis par les chefs du service de santé ». *AHMC*, 9.

KERMORGANT, A. (1916). « Protection de l'enfance indigène dans les Colonies françaises autres que celles de l'Afrique du nord ». *Rev. Hyg. Polit. sanit.*, 38, 3 : 217-238.

KIEFER, Dr (1901). « Hôpitaux. Morbidité et mortalité en 1899 ». *Annales d'Hygiène et de Médecine Coloniales,* Tome IV.

KOERBER, R., THIERY, G. (1956). « Note sur l'étude expérimentale du virus poliomyélite au cours de l'épidémie dakaroise de 1954 ». *Bulletin Médical de l'AOF.*

LABAIL (1949). « Deux cas de perforation du sigmoïde chez les amibiens ». *Bull. méd. AOF*, 6, 1 : 83-87.

LACAN (1960). *Service de lutte antipaludique S.L.A.P. de Thiès*. Rapport d'ensemble depuis sa création. Dakar : 24 p., ronéo. (Fédération du Mali. Rép. du Sénégal. Ministère de la Santé et des Affaires soc.).

LACHENAL, G. (2006). *Biomédecine et décolonisation au Cameroun, 1944-1994. Technologies, figures et institutions*. Thèse de Doctorat, UFR de Biologie. Ecole Doctorale Savoirs Scientifiques. Université Paris VII – Denis Diderot.

LAMBERT, L. (1937). « De l'emploi d'une solution de glycocolle comme solvant des arséno-benzènes dans le traitement de la syphilis chez les indigènes du Sénégal ». *Bull. Soc. Path. exot.*, 30, 2 : 131-134.

LANCO, A. (1942). « Le Baobab », *Médecine Tropicale* No 9, pp. 726-73.

LAPEYSSONIE (1987). *Médecine coloniale. Mythes et réalités*. Seghers.

LAPLANTINE, F., (1987). « Des représentations de la maladie et de la guérison à la construction de modèles étiologiques et thérapeutiques », *in* : LAURENTIN A. R., *Etiologie et perception de la maladie dans les sociétés modernes et traditionnelles.* L'Harmattan, p. 289-303.

LARIVIÈRE, M., ARETAS, R., RABA, A. (1958). « Index d'infestation bilharzienne au Sénégal », *Bulletin Médical de l'AOF*, n° 2, p. 239-243.

LARIVIÈRE, M., HOCQUET, P. & CAMERLYNCK, P. (1960). « Les parasitoses intestinales de l'enfant africain au Sénégal », p. 194-212, *Journées africaines de pédiatrie* (Dakar, avril 1960). Paris : CIE. (Centre de pédiatrie sociale. Université de Dakar/CIE).

LARIVIÈRE, M., DIALLO, S., RAYBAUD, N., VILLOD, M. Th., DIAGNE, S. (1967). « Infestation palustre des enfants de deux villages de zone rurale sahélo saharienne au Sénégal ». *Conditions de vie de l'enfant en milieu rural en Afrique*. CIE, Réunions et Conférences XIV, Institut de Pédiatrie Sociale. Dakar.

LAVERAN, A. (1903). « Anophèles et paludisme ». *Ann. Hyg. Méd. colon.*, 6 : 686-691.

LE CANNELIER, R., CORREA, P. & BOURGOIN, P. (1960). « Influence de la dysgravidie et de la dystocie sur la mortalité périnatale à la maternité africaine de Dakar », p.115-120. Journées africaines de pédiatrie. (Dakar, avril 1960). Paris : CIE.

LE CANNELIER, R., CORREA, Paul & LAUROY, Jacques (1960). « Les consultations prénatales dans la presqu'île du Cap Vert (84-90) », *in* : Journées africaines de pédiatrie. (Dakar, avril 1960). Paris : CIE.

LE DANTEC, A. (1920). « L'Ecole de Médecine de Dakar », *in* : *Bulletin de la Société de Pathologie Exotique,* 8, p. 623-638.

LEDENTU, G. (1947). *Cours technique des infirmiers de l'Assistance médicale indigène*. Paris : Larose.

LE GALL, P. (1944). « Le paludisme en Afrique Occidentale Française, au Togo et à Madagascar en 1941 ». *Bull. OIHP*, 36, 5/6 : 203-224.

LE GALL, P. (1924). « Sur l'emploi abusif de la quinine dans le traitement des pyrexies ». *Bull. Soc. Path. exot.*, 17, 10 : 941-944.

LE GALL, R. (1943). « La parasitose intestinale en Afrique Occidentale Française, au Togo et à Madagascar en 1941 ». *Bull. OIHP*, 35, 1/2 : 35-47.

LEFROU, G., ALLARD, M. (1932). « Une décade démographique (1921-1930) à Saint-Louis du Sénégal. Natalité, mortalité générale, mortinatalité, mortalité infantile », *Annales de Médecine et de Pharmacie Coloniales*, Tome XXX.

LEGER, M. (1919). « Le paludisme à Dakar en milieu indigène ». *Bull. Soc. méd.chir. fr. Ouest afr.*, 1, 2 : 3-5.

LEGER, M. (1925). « L'ankylostomiase dans les colonies françaises ». *Ann. Méd. Pharm. colon.*, 23 : 81-101.

LEGER, M. & BAURY, A. (1922). « Index du paludisme à Dakar en saison fraîche ». *Bull. Soc. Path. exot.*, 14, 6 : 510-514.

LÉGER, M. & BAURY, A. (1922). « Parasitisme intestinal au Sénégal », *Bull. Soc. Path. exot*, 15, 10 : 1020-1023.

LEGER, M., BEDIER, E. & BAURY, A. (1922). « Dakar et ses environs : index du paludisme aux diverses saisons ». *Bull. Soc. Path. exot.*, 14, 10 : 1006-1010.

LEGER, M. & BEDIER, E. (1923). « La quinine agit-elle sur les schizontes de *P. vivax* au stade intra-globulaire ? ». *Bull. Soc. Path. exot.*, 16, 6 : 433-435.

LEGER, M., BEDIER, E. & BAURY, A. (1923). « Index paludéen de diverses localités du Sénégal durant la mauvaise saison ». *Bull. Soc. Path. exot.*, 16, 2 : 208-214.

LEGER, Marcel & NOGUE, M. (1923). « Le paludisme chez les noirs adultes de l'Ouest Africain. Etude parasitologique et clinique ». *Bull. Soc. Path. exot.*, 16, 4 : 281-293.

LEGER, M. (1928). « Plasmodium du *Cercopithecus callatrichus* de l'Afrique occidentale ». *Ann. Inst. Pasteur*, 42, 7 : 770-781.

LEGER, M. (1928). « La syphilis héréditaire et ses ravages dans nos colonies », p. 208-21, Conférence de la Défense Sociale contre la Syphilis. Nancy, 29-30-31 mai 1928. Procès-Verbaux des Séances de la Conférence. Nancy : Impr. Berger-Levrault.

LHUERRE, H. (1928). « Les œuvres de sauvetage de l'enfance à Dakar ». *Bull. Soc. Path. exot.*, 21, 5 : 401-411.

LHUERRE, H. (1928). « La prophylaxie individuelle des maladies vénériennes ». *Bull. Soc. Path. Exot.*, 21, 9 : 817-821.

LORTAT, J. (1947). Traitement de la syphilis par la pénicilline, *Revue Médicale Française*, février 1947.

LY, B. (2003). « Représentations de l'enfant et socialisation dans les sociétés africaines traditionnelles ». *Cahiers Histoire et Civilisations*, n° 1.

LYONS, M. (1992). *The colonial disease : a social history of sleeping sickness in Northern Zaire, 1900-1940*. New York : Cambridge University Press.

MABON FALL, A. (1997). « Discours et réalités de la politique d'action sociale en AOF », *in* : BECKER C., *al.* sd, *AOF : réalités et héritages. Sociétés ouest africaines et ordre colonial, 1895-1960*. D.A.S, Dakar., p. 1097-1108.

MABON, A. (2000). *L'action sociale coloniale. L'exemple de l'Afrique occidentale française du Front Populaire à la veille des indépendances*. Paris : L'Harmattan,

Macro International Inc, Ministère de la Santé Publique et de l'Action Sociale, Projet Basics, ORANA, Sénégal, 1996. *Nutrition et santé des jeunes enfants et de Leur mère au Sénégal. Résultats de l'Enquête Démographique et de Santé au Sénégal 1992-1993*. Macro International Inc Calverton, MD.

MAZAUD, R., MOISSINAC, J. & LABEGORRE, J. (1957). « Les thrombophlébites cérébrales du nourrisson. Aspects cliniques et étiologiques observés en zone tropicale ». *Méd. trop.*, 17, 6 : 815-25.

MARCHOUX, E. (1900). « Fonctionnement du laboratoire de microbiologie de Saint-Louis (Sénégal) et note sur la dysenterie des pays chauds » *AHMC*, Tome III, p.119-131 Paris : I. N.

MARCKENZIE, F., EWUSI, K., (éd) (1986). *Problèmes liés à la recherche sur la Santé et les soins infantiles* Ottawa, IDRC.

MARTIAL, J. E. (1937).« L'alimentation indigène en A.O.F », *Annales de Médecine et de Pharmacie Coloniales*, Tome XXXV-43.

MASSE, G. (1969). *Croissance et développement de l'enfant à Dakar*. C.I.E, Paris.

Masse, G. (1971). « Croissance et maturation de l'enfant ». *Les Carnets de l'enfance*, n° 15.

MASSE, G. « Etude sur le développement de l'enfant normal ». *Les carnets de l'enfance* n° 15 : juillet-septembre 1971.

MASSE, L. (1954). *Contribution à l'étude de la nuptialité et de la fertilité dans l'agglomération dakaroise*. IFAN (éd.), p. (41-67).

MASSE, L. (1954). L'agglomération dakaroise. Quelques aspects sociologiques et démographiques. Dakar : IFAN, (*Etudes sénégalaises*, n° 5).

MASSIOU, Médecin-Major (1904). « La vaccine à Saint Louis du Sénégal », *Annales d'Hygiène et de Médecine Coloniale*, Tome VII.

MAEGRAITH, B. G. (1950). « The Liver in Malaria », *in* : *Malnutrition in African Mothers, Infants and Young Children*. Report of 2nd Inter-African Conf. on Nutrition (C.C.T.A.) at Fajara, Gambia, nov. 1952 London : HMSO, 144-145.

MALAUSSENE, F. (1926). « Le paludisme à Gorée ». *Bull. Soc. Path. exot*, 19, 6 : 507-512.

MARCHOUX, E. (1897). « Le paludisme au Sénégal ». *Ann. Inst. Pasteur*, 11, 8 : 640-662. *Arch. Méd. nav.*, 68 : 288-308.

MARCHOUX, E. (1908). « Accès paludéens à formes pneumonique etdysentérique ». *Bull. Soc. Path. exot.*, vol. XVII.

MARTIAL, J. E. (1937). « Le vêtement indigène en Afrique Occidentale Française », *Rev. Tr. colon.,* (n.s.), 31e année, 245, p. 1169-1186.

MARTIAL, J. E. (1939). « Il faut vêtir l'enfance en Afrique noire ». *Rev. colon. Méd. Chir.,* 115, p. 4-6.

MARTIAL, J. E. (1937). « Discussions du rapport du Dr Martial : *L'alimentation indigène en A.O.F*, IIe congrès scientifique international organisé par la *Société scientifique d'hygiène alimentaire* ». Paris, p. 66-74. bi I 8° 3805.

MARTINEAU, M. (1964). *Le Kwashiorkor*. Dakar : ORANA.

MASEGUIN, A., RIDET, J. (1954). « Lutte contre les tréponématoses en AOF », *Médecine Tropicale*, n°1.

MATHIS, C. (1939). *L'œuvre des Pastoriens en Afrique noire (AOF*), PUF.

MBACKE, C., VAN DE WALLE, E. (1992). « Socio-economic factors and use of health services as determinants of child mortality ». *In* : E van de Walle, G Pison, M Sala-diakanda, eds, *Mortality and Society in Sub-Saharan Africa*, p. 123-144, Oxford Clarendon Press.

MBAYE, El hadji Mamadou (2002). *Étude d'une profession de santé : les Infirmiers au Sénégal 1889-1968*. Mémoire de maîtrise d'histoire, UCAD, FLSH.

MBODJI, K., GUEYE, AL., DOSSOU, N, WADE, S. Linear programming use to optimize diets intake of rural women in sédhiou, southern Senegal.

MBOKOLO, E. (1982). « Peste et société urbaine à Dakar : l'épidémie de 1914 », *Cahier d'Etudes Africaines*.

MBOKOLO, E. « Histoire des maladies, histoire et maladies : l'Afrique », *in* : Augé M., Herzlich C, *Le sens du mal. Anthropologie, histoire, sociologie de la maladie.* Edition des Archives Contemporaines, p. 155-186.

MCGREGOR, Ian A., GILLES, H. M., WALTERS, J. H., DAVIES, A. H. & PEARSON, F.A. (1956). « Effects of Heavy and Repeated Malarial Infections on Gambian Infants and Children : Effects of Erythrocytic Parasitization ». *Brit. med. J.*, 2, sept. 22 : 686-692.

MERVEILLEUX (1960). « Notes démographiques et protection de l'enfance à Saint-Louis », *Annales d'Hyg. et de Méd. Coloniales*, Tome IX, p. 132-139.

MISOES (Mission socio-économique de la vallée du Fleuve Sénégal). *L'alimentation de la population sédentaire*. ORANA, Dakar, 1957.

NDAO, M. (1998). *Le ravitaillement de la ville de Dakar de 1924 à 1945*. Thèse de doctorat, d'Histoire UCAD.

NDAO, M. (2009). *Le ravitaillement de la ville de Dakar de 1914 à 1945*. L'Harmattan, Paris.

NDAO, M. (2003). *Contribution à l'étude de trois aspects important dans la survie de l'enfant : alimentation, état nutritionnel et santé infantiles (Sénégal, 1930-2000)*, CODESRIA, Dakar, 203 p.

NDAO, M. (2005). « Enfance et ordre colonial : la politique sanitaire au Sénégal : Discours et réalités (1930-1960) » *in* : *Revue Sénégalaise d'Histoire*, n° 6, FLSH, UCAD.

NDAO, M. (2006). « La malnutrition infantile en AOF : Le cas du Sénégal, 1930-1960 ». *Annales de la Faculté des Lettres et Sciences Humaines*, n° 34, UCAD, Dakar.

NDAO, M. (2008). « Colonisation et politique de santé maternelle et infantile au Sénégal (1905-1960) » *French Colonial History*, Volume 9, p. 191-211, Michigan : State University.

NDAO, M. (2003). « La santé de l'enfant au Sénégal à l'époque coloniale : le cas des maladies éruptives : la variole et la rougeole de 1930 à 1960 », *in* : Diop B. (dir.), *Les Cahiers Histoire et Civilisations*, n° 1, FLSH et Forut Média Centre de Dakar, p. 85-95.

NDIAYE, A. (1997). « La formation du personnel africain de la santé en AOF », in : C. Becker, S. Mbaye et I. Thioub (s.dir), *AOF : réalités et héritages. Sociétés Ouest africaines et ordre colonial, 1895-1960*. Direction des Archives du Sénégal, Dakar, p. 1193-1202.

NDIAYE, A. M. *et alii* (1980). *Les besoins nutritionnels de l'enfant âge de moins de 5 ans*. Dakar, ORANA.

NDIAYE, A. M. (1985). *Analyse de la situation nutritionnelle de la mère, de l'enfant et du nourrisson*, Orana, Dakar.

NDONG, M., WADE, S., DOSSOU, N., GUIRO, A. T., DIAGNE-GNING, R. (2007). « Valeur nutritionnelle du Moringa Oleifera, étude de la biodisponibilité du fer, effet de l'enrichissement de divers plats traditionnels sénégalais avec la poudre des feuilles ». AJFAND, on line 7.

NDOYE, A. (1999) *Contribution à l'histoire de la santé. Les pathologies Cholériques dans les villes de Dakar et de Gorée au XIXe siècle. Les épidémies de 1869 et 1893*. Mémoire de Maîtrise FLSH Histoire, Université de Dakar.

NDOYE, T. *Guide du sevrage de l'enfant sénégalais*. Orana, Dakar, sd.

NDOYE, T. (1962). *Les caractères de l'alimentation africaine*. 4e cours de formation des nutritionnistes de langue française en Afrique. Université de Dakar, Faculté de Médecine, 10 novembre 1961 – 15 février 1962.

NDOYE, T, (1968). *Rapport sur la situation de la nutrition au Sénégal*. Conférence ouest africaine sur la nutrition et sur l'alimentation de l'enfance. Dakar, Sénégal 25-29 mars 1968.

NDOYE, S. K. (2007). *Femmes Lebou, maternité et protection de l'enfance sous la colonisation (1900-1960)*. DEA, Département d'Histoire, FLSH, UCAD.

NGALAMULUME, K. (1997). La question sanitaire durant les premières années de l'AOF 1895-1914», *in* : C. Becker, S. Mbaye et I. Thioub (s.dir), *AOF : réalités et héritages. Sociétés Ouest africaines et ordre colonial, 1895-1960*. Direction des Archives du Sénégal, p. 1203-1211.

NGALAMULUME, K. (2006). « Le péril vénérien. L'Etat français et la sexualité à Saint-Louis du Sénégal, 1850-1920 ». *In* : *Les conquêtes de la médecine moderne en Afrique*, s/d Bado J. P., Karthala.

NOGUE, M. (1922). *La morbidité et la mortalité infantile dans les colonies Françaises*. Marseille Commissaire général de l'exposition coloniale.

NOGUE, M. (1919). « Un cas de cystite amibienne ». *Bull. Soc. méd.chir. fr. Ouest afr.*, 1, 1 : 22-24.

NOGUE, M., (1923). « La syphilis chez les Noirs du Sénégal. La lutte contre la syphilis à Dakar ». *Rev. Méd. Hyg. trop.*, 15, 5 : 205-208.

NOGUE, M. (1919). « Note sur le fonctionnement de la polyclinique de l'Hôpital Indigène de décembre 1918 à juillet 1919 ». *Bull. Soc. méd. chir. fr. Ouest afr.*, 1, 3, p. 28-33.

NOGUE, M. (1923). « Les sages-femmes auxiliaires en Afrique Occidentale française ». *Bull. Com. Et. hist. sci. AOF*, 6, 2, p. 315-351 et 3, p. 429-470.

NOGUE, M. & LHUERRE, H. (1925). « Un cas de syphilis indigène ». *Bull. Soc. Path. exot.*, 18, 5 :431-433.

OMS/UNICEF (1989). *Le sevrage de l'allaitement maternel à l'alimentation familiale Guide à l'usage des agents de santé et autres personnels communautaires*. OMS, Genève.

OMS (1979). *les Accoucheuses traditionnelles*, Genève, Organisation Mondiale de la Santé (OMS), Publication Offset n° 44, 101 p.

OMS (1976). Série de rapports techniques AFRO, n° 1, *Médecine traditionnelle africaine (Rapport d'un comité d'experts)*, Brazzaville, OMS, 21 p.

ORANA (1990). *Exemples de matériels éducatifs pour la lutte contre les maladies diarrhéiques en Afrique* PRITECH, Dakar.

PALES, L. (1949a). Rapport de la Délégation de l'AOF à la Conférence Interafricaine sur l'Alimentation et la Nutrition, Dschang Cameroun.

PALES, L. (1949b). *Etude comparative de la structure moyenne par classes d'âge des écoliers à Dakar*. Communication de la CIAN, Dschang.

PALES, L. (1949c). *L'inventaire des aliments de l'Homme en AOF*, Communication à la CIAN de Dschang.

PALES, L. (1949d). *Sur la conservation des produits alimentaires en AOF. Les Contenants indigènes de réserves*. Communication CIAN Dscahang.

PALES, L. (1947) « Vitamines PP dans le foie d'adultes normaux et atteints de la cirrhose dans le foie du fœtus », *Bulletin médical de l'AOF* TI Fasc I 4e année 1947, 1er trimestre p. 59-60.

PALES, L. (1942). « Le rôle primordial du médecin dans la colonisation française ». Conférence faite à Marseille le 26 mai 1942. La Quinzaine Impériale, *Médecine Tropicale*, 2, 7, p. 654-660, p. 658.

PASSA, P. (1935). « Maternités et protection de l'enfance au Sénégal en 1934 ». *Ann. méd. Pharm. colon.*, 33 : 1056-1062.

PATENOSTRE Dr 1925, « Notes sur la médecine et l'obstétrique indigènes en AO F », *AMPC*, Tome XXIII, p.332-340

PAUL-PONT Ika & FLIS F (éds.), 1959). *Le bien-être de l'enfant en Afrique au Sud du Sahara*. Colloque de Lagos (Nigéria) 25-31 mars1959 CIE/CCTA sous la présidence de Robert DEBRÉ. Paris : CIE, 186 p.

PELLEGRIN, M. 1970, *L'accouchement en milieu rural traditionnel au Sénégal : Regards sur le passé et perspectives d'avenir*, Dakar, CESSI, 128 p.

PELLETIER, J. G. (1993). Les malnutritions sévères, approche globale, *in* : *L'Enfant en Milieu Tropical*, CIE, p 208-209.

PEYROT, Dr (1905). « Us, coutumes, médecine des Bambaras », *AHMC*, Tome VIII, p. 456-473.

PIERCHON, E. (1952). *Contribution à l'étude du kwashiorkor dans la presqu'île du Cap Vert. Essais thérapeutiques*. Bordeaux : Impr. Deniaud.

PILLE, G. (1958). *Le contrôle du traitement du kwashiorkor au laboratoire de biochimie clinique. Importance des facteurs électrolytiques*. Dakar : ORANA. Paris : Impr. Malochet.

PILLE, G. (1952). « Considérations pharmacologiques sur les antipaludiques de synthèse », *Médecine Tropicale*, n° 6.

PILLE, G., PALANCADE, Mme P., LUNVEN, J. (1958). « Les électrolytiques dans le traitement du kwashiorkor (potassium, magnésium et phosphates) ». *Bull. méd. AOF*, (n.s.), 3, 1 : 41-46.

PILLE, G., SÉNÉCAL, J., DUPIN, J., PALANCADE, P. (1956). « Les échanges électrolytiques au cours de la répartition azotée dans le kwashiorkor ». *Bull. méd. AOF*, (n.s.), 1, 3 : 233-235.

PLAGNOL, H. (avec collab. techn. Mlle MALLET) (1958). « Protidémies et syphilis chez les mères et les nouveau-nés africains à Dakar ». *Bull. méd. AOF*, (n.s.), 3, 4 : 399-414.

PLATT, B. S. (1954). « Some Nutritional Implications of the Mother-Infant Interrelationship», *in* : *Malnutrition in African Mothers, Infants and Young Children*. London : HMSO, p. 285-289.

QUERE, M. A. *et al.* (1967). « L'endémie trachomateuse en milieu rural au Sénégal (à propos d'une enquête effectuée à l'école de Khombole en 1965-1966) », *in* : *Conditions de vie de l'enfant en milieu rural en Afrique*, CIE, Réunions et Conférences XIV, Dakar 1967.

RABA, A. (1957). *Enquête clinique nutritionnelle dans la région de Khombole*. Dakar, ORANA.

RABAIN, J. (1994). *L'enfant du lignage du sevrage à la classe d'âge chez les wolofs du Sénégal*. Rivages, Paris : Payot.

RABAIN, J. (1965). « L'enfant Nitku bon : un tableau psychopathologique traditionnel chez les wolofs et lébous », *Psycho afric.*, n°3.

RABAIN, J. (1967). « Modes fondement des relations chez l'enfant wolof, du sevrage à l'intégration dans la classe d'âge ». *L'Enfant en milieu tropic.*, n°40-41.

RÉGIS, Mme (1934). « La protection de la Maternité et de l'Enfance aux Colonies ». *Mouv. sanit.*, 11, 125 : 456-459.

RAIMBAULT, A. M. (1977). « Alimentation, nutrition, santé et développement ». *In* : *L'enfant en milieu tropical,* n°107, p 3-57.

RAQUET, J. (1956). *Contribution à l'étude du problème de l'allaitement maternel en Afrique*. Travail de l'Ecole Préparatoire de Méd. & Pharm. de l'IHE de Dakar (clinique méd. infantile Prof. J. SÉNÉCAL). Marseille : éd. Leconte.

RANCON, Dr. (1886). *Dysenteries endémiques des pays chauds et notamment au Sénégal*. Lyon.

RAOULT, A. (1956). Plan de lutte contre la malnutrition en AOF, ORANA, Dakar.

RAOULT, A. (1950). Le béribéri, état du problème. *Médecine Tropicale,* n° 5, p. 737-811.

RAOULT, A. (1952). « Clinical Aspects of Kwashiorkor in French West Africa/ Aspects cliniques du kwashiorkor en A.O.F », in : *Malnutrition in African Mothers, Infants and Young Children*. London : HMSO, p. 37-44.

RAOULT, A. (1956). *Répartition géographique et incidence du kwashiorkor en A.O.F.* Dakar : ORANA, Communication à la 3e Conf. interafricaine sur la Nutrition, CCTA, Luanda.

RAOULT, A. (1956). *Expériences de traitement et prophylaxie du Kwashiorkor en Afrique Noire*. Dakar : ORANA, s.d., 18 p., multigr.

RAOULT, A. (1958). « Aspects de la malnutrition chez le grand enfant en A.O.F. ». *Bull. Soc. Path. exot.*, 51, 5 : 762-792.

RAOULT, A. (1958). « Aspects de la malnutrition chez le grand enfant en A.O.F. Données de la ponction-biopsie hépatique (suite I) ». *Bull. Soc. Path. exot.*, 52, 1 : 97-114.

RAOULT, A. (1959) « Aspects de la malnutrition chez le grand enfant en A.O.F. (données biochimiques). Protéinémie et électrophorèse sérique ». *Bull. Soc. Path. exot.*, 52, 1 : 114-125.

RAOULT, A. & PIERCHON, E. (1952). « Essai d'un traitement du kwashiorkor associant androgènes et cure diététique ». *Bull. méd. AOF*, 9, 2 : 325-340.

RAOULT, A., THOMAS, J., THIERY, G., PERRIN, G. & PERRELLON, G. (1957). « Les parotidoses de malnutrition en A.O.F. ». *Bull. méd. AOF*, (n.s.), 2, 1: 5-72.

RAOULT, A. (1956). *Effets comparatifs d'une campagne antimalarique et d'une supplémentation azotée sur la population infantile d'un canton rural du Sénégal (Mont-Rolland)*. Dakar. (Communic. Conf. Inter Afr. sur la Nutrition, Luanda).

RAQUET, J. (1956). *Contribution à l'étude du problème de l'allaitement maternel en Afrique*. Travail de l'Ecole Préparatoire de Méd. & Pharm. de l'IHE de Dakar (clinique méd. infantile Prof. J. SENECAL). Marseille : éd. Leconte.

RAULT, M. (1924). « Quelques faits relatifs au paludisme ». *Bull. Soc. Path. exot.,* 17, 6 : 503-507.

REGIS, Mme (1934). « La protection de la Maternité et de l'Enfance aux Colonies ». *Mouv. sanit.*, 11, 125 : 456-459.

REY, M. & DIOP, I. M. (1967). « La rougeole en Afrique tropicale ». *G.M. de F.*

RICHET, C. (1933). *L'Alimentation indigène dans les colonies françaises*. Paris, ed. Vigot et Frères.

RICHET, C. (1958). « Contribution quotidienne des S.G.H.M.P. de l'Afrique Française Noire à l'exercice de la PMI ». *Bulletin médical de l'AOF*, numéro spécial, volume 3, Dakar.

RIGOLLETT, L. (1922). *Evolution de l'assistance médicale en Afrique Occidentale Française, Agence économique de l'AOF*.

RIGOLLETT, L. (1924). « L'organisation des services d'hygiène et d'assistance en Afrique Occidentale Française », *Bull. OIHP*, 16, 7, p. 882-894.

ROBIN, C., BROCHEN, L. (1946) « Le paludisme à Dakar ». *Médecine Tropical*, n° 1, p. 52-62, p. 52.

ROBIN, C. (1948). « Contribution à l'étude du tétanos à Dakar. », *Bulletin Médical de l'AOF*, Tome V, F 1.

ROOSEN, E. (1967). *Image africaine de la mère et de l'enfant.*

ROSSY, A. (1938). *Pratique de la sage-femme indigène*, Gouv. gén. de l'AOF.

SAID, G. *et alii* (1959). « Etude des anticorps neutralisant les virus de la poliomyélite chez trois groupes d'enfants africains de la région de Dakar ». *Bull. Soc. Méd. Afr. N.* 1959, vol. IV, n° 2, p. 143-153.

SALAÜN, H. (1951). *Etude d'un syndrome de dénutrition de l'enfant noir. Le Kwashiorkor*. Etampes : Impr. La Semeuse.

SALL, G. *et alii* (1999). « Etat nutritionnel des femmes et des enfants dans la communauté rurale de Mpal (District de Saint-Louis – Sénégal) », *in* : *Médecine d'Afrique Noire* : 1999, 46 (11), p. 520-525.

SALL, G. « Nutrition et croissance », *in* : *Vie et Santé*, nN°3, avril 1990, p 12-14.

SALLERAS, B. (1980). *La politique sanitaire de la France à Dakar de 1900 à 1920*. Paris, Université de Paris X, 1980, 168 p. (Mémoire de Maîtrise).

SALLERAS, B. (1982). *Les auxiliaires indigènes de la santé au Sénégal au début du XXe siècle : la formation d'une élite coloniale*. Diplôme d'Etudes Approfondies Paris, EHESS.

SALLERAS, B. (1984). *La peste à Dakar en 1914 : Médina ou les enjeux complexes d'une politique sanitaire*. Thèse de 3e cycle, Paris, EHESS.

SALEM, G. & JEANNES, E. (eds), (1989). *Urbanisation et santé dans le tiers monde Transition épidémiologique, changement social et soins de santé primaires*. Paris, ORSTOM : 505-514.

SANKALE, M. (1969). *Médecins et action sanitaire en Afrique Noire*. Présence Afr., Paris.

SANKALE, M. & *al.* (1966). « le problème de la formation des cadres médicaux professionnels au Sénégal », *in* : *Bulletin de la Société Médicale d'Afrique Noire de la Langue Française*, n° 4.

SANKALE, M. & PENE, P. (1959). « La protection de la mère, de l'enfant et de l'adolescent ». *Méd. Afr. N.*, 6, 12 : 287-293, (n° sp. : Problèmes de santé publique au Sénégal).

SANKALE, M., PAYET, M. (1968). *Epidémie et prophylaxie des endémies dominantes en Afrique Noire*. Préface de F. Blanc, Masson et Cie.

SANKALE, M. & PENE, P. (1959). « Etudes démographiques ». *Méd. Afr. N.*, 6, 12, p. 267-277, (n° sp.).

SANKALE, M. & PENE, P. (1959). « Les problèmes sanitaires ruraux ». *Méd. Afr. N.*, 6, 12, (n° sp.), p. 295-300.

SANKALE, M., PEN, P. (1960). *Médecine sociale au Sénégal*. Afrique Documents.

SANKALE, M. & PENE, P. (1959). « La protection de la mère, de l'enfant et de l'adolescent ». *Méd. Afr. N.*, 6, 12 : 287-293 (n° sp) : Problèmes de santé publique au Sénégal.

SANKALE, M. (1967). « *Alimentation et pathologie nutritionnelle dans les pays sous-développés* ». *Revue Tiers Monde*, n°31 juillet-septembre 1967.

SANTARELLI, P. (1922). « Notes sur le paludisme à Dakar ». *Bull. Soc. Path. exot.*, 14, 6 : 515-516.

SANNER, L. (1954). « La tuberculose », in Tâches et problèmes de la santé publique en AOF, N° Spécial, *Bulletin Médical de l'AOF*, novembre 1954.

SANNER, L. & HABAY, J. (1952). « L'organisation de la santé publique dans une fédération de la France d'Outre-mer ». *Semaine médicale*, n°40, novembre 1952.

SASPORTAS, L. (1930). « La lutte antivénérienne aux colonies ». *Presse méd.*, 74 : 1249.

SATGE, P. (1965). « Etude d'une épidémie de rougeole en milieu rural du Sénégal ». *Médecine d'Afrique noire*, n° 3, p. 86.

SATGE, P. (1966). « Les conditions de vie de l'enfant dakarois : problèmes et esquisses de solution » *Carnets de l'enfance;* n°5, p. 233-262.

SECK, B., CANTRELLE, P., NIANG, I., BOUTHREUIL, E. & SATGE, P. (1969). « A propos de problèmes de l'enfance entre 0 et 5ans dans un faubourg de Dakar ». *Bul de la Soc Méd d'Afrique noire de langue française*, volume 9.

SENE, M., *Epidémies et politiques sanitaires au Sénégal, 1920-1960*. FLSH, Département d'Histoire, UCAD.

SENECAL, J. & D'ANELLA, M. (1953). « Données démographiques recueillies à la Maternité Africaine de Dakar ». *Bull. Mém. Ecole Méd. Pharm. Dakar*, 1.

SENECAL, J. (1959). « Problèmes de santé publique au Sénégal ». *Méd. D'Afr. Noire*, n° 11, p. 259-265, n°12, p. 287-295.

SENECAL, J. (1972). « La protection de la femme enceinte, l'enfant en milieu tropical ». N° 84, p.3-14,19.

SENECAL, J., BOIRON, H. (1953). « Le problème de la tuberculose en AOF », *in* : *Les problèmes de l'enfance dans les pays tropicaux de l'Afrique*. Colloque Organisé par le Centre International de l'Enfance, Brazzaville 8-12 décembre 1952, CIE, Réunions et Conférences.

SENECAL, J., BOIRON, H. (1952). « La tuberculose chez l'enfant africain à l'Hôpital Central Indigène de Dakar », *in* : *Les problèmes de l'enfance dans les pays tropicaux de l'Afrique*. Colloque organisé par le Centre International de L'Enfance, Brazzaville 8-12 décembre 1952, CIE, Réunions et Conférences.

SENECAL, J., BOIRON, H. (1952). « L'endémie tuberculeuse chez l'enfant africain ». CIE (éd.). *Les problèmes de l'enfance dans les pays tropicaux de l'Afrique. (Brazzaville, 8-13 déc. 1952*). Paris : CIE (Réunions et Conférences, IV), p. 190-199.

SENECAL, J., & LARIVIERE, M. (1957). « Fréquences des différentes formes de plasmodiums rencontrés chez l'enfant africain à Dakar ». *Bull. méd. AOF,* 2, 2 : 248-251.

SENECAL, J., LARIVIERE, M., COUTURIER, P. & PANIS, J. (1959). « Paludisme et néphropathie ». *Bull. Soc. méd. Afr. N. Lang.* fr., 4, 4 : 406-411.

SENECAL, J. (1978). *Interprétation de 3 enquêtes alimentaires faites au Sénégal*. Dakar, ORANA.

SENECAL, J. (1971). « Les besoins nutritionnels de l'enfant au cours des années », *in* : *Les Carnets de l'Enfance*, n°5 juillet-sept 1971, p. 58-71.

SENECAL, J et Aubry (L), "Etude des malnutrition frustes chez l'enfant africain de Dakar" in *Bull Méd de l'AOF*, III, N°1 : 3-19, 1968.

SENECAL, J. « L'enfant d'âge préscolaire : éducation sanitaire et nutritionnelle », *Les Carnets de l'Enfance*, n°16 octobre-décembre 1971, p. 5-14.

SENECAL, J. (1979). *Enquête nutritionnelle Sénégal*. Dakar, ORANA.

SENECAL, J., DUPIN, H. & SOUVESTRE, R. (1954). « Le diagnostic précoce de la syphilis congénitale ». *Bull. Mém. Ecole Méd. Dakar*, 10 : 251-257.

SÉNÉCAL, J. & SOUVESTRE, R. (1952-1953). « A propos du diagnostic de la syphilis congénitale chez le nourrisson africain ». *Bull. Mém. Ecole Méd. Dakar*, 1 : 113-117.

SÉNÉCAL, J., TRAPET, G. & SOUVESTRE, R. (1953). « Etude de la sérologie dans la syphilis congénitale en Afrique ». *Sem. Hôp.*, 29, 64 : 3263-3270.

SENECAL, J., LARIVIERE, M. & DUPIN, H. (1958). « Les parasitoses intestinales chez l'enfant à Dakar ». *Algérie méd.,* 62, 8 : 849-853.

SENECAL, J. (1960). « Place des diarrhées en pathologie infantile », *Journées Africaines de Pédiatrie*, Avril 1960.

SENECAL, J. (1958). « Structure de Santé publique et place des Services de la Protection de la mère et de l'enfant ». *Bulletin Médical de l'AOF,* Numéro spécial, Volume III, Journées médico-sociales de Dakar 28, 29, 20 octobre 1957.

SENECAL, J., LARIVIERE, M., DUPIN, H., FALADIE, S., HOCKET, P. & COLY, F. (1961). « Résultats d'une enquête sur l'état de santé des enfants dans l'arrondissement de Khombole », *in* : *Bulletin médical de l'AOF*, vol 6, n° 2, p 195-224.

SÉNÉCAL, J. (1957). « Kwashiorkor ». *Encycl. Méd. Chir., Foie.*

SÉNÉCAL, J. (1957). « Traitement et prévention du kwashiorkor ». *Bull. Ecole Méd. Dakar*, 5 : 121-147.

SÉNÉCAL, J. & AUBRY, Mme L. (1958). « Etude des malnutritions frustes chez l'enfant africain de Dakar. Signes cliniques, biologiques, anatomo-pathologiques. Essais d'alimentation complémentaire ». *Bull. méd. AOF*, (n.s.), 3, 1 : 9-25.

SÉNÉCAL J., AUBRY, Mme L., DUPIN, H., DAVIN, R. & DARRASSE, Mme F. (1956). « Renseignements tirés de l'électrophorèse du sérum sanguin chez l'enfant africain normal et atteint de kwashiorkor ». *Bull. méd. AOF*, (n.s.), 1, 2 : 148-157.

SÉNÉCAL, J., CAMAIN, R. & HOUSSIAUX, J. P. (1953). « Etude anatomo-pathologique de 64 cas de malnutrition chez l'enfant africain (kwashiorkor) ». *Sem. Hôp.*, 29, 64 : 3251-3263.

SENECAL, J. (1958). « Le centre rural de protection familiale de Khombole ». *Bull. méd. AOF,* (n.s.), 3, n° sp. : 7-11 (Journées médico-sociales de Dakar, 28-29-30 octobre 1957).

SÉNÉCAL, J. & FAGET Mlle M. 1956, "Protection maternelle et infantile et nutrition. Réalisations pratiques." *Bull. Ecole Méd. Dakar*, 4 : 121-

SÉNÉCAL J., PILLE, G., SAYERSE, Ch. & OSPITAL, M. T. (1955). « Examen du lait de femme africaine. Mise au point de la technique ». *Bull. Ec Méd. Dakar*, 3 : 91-98.

SÉNÉCAL, J., CÉSAIRE, G., RAQUET, Mme & DUPIN, H. (1957). « Etude chromatographique du sérum et des urines dans le kwashiorkor (note préliminaire) ». *Bull. méd. AOF*, (n. s.), 2, 1 : 342-348.

SÉNÉCAL, J. & DUPIN, H. (1956). « Le foie et le pancréas dans le kwashiorkor ». *Rev. intern. Hépatol.*, 6, 2 : 189-244.

SÉNÉCAL, J.ean & HOUSSIAUX, J.-P. (1952-1953). « Syndromes malnutritionnels chez l'enfant africain ». *Bull. Mém. Ecole Méd. Pharm.Dakar*,1 : 119-125.

SÉNÉCAL, J., PILLE, G., DUPIN, H., SAYERSE, CH., OSPITAL, M. T. (1955). « Etude des bilans azotés dans le kwashiorkor ». *Bull. Mém. Ecole Méd. Dakar*, 3 : 85-90. *Bull. méd. AOF*, (n.s.), 1, 2 : 175-179.

SÉNÉCAL, J., PILLE, G., VUYLSTEKE, J., DUPIN, H. & AUBRY, Mme L. (1957). « Résultats fournis par l'amylasémie dans les états de malnutrition ». *Bull. méd. AOF,* (n.s.), 2, 1 : 140-144.

SENECAL, J., RAOULT, A., PILLE, G., DUPIN, H. & SAYERSE, Ch. (1955). « Traitement des malnutritions protidiques chez l'Africain. Le problème de l'alimentation complémentaire », *in* : Journées Médicales de France et de l'Union Française. Strasbourg, 16-20 juin. Rapports T. I. Colombes, *La Clinique*, p. 73-79.

SÉNÉCAL, J., ROULLIER, CH., CAMAIN, R. & DUPIN, H. (1958). « Etude des lésions hépatiques du Kwashiorkor par la microscopie électronique ». *Bull. méd. AOF*, (n.s.), 3, 4 : 480-483

SÉNÉCAL, J., TOURY, J., LE MONZE, M. & CAMAIN, R. (1954). « Deux cas de fibrose kystique du pancréas chez l'enfant africain réalisant le syndrome du kwashiorkor ». *Bull. méd. AOF*, 2, 11 : 95-99.

SÉNÉCAL, J. (1958). « Les diarrhées infantiles en A.O.F.». *Bull. Mém. Ecole Méd. Dakar,* 6 : 68-85 ; 1959, *Bull. OMS*, 21, 3 : 321-336.

SÉNÉCAL, J. (1960). « Place des diarrhées en pathologie infantile ». *Journées africaines de pédiatrie*. (Dakar, avril 1960). Paris : CIE, p. 129-137.

SÉNÉCAL, J., AGBESSY, V. & DAN, V. (1960). « Traitement des diarrhées et pratique de la réhydratation en zone tropicale ». *Journées africaines de pédiatrie*. (Dakar, avril 1960). Paris : CIE, p. 242-249.

SÉNÉCAL, J., KERREST, J. & AUBRY, L. (1959). « Enquêtes bactériologiques sur les diarrhées rencontrées à Dakar ». *Bull. Soc. méd. Afr. N; Lang. fr.*, 4, 1 : 81-86.

SENGHOR, G, (1954). L'alimentation du nouveau-né et du nourrisson dans la presqu'île du Cap Vert (Sénégal). Paris, (Th. méd. Paris 1953).

SISSOKO, F. D. (1931). « L'enfant Bambara de Djitoumou, Enquêtes sur l'enfant noir ». *Bulletin de l'Enseignement d l'AOF*, n° 76, juillet-septembre 1931.

SOUVESTRE, R. (1953). A propos du diagnostic de la syphilis congénitale chez le nourrisson Dakarois. Bordeaux : Impr. moderne de Guyenne, (Th. méd. Bordeaux 1952-1953, n° 203).

TABURET, A. « L'alimentation variée et précoce du bébé ». Thiès, 1970, 27 p.

TENDENG, C., SALL, M G., GUIRO, A. T., DOSSOU, N., DONNEN, P., & WADE, S. « Efficacy of iron fortification versus iron supplementation on iron status of anaemic Senegalese children just recovered from severe malnutrition ».

THIAM, K. (1980). *La protection maternelle et infantile à travers les mémoires des étudiants du CESSI de Dakar : promotion de 1968 à 1978*. Thèse de doctorat, Dakar, UCAD, 125 p.

THOMAS, J. (1955). *Les parotidoses nutritionnelles*. Thèse, Bordeaux.

TISSEUIL, J. (1951). « La syphilis tropicale, maladie de l'enfance par contact ». *J. Prat.*, 65/82 : 261-262.

TOURNIER, E. (1931). « Régime alimentaire des populations autochtones et moyens de remédier à la sous-alimentation ». *Hyg. soc.*,4, 66 : 1261-1264.

TOURY, J. « Le baobab, arbre providence de l'Africain ». ORANA, sd.

TOURY, J. (1956). « Notions élémentaires de Nutrition. Diffusé en AOF à l'usage des instituteurs africains ».

TOURY, J. (1958). « Analyse de quelques plantes entrant dans l'alimentation des populations de l'A.O.F.». *Qualitas plantarum et materiae vegetabiles*, 3 : 256-261.

TRAORE, D. (1965). « Médecine et magie africaines ». Paris, *Présence Africaine*.

TREMOLIERE, J. (1950). *Contribution à l'étude de la dégénérence graisseuse du foie chez le jeune enfant noir Kwashiokor*. Paris.

UNESCO (1984). *La nutrition de la mère et du petit enfant.* Collection éducation nutritionnelle, n° 3, Paris.

UNICEF (1990). *Stratégie visant à améliorer la nutrition des enfants et des femmes dans les pays en développement*. New York.

Union Internationale contre la Tuberculose, 1955. « La Tuberculose en Afrique », Résumé du Procès-verbal d'une réunion qui s'est tenue à Paris les 4-5/07/1955.

VALENTIN, S. (1973). « Remarques sur les actions en faveur de l'enfant de 3 à 6 ans : l'exemple du Sénégal », *in* : *Les Carnets de l'Enfance*, n° 21, p 51-62.

VAN DAM BE (1965). *Rapport du gouvernement du Sénégal sur le programme d'alimentation scolaire et d'éducation alimentaire et nutritionnelle*. Rome, FAO.

VANHAEVERBEKE, A. (1970). *Rémunération du travail et commerce extérieur. Essor d'une économie paysanne exportatrice et terme de l'échange des producteurs d'arachide du Sénégal*. Louvain.

VERDES-LEROUX, J. (1976). « Pouvoir et assistance sociale : cinquante ans de service social », *Actes de la Recherche en Sciences Soc*, vol. 2, n° 2, p. 152-172.

VOLA, J. (1957). « Etablissement de l'index trachomateux dans les écoles primaires de Saint-Louis du Sénégal », *Bul Méd de l'AOF*, vol II, n° 4.

WADE, F. (1960). « Organisation de l'activité en faveur de la mère et de l'enfant au Sénégal ». Journées africaines de pédiatrie. (Dakar, avril 1960). Paris : CIE, p. 121-122.

WADE, S., LEMONNIER, D., ALEXIU, A., BOCQUET, L. (1982). « Effect of early postnatal under – and overnutrition on the development of IgA plasma cells in mouse gut ». *J. Nutr.*, 112: 1047-51.

WADE, S., MAIRE, B., BLEIBERG, F., DARDENNE, M., PARENT, G., LE FRANCOIS, P. & CARLES, C. (1982). « Absence of variation in facteur thymique sérique activity in moderately and severely malnourished Senegalese children ». *Am. J. Clin. Nutr.*, 36 : 1129-33.

WADE, S., PARENT, G., BLEIBERG-DANIEL, F., MAIRE, B., FALL, M., SCHNEIDER, D., LE MOULLAC, B. & DARDENNE, M. (1988). « Thymulin (Zn-FTS) activity in protein-energy malnutrition: new evidence for the interaction between malnutrition and infection on the thymic function ». *Am. J. Clin. Nutr.*, 47 : 305-11.

WADE, S., BEAU, J. P., DIAHAM, B. & LEITE, N. (1992). « Intérêt des laits fermentés chez l'enfant diarrhéique malnutri ». *Cahiers d'études et de recherches francophones : Santé*, 2 : 390-6.

WADE, S., BEAU, J. P., DIAHAM, B. & LEITE, N. (1994). « Dehydration in Kwashiorkor Cases: A Bad Prognosis Factor in Senegal ». J. *Trop. Pediatr.*, 40 : 299-301.

WADE, S., *et al.* (1995). « Serum osteocalcin regulation in Protein-Energy malnourished children ». *Pediatr. Res.*, 37, 5 : 606-610.

WADE, S., *et al.* (1998). « Effect of food processing on iron availability of African pearl millet weaning foods ». *Inter. J. of Food Science and Nutr.*, 49 : 375-381.

WADE, S., *et al.* (2002). « Use of Fourier Transformed infrared spectrophotometer (FTIR) for determination of breastmilk output by deuterium dilution method Among Senegalese women ». *Food and Nutr. Bull.*, 23, (3) : 138-141.

WADE, S., *et al.* (2002). « Stable isotope aided evaluation of Community Nutrition Program: effect of food supplementation schemes on maternal and infant nutritional status ». *Food and Nutr. Bull.*, 23, (3) : 169-173.

WADE, S., *et al.* (2003). « Comparison of the efficacy of a solid ready-to-use food and a liquid, milk-based diet for the rehabilitation of severely malnourished children: a randomised trial ». *Am. J. Clin. Nutr.*, 78, 302-307.

WADE, S., *et al.* (2003). « Nutritional status of preschool Senegalese children: long term effects of early severe malnutrition ». *Br. J. Nutr*, 90, 1123-1132.

WADE, S., BLEIBERG-DANIEL, F., LE MOULLAC, B., GOUACHE, P., BIOU, D., GAUTHIER, F. & LEMONNIER, D. (1986). « Influence du sexe, de l'âge, du jeune et du niveau des ingesta-protéiques et/ou énergétiques sur le taux plasmatique de préalbumine (TBPA) chez le rat ». In : *Les malnutritions dans les Pays du Tiers-Monde*, Ed. D. LEMONNIER, Y.INGENBLEEK, Vol. 136, Série Coll. INSERM, p. 221-7.

WADE, S., BLEIBERG-DANIEL, F. (1989). « Intérêt du dosage de la transthyrétine et des protéines de la réaction inflammatoire dans l'évaluation de la malnutrition protéino-énergétique (MPE) modérée ». *In* : *Les carences nutritionnelles dans les PVD*, Ed. KARTHALA-ACCT, Paris, p. 106-13.

WADE, S., *et al.* (1989). « Disponibilité des denrées alimentaires et mode de consommation en milieu rural sénégalais : cas de Khombole ». *In* : *Les carences nutritionnelles dans les PVD*, Ed. KARTHALA-ACCT, Paris, p. 53742.

WADE, S. (2000). « Food and Nutrition Security in the Sahel ». *In* : Food Needs of the Developing World in the Early Twenty-First Century, Ed. Pontificiae Academiae Scientiarum Scripta Varia, Vol. 97, p. 91-101.

WADE, S., DIAHAM, B. (2000). « Utilisation de la bouillie à base de maïs dans les foyers du projet de nutrition communautaire du Sénégal ». Rapport pour le PAM.

WADE, S., CISSE, A. S. (2003). *Evaluation du Projet de Nutrition Communautaire (PNC) du Sénégal au niveau des femmes bénéficiaires : Etude de la composition corporelle et de la production lactée à l'aide d'isotopes stables*. Rapport AIEA SEN 7003.

WADE, S. (2005). *Mesure de l'impact du déparasitage, de la supplémentation en fer et micronutriments sur le statut anémique et nutritionnel d'élèves sénégalais d'âge pré-pubertaire*.

WADE, S., LEMONNIER, D. (1900). *La recherche en nutrition : quelles équipes conjointes pour quels projets prioritaires?* IFDA Dossier N°-75/76.

WADE, S., DIOP, EI. *Prise en charge de la malnutrition sévère de l'enfant : utilisation d'un aliment solide équivalent au F100 de l'OMS*. 40e anniversaire de l'Institut de Technologie Alimentaire (ITA), 1-3 décembre 2003. Dakar, Sénégal.

WADE, S. « La pâte d'arachide dans la récupération nutritionnelle ». International Atomic Energy Agency. Research coordination meeting on "assessment of total energy expenditure and body composition", 29 March-2 April 2004. Vienna, Austria.

WADE, S. « National nutrition problems and priorities in Senegal ». 18e International Congress of Nutrition, 18-23 septemb. 2005, Durban (Af du Sud)

WADE, S., CISSE, As., DOSSOU, N., BLUCK, L., COWARD, A. W. « Breast milk output and displacement in early infancy ».

WADE, S., GUIRO, A. T. (2000). « Food and Nutrition Security in the Sahel: Current Situation and Policy Implication for the future ».

WADE, S., GUIRO, A. T. (2003). « The importance of high-level training nutrition scientists in Sub-Saharan Africa ». In : *Modern Aspect of Nutrition-Present knowledge and Future Perspectives*, Ed. S; Karger, pp136-38.

ZEMPLENI, A. (1985). *Causes, origines et agents de la maladie chez les peuples sans écriture*. Paris, Société d'ethnographie de Paris.

ZEMPLENI, A. (1988). « Entre "sickness" et "illness" : de la socialisation à l'individualisation de la "maladie" », *Social Science and Medicine*, XXVII, 11, p. 1171-1182.

ZEMPLENI, A. (1985). « Du dedans au dehors : transformation de la possession-maladie en possession rituelle », *International Journal of Psychology*, XX, 4-5, p. 663-679.

ZEMPLENI, A. (1982). « Anciens et nouveaux usages sociaux de la maladie en Afrique », *Arch. de sciences sociales des religions*, LIV, 1, p. 5-19.

ZEMPLENI, A., RABAIN J. (1965). « L'enfant Nit Ku Bon : un tableau psychopathologique traditionnel chez les Wolof et Lebou du Sénégal » *Psychopathologie africaine*, , I, 3, p. 329-441.

ZEMPLENI-RABAIN, J. (1970). « L'enfant Wolof de 2 à 5 ans ». *RN I HM* N°10 -11, p 785-798.

ZEMPLENI-RABAIN, J. (1968). « L'aliment et la stratégie de l'apprentissage de l'échange avec les frères chez l'enfant wolof », in : *Psychopathologie Africaine*. Vol. IV, n° 2, p. 297-318.

b) Sources secondaires

ANONYME (1941). « Les maladies endémo-épidémiques observées dans les colonies françaises et les territoires sous mandat pendant l'année 1939 ». *Méd. Trop.*, n° 6.

ANONYME (1925). Instruction pratique pour la lutte contre le paludisme (adoptée par la Société de Pathologie Exotique dans sa séance du 11 mars 1925), *AMPC* Tome XXIII.

ANTARELLI, P. (1922). « Notes sur le paludisme à Dakar ». *Bull. Soc. Path. exot.*, 14, 6 : 515-516.

ANTOINE, P., BÂ, A. (1995). « Mortalité et santé dans les villes africaines », *in* : *Afrique contemporaine*, N° spécial, 4e trimestre.

BATHILY, A. (1989). Les portes de l'or. *Le royaume du Galam (Sénégal) de l'ère musulmane au temps des négriers (VIIIe-XVIIIe siècle)*. L'Harmattan, Paris.

BAUJEAN, Dr. (1920). « Un cas de parasitisme multiple par *tænia saginata* ». *Bull. Soc. méd.chir. fr. Ouest afr*, 14 : 52-54.

BAYLET, R. (1968). « L'infection à adénovirus - Etudes sériépidémiologiques », *Bull Soc Path Exot.* 61, 4, 564.

BECKER, C. (1993). « L'apparition du sida et la gestion des épidémies du passé au Sénégal ». Communication à l'atelier *Les sciences sociales face au sida en Afrique. Cas africain autour de l'exemple ivoirien*. Bingerville, 15-17 mars 1993, IRD, Dakar.

BERG, A. (1987). *Malnutrition, What can be done ? Lesson from the Word Bank experience*, John Hopkins University Press, Baltimore.

BERGERET, Ch. (1951). « Note sur l'intérêt de la recherche des hématozoaires dans la moëlle osseuse ». *Bull. méd. AOF.*

BERGERET, Ch. (1947). « Quelques réflexions sur l'ankylostomiase ». *Bull. méd. AOF*, 4, 2 :159-166.

BERNARD-DUQUENET, N. (1982). *Le Sénégal et le Front Populaire*. Paris, Karthala.

BOLTANSKY, L. (1969). *Prime, Education et Morale de Classe.* C.S.E. Mouton. Paris.

BERTE, M. & LINHARD, J. (1957). « A propos du « problème sérologique » de la syphilis en milieu africain ». *Bull. Soc. Path. exot.*, 50, 5 : 728-735.

BLANCHARD, (1931). « Le parasitisme intestinal ». *Hyg. soc.*, 65 : 1243-1247.

BLONDIN, P., ADVIER, M. & RIVOALEN, A. (1935). « Sur deux cas d'endocardites gonococciques ». *Bull. Soc. Path. exot.*, 28, 3 : 234-235.

BOILAT, A. D. (1984). *Esquisses sénégalaises*. Karthala.

BONNEUIL, C. (1997). *Mettre en ordre et discipliner les Tropiques : les sciences du végétal dans l'empire français, 1870-1940.* Thèse de Doctorat d'Histoire des Sciences, Université Paris VII.

BOUTEILLER, S. (1966). *Médecine populaire d'hier et d'aujourd'hui*. Paris, Larose.

BOYCE, Sir R. W. (1909). *Mosquito or man ? The conquest of the tropical world.* London, John Hurray, IX.

BRAUDEL, F. (1977-1978). *Civilisation matérielle, économie, capitalisme. Les structures du quotidien*, A. Colin.

CAMPAL, A. (1981). *L'évolution de la population de Dakar de 1955 à 1976*. Mise au point Dakar, Université de Dakar, mémoire de maîtrise.

CANTRELLE, P. (1965). *Observation démographique répétée en milieu rural au Sénégal, méthode et premiers résultats*. Belgrade ONU.

CANTRELLE, P. (1964). *Calcul des taux bruts de natalité et de mortalité à partir d'observation démographiques répétées dans une zone pilote Dakar Centre* ORSTOM.

CANTRELLE, P. (1964). *L'Etat Civil et les autres sources de renseignements sur l'évolution démographique au Sénégal*. Rapport de fin de mission Nations Unies, Dakar, mai 1964.

CANTRELLE, P. (1969). « Orientation de la recherche démographique du Sénégal », *in* : *Cahiers ORSTOM,* série Sciences humaines, vol VI, n° 4, p. 3-10.

CASTETS, M. (1958). « La sérologie de la syphilis chez les Africains de Dakar ». *Bull. méd. AOF*, (n.s.), 3, 4 : 381-398.

CASTETS, M. (1958). *Sérologie de la syphilis et protidémie chez les Africains de Dakar*. Paris, Libr. Arnette.

CAVALADE, C. (1941). « Eléments d'enquêtes démographiques dans la subdivision de Ségou », *Médecine Tropicale*, n° 5.

CAZANOVE, (1930). « Essai de démographie des colonies françaises », *Bulletin Officiel d'Hygiène Publique,* août 1930.

CHAMBAS, G. (1991). *Politique d'éducation et de santé face à l'ajustement : le cas du Sénégal Communication au Colloque Etat et Société au Sénégal : crises et dynamiques sociales.* Bordeaux.

CHARBIT, Y., NDIAYE, S. (1994). *La population du Sénégal*. Paris, DPS/CEPAA.

CHARMOT, G. & LE HÉNAND, F. (1952). « Dix observations d'amibiase hépatique traitée par la terramycine ». *Bull. méd. AOF*., 9, 2 : 259-269.

CHARMOT, G., LE HENAND, F. & GIUDICELLI, P. (1953). « Traitement de l'amibiase intestinale aiguë en A.O.F. par le Bis (P. Arsenophénylamino)-1,2, Ethane ». *Bull. méd. AOF*, 10, 1 : 41-43.

CHARMOT, G., LE HENAND F., MATHIEU P., SYLLA & OUEDRAOGO ,Y. (1952) « Premiers résultats du traitement de l'amibiase intestinale aiguë en A.O.F. par le 4482 R.P. ». *Bull. méd. AOF*, 9, 1 : 97-101.

CHARMOT, G., KOERBER, R. & GIUDICELLI, P. (1953). « Notes sur les maladies présumées à virus neurotropes », *in* : Centre international de l'Enfance (éd.). *Les problèmes de l'enfance dans les pays tropicaux d'Afrique*. Brazzaville, déc. 1952. Paris : CIE (Colloques et conférences), p. 228-232.

CLERC, S. & BERGERET, Ch. (1947). « Quelques observations d'aspects chirurgicaux de l'amibiase intestinale ». *Bull. méd. AOF*, 4, 4 : 415-420.

CURTIN, P., *et al.* (1978). *African History*, Londres, Longmann.

CURTIN, P. (1983). « Nutrition in African History ». *Journal of Interdisciplinary History*, n° 2, Hunger and History : The impact of changing Food Production and Consumption Patterns on Society, p. 371-382.

CUSSET & GUEYE, S. (1934). « Note clinique à propos d'un adéno-phlegmon chez un vénérien, dans une région à endémicité pesteuse ». *Bull. Soc. Path. exot.*27, 1 : 99-100.

DELAHOUSSE, J., PAILLET, R. & LEPROUX, Ph. (1959). « Hémorragie surrénale et amibiase colique grave. (A propos d'une observation anatomo-clinique) ». *Bull. Soc. méd. Afr. N. lang. fr.*, 4, 2 : 203-207.

DENIS, P. (2006). « Pour une histoire sociale du sida en Afrique subsaharienne »,

DENIS, P., BECKEr, C., s/d. *L'épidémie du sida en Afrique subsaharienne.* Karthala.

DIOP, I. L. (1980). *Etude de la mortalité à Saint-Louis du Sénégal à partir des données d'état civil.* Thèse de doctorat. Université Paris I.

DUDON, J.-Ch. (1869). *Notes et observations sur les affections paludéennes à la côte occidentale d'Afrique.* Paris, A. Parent.

DOUE, A. (1872). *Identité de la nature des fièvres observées à la côteoccidentale d'Afrique. Du sulfate de quinine comme méthode préventive.* Montpellier, Impr. L. Cristin & Cie

DURIEUX, C. & SALL, M. (1929). « Nouvelles recherches sur l'index du paludisme à Dakar durant la saison fraîche ». *Bull. Soc. Path. exot.*, 22,7 : 618-622.

DURIEUX, C. & TANGUY, F. (1949). « Recherches sur les propriétés thérapeutiques de la conessine (alcaloïde de l'*Holarrhena Africana*) ». Rapport Inst. Pasteur AOF, Dakar, GIA, p. 67-72.

DURIEUX, C., TRÉNOUS, J. & TANGUY, F. (1947). « Recherches sur les propriétés thérapeutiques de la conessine (alcaloïde de l'*Holarrhena africana*). Essais préliminaires dans le traitement du paludisme et de l'amibiase intestinale. L'émétine sera-t-elle détrônée par la conessine ? » *Bull. méd. AOF*, 4, 4 : 345350. 1948, *Méd. trop.*, 8, 1 : 7-11.

DIAW, A. B. (1991). *Les stratégies de survie des jeunes et enfants de la rue (approche psychosociologique).* Mémoire maîtrise philosophie, UCAD, FLSH.

DIOP, A. B. (1965). *Société Toucouleur et immigration, enquête sur l'immigration toucouleur à Dakar.* IFAN, Dakar.

DOZON, J. P. (1985). « Quand les pastoriens traquaient la maladie du sommeil », *Sciences Sociales et Santé*, Numéro spécial Anthropologie, Sociétés et Santé, vol. III, n° 34, Paris, p. 27-56.

DOZON, J.-P. (1991). « D'un tombeau l'autre », *Cahiers d'Etudes Africaines* XXXI (1-2), 121-122, 1991.

ESCUDIE, A. & ABONNENC, E. (1958). « Sur le comportement de quelques anophèles de la région de Thiès (Sénégal). En zones traitées par les insecticides à effet rémanent ». *Méd. trop*, 18, 2 : 286-303.

ESQUIER, A. (1921). « La formule hémo-leucocytaire dans le paludisme dakarois ». Arch. Méd. nav, 111 : 227-229 ; 1921, *Bull. Soc. Path. exot.*, 14, 1 : 70-72.

ERT, F. (1982). « Emergence et devenir du système de prise en charge de la tuberculose en France entre 1900 et 1940 », *Société de Sciences Médicale.*, vol. 16, p. 2073-2082.

EWSTIFEIEFF (1926). « Traitement du chancre mou et du bubon par les attouchements à l'acide phénique pur, chez les indigènes du Sénégal ». *Bull. Soc. Path. exot.*, 19, 4 : 314-315.

FABRE, J. (1942). « L'œuvre des médecins coloniaux en Afrique Noire », Conférence faite à Montpellier le 30 mai 1942, La Quinzaine Impériale, *Médecine Tropicale.*

FAKAMBI, L. K. (sd.) *Alimentation, nutrition et Agriculture.* (Version française condensée pour l'Afrique de l'Ouest) FAO, Rome.

FAO/OUA (1982). *La Famine en Afrique : Situation, causes, prévention, lutte*. Rome.

FAO (1976). *La situation alimentaire au Sénégal.* Rome.

FONTAINE, Dr. (1898). « Fonctionnement aux colonies des ambulances », *in* : *Annales d'Hygiène et de Médecine Coloniales*, Tome 1.

FOUCALT, M. (1976). *Histoire de la sexualité. 1. La volonté de savoir.* Paris : Gallimard.

FOUCALT, M. (1994). « La technologie politique des individus », *Dits et écrits 1954-1988*. Paris : Gallimard, IV, 1980-1988, 813-828.

FOUCALT, M. (2000). *La naissance de la clinique*. 6e édition, Quadrige, PUF.

GAICEDO, E. (1992). *Essai d'analyse de l'évolution des indicateurs de santé.* Atelier de travail sur l'utilisation des instruments d'aide à la décision pour l'analyse de la formulation des politiques sociales.

GALKINS, P., LARIVIRE, S., MARTIN, F., MORASSE, J. A. (1993). *Mesure du bien-être et de la pauvreté.* Université de Laval Centre Sahel Octobre 1993 (Conférences, 37).

GANN, L. H, DUIGNAN, P. (1968). *Burden of Empire: an Appraisal of Western Colonialism in Africain South of the Sahara*, London, Pall Mall Press.

GARNIER (1888). *Souvenirs médicaux du poste de Sédhiou.* Thèse Montpellier.

GAUD, J. (1953). « Notice épidémiologique sur les bilharzioses », *Médecine Tropicale*, n° 3, p. 320-327.

GERVAIS, R. (1997). « Etat colonial et savoir démographique en AOF, 1904-1960 », *in* : Ch. Becker, S. Mbaye, I. Thioub (s. dir), *AOF, réalités et héritages. Sociétés ouest africaines et ordre colonial, 1895-1960.* D.A.S, p. 961-980.

GILLES, H. M. (1957). « The Development of Malarial Infection in Breast-Fed Gambian Infants ». *Ann. trop. Med. Parasit.*, 51, 1 : 58-62.

GOUGEROT, H. (1946). « Les six traitements principaux d'attaque de la syphilis. Les trois anciens. Les trois nouveaux ». *Le Médecin Libre*, 20e année, n° 6, juin 1946, p. 3-20.

Gouvernement Général, Circonscription de Dakar et Dépendances, Exposition Coloniale de 1931.

GROSFILLEZ (1934). « Les principales maladies transmissibles observées dans les colonies françaises et territoires sous mandat en 1932 », *AMPC*, Tome XXXII.

GUBRY, P. (1956). *Relations population-ressources au Sine Saloum (Sénégal).* Mémoire IDUP, Paris.

GUEYE, M. & DIOUF, P. D. (1989). *Mortalité au Sénégal Communication présentée au séminaire de présentation et de vulgarisation des résultats de l'enquête démographique et de santé de 1986.* Dakar, mars 1989.

GUICHARD, Eugène-Louis-Joseph, (1919). *Le paludisme à bord des navires de guerre « Kléber » et « Dupleix » (Côte occidentale d'Afrique 1916-1917).* Angoulème, Impr. C. Hellmy & Cie.

GUYONNET-DUPERAT & ARNAUD, A., (1858). *Observations sur les fièvres pernicieuses de la côte occidentale d'Afrique recueillies durant une campagne.* Montpellier, Impr. L. Cristin & Cie.

HAMET (1919). « Le paludisme à Dakar ». *Arch. Méd. nav.*, 107 : 40-52.

HAMET (1920). « Le paludisme à Dakar dans le personnel du point d'appui de la Marine ». *Arch. Méd. Pharm. nav.*, 109, 6 : 401-437 ; 110, 1 : 5-33.

HECKENROTH & BERGONIER (1923). « Renseignements démographiques sur Dakar en 1922 », *Bulletin de la Société de Pathologie Exotique*.

HERNAN, Dr. (1931). « Les maladies transmissibles observées dans les colonies Françaises et territoires sous mandat pendant l'année 1928 » *AMPC*, Tome XXIX, p. 5-131.

HOLSTEIN, M. (1949). « L'entomologie médicale », *Bul. Méd. AOF*, No spécial.

HOLSTEIN, M. (1951). « Note sur l'épidémiologie du paludisme en AOF ». *Bull. OMS*, 4 : 463-473.

HUCHARD, G.-L. (1922). « Quelques considérations sur l'emploi du "Trépol" dans le traitement de la syphilis ». *Bull. Soc. Path. exot.*, 15, 5 : 364-369.

IUT (1975). *Etude de budget consommation.* Vol 1 *Les conditions de vie des ménages.* Instruction pratique pour la lutte contre le paludisme (adoptée par la Société de Pathologie Exotique dans sa séance du 11 mars 1925). *AMPC* 1925, Tome XXIII.

JONES, E. S & MCGREGOR, I. A (1954). « Processes in Disease. V. Blood Physiology of Gambian Children infected with *Plasmodium falciparum* ». *Ann. trop. Med. Parasit.*, 48, 1 : 95-101

KERMORGANT, A. (1904). « Les maladies endémiques, épidémiques et contagieuses qui ont régné dans les colonies françaises en 1903 ». *AHMC*, Tome Huitième, p. 424-453. Paris, I.N.

KERMORGANT, A. (1906). « Les maladies endémiques, épidémiques et contagieuses qui ont régné dans les colonies françaises en 1904 ». *AHMC*, Tome XIX, p. 349-377. Paris, I.N.

KERMORGANT, A. (1907). « Les maladies endémiques, épidémiques et contagieuses qui ont régné dans les colonies françaises en 1905 ». *AHMC*, Tome XX, p. 285-312. Paris, I.NP.

KERMORGANT, A. (1903). « Aperçu sur les maladies vénériennes dans les colonies françaises ». *Ann. Hyg. Méd. colon*, 6 : 428-460.

KIEFER, Dr. (1901). « Hôpitaux. Morbidité et mortalité en 1899 », *Annales d'Hygiène et de Médecine Coloniales,* Tome IV.

KUCZYNKI, R. R. (1939). *The Cameroons and Togoland : a Demographic Study*, Londres.

KUCZYNKI, R. R. (1948). *Demographic Survey of the British Colonial Empire*. Vol. 1 *West Africa*, Londres ; vol. II 1949, *South Africa, High Commission Territories, East Africa*, Londres.

LABAIL (1949). « Deux cas de perforation du sigmoïde chez les amibiens ». *Bull. méd. AOF*, 6, 1 : 83-87.

LACAN (1960). *Service de Lutte Antipaludique S.L.A.P. de Thiès*. Rapport d'ensemble depuis sa création. Dakar : 24 p., ronéo. (Fédération du Mali. Rép. du Sénégal. Ministère de la Santé et des Affaires soc.).

LACOMBE, B. (1963). *Fakao (Sénégal) Dépouillement des registres paroissiaux et enquête démographique rétrospective : méthodologie et résultats.* Dakar, ORSTOM.

LAMBERT, L. (1937). « De l'emploi d'une solution de glycocolle comme solvant des arséno-benzènes dans le traitement de la syphilis chez les indigènes du Sénégal ». *Bull. Soc. Path. exot.*, 30, 2 : 131-134.

LAMY, B. & ROUX, J. C. (1969). *Espace et société traditionnelle en zone rurale de colonisation. Etude de géographie régionale, Sénégal*. Dakar ORSTOM.

LANCO, A. (1942). « Le Baobab », *Médecine Tropicale* 2, 9, p. 726-731.

LATHA, M. C. (1979). *Nutrition humaine en Afrique Tropicale*. FAO, Rome.

LATOUR, B. (1984). *Les microbes guerre et paix suivi de Irréductions.* Paris, A-M. Métailié.

LAURE, J. (1983). *Nutrition et population en vue de la planification alimentaire.* Paris : ORSTOM, Collection Initiations Documentations et Développement.

LAVERAN, A. (1905). « Paludisme » et « Trypanosomiase humaine ». in : M. BROUARDEL & A. GILBERT (éds), *Nouveau traité de médecine et de thérapeutique.* Fasc. V., Paris : J. B. Baillière & fils.

LEFEVRE, Dr. (1932). « Les maladies transmissibles observées dans les colonies françaises et territoires sous mandat pendant l'année 1930 », *AMPC*.

LE GALL, P. (1944). « Le paludisme en Afrique Occidentale Française, au Togo et à Madagascar en 1941 ». *Bull. OIHP*, 36, 5/6 : 203-224.

LE GALL, R. (1943). « La parasitose intestinale en Afrique Occidentale Française, au Togo et à Madagascar en 1941 ». *Bull. OIHP*, 35, 1/2 : 35-47.

LE ROUZIC & VOGEL, Dr (1938). « Les maladies transmissibles observées dans les colonies françaises et territoires sous mandat pendant l'année 1936 ». *AMPC*, Tome XXXVI, p. 352-520. Paris, I.N.

LE DENTU, PELTIER, Dr (1936). « Les maladies transmissibles observées dans les colonies françaises et territoires sous mandat pendant l'année 1934 », *AMPC*.

LEDENTU, PELTIER, Dr (1931) « Les maladies transmissibles aux colonies », *Annales de Médecine et de Pharmacie Coloniales*, Tome XXIX, 1931, p. 661-851.

LEGENDRE, J. (1928). « Colonies et Démographie », *AMPC*, Tome XXVI, p. 395-408.

LÉGER, M. & BEDIER, E. (1923). « Le parasitisme intestinal en Afrique Occidentale Française ». *Bull. Com. Et. hist. sci. AOF*, 6, 1 : 74-103.

LEGER, M. (1925). « Le paludisme au Sénégal et en particulier à Dakar ; ses origines, les remèdes possibles ». *Ann. Méd. Pharm. colon*, 23 : 265-278.

LE MOAL (1906). « Etude sur les moustiques en Afrique occidentale française (rôle pathogénique-prophylaxie) ». *Ann. Hyg. Méd. colon*, 9 : 181-219.

LEMONIER, D. & INGENBLEEK, Y. (1991). *Alimentation et nutrition dans les pays en développement*. Paris : Kartala, Collection Economie et Développement.

LESLIE, J. (1989). *Women's work and child nuttrition in the Third World, In Women, Work, and Child Welfare*. Leslie J, Paolisso M (eds) Boulder : Westview Press,

LE ROUZIC, Dr & Dr VOGEL (1938). « Les maladies transmissibles observées dans les colonies françaises et territoires sous mandat pendant l'année 1936 », *AMPC*, Tome XXXVI, p. 352-520. Paris : I.N.

LINHARD, J. & CORREA, P. (1956). « Contribution à l'étude de la maladie hémolytique du nouveau-né chez les Africains de la région de Dakar ». *Bull. méd. AOF*, 1 : 88-91.

LINHARD, J., MAZAUD, R. & MOISSINAC, J. (1957). « Ictère nucléaire par antigène Rhésus à révélation immunologique tardive ». *Bull. méd. AOF*, (n.s.), 2, 1 : 145-149.

MARQUE, Médecin- Colonel (1933). « Les maladies transmissibles observées dans les colonies françaises et territoires sous mandat pendant l'année 1931 ». *AMPC*, Tome XXXI, p. 123-322.

MARTIAL, J. E (1937). « L'alimentation indigène en A.O.F », *Annales de Médecine et de Pharmacie Coloniales*, Tome XXXV-43, p. 648-687.

MARTIN, M, (1953). « Les syndromes anémiques en pratique tropicale ». *Médecine Tropicale*, n° 3, p. 289-303.

MASSIOU, Médecin-Major (1904). « La vaccine à Saint Louis du Sénégal », *Annales d'Hygiène et de Médecine Coloniales*, Tome VII, p. 17-19.

MARTIN, F. (1989). *Analyse de la situation alimentaire du Sénégal à l'aide de l'exercice de modélisation effectuée à l'ISRA*. Québec : Centre Sahel.

MASA/SANAS. *Programme national de nutrition Plan d'action 1991-1996.*

MASSEYEF, R. & DUPIN, H. (1968). « Les insuffisances alimentaires », *in* : SANKALE M., PAYET, M. *Epidémiologie et prophylaxie des endémies dominantes en Afrique Noire*. Masson & Cie, p. 103-129.

MEFP/DPS (1993). *Dimensions sociales de l'ajustement : enquête sur les priorités. Résultats préliminaires*. Dakar.

MERCIER, P. (1966). *Le peuplement du Sénégal.* Dakar DAT.

MCGREGOR, Ian A. (1960). « Demographic effects of malaria with special reference to the stable malaria of Africa ». *West afr. med. J.*, 9, 6 : 260-265.

MARCANDIER, A. (1916). « La résistance globulaire dans quelques cas de paludisme, de fièvre bilieuse hémoglobinurique et de maladie du sommeil ». *Bull. Soc. Path. exot.*, 9, 8 : 647-665.

MISSIROLI, A. (1950). « Le contrôle des insectes de la maison et de l'homme », *Médecine. Tropicale*, n° 1.

MOREAU, G. (1925). « Epidémie de paludisme sur un navire ». *Bull. Soc. Path. exot.*, 18, 2 : 218-220.

MOORE, M. (1990). *Behavioral determinants of maternal health care choices in developping countries Working.* Paper n° 2, Mother-Care Project, Arlington, Virginia.

MARTORELL, R., HABITCHT, J., YARBROUGH, C., LECHTIG, A. (1976). « Underreporting in fortnightly recall morbidity surveys », *J. Trop Pediatr* ; 22 : 129-34.

MORETTI, G. (1956). « L'alimentation en Afrique Noire », *Tropiques*, n° 32.

NDIAYE, S., DIOUF, P. & AYAD, M. (1992). *Enquête Démographique et de Santé au Sénégal (EDS-II) 1992-93*, Ministère de l'Economie, des Finances et du Plan, Direction de la Prévision et de la Statistique, Division des Statistiques Démographiques, DHS, Macro International Inc. 1994.

NDIAYE, S., SARR, I. & AYAD, M. (1988). *Enquête démographique et de santé au Sénégal 1986*. Columbia, Maryland : Ministère de l'Economie et des Finances et IRD Westinghouse.

OMS (1953). *Quatrième Rapport du Comité des Experts des maladies vénériennes et des tréponématoses*, 1913.

OMS (1983). *Mesure des modifications de l'état nutritionnel*. OMS Genève.

ONABAMIRO, Sanya Dojo (1949). *Why our children die. The Causes and Suggestions for Prevention of Infant Mortality in West Africa. (With a foreword by Lancelot Hogben).* London : Methuen & Co.

NOC, F., HENRY & ESQUIER, A. (1920). « L'anguillule intestinale de l'homme au Sénégal (*Strongyloïdes intestinalis* BAVAY, 1877) ». *Bull. Soc. Path. exot.*, 13, 7 : 588-596.

PAM, A. A. (2005). *Fièvre Jaune et Choléra au Sénégal : Histoire des idées, pratiques médicales et politiques officielles entre 1816 et 1960*. Thèse de doctorat, Histoire, UCAD.

PASQUIER, R. (1987). « Un aspect de l'histoire des villes du Sénégal : les problèmes de ravitaillement au XIXe s », *Cahiers du C.R.A*, n° 6, p.177-203.

PAUR, J.-B. (1954). « Médication africaine contre les parasites intestinaux ». *Notes afr.*, 64 : 118-119.

PAYET, M., PENE, P. & BARTHE, Cl. (1954). « Traitement des accès palustres par la quinine-subtosan intraveineuse ». *Bull. méd. AOF*, 1 : 101-104.

PAYET, M., NETIK, J., ARMENGAUD, M. & BEZES, H. (1957). « Les amibiases coliques mortelles en milieu africain à Dakar (à propos de dix observations) ». *Bull. Méd. AOF* (n.s.) 2, 4 : 384-392.

PAYET, M., PENE, P., ROUGET-CAMPANA, & BARTHE, Cl. (1953). « Traitement de la dysenterie amibienne par la Dibromo-Oxyquino-léïne (Dibromoquin) ». *Bull. méd. AOF*, 10, 10 : 165-168.

PAYET, M., PENE, P. & CAMAIN, R. (1954). « Les altérations hépatiques au cours du paludisme en milieu africain à Dakar ». *Bull. Ecole Méd. Dakar*, 2 : 13-20.

PAYET, M., PENE, P., CAMAIN, R. & VINET (1954). « Foie et paludisme chez l'Africain à Dakar ». *Bull. méd. AOF*, 10 : 245-249.

PELTIER (1931). *Rapport sur les questions étudiées par la Commission du Paludisme de la Société des Nations réunie à Alger du 20 au 21 mai 1930. AMPC*, Tome XXIX, p. 171-178.

PÈNE, P. & ARMENGAUD, M. (1957). « Sur un cas d'hépatite amibienne ». *Méd. Afr. N.*, 4, 8 : 157-158.

PENE, P. (1955). « Les accès pernicieux palustres ». *Méd. Afr. N.*, 2, 25 : 1-2.

PÈNE, P., PAYET, M. & LE DRENN, P. (1955). « Syndrome de Loëffler ascaridien ». *Bull. méd. AOF*, 12 : 25-28.

PENE, P. & LARIVIERE, M. (1955). « Considérations sur l'ankylostomiase en milieu africain ». *Essor méd. soc. Union fr.*, 8 : 40-50.

PENE, P. (1956). « Le traitement du paludisme ». *Gaz. méd. France*, 63 : 617-623.

PHILLIPE, R. (1961). « Commençons par l'histoire de l'alimentation », *Annales*, n° 3 mai-juin 1961. Enquêtes ouvertes, *Bulletin*, n° 1.

PILLE, G. (1954). « Le problème de l'alimentation outre-mer (AOF). Aspects biologiques et scientifiques ». *Médecine Tropicale*, n° 1.

PLATT, B. S. & NAGCHAUDHURI, J. (1954). « Malnutrition and Hair Pigmentation ». *Proc. Nutrition Society*, 13, 2 : IX-X.

PLOYE, M. (1950). « A propos d'une controverse sur l'utilité de la pénicilline dans le paludisme à Vivax ». *Rev. palud.*, 8, 68 : 67-73.

PORRY, E. (1919). *L'index endémique du paludisme en France et dans les colonies françaises.* Laval : L. Barnéoud & Cie.

PRIMATURE (Sénégal) (1999). *La stratégie nationale de sécurité alimentaire au Sénégal.* Document final.

PRISON, G. *et alii* (1995). *Population Dynamics of Senegal.* National Academic Press, Washington, DC.

PRITECH, O. (1989). *Les maladies diarrhéiques dans le Sahel. Données épidémiologiques et premiers résultats des programmes de lutte.* Dakar, août 1989.

RANCON (1886). *Dysenteries endémiques des pays chauds et notamment au Sénégal.* Lyon.

République du Sénégal (1992). « Document national du Sénégal préparé pour la Conférence Internationale sur la Nutrition », Rome, décembre 1992.

République du Sénégal, Ministère de la Femme, de l'Enfant et de la Famille (1992). *Plan national pour l'enfant.*

République du Sénégal, Ministère du développement Social (1989). *Réduction de la mortalité maternelle au Sénégal.* Dakar.

République du Sénégal (1988). *Déclaration de Politique de Population (DPP).* Dakar.

République du Sénégal, Primature (1999). *La stratégie nationale de sécurité alimentaire au Sénégal*

République du Sénégal Ministère de la Santé (2000). *Enquête sur les Indicateurs de Santé (ESIS)* 1999, Dakar.

ROQUES, J., (1942). « Histoire de la chirurgie ». *Médecine Tropicale*, 2, 7, n° 2.

SAINT-ETIENNE, J., (1947). « Entomologie Médicale », *Méd. Tropicale*, n° 4.

SARRAUT, A. (1923). *La mise en valeur des colonies françaises.* Paris : Payot.

SASPORTAS, L. (1930). « La lutte antivénérienne aux colonies ». *Pres. méd*, 74 : 1249.

SAWADOGO, N. (2006). *Problématisations de la maladie de l 'enfant et concurrence dans l'espace thérapeutique à Lougsi ((Histoire sociale de l'usage de la maladie dans une société lignagère)*. Mémoire de DEA, Département de Sociologie, FLSH, UCAD,.

SEYE, C., LECLERCQ, V. *et al.* (1994). « Riz contre mil », *in* : *L'Afrique côté cuisine : regards africains sur l'alimentation*. Syros.

SENEGAL (République du)/UNICEF (1993). *Analyse de la situation de l'Enfant et de la Femme au Sénégal*. Dakar.

SENEGAL (République) MEFP (DPS) (1993). *Enquête sur les priorités*. Dakar.

SENEGAL (République du) MEFP DP et DPS (1993). *Tableau de bord annuel de la situation sociale au Sénégal Edition 1991*. Dakar.

SENEGAL (République), MEFP (Dir. de la Planification) (1995). « Séminaire sur la définition d'éléments de stratégie de lutte contre la pauvreté ». Dakar.

SENEGAL (République du)/Commune de Dakar (DASS-DACEPS) (1992). *Plan d'action de la Commune de Dakar pour l'Enfant.* Dakar.

SENEGAL MEFP (DPS) (1994). Situation économique, Editions 1992. Dakar.

SENEGAL MEFP (DPS) *Situation économique et sociale, Editions 1994-1993-1996-1997-1998-1999*. Dakar.

SEREZ, E. (1868). *De l'affection paludéenne et de la fièvre bilieuse hématurique observées au poste de M'Bidgem (Sénégal), pendant les années 1863-1864*. Montpellier : Impr. Boehm & fils, (Th. méd. Montpellier 1868).

SICE, A. (1944). « Rôle social du médecin colonial en Afrique française », *Médecine Tropicale*, n° 3.

SIMOND, Dr. « Conservation du vaccin », *AHMC*, Tome IV.

SOHIER, H.-M.-L., CAMAIN, R. & FUSTEC, R. (1953). « A propos d'une perforation intestinale par ascaris ». *Bull. méd. AOF*, 10 : 305-307.

SOHIER, H.M.L. (1956). « Glace abdominale et dysenterie amibienne ». *Gaz. méd. France*, 63 : 609-614.

SOHIER, H.-M.-L. & MARCAULERY, R. (1959). « Traitement des abcès amibiens du foie par aspiration discontinue et injections médicamenteuses *in situ* ». *Rev. Intern. Hépatol.*, 9, 6 : 575-588.

SOW, A. *Les sociétés indigènes de prévoyance au Sénégal*. Thèse de Doctorat de Troisième Cycle.

STOLER, A. (2002). « Colonial Archives and the Arts of Gouvernance ». *Archival Science*, 2, n° 1-2, p. 87-109, p. 92-93.

TANGUY, F., ROBIN, Ch. & RAOULT, A. (1947). « Nouveaux essais de traitement de la dysenterie amibienne par le chlorhydrate de conessine ». *Bull. méd. AOF*, 4, 4 : 350-378., *Méd. Trop.*, 8, 1 : 12-31.

THARAUD, J. (1926). *La randonnée de Samba Diouf.* Livre de Demain. Paris.

THIROUX, A. (1923). « Les maladies vénériennes dans les colonies françaises ». *Bull. OIHP,* 15, 2 : 185-208.

THIROUX, A. (1910). « De l'emploi au Sénégal du tannate de quinine en poudre pour la prophylaxie du paludisme chez les enfants ». *Bull. Soc. Path. exot.*, 3, 8 : 541-544.

THIROUX, A. & ANFREVILLE, L. d' (1908). *Le paludisme au Sénégal pendant les années 1905, 1906*. Paris : Baillière & fils.

TOURE, A. (1991). *Un aspect de l'exploitation coloniale en Afrique : fiscalité indigène et dépenses d'intérêt social dans le budget du Sénégal 1905-1946.*

Thèse de doctorat de 3e cycle d'Histoire, FLSH, UCAD.
RIOU, M., GOURRY, N. & HUSSENET, S. (1934). « Le paludisme en milieu indigène à Dakar pendant les années 1932-1933. Action comparée de divers médicaments ». *Bull. Soc. Path. exot*, 27, 6 : 579-586.
RIVOALEN, A. & POPOFF, S. (1934). « Leucémie lymphoïde avec splénomégalie chez un paludéen ». *Bull. Soc. Path. exot.*, 27, 3 : 281-283.
ROBERT, L., PLUCHON, & DAREYS (1933). « Les albuminuries transitoires des paludéens ». *Bull. Soc. Path. exot.*, 26, 3 : 528-530.
ROBIN, CH. & BROCHEN, L. (1946). « Le paludisme à Dakar, résultats d'une campagne curativo-préventive antipalustre à l'aide des médicaments synthétiques en milieu indigène ». *Méd. trop*, 6, 1 : 52-62.
ROBIN, Ch. & DIOP, I. (1948). « Essais thérapeutiques du paludisme par la Nivaquine en milieu africain à Dakar ». *Bull. méd. AOF*, 5, 2 : 139-147.
TREMOLIERE, J. (1960). « Qu'est-ce que la Sous-alimentation ? Les problèmes des niveaux alimentaires », *in* : *Communautés et continent*, n° 5, janvier-mars 1960, p. 43-52.
Unité de Politique Agricole, Ministère du Développement Rural 1996, « Les tendances de la production agricole et disponibilité alimentaire au Sénégal », Extraits du Rapport de contribution au plan d'action nationale pour la nutrition, Sénégal.
VERRIERE, L. (1965). *La population du Sénégal (Aspects quantitatifs).* Université Dakar. Thèse de doctorat de Sciences Economiques.
VINET, J. (1954). *Contribution à l'étude du foie dans le paludisme chez l'africain de Dakar*. Bordeaux : Union française d'impression.

WEBOGRAPHIE (SITOGRAPHIE)

IV WEBOGRAPHIE (SITOGRAPHIE)

www.asnom.org
- **Asnom,**« l'Assistance Medicale Indigene »
http://www.asnom.org/fr/620_assistance_medicale_indigene.html

- **Asnom**, « La trypanosomiase humaine africaine (maladie du sommeil) »,
http://www.asnom.org/fr/441_trypanosomiase.html , consulté en Juillet 2009.

- **Asnom,** « La protection maternelle et infantile »,
http://www.asnom.org/fr/640_protection_maternelle_infantile.html#g
Asnom, « Le rôle des personnels autochtones », http://www.asnom.org/fr/310_role.html,

- **Asnom,** « Les écoles d'infirmiers et de sages-femmes »,
http://www.asnom.org/fr/330_ecoles_infirmier.html .

- **Asnom**, « les écoles de médecine autochtones »,
http://www.asnom.org/fr/320_ecoles_medecine.html#top, consulté en Juin 2009.

Bado (J.P.), « La santé et la politique en AOF et à l'heure des indépendances (1939-1960) »
http://tekrur-ucad.refer.sn/IMG/pdf/23S2BADO.pdf , consulté en Janvier 2009.

Becker (Ch.) & **Collignon (R.)**, « Politiques démographiques et sanitaire face aux "maladies sexuellement transmises "en Afrique de l'ouest : Perspective historique »
http://www.codesria.org/Links/Publications/aids/becker.pdf

Bergström(S.) & **Goodburn (E.)**, « Les accoucheuses traditionnelles et la réduction de la mortalité maternelle », http://www.jsieurope.org/safem/collect/safem/pdf/s2956f/s2956f.pdf

Boussat (S.), « Psychiatries (Transes-culturelles) »,
http://pagespersoorange.fr/geza.roheim/html/boussat.htm.

Cantrelle (P.), « Tempo d'une épidémie sur quarante ans en Afrique Occidentale : la rougeole »,
http://tekrur-ucad.refer.sn/IMG/pdf/22S2CANTROUG.pdf ,

Chaouite(A.) & **Le Balle (A.)**, « La complémentarité des médecines moderne et traditionnelle chez les Sénégalais »
http://www.revues-plurielles.org/_uploads/pdf/6_72_4.pdf

Collignon (R.), « Folie et ordre colonial Les difficultés de mise en place d'une assistance psychiatrique au Sénégal et en Afrique occidentale » , http://tekrur-ucad.refer.sn/IMG/pdf/14S2COLIGN.pdf.

Conseil Internationale des Infirmières (CII), « Code Déontologique du CII pour la profession infirmière », http://www.icn.ch/icncodef.pdf

Cuisinier-Raynal (J-C.), « L'Hôpital Principal de Dakar à l'époque de l'AOF de 1895 à 1958 », http://tekrur-ucad.refer.sn/IMG/pdf/17S2CUISEN.pdf

Delaunay (K.),« Faire de la santé un lieu pour l'histoire de l'Afrique : essai d'historiographie », http://tekrur-ucad.refer.sn/IMG/pdf/DELAUNAYOUTREMERINTRO.pdf,

Diop (A.), « Les débuts de l'action sanitaire de la France en AOF, 1895-1920 : le cas du Sénégal », http://tekrur-ucad.refer.sn/IMG/pdf/20S2DIOPANGE.pdf

Diop (P. M.), « L'enseignement de la fille indigène en AOF, 1903-1958 », http://tekrurucad.refer.sn/IMG/pdf/10S2DIOPPAPM.pdf,

Diouf (S.) & al., « Etat de sante des mères dans un district rural sénégalais (Khombole) », http://www.santetropicale.com/resume/44604.pdf .

Domergue-Cloarec (D.), « La prévention dans la politique sanitaire de l'AOF », http://tekrur-ucad.refer.sn/IMG/pdf/21S2DOMERG.pdf .

Ferry(J.), Discours au sujet de la colonisation Journal officiel, 29 Juillet 1885, *in* http://www.port.ac.uk/special/france1815to2003/chapter5/documents/filetodownload,18082,en.pdf

Gaye (P. A.), « Discours sur le microbe et santé publique en AOF : le cas du Sénégal », http://tekrur-ucad.refer.sn/IMG/pdf/15S2GAYE.pdf

Hugon (A.), « Histoire des femmes en situation coloniale », http://books.google.sn/books?id=0aRR9dc5doC&

Le Cour grandmaison (O.), « Médecine coloniale et mythologie impériale républicaine », http://www.lemegalodon.net/a8483-medecine-coloniale-et-mythologie-imperiale-r.html

Mabon-Fall (A.), « Discours et réalités de la politique d'action sociale coloniale en AOF », http://tekrur-ucad.refer.sn/IMG/pdf/11S2MABON.pdf , consulté en Février 2009.

Ndao (M.), « Les sources de l'histoire de la santé au Sénégal. Problèmes méthodologique et de collectes de données », http://www.histoire-afrique.org/article157.html?artsuite=3

Ndiaye (A.), « La formation du personnel africain de la santé en AOF »
http://tekrur-ucad.refer.sn/IMG/pdf/18S2NDIAYA.pdf

Ngalamulume (K.), « La question sanitaire durant les premières années de l'AOF, 1895-1914 »,
http://tekrur-ucad.refer.sn/IMG/pdf/19S2NGALAM.pdf ,

Passerelles ,« Travail social au Sénégal : leurres, lueurs et espoirs »,
http://www.asmae.org/publications/passerelles/passerelles35/page23-25.pdf

Robert (V.), Molez (J. F.) & Becker (Ch.), « L'évolution de la recherche et de la lutte contre le paludisme en Afrique de l'Ouest au XXe siècle »,
http://tekrur-ucad.refer.sn/IMG/pdf/16S2ROBERT.pdf.

Van Dormael (M.), « La médecine coloniale, ou la tradition exogène de la médecine moderne dans le Tiers Monde,
http://www.MODIRISK/GeneralSite/InfServices/Downloads/shsop01.pdf,

Zempleni (A.) & Rabain (J.), «L'enfant nit ku bon : un tableau psychopathologique traditionnel chez les Wolof et Lebou du Sénégal »,
http://www.refer.sn/psychopathologieafricaine/article.php3?id_article=424

TABLE GÉNÉRALE

Achevé d'imprimer par Corlet Numérique - 14110 Condé-sur-Noireau
N° d'Imprimeur : 117602 - Dépôt légal : avril 2015 - *Imprimé en France*

www.ingramcontent.com/pod-product-compliance
Lightning Source LLC
LaVergne TN
LVHW021138061026
849535LV00002B/288
* 9 7 8 2 3 4 3 0 5 4 2 8 5 *